ÉLÉMENTS

DE GÉOMÉTRIE.

Paris. — Typographie de Firmin Didot Frères, rue Jacob, 56.

ÉLÉMENTS
DE GÉOMÉTRIE

PAR A. M. LEGENDRE,

AVEC ADDITIONS ET MODIFICATIONS,

PAR M. A. BLANCHET,

Ancien élève de l'École polytechnique,
directeur des études mathématiques de Sainte-Barbe.

DEUXIÈME ÉDITION,

SUIVIE

DE LA QUINZIÈME ÉDITION,

DONNÉE

PAR A. M. LEGENDRE,

MEMBRE DE L'INSTITUT ET DE LA LÉGION D'HONNEUR,
DE LA SOCIÉTÉ ROYALE DE LONDRES, ETC.

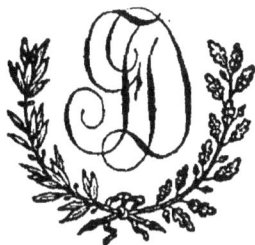

PARIS,

LIBRAIRIE DE FIRMIN DIDOT FRÈRES,

IMPRIMEURS DE L'INSTITUT DE FRANCE,

RUE JACOB, 56.

1849.

AVERTISSEMENT

POUR CETTE NOUVELLE ÉDITION.

La Géométrie de Legendre est encore, malgré les nombreux traités qui ont paru sur cette matière, l'ouvrage le plus généralement suivi par les professeurs, pour la préparation aux écoles du Gouvernement. Ce succès, qui date de plus de quarante ans, doit être attribué aux divisions bien tranchées de l'ouvrage, à l'enchaînement naturel des propositions, enfin au style net et concis de l'auteur.

Néanmoins les Éléments de Legendre présentent des imperfections et quelques lacunes; aussi les professeurs, tout en suivant l'ouvrage dans son ensemble, ont-ils coutume de faire quelques coupures, et des additions assez nombreuses. J'ai donc cru faire une chose utile aux professeurs et aux élèves, en introduisant dans le traité même de Legendre les modifications que les progrès de l'enseignement ont rendues nécessaires.

Mon intention était d'abord, pour conserver intact le texte de l'auteur, d'introduire ces additions sous la forme de notes, qui auraient été placées, soit au bas de chaque page, soit à la fin de chaque livre;

mais en réfléchissant à la difficulté qu'éprouveraient les élèves pour coordonner les notes avec le texte, surtout dans les passages où l'ordre des propositions serait interverti, j'ai dû renoncer à cette idée. Je me suis donc décidé, d'accord avec les propriétaires de la Géométrie de Legendre, à combiner avec le texte les additions que je voulais faire, de manière à former un traité suivi et complet; seulement, il nous a paru convenable de placer à la suite, et dans le même volume, l'ancien texte de Legendre. Par cette disposition, la nouvelle édition convient également aux personnes qui adoptent le traité de Legendre sans aucun changement.

Je crois inutile d'entrer ici dans le détail des modifications que j'ai introduites dans l'ouvrage de Legendre; le lecteur sera à même de les apprécier en comparant l'ancien texte avec le nouveau.

Le changement le plus important, le seul dont je croie devoir parler, est celui qui se rapporte à la mesure du cercle et des corps ronds. J'ai cru, pour la mesure de ces figures, devoir substituer au mode de démonstration par la réduction à l'absurde, la méthode des limites. Cette méthode, la seule applicable dans les parties élevées des mathématiques, a d'ailleurs, sur la première, l'avantage de donner aux élèves une marche sûre pour la découverte de nouveaux théorèmes; et en l'adoptant j'ai suivi l'exemple qui en a été donné par des professeurs d'un rare mérite, et par des auteurs distingués, parmi lesquels figure en première ligne M. Lacroix.

Je ne puis me dispenser, en terminant cette préface, d'adresser des remercîments à MM. Sturm,

Wantzel et Gerono pour les excellents conseils qu'ils ont bien voulu me donner. J'ai aussi beaucoup d'obligations à M. Serret, qui a eu la complaisance de revoir quelques parties de mon travail, et qui m'a indiqué des corrections très-utiles.

A. BLANCHET.

ÉLÉMENTS
DE GÉOMÉTRIE.

LIVRE PREMIER.

DÉFINITIONS.

I. Tout corps occupe dans l'espace indéfini un lieu déterminé qu'on appelle *volume*.

II. La *surface* d'un corps est la limite qui le sépare de l'espace environnant.

III. Le lieu où les surfaces de deux corps se rencontrent est appelé *ligne*.

IV. Un *point* est le lieu où deux lignes se coupent.

V. On conçoit les volumes, les surfaces, les lignes, indépendamment des corps auxquels ils appartiennent.

VI. On donne le nom de figures aux volumes, aux surfaces, et aux lignes.

VII. La *géométrie* a pour objet la mesure de l'étendue des figures, et l'étude de leurs propriétés.

VIII. La *ligne droite* est une ligne indéfinie qui est le plus court chemin entre deux quelconques de ses points.

On doit regarder comme évident que si deux portions de lignes droites coïncident, ces lignes coïncident dans toute leur étendue.

IX. Une ligne brisée ou polygonale est une ligne composée de lignes droites.

X. Toute ligne qui n'est ni droite ni composée de lignes droites, est une ligne courbe.

XI. Le *plan* est une surface dans laquelle prenant deux points à volonté, et joignant ces deux points par une droite, cette ligne est tout entière dans la surface.

XII. Toute surface qui n'est ni plane ni composée de surfaces planes, est une surface courbe.

XIII. La figure formée par deux droites A B, A C qui se coupent, s'appelle angle. Le point A est le sommet de l'angle; les lignes AB, AC, en sont les côtés.

L'angle se désigne quelquefois par la lettre du sommet A; d'autres fois par trois lettres BAC ou CAB, en ayant soin de mettre la lettre du sommet au milieu.

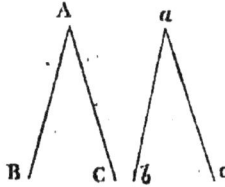

Deux angles A et *a* sont dits égaux, lorsqu'on peut les faire coïncider. Ainsi, supposons qu'on porte l'angle *a* sur A, de manière que *ab* s'applique sur AB; si *ac* prend la direction AC, les côtés des deux angles coïncideront, et les deux angles seront dits égaux.

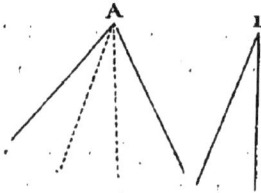

Un angle A est double, triple, etc., de l'angle D, s'il renferme entre ses côtés, deux, trois... angles égaux à l'angle D.

Les angles sont donc comparables entre eux comme les autres grandeurs.

XIV. Lorsque la ligne droite AB rencontre une autre
fig. 3. droite CD, de telle sorte que les angles adjacents BAC, BAD,

soient égaux entre eux, la ligne AB est dite perpendiculaire sur CD, et les angles égaux BAC, BAD, sont appelés *angles droits*.

Il sera démontré que par un point A pris sur une droite CD on peut toujours élever une perpendiculaire sur cette droite, et que tous les angles droits sont égaux entre eux.

Tout angle plus grand qu'un angle droit est un angle obtus; tout angle plus petit qu'un angle droit est un angle aigu.

On appelle angles supplémentaires deux angles dont la somme est égale à deux droits; et angles complémentaires, deux angles dont la somme vaut un droit.

XV. Deux lignes sont dites *parallèles*, lorsque, étant fig. 5. situées dans le même plan, elles ne peuvent se rencontrer à quelque distance qu'on les prolonge l'une et l'autre. Telles sont les lignes AB, CD.

XVI. *Figure plane* est un plan terminé de toutes parts par des lignes.

Si les lignes sont droites, l'espace qu'elles renferment s'appelle *figure rectiligne* ou *polygone*, et les lignes elles- fig. 6. mêmes prises ensemble forment le contour ou *périmètre* du polygone.

XVII. Le polygone de trois côtés est le plus simple de tous, il s'appelle *triangle*; celui de quatre côtés s'appelle *quadrilatère*; celui de cinq, *pentagone*; celui de six, *hexagone*, etc.

XVIII. On appelle triangle *équilatéral* celui qui a ses fig. 7. trois côtés égaux; triangle *isocèle*, celui dont deux côtés fig. 8. seulement sont égaux; triangle *scalène*, celui qui a ses trois fig. 9. côtés inégaux.

XIX. Le triangle *rectangle* est celui qui a un angle droit Le côté opposé à l'angle droit s'appelle *hypoténuse* : ainsi fig. 10. ABC est un triangle rectangle en A, le côté BC est son hypoténuse.

XX. Parmi les quadrilatères on distingue :

fig. 11.
fig. 12.
fig. 13.
fig. 14.
fig. 15.
fig. 42.

Le *carré*, qui a ses côtés égaux et ses angles droits.

Le *rectangle*, qui a les angles droits sans avoir les côtés égaux.

Le *parallélogramme* ou *rhombe*, qui les a côtés opposés parallèles.

Le *losange*, dont les côtés sont égaux sans que les angles soient droits.

Enfin le *trapèze*, dont deux côtés seulement sont parallèles.

XXI. On appelle *diagonale* la ligne qui joint les sommets de deux angles non adjacents : telle est AC.

XXII. Polygone *équilatéral* est celui dont tous les côtés sont égaux; polygone *équiangle*, celui dont tous les angles sont égaux.

XXIII. Deux polygones sont *équilatéraux entre eux* lorsqu'ils ont les côtés égaux chacun à chacun, et placés dans le même ordre, c'est-à-dire, lorsqu'en suivant leurs contours dans un même sens, le premier côté de l'un est égal au premier de l'autre, le second de l'un au second de l'autre, le troisième au troisième, et ainsi de suite. On entend de même ce que signifient deux polygones *équiangles entre eux.*

Dans l'un ou l'autre cas, les côtés égaux ou les angles égaux s'appellent côtés ou angles *homologues.*

XXIV. On appelle polygone convexe, un polygone situé entièrement d'un même côté de la direction de chacun de ses côtés.

Le périmètre d'un polygone convexe ne peut être rencontré par une droite en plus de deux points; car si une droite MQ rencontrait le périmètre ABCDE aux points M,N,P,Q, le côté BC qui est rencontré par la droite en l'un des points intermédiaires N, aurait évidemment des parties de la figure situées de part et d'autre de sa direction.

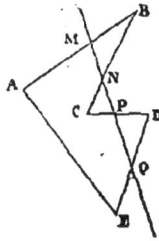

N. B. Dans les quatre premiers livres il ne sera question que de figures planes ou tracées sur une surface plane.

Explication des termes et des signes.

Axiome est une proposition évidente par elle-même.

Théorème est une vérité qui devient évidente au moyen d'un raisonnement appelé *démonstration*.

Problème est une question proposée qui exige une *solution*.

Lemme est une vérité employée subsidiairement pour la démonstration d'un théorème ou la solution d'un problème.

Le nom commun de *proposition* s'attribue indifféremment aux théorèmes, problèmes, et lemmes.

Corollaire est la conséquence qui découle d'une ou de plusieurs propositions.

Scolie est une remarque sur une ou plusieurs propositions précédentes, tendant à faire apercevoir leur liaison, leur utilité, leur restriction, ou leur extension.

Hypothèse est une supposition faite soit dans l'énoncé d'une proposition, soit dans le courant d'une démonstration.

Le signe $=$ est le signe de l'égalité; ainsi l'expression $A = B$ signifie que A égale B.

Pour exprimer que A est plus petit que B, on écrit $A < B$.

Pour exprimer que A est plus grand que B, on écrit $A > B$.

Le signe $+$ se prononce *plus;* il indique l'addition.

Le signe $-$ se prononce *moins;* il indique la soustraction : ainsi $A+B$ représente la somme des quantités A et B ; $A-B$ représente leur différence ou ce qui reste en ôtant B de A ; de même $A-B+C$, ou $A+C-B$, signifie que A et B doivent être ajoutés ensemble, et que B doit être retranché du tout.

Le signe $\times$ indique la multiplication ; ainsi $A \times B$ représente le produit de A par B. Au lieu du signe $\times$ on emploie quelquefois un point ; ainsi $A . B$ est la même chose que $A \times B$. On indique aussi le même produit sans aucun signe intermédiaire par AB ; mais il ne faut employer cette expression que lorsqu'on n'a pas en même temps à employer celle de la ligne AB, distance des points A et B.

L'expression $A \times (B+C-D)$ représente le produit de A par la quantité $B+C-D$. S'il fallait multiplier $A+B$ par $A-B+C$, on indiquerait le produit ainsi $(A+B) \times (A-B+C)$; tout ce qui est renfermé entre parenthèses est considéré comme une seule quantité.

Un nombre mis au-devant d'une ligne ou d'une quantité, sert de multiplicateur à cette ligne ou à cette quantité ; ainsi, pour exprimer que la ligne AB est prise trois fois, on écrit $3 AB$; pour désigner la moitié de l'angle A, on écrit $\frac{1}{2} A$.

Le carré de la ligne AB se désigne par $\overline{AB}^2$; son cube par $\overline{AB}^3$. On expliquera en son lieu ce que signifient précisément le carré et le cube d'une ligne.

Le signe $\sqrt{}$ indique une racine à extraire ; ainsi $\sqrt{2}$ est la racine carrée de 2 ; $\sqrt{A \times B}$ est la racine du produit $A \times B$, ou la moyenne proportionnelle entre A et B.

AXIOMES.

1. Deux quantités égales à une troisième sont égales entre elles.

2. Le tout est plus grand que sa partie.

3. Le tout est égal à la somme des parties dans lesquelles il a été divisé.

4. D'un point à un autre on ne peut mener qu'une seule ligne droite.

5. Deux grandeurs, ligne, surface ou solide, sont égales, lorsqu'étant placées l'une sur l'autre elles coïncident dans toute leur étendue.

PROPOSITION PREMIÈRE.

THÉORÈME.

Par un point pris sur une droite on peut élever une perpendiculaire sur cette droite, et on n'en peut élever qu'une.

En effet, supposons qu'une droite AM d'abord couchée sur AC, tourne autour du point A; elle formera deux angles adjacents MAC, MAB, dont l'un MAC, d'abord très-petit, ira toujours en croissant, et dont l'autre MAB, d'abord plus grand que MAC, ira constamment en décroissant jusqu'à zéro.

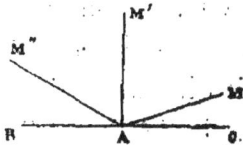

L'angle MAC, d'abord plus petit que MAB, deviendra donc plus grand que cet angle; par conséquent il y aura une position AM' de la droite mobile où ces deux angles seront égaux, et il est évident qu'il n'y en aura qu'une seule.

Corollaire. Tous les angles droits sont égaux.

Soient DC perpendiculaire sur AB, et HG perpendicu- fig. 16. laire sur EF, je dis que l'angle DCB est égal à HGF. En effet, si l'on porte la droite EF sur AB, de manière que le point G tombe en C, GH prendra la direction CD; autrement on pourrait, par un point pris sur une droite, élever deux perpendiculaires sur cette droite.

PROPOSITION II.

THÉORÈME.

fig. 17.   *Toute ligne droite* CD, *qui en rencontre une autre* AB, *fait avec celle-ci deux angles adjacents* ACD, BCD, *dont la somme est égale à deux angles droits.*

Au point C, élevez sur AB la perpendiculaire CE. L'angle ACD est la somme des angles ACE, ECD; donc ACD ＋ BCD sera la somme des trois ACE, ECD, BCD. Le premier de ceux-ci est droit, les deux autres font ensemble l'angle droit BCE; donc la somme des deux angles ACD, BCD, est égale à deux angles droits.

Corollaire I. Si l'un des angles ACD, BCD est droit, l'autre le sera pareillement.

fig. 18.   *Corollaire* II. Si la ligne DE est perpendiculaire à AB, réciproquement AB sera perpendiculaire à DE.

Car, de ce que DE est perpendiculaire à AB, il s'ensuit que l'angle ACD est égal à son adjacent DCB, et qu'ils sont tous deux droits. Mais de ce que l'angle ACD est un angle droit, il s'ensuit que son adjacent ACE est aussi un angle droit; donc l'angle ACE＝ACD, donc AB est perpendiculaire à DE.

fig. 34.   *Corollaire* III. Tous les angles consécutifs BAC, CAD, DAE, EAF, formés d'un même côté de la droite BF, pris ensemble, valent deux angles droits; car leur somme est égale à celle des deux angles adjacents BAC, CAF.

PROPOSITION III.

THÉORÈME.

fig. 20.   *Si deux angles adjacents* ACD, DCB, *valent en-*

semble deux angles droits, les deux côtés extérieurs AC, CB, *seront en ligne droite.*

Car si CB n'est pas le prolongement de AC, soit CE ce prolongement; alors la ligne ACE étant droite, la somme des angles ACD, DCE, sera égale à deux droits *. Mais, par hypothèse, la somme des angles ACD, DCB, est aussi égale à deux droits; donc ACD + DCB serait égale à ACD +DCE; retranchant de part et d'autre l'angle ACD, il resterait la partie DCB égale au tout DCE, ce qui est impossible; donc CB est le prolongement de AC.

* pr. 2.

PROPOSITION IV.

THÉORÈME.

Toutes les fois que deux lignes droites AB, DE, *se coupent, les angles opposés au sommet sont égaux.*

fig. 21.

Car puisque la ligne DE est droite, la somme des angles ACD, ACE, est égale à deux droits; et puisque la ligne AB est droite, la somme des angles ACE, BCE, est égale aussi à deux droits; donc la somme ACD + ACE est égale à la somme ACE + BCE. Retranchant de part et d'autre le même angle ACE, il restera l'angle ACD égal à son opposé BCE.

On démontrerait de même que l'angle ACE est égal à son opposé BCD.

Scolie. Les quatre angles formés autour d'un point par deux droites qui se coupent, valent ensemble quatre angles droits; car les angles ACE, BCE, pris ensemble, valent deux angles droits, et les deux autres ACD, BCD, ont la même valeur.

En général, si tant de droites qu'on voudra CA, CB, etc. se rencontrent en un point C, la somme de tous les angles consécutifs ACB, BCD, DCE, ECF, FCA, sera égale à quatre angles droits; car si l'on formait au point C quatre angles droits au moyen de deux lignes perpendiculaires

fig. 22.

entre elles, leur somme serait évidemment égale à celle des angles successifs ACB, BCD, etc.

PROPOSITION V.

THÉORÈME.

Si par un point O d'une droite AB, on mène de part et d'autre de cette droite deux lignes OC, OD, telles que les angles COA, BOD, soient égaux, OD sera le prolongement de OC.

En effet, supposons que OE soit le prolongement de OC, on aurait (*Théorème* IV) COA = BOE; mais par hypothèse BOD = COA ; donc BOD serait égal à BOE, ce qui est absurde.

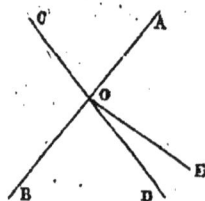

PROPOSITION VI.

THÉORÈME.

Deux triangles sont égaux, lorsqu'ils ont un angle égal compris entre deux côtés égaux chacun à chacun.

fig. 23. Soit l'angle A égal à l'angle D, le côté AB égal à DE, le côté AC égal à DF ; je dis que les triangles ABC, DEF, seront égaux.

En effet, ces triangles peuvent être posés l'un sur l'autre de manière qu'ils coïncident parfaitement. Et d'abord si l'on place le côté DE sur son égal AB, le point D tombera en A et le point E en B : mais puisque l'angle D est égal à l'angle A, dès que le côté DE sera placé sur AB, le côté DF prendra la direction AC. De plus, DF est égal à AC; donc le point F tombera en C, et le troisième côté EF couvrira exactement le troisième côté BC ; donc le triangle DEF est égal au triangle ABC.

Corollaire. De ce que trois parties sont égales dans deux triangles, savoir, l'angle A = D, le côté AB = DE, et le côté AC = DF, on peut conclure que les trois autres le sont, savoir, l'angle B = E, l'angle C = F, et le côté BC = EF.

PROPOSITION VII.

TRÉORÈME.

Deux triangles sont égaux, lorsqu'ils ont un côté égal adjacent à deux angles égaux chacun à chacun.

Soit le côté BC égal au côté EF, l'angle B égal à l'angle fig. 23. E, et l'angle C égal à l'angle F ; je dis que le triangle DEF sera égal au triangle ABC.

Car, pour opérer la superposition, soit placé EF sur son égal BC, le point E tombera en B, et le point F en C. Puisque l'angle E est égal à l'angle B, le côté ED prendra la direction BA ; ainsi le point D se trouvera sur quelque point de la ligne BA. De même, puisque l'angle F est égal à l'angle C, la ligne FD prendra la direction CA, et le point D se trouvera sur quelque point du côté CA ; donc le point D qui doit se trouver à la fois sur les deux lignes BA, CA, tombera sur leur intersection A ; donc les deux triangles ABC, DEF, coïncident l'un avec l'autre et sont parfaitement égaux.

Corollaire. De ce que trois parties sont égales dans deux triangles, savoir, BC = EF, B = E, C = F, on peut conclure que les trois autres le sont, savoir, AB = DE, AC = DF, A = D.

PROPOSITION VIII.

THÉORÈME.

Dans tout triangle un côté quelconque est plus petit que la somme des deux autres.

fig. 23.   Car la ligne droite BC, par exemple, est le plus court
* déf. 8.   chemin de B en C; donc BC est plus petit que AB + AC.

On doit aussi remarquer qu'un côté quelconque est plus grand que la différence des deux autres.

En effet, soit a le plus grand côté, b et c les deux autres; de l'inégalité $a < b + c$, on tire, en retranchant c de part et d'autre, $a - c < b$, et en retranchant b, $a - b < c$.

PROPOSITION IX.

THÉORÈME.

fig. 24.   *Si d'un point O pris au dedans du triangle ABC,
on mène aux extrémités d'un côté BC les droites OB,
OC, la somme de ces droites sera moindre que celle
des deux autres côtés AB, AC.*

Soit prolongé BO jusqu'à la rencontre du côté AC en
D; la ligne droite OC est plus courte que OD + DC:
* pr. 8. ajoutant de part et d'autre BO, on aura BO + OC < BO
+ OD + DC, ou BO + OC < BD + DC.

On a pareillement BD < BA + AD; ajoutant de part et
d'autre DC, on aura BD + DC < BA + AC. Mais on vient
de trouver BO + OC < BD + DC; donc à plus forte raison, BO + OC < BA + AC.

PROPOSITION X.

THÉORÈME.

*Toute ligne polygonale convexe ABCD est moindre
qu'une ligne quelconque MEFG qui l'enveloppe de
toutes parts.*

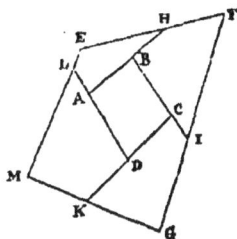

Prolongez dans le même sens les côtés du polygone ABCD, jusqu'à leur rencontre avec la ligne enveloppante, on aura cette suite d'inégalités

$$AB + BH < AL + LE + EH$$
$$BC + CI < BH + HF + FI$$
$$CD + DK < CI + IG + GK$$
$$DA + AL < DK + KM + ML.$$

Ajoutant ces inégalités membre à membre, et supprimant les parties communes aux deux membres, on a AB + BC + CD + DA < EF + FG + GM + ME.

On prouverait de la même manière que toute ligne polygonale convexe est moindre qu'une ligne enveloppante terminée aux mêmes extrémités.

PROPOSITION XI.

THÉORÈME.

Si deux côtés d'un triangle sont égaux à deux côtés d'un autre triangle chacun à chacun ; si en même temps l'angle compris par les premiers est plus grand que l'angle compris par les seconds, je dis que le troisième côté du premier triangle sera plus grand que le troisième côté du second.

Placez les deux triangles de manière qu'ils aient un côté commun AC, et les deux autres côtés égaux AB, AD, situés de part et d'autre. On a d'ailleurs l'angle BAC > CAD·

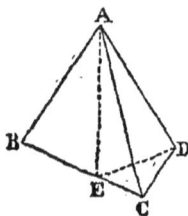

Divisez l'angle BAD en deux parties égales par la ligne AE, cette droite tombera dans le plus grand angle BAC; enfin tirez la ligne DE : les deux triangles BAE, EAD, seront égaux comme ayant un angle égal compris entre deux côtés égaux. Donc BE = ED. Mais dans le triangle EDC, on a CD < ED + EC. Remplaçant ED par BE, on obtient CD < BE + EC ou CD < BC.

Réciproquement, si les côtés AB, AC, du triangle ABC sont égaux aux deux côtés AC, AD, du triangle ACD; si de plus le troisième côté CB du premier triangle est plus grand que le troisième côté CD du second, l'angle BAC sera plus grand que l'angle CAD.

Car si l'angle BAC était plus petit que CAD, on vient de voir que CB serait plus petit que CD, ce qui est contre l'hypothèse; et si l'angle BAC était égal à CAD, on aurait (*Théorème* VI) CB = CD; ce qui est aussi contre la supposition.

PROPOSITION XII.

THÉORÈME.

Deux triangles sont égaux, lorsqu'ils ont les trois côtés égaux chacun à chacun.

fig. 23. Soit le côté AB = DE, AC = DF, BC = EF, je dis qu'on aura l'angle A = D, B = E, C = F.

Car si l'angle A était plus grand que l'angle D, comme les côtés AB, AC, sont égaux aux côtés DE, DF, chacun à chacun, il s'ensuivrait, par le théorème précédent, que le côté BC est plus grand que EF; et si l'angle A était plus, petit que l'angle D, il s'ensuivrait que le côté BC est plus petit que EF : or, BC est égal à EF ; donc l'angle A ne peut être ni plus grand ni plus petit que l'angle D; donc il lui est égal. On prouvera de même que l'angle B = E, et que l'angle C = F.

Scolie. On peut remarquer que les angles égaux sont opposés à des côtés égaux : ainsi les angles égaux A et D sont opposés aux côtés égaux BC, EF.

PROPOSITION XIII.

THÉORÈME.

Dans un triangle isocèle, les angles opposés aux côtés égaux sont égaux.

Soit le côté AB = AC , je dis qu'on aura l'angle C = B. fig. 28.

Tirez la ligne AD du *sommet* A au point D, milieu de la *base* BC, les deux triangles ABD, ADC, auront les trois côtés égaux chacun à chacun, savoir, AD commun, AB = AC par hypothèse, et BD = DC par construction ; donc, en vertu du théorème précédent, l'angle B est égal à l'angle C.

Corollaire. Un triangle équilatéral est en même temps équiangle, c'est-à-dire qu'il a ses angles égaux.

Scolie. L'égalité des triangles ABD, ACD, prouve en même temps que l'angle BAD = DAC, et que l'angle BDA = ADC; donc ces deux derniers sont droits ; *donc la ligne menée du sommet d'un triangle isocèle au milieu de sa base, est perpendiculaire à cette base, et divise l'angle du sommet en deux parties égales.*

Dans un triangle non isocèle on prend indifféremment pour *base* un côté quelconque, et alors son *sommet* est celui de l'angle opposé. Dans le triangle isocèle on prend particulièrement pour base le côté qui n'est point égal à l'un des deux autres.

PROPOSITION XIV.

THÉORÈME.

Si dans un triangle deux angles sont égaux, les côtés opposés sont égaux.

Soit l'angle ABC = ACB, je dis que le côté AC sera égal au côté AB.

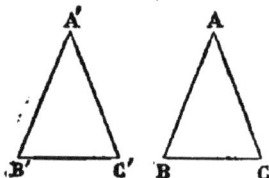

Faisons un triangle A'B'C' égal au triangle ABC; de sorte que l'angle B = B', C = C' et BC = B'C'.

Superposons le triangle A'B'C' sur ABC, en le retournant de manière que le côté B'C' s'applique sur BC, mais le point C' en B, et le point B' en C. L'angle C' = C = B; donc C'A' prendra la direction BA; on verra de même que B'A' prendra la direction CA. Le point A' tombera donc en A; et l'on aura A'B' = AC, et par conséquent AB = AC.

PROPOSITION XV.

THÉORÈME.

De deux côtés d'un triangle, celui-là est le plus grand qui est opposé à un plus grand angle, et réciproquement, de deux angles d'un triangle, celui-là est le plus grand qui est opposé à un plus grand côté.

fig. 30.

1° Soit l'angle C > B, je dis que le côté AB opposé à l'angle C est plus grand que le côté AC opposé à l'angle B.

* pr. 14.

Soit fait l'angle BCD = B; dans le triangle BDC on aura * BD = DC. Mais la ligne droite AC est plus courte que AD+DC, et AD+DC = AD+DB = AB; donc AB est plus grand que AC.

2° Soit le côté AB > AC, je dis que l'angle C, opposé au côté AB, sera plus grand que l'angle B, opposé au côté AC.

Car si on avait C < B, il s'ensuivrait, par ce qui vient d'être démontré, AB < AC, ce qui est contre la supposition. Si on avait C = B, il s'ensuivrait*AB = AC, ce qui est $\quad$ * pr. 14. encore contre la supposition; donc il faut que l'angle C soit plus grand que B.

PROPOSITION XVI.

THÉORÈME.

D'un point donné hors d'une droite, 1° on peut abaisser une perpendiculaire sur cette droite ; 2° on n'en peut mener qu'une.

1° Soit A le point donné et CD la droite donnée; faisons tourner la partie supérieure du plan autour de la droite CD jusqu'à ce qu'elle vienne s'appliquer sur la partie inférieure; et soit A' la position que prendra le point A; joignons AA'. Si l'on replie de nouveau la portion de plan A'CD autour de CD, jusqu'à ce que le point A' ait repris sa position primitive, la ligne A'E s'appliquera exactement sur AE; l'angle A'EC recouvrira donc exactement l'angle AEC; et comme ces angles sont adjacents, l'angle AEC est droit; donc AE est perpendiculaire sur CD.

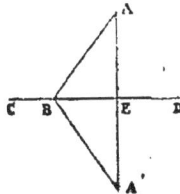

2° Supposons que du point A on puisse mener sur CD deux perpendiculaires AE, AB; prolongeons l'une d'elles AE d'une quantité EA' = AE, et joignons A'B.

Le triangle AEB est égal au triangle A'EB; car les angles AEB, A'EB sont droits; le côté AE = A'E et le côté BE est commun.; on en conclut que l'angle ABE = EBA' ; or l'angle ABE est droit, donc EBA' l'est aussi. Mais si les angles adjacents ABE, EBA' valent ensemble deux angles droits, il faut que la ligne ABA' soit droite, d'où il résulte qu'entre deux points A et A' on pourrait mener deux lignes droites, ce qui est impossible. Donc, etc.

PROPOSITION XVII.

THÉORÈME.

fig. 31. *Si d'un point* A *situé hors d'une droite* DE *on mène la perpendiculaire* AB *sur cette droite, et différentes obliques* AE, AC, AD, *etc., à différents points de cette même droite :*

1° La perpendiculaire AB *sera plus courte que toute oblique ;*

2° Les deux obliques AC, AE, *menées de part et d'autre de la perpendiculaire à des distances égales* BC, BE, *seront égales ;*

3° De deux obliques AC *et* AD, *ou* AE *et* AD, *menées comme on voudra, celle qui s'écarte le plus de la perpendiculaire sera la plus longue.*

Prolongez la perpendiculaire AB d'une quantité BF = AB, et joignez FC, FD.

1° Le triangle BCF est égal au triangle BCA, car l'angle droit CBF = CBA, le côté CB est commun, et le côté
* pr. 6. BF = BA; donc * le troisième côté CF est égal au troisième AC. Or, ABF, ligne droite, est plus courte que ACF, ligne brisée; donc AB, moitié de ABF, est plus courte que AC, moitié de ACF; donc, 1° la perpendiculaire est plus courte que toute oblique.

2° Si on suppose BE = BC, comme on a en outre AB commun et l'angle ABE = ABC, il s'ensuit que le triangle

ABE est égal au triangle ABC*; donc les côtés AE, AC *pr. 6. sont égaux; donc 2°, deux obliques qui s'écartent également de la perpendiculaire sont égales.

3° Dans le triangle DFA la somme des lignes AC, CF, est plus petite* que là somme des côtés AD, DF; donc AC, pr. 9. moitié de la ligne ACF, est plus courte que AD, moitié de ADF; donc 3°, les obliques qui s'écartent le plus de la perpendiculaire sont les plus longues.

Corollaire I. La perpendiculaire mesure la vraie distance d'un point à une ligne, puisqu'elle est plus courte que toute oblique.

II. D'un même point on ne peut mener à une même ligne trois droites égales : car si cela était, il y aurait d'un même côté de la perpendiculaire deux obliques égales, ce qui est impossible.

PROPOSITION XVIII.

THÉORÈME.

Si par le point C, *milieu de la droite* AB, *on élève* fig. 32 *la perpendiculaire* EF *sur cette droite*, 1° *chaque point de la perpendiculaire sera également distant des deux extrémités de la ligne* AB; 2° *tout point situé hors de la perpendiculaire sera inégalement distant des mêmes extrémités* A *et* B.

Car, 1° puisqu'on suppose AC=CB, les deux obliques AD, DB, s'écartent également de la perpendiculaire; donc elles sont égales. Il en est de même des deux obliques AE, EB, des deux AF, FB, etc.; donc 1°, tout point de la perpendiculaire est également distant des extrémités A et B.

2° Soit I un point hors de la perpendiculaire; si on joint IA, IB, l'une de ces lignes coupera la perpendiculaire en D, d'où tirant DB, on aura DB = DA. Mais la ligne droite IB est plus petite que la ligne brisée ID+DB, et

ID+DB=ID+DA=IA; donc IB < IA ; donc 2ᵘ, tout point hors de la perpendiculaire est inégalement distant des extrémités A et B.

Remarque. On appelle *lieu géométrique* une ligne dont tous les points jouissent d'une propriété commune, à l'exclusion de tous les autres points du plan.

La ligne EF est donc le lieu géométrique des points également distants des points A et B.

PROPOSITION XIX.

THÉORÈME.

fig. 33.   *Deux triangles rectangles sont égaux lorsqu'ils ont l'hypoténuse égale et un côté égal.*

Soit l'hypoténuse AC=DF, et le côté AB = DE, je dis que le triangle rectangle ABC sera égal au triangle rectangle DEF.

L'égalité serait manifeste si le troisième côté BC était égal au troisième EF : supposons, s'il est possible, que ces côtés ne soient pas égaux, et que BC soit le plus grand. Prenez BG=EF, et joignez AG. Le triangle ABG est égal au triangle DEF ; car l'angle droit B est égal à l'angle droit E, le côté AB = DE, et le côté BG = EF ; donc ces deux triangles sont

pr. 6.   égaux *, et on a par conséquent AG = DF ; mais, par hypothèse, DF=AC; donc AG=AC. Mais l'oblique AC ne peut

pr. 17.   être égale à AG *, puisqu'elle est plus éloignée de la perpendiculaire AB; donc il est impossible que BC diffère de EF; donc le triangle ABC est égal au triangle DEF.

PROPOSITION XX.

THÉORÈME.

Deux triangles rectangles sont égaux quand ils ont l'hypoténuse égale et un angle égal.

Soit AC = DF et l'angle A = D, je porte DEF sur ABC, de manière que DF s'applique sur AC; l'angle D étant égal à l'angle A, DE prendra la direction AB, et en même temps FE prendra la direction CB, car autrement on pourrait du point C abaisser deux perpendiculaires sur AB. Le point E tombera donc en B, et les deux triangles coïncideront parfaitement.

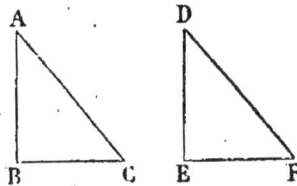

PROPOSITION XXI.

THÉORÈME.

1° *Tout point* M *pris sur la bissectrice* (*) *d'un angle* BAD *est également distant des côtés de cet angle.*

2° *Tout point* E *situé hors de la bissectrice est inégalement distant des côtés de l'angle.*

1° Du point M situé sur la bissectrice de l'angle BAD, abaissez MD et MC respectivement perpendiculaires sur AD et sur AB; les triangles rectangles MAD, MAC, sont égaux, car ils ont l'hypoténuse MA commune, et les angles MAD, MAC égaux par hypothèse; donc MD = MC.

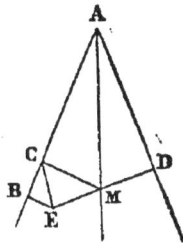

2° Du point E situé hors de la bissectrice, menez ED et EB respectivement perpendiculaires sur AD et sur AB, et du point M, où la ligne CD coupe la bissectrice, abaissez

(*) La bissectrice d'un angle est la ligne qui divise cet angle en deux parties égales.

MC perpendiculaire sur AB; enfin joignez EC. Dans le triangle CEM on a

$$CE < MC + ME;$$ et comme $MC = MD,$

on a $CE < ED;$ or $BE < CE,$

donc à fortiori $BE < ED.$

Scolie. La bissectrice d'un angle est le lieu géométrique des points également distants des deux côtés de cet angle.

PROPOSITION XXII.

THÉORÈME.

Deux droites AC, BD, *perpendiculaires sur une même droite* CD, *sont parallèles.*

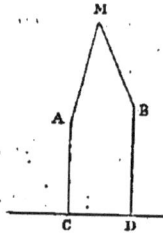

Car si elles se rencontraient en un point M, par exemple, on pourrait de ce point abaisser deux perpendiculaires sur CD.

DEMANDE.

Si deux droites AB, DC, *sont l'une perpendiculaire, et l'autre oblique sur* CB, *ces deux lignes prolongées se rencontreront.*

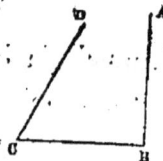

Nous admettrons cette proposition comme évidente.

PROPOSITION XXIII.

THÉORÈME.

Par un point on peut mener une parallèle à une droite , et on n'en peut mener qu'une seule.

Du point A abaissez AD perpendiculaire sur DC, et au même point menez AF perpendiculaire sur AD, les deux droites AF et DC seront parallèles*.

* pr. 22.

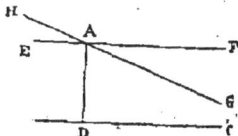

Maintenant je dis que toute autre droite AG menée par le point A ne serait pas parallèle à DC ; car DC étant perpendiculaire sur AD, AG est oblique par rapport à cette ligne.

PROPOSITION XXIV.

THÉORÈME.

Si deux droites, CD, AB, sont parallèles ; toute droite FH perpendiculaire sur l'une d'elles AB, est perpendiculaire sur l'autre CD.

Il est d'abord évident que FH doit rencontrer CD ; autrement on pourrait par le point F mener deux parallèles à CD. Enfin FH est perpendiculaire sur CD ; car si la ligne CD était oblique sur FH, elle rencontrerait la droite AB perpendiculaire sur FH, ce qui est contre l'hypothèse.

fig. 40.

PROPOSITION XXV.

THÉORÈME.

Deux droites AB, CD parallèles à une troisième EF sont parallèles entre elles.

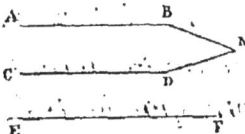

Car si les droites AB, CD se rencontraient en un point M, on pourrait par ce point mener deux parallèles à EF.

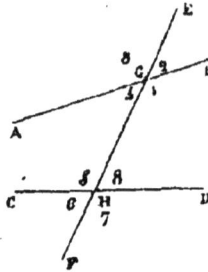

Lorsque deux droites AB, CD sont coupées par une transversale EF, il y a huit angles formés aux points d'intersection G et H.

Les quatre angles (1), (4), (5), (8), compris entre les deux droites AB et CD sont appelés angles internes. Les quatre autres sont appelés angles externes.

Deux angles tels que (1) et (5), situés de part et d'autre de la sécante, internes et non adjacents, sont appelés alternes-internes.

. Deux angles tels que (8) et (2), situés d'un même côté de la sécante, l'un interne, l'autre externe et non adjacents, sont appelés angles correspondants.

Enfin des angles tels que (2) et (6), situés de part et d'autre de la sécante, externes et non adjacents, sont appelés alternes-externes.

PROPOSITION XXVI.

THÉORÈME.

Deux parallèles forment avec une transversale :
1° Des angles alternes-internes égaux ;
2° Des angles alternes-externes égaux ;
3° Des angles correspondants égaux ;

4° *Des. angles intérieurs d'un même côté de la sécante, dont la somme est égale à deux droits.*

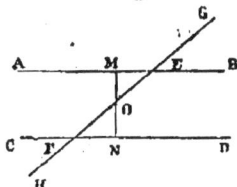

1° Soient les parallèles AB, CD coupées par la transversale GH. Du point O, milieu de EF, abaissez OM perpendiculaire sur AB; cette ligne sera également perpendiculaire sur CD. Les triangles rectangles MOE, ONF, sont
égaux, car les hypoténuses OE, OF, sont égales par construction, et les angles MOE, FON, sont égaux comme opposés par le sommet. De l'égalité de ces triangles on conclut
que les angles alternes-internes MEO, OFN sont égaux.

On voit aussi par là que les angles BEF, EFC, sont égaux,
car ces angles sont respectivement les suppléments des angles MEO, OFN.

2° Les angles alternes-externes GEB, CFH, sont égaux,
car ils sont opposés par le sommet aux angles alternes-internes MEO, OFN.

3° Les angles correspondants GEB, EFD, sont égaux, car
GEB=AEF, et AEF=EFD.

4° La somme des angles BEF, EFD est égale à deux droits,
car on a BEF+AEF = 2^d, et AEF = EFD.

PROPOSITION XXVII.

THÉORÈME.

*Réciproquement, si deux droites font avec une trans-
versale*
Des angles alternes-internes égaux,
Ou des angles alternes-externes égaux,
Ou des angles correspondants égaux,

*Ou des angles intérieurs d'un même côté de la sé-
cante, dont la somme soit égale à deux droits ;
Ces droites sont parallèles.*

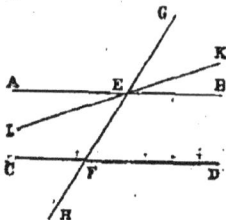

1° Soient les deux droites AB, CD coupées par la transversale GH ; si les angles alternes-internes AEF, EFD, sont
égaux ; AB sera parallèle à CD ; autrement on pourrait par le
point E mener une parallèle EI à CD ; mais alors les angles
IEF, EFD, seraient égaux comme alternes-internes, et
comme par hypothèse AEF=EFD, on aurait AEF=IEF ;
ce qui est absurde.

2° Si les angles alternes-externes GEB, CFH sont égaux,
les angles AEF, EFD, qui sont opposés par le sommet aux
premiers, seront égaux ; et d'après ce qui vient d'être démontré, AB sera parallèle à CD.

3° Si les angles correspondants GEB, EFD, sont égaux,
comme GEB est égal à AEF, on aura AEF=EFD ; donc
AB est parallèle à CD.

4° Si la somme des angles BEF, EFD est égale à deux
droits, comme BEF+AEF=2^{dr}, on en conclut AEF=EFD ;
donc AB est parallèle à CD.

PROPOSITION XXVIII.

THÉORÈME.

*Deux angles qui ont leurs côtés parallèles sont égaux
ou supplémentaires.*

1° Soient ABC, DEF, deux angles dont les côtés sont
parallèles et dirigés dans le même sens. Ces angles seront
égaux. En effet, les angles DLC, DEF, sont égaux comme

angles correspondants ; mais par la même raison DLC =
ABC, donc ABC = DEF.

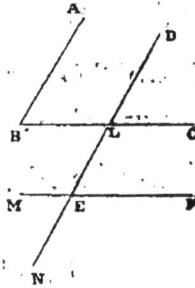

2° Soient deux angles ABC, MEN, dont les côtés sont
parallèles, mais dirigés en sens contraire, ces angles seront
égaux ; car MEN = DEF et DEF = ABC.

3° Enfin deux angles ABC, DEM, dont les côtés sont
parallèles, mais dont deux côtés BA et ED, sont dirigés
dans le même sens, et les deux autres BC et EM, en sens
contraire, sont supplémentaires ; car DEM est le supplément de DEF, et DEF = ABC.

PROPOSITION XXIX.

THÉORÈME.

*Si deux angles ont leurs côtés perpendiculaires
chacun à chacun, ces angles seront égaux ou supplémentaires.*

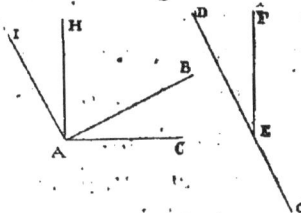

Soient BAC, DEF deux angles dont les côtés sont perpendiculaires chacun à chacun. Menons par le point A une
ligne AI, perpendiculaire à AB, et une droite AH, perpendiculaire à AC ; les droites AI, AH, seront respectivement
parallèles aux droites DE, EF, et dirigées dans le même
sens ; donc l'angle IAH est égal à DEF ; mais on a

$$IAH + HAB = 1^{droit.}$$

et
$$BAC + HAB = 1^{d.}$$

donc IAH = BAC.

Scolie. Si on considérait l'angle formé par la droite EF et le prolongement de DE, on verrait que l'angle FEG est supplémentaire de l'angle BAC.

PROPOSITION XXX.

THÉORÈME.

La somme des trois angles d'un triangle est égale à deux angles droits.

Menez AE parallèle à BC, et prolongez AC; les angles ACB, EAD, sont égaux comme angles correspondants, par rapport aux parallèles BC, AE, coupées par la transversale AC. Les angles CBA, BAE, sont aussi égaux comme angles alternes-internes, par rapport aux parallèles BC, AE, et à la sécante AB; donc la somme des angles du triangle est égale à la somme des trois angles CAB, BAE, EAD, formés autour du point A, d'un même côté de la droite AC. Or, cette dernière somme est égale à 2 droits; donc la première est égale à 2 droits.

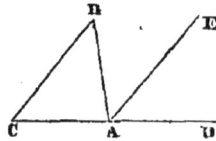

Corollaire I. Dans tout triangle, il ne peut y avoir qu'un angle droit, et à plus forte raison qu'un angle obtus.

II. Dans tout triangle rectangle, la somme des deux angles aigus est égale à un droit.

III. Quand on connaît deux angles d'un triangle ou simplement leur somme, on obtient le troisième en retranchant cette somme de deux droits.

IV. L'angle extérieur BAD, formé par le côté BA et le le prolongement de AC, est égal à la somme des deux angles intérieurs CBA, BCA.

PROPOSITION XXXI.

THÉORÈME.

La somme des angles intérieurs d'un polygone con-

vexe est égale à autant de fois deux angles droits qu'il
y a de côtés moins deux.

fig. 42.

Par un des sommets A, menons des diagonales à tous
les sommets non adjacents; le polygone sera décomposé
en autant de triangles qu'il y a de côtés moins deux; car
ces différents triangles peuvent être considérés comme
ayant pour sommet commun le point A, et pour bases les
différents côtés du polygone, excepté les deux triangles
extrêmes qui contiennent chacun deux côtés du polygone.
On voit aussi que la somme des angles de ces triangles est
égale à la somme des angles du polygone; donc cette
dernière somme est égale à autant de fois deux droits qu'il
y a de côtés, moins deux. Si l'on représente par n le nombre de côtés du polygone, la somme des angles sera :

$$2 \times (n - 2) \text{ ou } 2n - 4.$$

PROPOSITION XXXII.

THÉORÈME.

Si l'on prolonge dans le même sens tous les côtés
d'un polygone convexe, la somme des angles exté-
rieurs ainsi formés est égale à quatre droits.

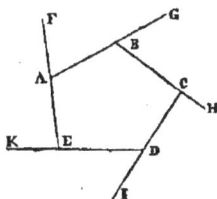

En effet, chaque angle intérieur, ajouté à l'angle extérieur, donne une somme égale à deux angles droits. La
somme des angles intérieurs et extérieurs est donc égale
à $2n$ droits (n étant le nombre des côtés); et comme la
somme des angles intérieurs est égale à $2n - 4$ angles
droits, il reste 4 angles droits pour la somme des angles
extérieurs.

PROPOSITION XXXIII.

THÉORÈME.

Les côtés opposés d'un parallélogramme sont égaux, ainsi que les angles opposés.

fig. 44.   Tirez la diagonale BD, les deux triangles ADB, DBC, ont le côté commun BD; de plus, à cause des parallèles
pr. 26. AD, BC, l'angle ADB = DBC, et à cause des parallèles AB, CD, l'angle ABD = BDC; donc les deux triangles
pr. 7. ADB, DBC, sont égaux; donc le côté AB, opposé à l'angle ADB, est égal au côté DC, opposé à l'angle égal DBC, et pareillement le troisième côté AD est égal au troisième BC; donc les côtés opposés d'un parallélogramme sont égaux.

En second lieu, de l'égalité des mêmes triangles il s'ensuit que l'angle A est égal à l'angle C, et aussi que l'angle ADC, composé des deux angles ADB, BDC, est égal à l'angle ABC, composé des deux angles DBC, ABD, donc les angles opposés d'un parallélogramme sont égaux.

Corollaire I. Donc deux parallèles AB, CD, comprises entre deux autres parallèles AD, BC, sont égales.

Corollaire II. Deux parallèles sont partout également distantes.

Car (*fig.* 46) CD et AB étant parallèles, abaissez des points H et G, HF et GE, perpendiculaires sur AB, ces droites seront parallèles, et seront égales comme étant comprises entre parallèles.

PROPOSITION XXXIV.

THÉORÈME.

fig. 44. *Si dans un quadrilatère* ABCD *les côtés opposés sont égaux, en sorte qu'on ait* AB=CD, *et* AD=BC, *les côtés égaux seront parallèles, et la figure sera un parallélogramme.*

Car, en tirant la diagonale BD, les deux triangles ABD, BDC, auront les trois côtés égaux chacun à chacun; donc ils seront égaux ; donc l'angle ADB, opposé au côté AB, est égal à l'angle DBC, opposé au côté CD ; donc * le côté   * pr. 27. AD est parallèle à BC. Par une semblable raison, AB est parallèle à CD ; donc le quadrilatère ABCD est un parallélogramme.

PROPOSITION XXXV.

THÉORÈME.

Si deux côtés opposés AB, CD, *d'un quadrilatère* fig. 44. *sont égaux et parallèles, les deux autres côtés seront pareillement égaux et parallèles, et la figure* ABCD *sera un parallélogramme.*

Soit tirée la diagonale BD ; puisque AB est parallèle à CD, les angles alternes-internes ABD, BDC, sont égaux * ; * pr. 26. d'ailleurs le côté AB = DC, le côté DB est commun, donc le triangle ABD est égal au triangle DBC * ; donc le côté AD * pr. 6. = BC, l'angle ADB = DBC, et par conséquent AD est parallèle à BC ; donc la figure ABCD est un parallélogramme.

PROPOSITION XXXVI.

THÉORÈME.

Les deux diagonales AC, DB, *d'un parallélogramme* fig. 45. *se coupent mutuellement en deux parties égales.*

Car, en comparant le triangle ADO au triangle COB, on trouve le côté AD = CB, l'angle ADO = CBO * ; et * pr. 26. l'angle DAO = OCB ; donc ces deux triangles sont égaux * ; * pr. 7. donc AO, côté opposé à l'angle ADO, est égal à OC, côté opposé à l'angle OBC ; donc aussi DO = OB.

Scolie. Dans le cas du losange, les côtés AB, BC, étant égaux, les triangles AOB, OBC, ont les trois côtés égaux chacun à chacun, et sont par conséquent égaux ; d'où il suit que l'angle AOB = BOC, et qu'ainsi les deux diagonales d'un losange se coupent mutuellement à angles droits.

LIVRE II.

LE CERCLE ET LA MESURE DES ANGLES.

DÉFINITIONS.

fig. 46.   I. La *circonférence du cercle* est une ligne courbe, dont tous les points sont également distants d'un point intérieur qu'on appelle *centre*.

Le *cercle* est l'espace terminé par cette ligne courbe.

N. B. Quelquefois dans le discours on confond le cercle avec sa circonférence; mais il sera toujours facile de rétablir l'exactitude des expressions, en se souvenant que le cercle est une portion de surface plane, tandis que la circonférence n'est qu'une ligne.

II. Toute ligne droite CA, CE, CD, etc., menée du centre à la circonférence, s'appelle *rayon* ou *demi-diamètre*; toute ligne, comme AB, qui passe par le centre, et qui est terminée de part et d'autre à la circonférence, s'appelle *diamètre*.

En vertu de la définition du cercle, tous les rayons sont égaux; tous les diamètres sont égaux aussi, et doubles du rayon.

III. On appelle *arc* une portion de circonférence telle que FHG.

La *corde* ou *sous-tendante* de l'arc est la ligne droite FG qui joint ses deux extrémités.

IV. *Segment* est la surface ou portion de cercle comprise entre l'arc et la corde.

N. B. A la même corde FG répondent toujours deux arcs FHG, FEG, et par conséquent aussi deux segments; mais c'est toujours le plus petit dont on entend parler, à moins qu'on n'exprime le contraire.

V. *Secteur* est la partie du cercle comprise entre un arc DE et les deux rayons CD, CE, menés aux extrémités de cet arc.

VI. On appelle *ligne inscrite dans le cercle*, celle dont les extrémités sont à la circonférence, comme AB; fig. 47.

Angle inscrit, un angle tel que BAC, dont le sommet est à la circonférence, et qui est formé par deux cordes;

Triangle inscrit, un triangle tel que BAC, dont les trois angles ont leur sommet à la circonférence;

Et en général *figure inscrite*, celle dont tous les angles ont leurs sommets à la circonférence; en même temps on dit que le cercle est *circonscrit* à cette figure.

VII. On appelle *sécante* une ligne qui rencontre la cir- fig. 48. conférence en deux points : telle est AB.

VIII. *Tangente* est une ligne qui n'a qu'un point de commun avec la circonférence : telle est CD.

Le point commun M s'appelle *point de contact*.

IX. Pareillement deux circonférences sont *tangentes* l'une à l'autre, lorsqu'elles n'ont qu'un point de commun.

X. Un polygone est *circonscrit à un cercle*, lorsque tous

N. B. On appelle en général tangente à une courbe la limite des positions que prend une sécante AB qui tourne autour d'un point A de la courbe, jusqu'à ce qu'un second point de section vienne se confondre avec le premier.

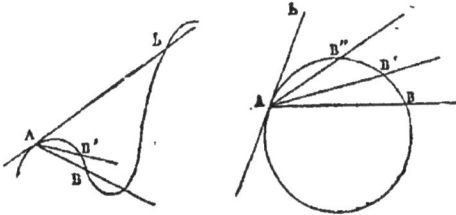

Si la courbe est fermée, et ne peut être rencontrée par une droite en plus de deux points, comme le cercle par exemple, il est évident que lorsque les deux points d'intersection seront réunis en un seul, la droite n'aura plus qu'un point commun avec la courbe, et l'on pourra, si l'on veut, appeler tangente une droite qui n'a qu'un point commun avec la courbe. Mais la première définition convient seule à toutes les courbes, et même en la restreignant au cercle, elle a l'avantage de montrer des analogies remarquables entre plusieurs théorèmes.

fig. 160. ses côtés sont des tangentes à la circonférence; dans le même cas on dit que le cercle est *inscrit* dans le polygone.

PROPOSITION PREMIÈRE.

THÉORÈME.

Tout diamètre AB *divise le cercle et sa circonfé-rence en deux parties égales.*

fig. 49. Car si on applique la figure AEB sur AFB, en conser-vant la base commune AB, il faudra que la ligne courbe AEB tombe exactement sur la ligne courbe AFB, sans quoi il y aurait dans l'une ou dans l'autre des points inégalement éloignés du centre, ce qui est contre la définition du cercle.

PROPOSITION II.

THÉORÈME.

Toute corde est plus petite que le diamètre.

fig. 49. Car si aux extrémités de la corde AD on mène les rayons AC, CD, on aura la ligne droite $AD < AC + CD$, ou $AD < AB$.

Corollaire. Donc la plus grande ligne droite qu'on puisse inscrire dans un cercle est égale à son diamètre.

PROPOSITION III.

THÉORÈME.

Une ligne droite ne peut rencontrer une circonfé-rence en plus de deux points.

Car si elle la rencontrait en trois, ces trois points seraient également distants du centre; il y aurait donc trois droites égales menées d'un même point sur une même ligne droite, 17, 1. ce qui est impossible *.

PROPOSITION IV.

THÉORÈME.

Dans un même cercle ou dans des cercles égaux, les arcs égaux sont sous-tendus par des cordes égales, et réciproquement les cordes égales sous-tendent des arcs égaux.

Le rayon AC étant égal au rayon EO, et l'arc AMD fig. 50. égal à l'arc ENG, je dis que la corde AD sera égale à la corde EG.

Car le diamètre AB étant égal au diamètre EF, le demi-cercle AMDB pourra s'appliquer exactement sur le demi-cercle ENGF, et la ligne courbe AMDB coïncidera entièrement avec la ligne courbe ENGF. Mais on suppose la portion AMD égale à la portion ENG; donc le point D tombera sur le point G; donc la corde AD est égale à la corde EG.

Réciproquement, en supposant toujours le rayon AC = EO, si la corde AD = EG, je dis que l'arc AMD sera égal à l'arc ENG.

Car en tirant les rayons CD, OG, les deux triangles ACD, EOG, auront les trois côtés égaux chacun à chacun, savoir, AC = EO, CD = OG, et AD = EG; donc ces triangles sont égaux[*]; donc l'angle ACD = EOG. Mais en posant le demi- * 12, 1. cercle ADB sur son égal EGF, puisque l'angle ACD = EOG, il est clair que le rayon CD tombera sur le rayon OG, et le point D sur le point G; donc l'arc AMD est égal à l'arc ENG.

PROPOSITION V.

THÉORÈME.

Dans le même cercle ou dans des cercles égaux, un plus grand arc est sous-tendu par une plus grande corde, et réciproquement, si toutefois les arcs dont il s'agit sont moindres qu'une demi-circonférence.

3.

fig. 5o.　Car soit l'arc AH plus grand que ENG; prenons l'arc
AMD＝ENG, les cordes AD, EG seront égales. Enfin menons les rayons DC, CH : les deux côtés AC, CH du triangle ACH sont égaux aux deux côtés AC, CD du triangle
ACD; l'angle ACH est plus grand que ACD; donc le troisième côté AH est plus grand que le troisième côté AD;
donc aussi AH est plus grand que EG.

Réciproquement, si la corde AH est plus grande que
EG, l'arc AMH sera plus grand que ENG; car si AMH
était égal à ENG, la corde AH serait égale à EG, ce qui
est contre l'hypothèse; et si l'arc AMH était plus petit que
ENG, la corde AH serait plus petite que EG, ce qui est
encore contre la supposition.

Scolie. Nous supposons que les arcs dont il s'agit soient
moindres qu'une demi-circonférence; s'ils étaient plus
grands, la propriété contraire aurait lieu.

PROPOSITION VI.

THÉORÈME.

fig. 51.　*Le rayon* CG, *perpendiculaire à une corde* AB, *divise cette corde et l'arc sous-tendu* AGB, *chacun en
deux parties égales.*

Menez les rayons CA, CB; ces rayons sont, par rapport
à la perpendiculaire CD, deux obliques égales; donc ils
* 17, 1. s'écartent également de la perpendiculaire*; donc AD＝DB.

En second lieu, puisque AD＝DB, CG est une perpen-
* 18, 1. diculaire élevée sur le milieu de AB; donc* tout point de
cette perpendiculaire doit être également distant des deux
extrémités A et B. Le point G est un de ces points; donc
la distance AG＝BG. Mais si la corde AG est égale à la
* pr. 4. corde GB, l'arc AG sera égal à l'arc GB*; donc le rayon
CG, perpendiculaire à la corde AB, divise l'arc sous-tendu
par cette corde en deux parties égales au point G.

Scolie. La droite CG passe par le centre, par le milieu

de la corde, par le milieu de l'arc; enfin elle est perpendiculaire sur la corde. Or deux de ces conditions suffisent pour déterminer la position d'une droite; donc toute ligne droite qui sera assujettie à deux de ces conditions remplira nécessairement les deux autres.

Ainsi la perpendiculaire élevée sur le milieu de la corde passera par le centre et par le milieu de l'arc, et ainsi de suite.

PROPOSITION VII.

THÉORÈME.

Par trois points A, B, C, *non en ligne droite, on peut toujours faire passer une circonférence, mais on n'en peut faire passer qu'une.*

Joignez AB, BC, et par les milieux de ces droites élevez les perpendiculaires DE, FG, je dis d'abord que ces deux lignes se rencontreront.

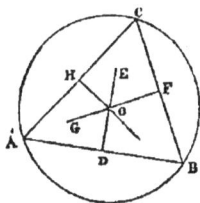

Car si les droites DE, FG étaient parallèles, les lignes BA, BC, menées par le point B perpendiculairement à ces parallèles, seraient dans le prolongement l'une de l'autre; ce qui est contre l'hypothèse.

Maintenant le point de concours O des deux droites DE, FG, appartenant à la perpendiculaire DE, est à égale distance des deux points A et B; le même point O, appartenant à la perpendiculaire FG, est à égale distance des deux points B et C; donc les trois distances OA, OB, OC, sont égales; donc la circonférence décrite du centre O et du rayon OB, passera par les trois points A, B, C.

Je dis de plus qu'aucune autre circonférence ne peut passer par ces trois points : car s'il en existait une, son centre devrait se trouver à la fois sur les lignes DE et FG ; or ces deux droites ne peuvent se couper qu'en un point; donc, etc.

Corollaire I. La perpendiculaire élevée sur le milieu de AC passera par le point O, puisque ce point est à égale distance des points A et C; donc *les perpendiculaires élevées sur les milieux des côtés d'un triangle se coupent en un même point.*

II. Deux circonférences ne peuvent avoir plus de deux points communs sans se confondre.

PROPOSITION VIII.

THÉORÈME.

Deux cordes égales sont également éloignées du centre ; et de deux cordes inégales, la plus petite est la plus éloignée du centre.

fig. 53.

1° Soit la corde AB = DE : divisez ces cordes en deux également par les perpendiculaires CF, CG, et tirez les rayons CA, CD.

Les triangles rectangles CAF, DCG, ont les hypoténuses CA, CD, égales ; de plus le côté AF, moitié de AB, est égal au côté DG, moitié de DE; donc ces triangles sont

* 19, 1. égaux*, et le troisième côté CF est égal au troisième CG; donc, 1° les deux cordes égales AB, DE, sont également éloignées du centre.

2° Soit la corde AH plus grande que DE, l'arc AKH

* pr. 5. sera plus grand que l'arc DME* : sur l'arc AKH prenez la partie ANB = DME, tirez la corde AB, et abaissez CF, perpendiculaire sur cette corde, et CI, perpendiculaire sur AH; il est clair que CF est plus grand que CO, et CO plus grand que CI; donc à plus forte raison CF > CI. Mais CF = CG, puisque les cordes AB, DE, sont égales;

donc on a CG > CI; donc de deux cordes inégales la plus petite est la plus éloignée du centre.

PROPOSITION IX.

THÉORÈME.

La perpendiculaire BD, *menée à l'extrémité du rayon* CA, *est une tangente à la circonférence.*

Car toute oblique CE est plus longue que la perpendicu- fig. 54.
laire CA; donc le point E est hors du cercle; donc la ligne BD n'a que le point A commun avec la circonférence; donc BD est une tangente.

Réciproquement. Le rayon CA mené au point de contact de la tangente BD, est perpendiculaire sur cette tangente.

Car tous les points de cette ligne, à l'exception du point A, étant extérieurs à la circonférence, le rayon CA sera la ligne la plus courte qu'on puisse mener du point C à la droite BD, et par conséquent sera perpendiculaire à cette droite.

Corollaire. Par un point A pris sur la circonférence on ne peut mener qu'une seule tangente.

PROPOSITION X.

THÉORÈME.

Deux parallèles AB, DE; *interceptent sur la circonférence des arcs égaux* MN, PQ.

Il peut arriver trois cas.

1° Si les deux parallèles sont sécantes, menez le rayon fig. 55. CH perpendiculaire à la corde MP, il sera en même temps perpendiculaire à sa parallèle NQ; donc le point H sera à la fois le milieu de l'arc MHP et celui de l'arc NHQ*; * 6. on aura donc l'arc MH = HP, et l'arc NH = HQ : de là résulte MH — NH = HP — HQ, c'est-à-dire MN = PQ.

2° Si des deux parallèles AB, DE, l'une est sécante, l'au- fig. 56.

tre tangente; au point de contact H menez le rayon CH; ce rayon sera perpendiculaire à la tangente DE*, et aussi à sa parallèle MP. Mais puisque CH est perpendiculaire à la corde MP, le point H est le milieu de l'arc MHP; donc les arcs MH, HP, compris entre les parallèles AB, DE, sont égaux.

3° Enfin si les deux parallèles DE, IL, sont tangentes, l'une en H, l'autre en K, menez la sécante parallèle AB, vous aurez, par ce qui vient d'être démontré, MH = HP et MK = KP; donc l'arc entier HMK = HPK, et de plus on voit que chacun de ces arcs est une demi-circonférence.

PROPOSITION XI.

THÉORÈME.

Si deux circonférences ont un point commun A en dehors de la ligne CC′ qui unit leurs centres, elles ont un deuxième point commun A′ situé sur la perpendiculaire AB à CC′, et à la même distance de cette droite que le point A.

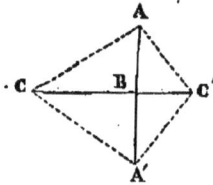

En effet, A′B étant égal à AB, les droites CA, CA′, seront égales comme obliques s'écartant également du pied de la perpendiculaire CB à la droite AA′. Donc le cercle décrit du point C comme centre avec CA pour rayon, passera par le point A′; on verrait de même que le cercle décrit du point C′ comme centre avec C′A pour rayon, doit passer par le point A′.

Corollaire I. Quand deux circonférences se coupent, la ligne qui unit les centres est perpendiculaire sur le milieu de la corde commune.

II. Si deux circonférences sont tangentes, le point de contact est situé sur la ligne des centres; car s'il en était autrement, les circonférences auraient un second point commun, et par conséquent se couperaient.

Deux circonférences ne peuvent occuper l'une par rapport à l'autre que cinq positions différentes : elles peuvent être extérieures ou intérieures; elles peuvent se toucher extérieurement ou intérieurement, ou enfin se couper.

PROPOSITION XII.

THÉORÈME.

Si deux circonférences sont extérieures, la distance des centres est plus grande que la somme des rayons.

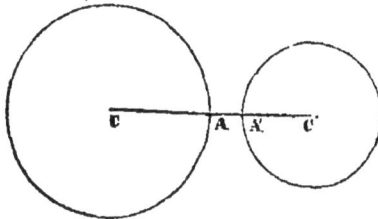

Car on a $CC' = CA + C'A' + AA'$, d'où $CC' > CA + C'A'$.

PROPOSITION XIII.

THÉORÈME.

Si deux circonférences sont intérieures, la distance des centres est plus petite que la différence des rayons.

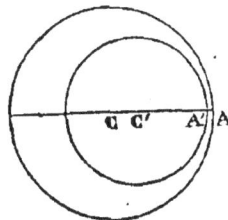

Car on a $CC' = CA - C'A' - A'A$, d'où $CC' < CA - C'A'$.

PROPOSITION XIV.

THÉORÈME.

*Si deux circonférences sont tangentes extérieure-
ment, la distance des centres est égale à la somme
des rayons.*

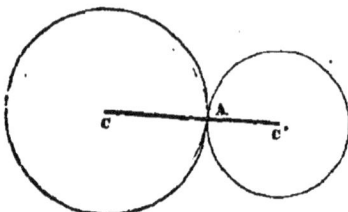

Car le point de contact A étant sur la ligne des centres,
on a évidemment $CC' = CA + AC'$.

PROPOSITION XV.

THÉORÈME.

*Si deux circonférences se touchent intérieurement,
la distance des centres est égale à la différence des
rayons.*

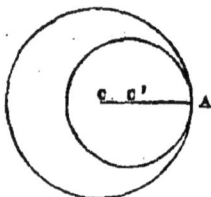

Car le point de contact A est sur la ligne des centres,
et l'on a $CC' = CA - C'A$.

PROPOSITION XVI.

THÉORÈME.

*Si deux circonférences se coupent, la distance des
centres sera en même temps plus petite que la somme
des rayons, et plus grande que leur différence.*

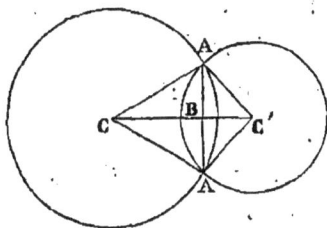

Car en joignant les centres à l'un des points d'intersection A, on formera un triangle dans lequel la ligne des centres CC', et les rayons CA, C'A, seront les trois côtés ; or on a vu que dans un triangle un côté quelconque est plus petit que la somme des deux autres, et plus grand que leur différence.

Les réciproques des cinq propositions précédentes sont vraies, et se démontrent toutes de la même manière ; par exemple, si la distance des centres est plus petite que la somme des rayons et plus grande que leur différence, les circonférences se coupent ; car si elles étaient extérieures ou intérieures, la distance des centres serait plus grande que la somme des rayons, ou plus petite que leur différence ; et si elles étaient tangentes, la distance des centres serait égale à la somme des rayons ou à leur différence.

PROPOSITION XVII.

THÉORÈME.

Dans le même cercle ou dans des cercles égaux, les angles égaux ACB, DCE, dont le sommet est au centre, interceptent sur la circonférence des arcs égaux AB, DE.

Réciproquement, si les arcs AB, DE, sont égaux, fig. 61. *les angles ACB, DCE, seront aussi égaux.*

Car, 1° si l'angle ACB est égal à l'angle DCE, ces deux angles pourront se placer l'un sur l'autre ; et comme leurs côtés sont égaux, il est clair que le point A tombera en D, et le point B en E. Mais alors l'arc AB doit aussi tomber sur l'arc DE; car si les deux arcs n'étaient pas confondus en un seul, il y aurait dans l'un ou dans l'autre des points inégalement éloignés du centre, ce qui est impossible donc l'arc AB=DE.

2° Si on suppose AB=DE, je dis que l'angle ACB sera égal à DCE; car si ces angles ne sont pas égaux, soit ACB le plus grand, et soit pris ACI=DCE; on aura, par ce qui vient d'être démontré, AI=DE : mais, par hypothèse, l'arc AB=DE; donc on aurait AI=AB, ou la partie égale au tout, ce qui est impossible; donc l'angle ACB = DCE.

PROPOSITION XVIII.

THÉORÈME.

Dans un même cercle ou dans des cercles égaux, le rapport de deux angles au centre, est le même que celui des arcs interceptés entre leurs côtés.

fig. 62.   Soient ABC, DCE, deux angles au centre de circonférences égales. Je supposerai d'abord que les arcs AB et DE aient une commune mesure, et qu'elle soit contenue 7 fois dans AB, et 4 fois dans DE; le rapport de AB à DE sera $\frac{7}{4}$.

Maintenant si l'on joint les points de division des deux arcs aux centres des circonférences, on voit que l'angle ACB sera divisé en 7 angles égaux entre eux comme comprenant entre leurs côtés des arcs égaux; et que l'angle DCE contiendra 4 des mêmes angles. Le rapport des arcs AB et DE sera donc aussi $\frac{7}{4}$.

Si les arcs AB et DE sont incommensurables, divisons l'arc DE en trois parties égales, par exemple, et supposons que l'arc AB contienne 4 de ces parties avec un reste KB plus petit que l'une d'elles; le rapport de AB à DE est plus grand que $\frac{4}{3}$, et plus petit que $\frac{5}{3}$.

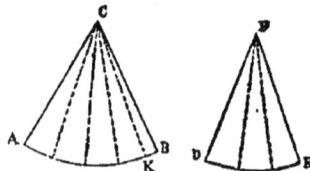

Mais si l'on joint les centres C, F, aux points de division des arcs, on voit que l'angle DFE est divisé en trois parties égales, et que l'angle ACB contient 4 de ces parties, avec un reste KCB plus petit que l'une d'elles; le rapport des angles ACB, DFE est donc aussi compris entre $\frac{4}{3}$ et $\frac{5}{3}$; donc les rapports ACB : DFE et AB : DE contiennent chacun 4 fois la fraction $\frac{1}{3}$. Mais on prouverait semblablement qu'ils contiennent le même nombre de fois $\frac{1}{10}$, $\frac{1}{100}$, $\frac{1}{1000}$......; et en général une partie aliquote de l'unité aussi petite qu'on voudra; donc ces rapports sont égaux.

Mesure des angles.

Mesurer une grandeur, c'est trouver le rapport de cette grandeur à l'unité de même espèce. La mesure d'un angle, en prenant pour unité l'angle droit, n'est donc autre chose que le rapport de cet angle à un droit.

Mais le théorème précédent montre qu'au rapport de deux angles au centre, on peut substituer le rapport des arcs compris entre leurs côtés. Ainsi, au lieu de comparer directement un angle à l'angle droit, on pourra comparer l'arc compris entre ses côtés au quart de la circonférence; et c'est dans ce sens qu'on dit d'une manière abrégée qu'un angle au centre a pour mesure l'arc intercepté par ses côtés.

Pour faciliter cette comparaison, on divise la circonférence en 360 parties égales appelées degrés; chaque degré en 60 minutes, chaque minute en 60″, etc.

Si l'arc intercepté par les côtés d'un angle au centre renferme 24 degrés, la mesure de cet angle sera $\frac{24}{90}$ ou $\frac{4}{15}$.

Scolie. En appliquant littéralement la démonstration du théorème précédent, on prouverait que deux secteurs pris dans des cercles égaux sont entre eux comme les arcs compris entre leurs côtés.

PROPOSITION XIX.

THÉORÈME.

fig. 64
et 65.   *L'angle inscrit* BAD *a pour mesure la moitié de
l'arc* BD *compris entre ses côtés.*

Supposons d'abord que le centre du cercle soit situé
fig. 64. dans l'angle BAD, on mènera le diamètre AE et les rayons
CB, CD. L'angle BCE, extérieur au triangle ABC, est égal à
* 30, 1. la somme des deux intérieurs CAB, ABC* : mais le triangle
BAC étant isocèle, l'angle CAB = ABC; donc l'angle BCE
est double de BAC. L'angle BCE, comme angle au centre,
a pour mesure l'arc BE; donc l'angle BAC aura pour mesure la moitié de BE. Par une raison semblable, l'angle CAD
aura pour mesure la moitié de ED; donc BAC + CAD ou
BAD aura pour mesure la moitié de BE + ED ou la moitié
de BD.

fig. 65.   Supposons en second lieu que le centre C soit situé
hors de l'angle BAD, alors menant le diamètre AE, l'angle
BAE aura pour mesure la moitié de BE, l'angle DAE la
moitié de DE; donc leur différence BAD aura pour mesure la moitié de BE moins la moitié de ED, ou la moitié
de BD.

Donc tout angle inscrit a pour mesure la moitié de l'arc
compris entre ses côtés.

fig. 66.   *Corollaire* I. Tous les angles BAC, BDC, etc., inscrits
dans le même segment sont égaux; car ils ont pour mesure
la moitié du même arc BOC.

fig. 67.   II. Tout angle BAD inscrit dans le demi-cercle est un
angle droit; car il a pour mesure la moitié de la demi-
circonférence BOD, ou le quart de la circonférence.

Pour démontrer la même chose d'une autre manière,
tirez le rayon AC; le triangle BAC est isocèle, ainsi l'angle BAC = ABC; le triangle CAD est pareillement isocèle;
donc l'angle CAD = ADC; donc BAC + CAD ou BAD =

ABD + ADB. Mais si les deux angles B et D du triangle ABD valent ensemble le troisième BAD, les trois angles du triangle vaudront deux fois l'angle BAD; ils valent d'ailleurs deux angles droits; donc l'angle BAD est un angle droit.

III. Tout angle BAC inscrit dans un segment plus grand que le demi-cercle, est un angle aigu; car il a pour mesure la moitié de l'arc BOC moindre qu'une demi-circonférence. *fig. 66.*

Et tout angle BOC, inscrit dans un segment plus petit que le demi-cercle, est un angle obtus; car il a pour mesure la moitié de, l'arc BAC plus grand qu'une demi-circonférence.

PROPOSITION XX.

THÉORÈME.

L'angle BAC, *formé par une tangente et une corde, a pour mesure la moitié de l'arc* AMDC *compris entre ses côtés.* *fig. 69.*

Au point de contact A menez le diamètre AD; l'angle BAD est droit*, il a pour mesure la moitié de la demi-circonférence AMD; l'angle DAC a pour mesure la moitié de DC; donc BAD + DAC ou BAC a pour mesure la moitié de AMD, plus la moitié de DC, ou la moitié de l'arc entier AMDC. ** 9.*

On démontrerait de même que l'angle CAE a pour mesure la moitié de l'arc AC compris entre ses côtés.

PROPOSITION XXI.

THÉORÈME.

L'angle BAC, *formé par les deux sécantes* BE, AC, *et dont le sommet est dans l'intérieur de la circonférence, a pour mesure la moitié de l'arc compris entre ses côtés, plus la moitié de l'arc compris entre les prolongements des mêmes côtés.*

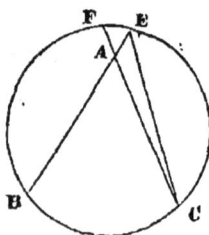

En effet, l'angle BAC extérieur au triangle AEC est égal à la somme des angles AEC, ACE, qui ont respectivement pour mesure les arcs BC et DE.

PROPOSITION XXII.

THÉORÈME.

L'angle BAC *, formé par les deux sécantes* AB, AC, *et dont le sommet est hors de la circonférence, a pour mesure la moitié de l'arc concave* BC, *moins la moitié de l'arc convexe* DE.

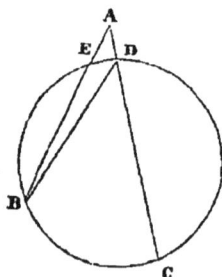

Car l'angle A est égal à la différence des angles BDC, ABD, qui ont pour mesure le premier la moitié de BC, et le second la moitié de DE.

La proposition est encore vraie, lorsque l'un des côtés de l'angle ou bien les deux sont tangents à la circonférence, et la démonstration est la même.

fig. 66. *Corollaire. L'arc de cercle* BAC *est le lieu géométrique des sommets des angles égaux à* CDB, *et dont les côtés passent par les points* C *et* B. Car tous les angles inscrits dans le segment CAB sont égaux à l'angle CDB; et il résulte du dernier théorème et du précédent, que tout angle dont les côtés passeraient par les points C et B, et dont le sommet serait hors de l'arc CAB, serait différent de l'angle CDB.

PROPOSITION XXIII.

THÉORÈME.

Dans tout quadrilatère inscrit ABCD, *les angles op- posés sont supplémentaires.*

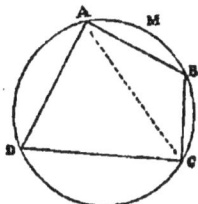

En effet, les angles opposés ADC, ABC, ont ensemble pour mesure la moitié de la circonférence ABCD.

Réciproquement, si, dans un quadrilatère, deux angles opposés ADC, ABC, sont supplémentaires, ce quadrilatère est inscriptible.

En effet, faisons passer une circonférence par les trois points A, D, C; l'angle ADC aura pour mesure la moitié de l'arc AMC; donc l'angle ABC qui est le supplément du pre- mier, a pour mesure la moitié de l'arc restant ADC, c'est- à-dire qu'il est égal à chacun des angles inscrits dans le segment AMC; or, ceci ne peut avoir lieu qu'autant que le point B est sur l'arc AMC.

Problèmes relatifs aux deux premiers livres.

PROBLÈME PREMIER.

Diviser la droite donnée AB *en deux parties égales.* fig. 70.

Des points A et B, comme centres, avec un rayon plus grand que la moitié de AB, décrivez deux arcs qui se cou- pent en D; le point D sera également éloigné des points A et B : marquez de même au-dessus ou au-dessous de la ligne

AB un second point E également éloigné des points A et B, par les deux points D, E, tirez la ligne DE; je dis que DE coupera la ligne AB en deux parties égales au point C.

Car les deux points D et E étant chacun également éloignés des extrémités A et B, ils doivent se trouver tous deux sur la perpendiculaire élevée sur le milieu de AB. Mais par deux points donnés il ne peut passer qu'une seule ligne droite; donc la ligne DE sera cette perpendiculaire elle-même qui coupe la ligne AB en deux parties égales au point C.

PROBLÈME II.

fig 71. *Par un point* A, *donné sur la ligne* BC, *élever une perpendiculaire à cette ligne.*

Prenez les points B et C à égale distance de A, ensuite des points B et C, comme centres, et d'un rayon plus grand que BA, décrivez deux arcs qui se coupent en D ; tirez AD qui sera la perpendiculaire demandée.

Car le point D étant également éloigné de B et de C, appartient à la perpendiculaire élevée sur le milieu de BC ; donc AD est cette perpendiculaire.

Scolie. La même construction sert à faire un angle droit BAD en un point donné A sur une ligne donnée BC.

PROBLÈME III.

fig 72. *D'un point* A, *donné hors de la droite* BD, *abaisser une perpendiculaire sur cette droite.*

Du point A, comme centre, et d'un rayon suffisamment grand, décrivez un arc qui coupe la ligne BD aux deux points B et D ; marquez ensuite un point E également distant des points B et D, et tirez AE qui sera la perpendiculaire demandée.

Car les deux points A et E sont chacun également distants des points B et D; donc la ligne AE est perpendiculaire sur le milieu de BD.

PROBLÈME IV.

Au point A *de la ligne* AB, *faire un angle égal à* fig. 75. *l'angle donné* K.

Du sommet K, comme centre, et d'un rayon à volonté, décrivez l'arc II. terminé aux deux côtés de l'angle; du point A, comme centre, et d'un rayon AB égal à KI, décrivez l'arc indéfini BO; prenez ensuite un rayon égal à la corde LI; du point B, comme centre, et de ce rayon, décrivez un arc qui coupe en D l'arc indéfini BO; tirez AD, et l'angle DAB sera égal à l'angle donné K.

Car les deux arcs BD, LI, ont des rayons égaux et des cordes égales; donc ils sont égaux *; donc l'angle BAD=IKL. * 4, 2.

PROBLÈME V.

Diviser un angle ou un arc donné en deux parties fig. 74. *égales.*

1° S'il faut diviser l'arc AB en deux parties égales, des points A et B, comme centres, et avec un même rayon, décrivez deux arcs qui se coupent en D; par le point D et par le centre C tirez CD qui coupera l'arc AB en deux parties égales au point E.

Car les deux points C et D sont chacun également distants des extrémités A et B de la corde AB; donc la ligne CD est perpendiculaire sur le milieu de cette corde; donc elle divise l'arc AB en deux parties égales au point E *. *6, 2.

2° S'il faut diviser en deux parties égales l'angle ACB, on commencera par décrire du sommet C, comme centre, l'arc AB, et le reste comme il vient d'être dit. Il est clair que la ligne CD divisera en deux parties égales l'angle ACB.

Scolie. On peut, par la même construction, diviser chacune des moitiés AE, EB, en deux parties égales; ainsi, par des subdivisions successives, on divisera un angle ou un arc donné en quatre parties égales, en huit, en seize, etc.

PROBLÈME VI.

fig. 75.   *Par un point donné* A, *mener une parallèle à la ligne donnée* BC.

Du point A, comme centre, et d'un rayon suffisamment grand, décrivez l'arc indéfini EO ; du point E, comme centre, et du même rayon, décrivez l'arc AF, prenez ED=AF, et tirez AD qui sera la parallèle demandée.

Car en joignant AE, on voit que les angles alternes-internes AEF, EAD, sont égaux ; donc les lignes AD, EF, sont parallèles *.

27, 1.   Pour résoudre ce problème, on emploie plus ordinairement l'équerre.

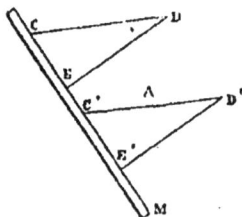

L'équerre a la forme d'un triangle rectangle CDE ; on applique l'hypoténuse sur la ligne CD, à laquelle il faut mener une parallèle par le point A, et le côté CE contre une règle fixe CM, puis on fait glisser l'équerre le long de la règle jusqu'à ce que l'hypoténuse passe par le point A ; la droite AD′ sera parallèle à CD ; car les angles correspondants DCM, AC′M sont égaux.

PROBLÈME VII.

fig. 76.   *Deux angles* A *et* B *d'un triangle étant donnés, trouver le troisième.*

Tirez la ligne indéfinie DEF, faites au point E l'angle DEC= A, et l'angle CEH = B : l'angle restant HEF sera le troisième angle requis; car ces trois angles pris ensemble valent deux angles droits.

PROBLÈME VIII.

Étant donnés deux côtés B *et* C *d'un triangle et* fig. 77. *l'angle* A *qu'ils comprennent, décrire le triangle.*

Ayant tiré la ligne indéfinie DE, faites au point D l'angle EDF égal à l'angle donné A; prenez ensuite DG = B, DH = C, et tirez GH; DGH sera le triangle demandé.

PROBLÈME IX.

Étant donnés un côté et deux angles d'un triangle, décrire le triangle.

Les deux angles donnés seront ou tous deux adjacents au côté donné, ou l'un adjacent, l'autre opposé : dans ce dernier cas, cherchez le troisième*, vous aurez ainsi les *prob. 7. deux angles adjacents. Cela posé, tirez la droite DE égale au côté donné, faites au point D l'angle EDF égal à l'un fig. 78. des angles adjacents, et au point E l'angle DEG égal à l'autre; les deux lignes DF, EG, se couperont en H, et DEH sera le triangle requis.

PROBLÈME X.

Les trois côtés A, B, C, *d'un triangle étant donnés,* fig. 79. *décrire le triangle.*

Tirez DE égal au côté A; du point E, comme centre, et d'un rayon égal au second côté B, décrivez un arc; du point D, comme centre, et d'un rayon égal au troisième côté C, décrivez un autre arc qui coupera le premier en F; tirez DF, EF, et DEF sera le triangle requis.

Pour que le problème soit possible, il faut que les circonférences décrites des points D et F comme centres, se coupent; ce qui exige* que le côté DE soit plus petit que * 16, 2.

la somme des deux autres côtés, et plus grand que leur différence.

Étant donnés deux côtés A *et* B *d'un triangle, avec l'angle* C *opposé au côté* B, *décrire le triangle.*

fig. 80.   Il y a deux cas : 1° si l'angle C est droit ou obtus, faites l'angle EDF égal à l'angle C ; prenez DE = A ; du point E, comme centre, et d'un rayon égal au côté donné B, décrivez un arc qui coupe en F la ligne DF ; tirez EF, et DEF sera le triangle demandé.

Il faut, dans ce premier cas, que le côté B soit plus grand que A, car l'angle C étant droit ou obtus, est le plus grand des angles du triangle ; donc le côté opposé doit être aussi le plus grand.

fig. 81.   2° Si l'angle C est aigu, et que B soit plus grand que A, la même construction a toujours lieu, et DEF est le triangle requis.

fig. 82.   Mais si, l'angle C étant aigu, le côté B est moindre que A, alors l'arc décrit du centre E avec le rayon EF = B, coupera le côté DF en deux points F et G, situés du même côté de D ; donc il y aura deux triangles DEF, DEG, qui satisferont également au problème.

Scolie. Le problème serait impossible dans tous les cas, si le côté B était plus petit que la perpendiculaire abaissée de E sur la ligne DF.

fig. 83.   *Les côtés adjacents* A *et* B *d'un parallélogramme étant donnés avec l'angle* C *qu'ils comprennent, décrire le parallélogramme.*

Tirez la ligne DE = A, faites au point D l'angle FDE = C, prenez DF = B ; décrivez deux arcs, l'un du point F comme centre, et d'un rayon FG = DE ; l'autre du point E comme centre, et d'un rayon $ÉG = DF$: au point G, où ces deux arcs se coupent, tirez FG, EG ; et DEGF sera le parallélogramme demandé.

Car, par construction, les côtés opposés sont égaux, donc la figure décrite est un parallélogramme *, et ce parallélo- *34, 1. gramme est formé avec les côtés donnés et l'angle donné.

Corollaire. Si l'angle donné est droit, la figure sera un rectangle ; si, de plus, les côtés sont égaux, ce sera un carré.

PROBLÈME XIII.

Trouver le centre d'un cercle ou d'un arc donné.

Prenez à volonté dans la circonférence ou dans l'arc trois fig. 84. points A, B, C ; joignez ou imaginez qu'on joigne AB et BC, divisez ces deux lignes en deux parties égales par les perpendiculaires DE, FG ; le point O, où ces perpendiculaires se rencontrent, sera le centre cherché.

Scolie. La même construction sert à faire passer une circonférence par les trois points donnés A, B, C, et aussi à décrire une circonférence dans laquelle le triangle donné ABC soit inscrit.

PROBLÈME XIV.

Par un point donné mener une tangente à un cercle donné.

Si le point donné A est sur la circonférence, tirez le rayon fig. 85. CA, et menez AD perpendiculaire à CA ; AD sera la tangente demandée *. * 9, 2.

Si le point A est hors du cercle, joignez le point A et le fig. 86. centre par la ligne droite CA ; divisez CA en deux également au point O ; du point O, comme centre, et du rayon OC, décrivez une circonférence qui coupera la circonférence donnée au point B ; tirez AB, et AB sera la tangente demandée.

Car en menant CB, l'angle CBA, inscrit dans le demi-cercle, est un angle droit*; donc AB est perpendiculaire à l'extrémité du rayon CB, donc elle est tangente.

*19,2.

Scolie. Le point A étant hors du cercle, on voit qu'il y a toujours deux tangentes égales AB, AD, qui passent par le point A : elles sont égales, car les triangles rectangles CBA, CDA ont l'hypoténuse CA commune, et le côté CB=CD; donc ils sont égaux*; donc AD=AB, et en même temps l'angle CAD=CAB.

*19,1.

PROBLÈME XV.

Inscrire un cercle dans un triangle donné ABC.

fig. 87.

Menez les bissectrices AO, BO des angles A et B, ces droites se couperont en un point O, qui sera également distant des trois côtés AB, AC, BC.

Si donc de ce point on abaisse les perpendiculaires OD OF, OE sur les côtés du triangle, ces perpendiculaires seront égales, et la circonférence décrite du point O comme centre avec OD comme rayon sera tangente aux trois côtés.

Remarque I. Le point O étant également distant des côtés BC, AC, appartient à la bissectrice de l'angle C; donc *les trois bissectrices des angles d'un triangle concourent en un même point.*

II. Si on mène les bissectrices des deux angles extérieurs MBC, BCN, leur point de concours O′ sera le centre d'un cercle tangent au côté BC et aux prolongements des deux autres.

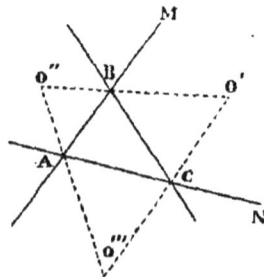

On trouvera de la même manière les centres O″, O‴ des deux autres circonférences tangentes à un des côtés du triangle et aux prolongements des deux autres.

Il y a donc en général quatre circonférences tangentes à trois droites données.

PROBLÈME XVI.

Sur une droite donnée AB, *décrire un segment* fig..88. *capable de l'angle donné* C, *c'est-à-dire, un segment* et 89. *tel que tous les angles qui y sont inscrits soient égaux à l'angle donné* C.

Prolongez AB vers D, faites au point B l'angle DBE=C, tirez BO perpendiculaire à BE, et GO perpendiculaire sur le milieu de AB; du point de rencontre O, comme centre, et du rayon OB, décrivez un cercle, le segment demandé sera AMB.

Car puisque BF est perpendiculaire à l'extrémité du rayon OB, BF est une tangente, et l'angle ABF a pour mesure la moitié de l'arc AKB[*]; d'ailleurs l'angle AMB, comme an- [*20, 2.] gle inscrit, a aussi pour mesure la moitié de l'arc AKB; donc l'angle AMB = ABF = EBD = C; donc tous les angles inscrits dans le segment AMB sont égaux à l'angle donné C·

Scolie. Si l'angle donné était droit, le segment cherché serait le demi-cercle décrit sur le diamètre AB.

PROBLÈME XVII.

Construire une tangente commune à deux circonfé-rences.

1° Supposons le problème résolu, et soit AA′ une tangente commune extérieure aux deux circonférences. Menons les rayons CA, C′A′ aux points de contact, et la droite C′B paral-lèle à AA′. Les rayons CA, C′A′ étant perpendiculaires sur AA′, seront aussi perpendiculaires sur la droite C′B; cette dernière ligne sera donc tangente à une circonférence décrite du point B comme centre, avec un rayon CB égal à CA—C'A'.

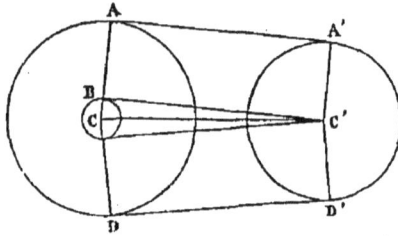

On déduit de là la construction suivante : décrivez une circonférence du point C comme centre, avec un rayon égal à CA—C'A', et menez par le point C' une tangente à cette circonférence. Connaissant le point B, on tirera la ligne CBA, on mènera C'A' parallèle à CA, et on joindra AA'.

La construction fait voir qu'il y a deux solutions du problème, puisque par le point C' on peut mener deux tangentes à la circonférence CB, et que le problème n'est possible qu'autant que l'on a CC'$\geqq$CA—C'A' ; ou, en d'autres termes, qu'autant que les circonférences ne sont pas intérieures l'une à l'autre.

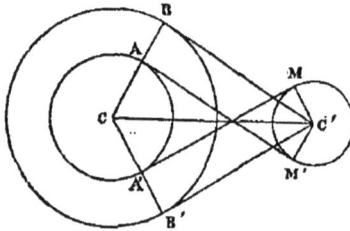

2° Proposons-nous de mener une tangente commune intérieure aux deux circonférences dont les rayons sont CA et C'M ; et soit A M' la ligne cherchée ; menons les rayons CA, C'M' aux points de contact, et la droite C'B parallèle à AM'. La droite AM' étant perpendiculaire sur les rayons CA, C'M', C'B sera perpendiculaire sur les mêmes droites ; elle sera donc tangente à une circonférence décrite du point C comme centre avec un rayon CB égal à CA + AB, ou CA + C'M'.

Pour résoudre le problème, on décrira donc une circonférence ayant son centre en C, et dont le rayon soit la somme des rayons des deux circonférences données; on mènera par le point C′ une tangente C′B à cette circonférence, et le reste de la construction s'achèvera comme dans le cas précédent.

Ce problème a aussi deux solutions; et il n'est possible qu'autant qu'on a CC′ ≧ CA + C′M, c'est-à-dire que les circonférences sont extérieures, ou tangentes extérieurement.

PROBLÈME XVIII.

Trouver la plus grande commune mesure de deux lignes droites AB *et* CD, *et leur rapport numérique.*

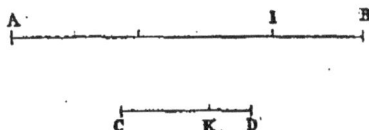

La plus grande commune mesure des deux lignes ne saurait surpasser la plus petite CD; mais elle serait égale à CD, si cette ligne était contenue exactement dans la plus grande AB.

Portons donc CD sur AB, et supposons qu'on ait AB = 2CD + IB; je dis que la plus grande commune mesure entre AB et CD est la même que celle des deux lignes CD et IB.

En effet, toute commune mesure de AB et de CD, divisant CD, divisera aussi AI; et divisant AB, elle sera contenue exactement dans le reste IB; ce sera donc une commune mesure de CD et IB.

Réciproquement, toute commune mesure de CD et de IB sera contenue exactement dans AI et dans IB, et par suite dans AB; ce sera donc une commune mesure de AB et de CD.

Ainsi, toutes les communes mesures de AB et de CD sont les mêmes que celles de CD et de IB; la plus grande commune mesure est donc la même.

Portons IB sur CD, et supposons qu'on ait CD = IB + KD : on prouvera, comme précédemment, que la plus grande commune mesure entre CD et IB est la même qu'entre IB et KD.

Portons encore KD sur IB, et supposons qu'on ait IB = 2KD; KD sera la plus grande commune mesure des deux lignes AB et CD.

On déduit d'ailleurs des égalités ci-dessus :

$$CD = 3.KD$$
$$\text{et } AB = 8.KD;$$

donc le rapport des deux lignes AB et CD est $\frac{8}{3}$.

Remarque. Nous avons supposé ci-dessus qu'on arrivait dans cette série d'opérations à un reste égal à zéro. Nous allons prouver qu'il en est toujours ainsi, quand les deux lignes ont une commune mesure ; et que, dans le cas où elles sont incommensurables, on arrive à des restes plus petits que toute grandeur assignable.

En effet, soient A, B, les deux lignes sur lesquelles on opère ; $r_1\ r_2\ r_3\ r_4\ r_5 \ldots$ les restes successifs ; $q_1\ q_2\ q_3\ q_4 \ldots$ les quotients, on aura les égalités :

$$A = B\,q_1 + r_1$$
$$B = r_1\,q_2 + r_2$$
$$r_1 = r_2\,q_3 + r_3$$
$$r_2 = r_3\,q_4 + r_4$$
$$\cdots\cdots\cdots\cdots$$
$$\cdots\cdots\cdots\cdots$$

Or, r_1 est plus petit que $\frac{A}{2}$; car, si B n'est contenu qu'une fois dans A, B sera plus grand que $\frac{A}{2}$; le reste sera donc plus petit que $\frac{A}{2}$; et si B est contenu plusieurs fois dans A, cela aura lieu à plus forte raison. On aurait de même :

$$r_3 < \frac{r_1}{2} \quad \text{d'où} \quad r_3 < \frac{A}{4}$$

$$r_5 < \frac{r_3}{2} \quad \text{d'où} \quad r_5 < \frac{A}{8}$$

$$r_7 < \frac{r_5}{2} \quad \text{d'où} \quad r_7 < \frac{A}{16},$$

et ainsi de suite.

On voit donc que si l'opération se prolongeait indéfiniment, on arriverait à des restes aussi petits qu'on voudrait; et par conséquent, s'il y a une commune mesure, on arrivera à un reste nul; autrement on tomberait sur des restes plus petits que la commune mesure, ce qui est évidemment absurde d'après la théorie précédente.

Dans le cas où les lignes sont incommensurables, on pourra, après un certain nombre d'opérations, négliger le dernier reste; le reste précédent servira alors de commune mesure, et conduira à une valeur approchée du rapport.

PROBLÈME XIX.

Deux angles A *et* B *étant donnés, trouver leur com-* fig. 91. *mune mesure, s'ils en ont une, et de là leur rapport en nombres.*

Décrivez avec des rayons égaux les arcs CD, EF, qui servent de mesure à ces angles; procédez ensuite pour la comparaison des arcs CD, EF, comme dans le problème précédent; car un arc peut être porté sur un arc de même rayon, comme une ligne droite sur une ligne droite. Vous parviendrez ainsi à la commune mesure des arcs CD, EF, s'ils en ont une, et à leur rapport en nombres. Ce rapport sera le même que celui des angles donnés *; et si DO est •18, 2. la commune mesure des arcs, DAO sera celle des angles.

Si les deux arcs étaient incommensurables, les angles le seraient également, et on n'obtiendrait qu'une valeur approchée de leur rapport.

LIVRE III.

MESURE DES POLYGONES: — SIMILITUDE.

DÉFINITIONS.

I. L'*aire* d'une figure est le rapport de son étendue à celle de l'unité de surface *.

II. Deux figures équivalentes sont celles qui ont la même aire.

Deux figures peuvent être équivalentes, quoique très-dissemblables : par exemple, un cercle peut être équivalent à un carré, un triangle à un rectangle, etc.

La dénomination de figures égales sera conservée à celles qui, étant appliquées l'une sur l'autre, coïncident dans tous leurs points : tels sont deux cercles dont les rayons sont égaux, deux triangles dont les trois côtés sont égaux chacun à chacun, etc.

III. La *hauteur* d'un parallélogramme est la perpendiculaire EF qui mesure la distance des deux côtés opposés AB, CD, pris pour bases.

fig. 93.

IV. La *hauteur* d'un triangle est la perpendiculaire AD abaissée du sommet d'un angle A sur le côté opposé BC pris pour base.

fig. 94.

V. La *hauteur* du trapèze est la perpendiculaire EF menée entre ses deux côtés parallèles AB, CD.

fig. 95.

N. B. Pour l'intelligence de ce livre et des suivants, il faut avoir présente la théorie des proportions, pour laquelle nous renvoyons aux traités ordinaires d'arithmétique et d'algèbre. Nous ferons seulement une observation, qui est

---

(*) On confond souvent, dans le discours, l'aire et la surface d'une figure.

très-importante pour fixer le vrai sens des propositions, et dissiper toute obscurité, soit dans l'énoncé, soit dans les démonstrations.

Si on a la proportion A : B :: C : D, on sait que le produit des extrêmes A×D est égal au produit des moyens B×C.

Cette vérité est incontestable pour les nombres ; elle l'est aussi pour des grandeurs quelconques, pourvu qu'elles s'expriment ou qu'on les imagine exprimées en nombres ; et c'est ce qu'on peut toujours supposer : par exemple, si A, B, C, D, sont des lignes, on peut imaginer qu'une de ces quatre lignes, ou une cinquième, si l'on veut, serve à toutes de commune mesure et soit prise pour unité ; alors A, B, C, D, représentent chacune un certain nombre d'unités, entier ou rompu, commensurable ou incommensurable, et la proportion entre les lignes A, B, C, D, devient une proportion de nombres.

Le produit des lignes A et D, qu'on appelle aussi leur *rectangle*, n'est donc autre chose que le nombre d'unités linéaires contenues dans A, multiplié par le nombre d'unités linéaires contenues dans B ; et on conçoit facilement que ce produit peut et doit être égal à celui qui résulte semblablement des lignes B et C.

Les grandeurs A et B peuvent être d'une espèce, par exemple, des lignes, et les grandeurs C et D d'une autre espèce, des surfaces ; alors il faut toujours regarder ces grandeurs comme des nombres : A et B s'exprimeront en unités linéaires, C et D en unités superficielles, et le produit A × D sera un nombre comme le produit B × C.

En général, dans toutes les opérations qu'on fera sur les proportions, il faut toujours regarder les termes de ces proportions comme autant de nombres, chacun de l'espèce qui lui convient, et on n'aura aucune peine à concevoir ces opérations et les conséquences qui en résultent.

PROPOSITION PREMIÈRE.

THÉORÈME.

Les parallélogrammes qui ont des bases égales et des hauteurs égales, sont équivalents.

Soit AB la base commune des deux parallélogrammes fig. 96 ABCD, ABEF, puisqu'ils sont supposés avoir la même hauteur, les bases supérieures DC, FE, seront situées sur une même ligne parallèle à AB. Or on a par la nature des parallélogrammes AD = BC, et AF = BE ; par la même raison on a DC = AB, et FE = AB ; donc DC = FE ; donc, retranchant DC et FE de la même ligne DE, les restes CE et DF seront égaux.

Il suit de là que les triangles DAF, CBE, sont équilatéraux entre eux, et par conséquent égaux.

fig. 96. Mais si du quadrilatère ABED on retranche le triangle ADF, il reste le parallélogramme ABEF; et si du même quadrilatère ABED on retranche le triangle CBE, il reste le parallélogramme ABCD; donc les deux parallélogrammes ABCD, ABEF, qui ont même base et même hauteur, sont équivalents.

fig. 97. *Corollaire.* Tout parallélogramme ABCD est équivalent au rectangle ABEF de même base et de même hauteur.

PROPOSITION II.

THÉORÈME.

fig. 98.
Tout triangle ABC *est la moitié du parallélogramme* ABCD *qui a même base et même hauteur.*

*33, 1. Car les triangles ABC, ACD, sont égaux *.

Corollaire I. Donc un triangle ABC est la moitié du rectangle BCEF qui a même base BC et même hauteur AO; car le rectangle BCEF est équivalent au parallélogramme ABCD.

II. Tous les triangles qui ont des bases égales et des hauteurs égales, sont équivalents.

PROPOSITION III.

THÉORÈME.

Deux rectangles de même hauteur sont entre eux comme leurs bases.

fig. 99. Soient ABCD, AEFD, deux rectangles qui ont pour hauteur commune AD; je dis qu'ils sont entre eux comme leurs bases AB, AE.

Supposons d'abord que les bases AB, AE, soient commensurables entre elles, et qu'elles soient, par exemple, comme les nombres 7 et 4 : si on divise AB en 7 parties égales, AE contiendra 4 de ces parties; élevez à chaque point de division une perpendiculaire à la base, vous formerez ainsi sept rectangles partiels qui seront égaux entre 'eux, puisqu'ils auront même base et même hauteur. Le rectangle ABCD contiendra sept rectangles partiels, tandis que AEFD en contiendra quatre; donc le rectangle ABCD est au rectangle AEFD comme 7 est à 4, ou comme AB est à AE. Le même raisonnement peut être appliqué à tout autre rapport que celui de 7 à 4; donc, quel que soit ce rapport, pourvu qu'il soit commensurable, on aura :

$$ABCD : AEFD :: AB : AE.$$

Si les bases AB, AE, étaient incommensurables, on prouverait par le raisonnement déjà employé (liv. 2, prop. 18), que la proposition a encore lieu.

PROPOSITION IV.

THÉORÈME.

Deux rectangles sont entre eux comme les produits des bases par les hauteurs.

Soient R, r, les surfaces des deux rectangles : B, H, les deux dimensions du premier; b, h, les deux dimensions du second.

Imaginons un troisième rectangle R' qui ait même base B que le premier, et même hauteur h que le second.

On aura en vertu du théorème précédent :

$$R : R' :: H : h.$$
$$R' : r :: B : b.$$

Multipliant ces proportions terme à terme, et divisant les deux termes du premier rapport par R', on a :

$$(1) \quad R : r :: B \times H : b \times h.$$

Mesure du rectangle. Mesurer un rectangle R, c'est trouver son rapport à un certain rectangle r qui serait pris pour unité.

On voit par le théorème précédent qu'on obtiendrait ce rapport en cherchant combien de fois les lignes B, H, b, h, contiennent une même unité, et en divisant le produit des deux premiers nombres par le produit des deux derniers:

Soient $B = 6^{mèt.}$, $H = 4^{mèt.}$, $b = 3^{mèt.}$, $h = 2^{mèt.}$.

On aura $\dfrac{R}{r} = \dfrac{6 \times 4}{3 \times 2} = 4$. Ainsi le rectangle R contient

4 fois le rectangle pris pour unité.

On prend ordinairement pour unité de surface le carré qui a pour côté l'unité de longueur; alors les nombres qui représentent b et h se réduisant à l'unité, la proportion (1) devient :

$$R . r :. B \times H : 1.$$

On voit donc que le rapport d'un rectangle au carré construit sur l'unité de longueur, est égal au produit des nombres qui représentent combien de fois la base et la hauteur contiennent cette unité linéaire; et c'est ce qu'on exprime d'une manière abrégée, en disant qu'un rectangle a pour mesure le produit de sa base par sa hauteur.

Soient $B = 3^m,53$, $H = 2^m,25$.

La surface du rectangle sera 7 $^{mètres\ carrés},9425$, ou $7^{m.\ c.}\ 94^{décim.\ c.}_1\ 25^{centim.\ c.}$

PROPOSITION V.

THÉORÈME.

L'aire d'un parallélogramme quelconque est égale au produit de sa base par sa hauteur.

fig. 97. Car le parallélogramme ABCD est équivalent au rectangle ABEF, qui a même base AB et même hauteur BE; or celui-ci a pour mesure $AB \times BE$, donc $AB \times BE$ est égal à l'aire du parallélogramme ABCD.

Corollaire. Les parallélogrammes de même base sont entre eux comme leurs hauteurs, et les parallélogrammes de même hauteur sont entre eux comme leurs bases; car A, B, C, étant trois grandeurs quelconques, on a généralement $A \times C : B \times C :: A : B$.

PROPOSITION VI.

THÉORÈME.

L'aire d'un triangle est égale au produit de sa base par la moitié de sa hauteur.

Car le triangle ABC est la moitié du parallélogramme fig. 104.
ABCE, qui a même base BC et même hauteur AD : or,
la surface du parallélogramme $= BC \times AD$ *; donc celle du * 5.
triangle $= \frac{1}{2} BC \times AD$, ou $BC \times \frac{1}{2} AD$.

Corollaire. Deux triangles de même hauteur sont entre
eux comme leurs bases, et deux triangles de même base
sont entre eux comme leurs hauteurs.

PROPOSITION VII.

THÉORÈME.

L'aire du trapèze ABCD est égale à sa hauteur EF, fig. 105.
multipliée par la demi-somme des bases parallèles,
AB, CD.

Par le point I, milieu du côté CB, menez KL parallèle
au côté opposé AD, et prolongez DC jusqu'à la rencontre
de KL.

Dans les triangles IBL, ICK, on a le côté IB = IC par
construction, l'angle LIB = CIK, et l'angle IBL = ICF,
puisque CK et BL sont parallèles*; donc ces triangles sont * 26. 1.
égaux *; donc le trapèze ABCD est équivalent au parallélo- * 7, 1.
gramme ADKL, et il a pour mesure $EF \times AL$.

Mais on a AL = DK, et puisque le triangle IBL est
égal au triangle KCI, le côté BL = CK; donc AB + CD
= AL + DK = 2 AL, et ainsi AL est la demi-somme des
bases AB, CD; donc enfin l'aire du trapèze ABCD est égale
à la hauteur EF multipliée par la demi-somme des bases AB,
CD, ce qui s'exprime ainsi : $ABCD = EF \times \left(\dfrac{AB+CD}{2} \right)$.

Scolie. Si par le point I, milieu de BC, on mène IH, parallèle à la base AB, le point H sera aussi le milieu de AD, car la figure AHIL est un parallélogramme, ainsi que DHIK, puisque les côtés opposés sont parallèles : on a donc AH = IL et DH = IK; or, IL = IK, puisque les triangles BIL, CIK, sont égaux; donc AH = DH.

On peut remarquer que la ligne HI = AL = $\dfrac{AB + CD}{2}$;

donc l'aire du trapèze peut s'exprimer aussi par EF × HI : elle est donc égale à la hauteur du trapèze multipliée par la ligne qui joint les milieux des côtés non parallèles.

PROPOSITION VIII.

THÉORÈME.

fig. 106.   *Si une ligne* AC *est divisée en deux parties* AB, BC, *le carré fait sur la ligne entière* AC *contiendra le carré fait sur une partie* AB, *plus le carré fait sur l'autre partie* BC, *plus deux fois le rectangle compris sous les deux parties* AB, BC, *ce qu'on exprime ainsi :*

$$\overline{AC}\ ou\ \overline{(AB + BC)}\,^{2} = \overline{AB}\,^{2} + \overline{BC}\,^{2} + 2\,AB \times BC.$$

Construisez le carré ACDE, prenez AF = AB, menez FG parallèle à AC, et BH parallèle à AE.

Le carré ABCD est divisé en quatre parties : la première ABIF est le carré fait sur AB, puisqu'on a pris AF = AB : la seconde IGDH est le carré fait sur BC; car puisqu'on a AC = AE, et AB = AF, la différence AC—AB est égale à la différence AE — AF, ce qui donne BC=EF; mais à cause des parallèles IG = BC, et DG = EF, donc HIGD est égal au carré fait sur BC. Ces deux parties étant retranchées du carré total, il reste les deux rectangles BCGI, EFIH, qui ont chacun pour mesure AB × BC, donc le carré fait sur AC, etc.

Scolie. Soient *a* et *b* les nombres qui représentent les deux parties de la ligne AC; la multiplication algébrique donne l'égalité :

$$(a + b)^2 = a^2 + b^2 + 2ab;$$

et en supposant connue la mesure du rectangle, cette égalité donne une seconde démonstration du théorème ci-dessus.

Une observation semblable doit être faite sur les deux théorèmes suivants.

PROPOSITION IX.

THÉORÈME.

fig. 107.

Si la ligne AC *est la différence des deux lignes* AB, BC, *le carré fait sur* AC *contiendra le carré de* AB, *plus le carré de* BC, *moins deux fois le rectangle fait sur* AB *et* BC ; *c'est-à-dire qu'on aura*

$$\overline{AC}^2 \text{ ou } (AB - BC)^2 = \overline{AB}^2 + \overline{BC}^2 - 2\,AB \times BC.$$

Construisez le carré ABIF, prenez AE = AC, menez CG parallèle à BI, HK parallèle à AB, et achevez le carré EFKL.

Les deux rectangles CBIG, GLKD, ont chacun pour mesure AB × BC : si on les retranche de la figure entière ABILKEA, qui a pour valeur $\overline{AB}^2 + \overline{BC}^2$, il est clair qu'il restera le carré ACDE; donc, etc.

Scolie. Cette proposition se déduit encore de la formule algébrique

$$(a - b)^2 = a^2 + b^2 - 2ab.$$

PROPOSITION X.

THÉORÈME.

Le rectangle fait sur la somme et la différence de fig. 108. *deux lignes* AB, BC, *est égal à la différence des carrés de ces lignes ; ainsi on a* $(AB + BC) \times (AB - BC) =$ $\overline{AB} - \overline{BC}$.

Construisez sur AB et AC les carrés ABIF, ACDE ; prolongez AB d'une quantité BK = BC, et achevez le rectangle AKLE.

La base AK du rectangle est la somme des deux lignes AB, BC, sa hauteur AE est la différence de ces mêmes lignes ; donc le rectangle AKLE = $(AB + BC) \times (AB - BC)$. Mais ce même rectangle est composé des deux parties ABHE + BHLK ; et la partie BHLK est égale au rectangle EDGF, car BH = DE et BK = EF ; donc AKLE = ABHE + EDGF. Or, ces deux parties forment le carré ABIF moins le carré DHIG, qui est le carré fait sur BC ; donc enfin $(AB + BC) \times (AB - BC) = \overline{AB} - \overline{BC}$.

Scolie. Cette proposition se déduit encore de la formule algébrique

$$(a - b)(a + b) = a^2 - b^2.$$

PROPOSITION XI.

THÉORÈME.

Le carré fait sur l'hypoténuse d'un triangle rectangle est égal à la somme des carrés faits sur les deux autres côtés.

fig. 109. Soit ABC un triangle rectangle en A : ayant formé des carrés sur les trois côtés, abaissez de l'angle droit sur l'hypoténuse la perpendiculaire AD que vous prolongerez jusqu'en E ; tirez ensuite les diagonales AF, CH.

L'angle ABF est composé de l'angle ABC, plus l'angle droit CBF : l'angle CBH est composé du même angle ABC, plus l'angle droit ABH ; donc l'angle ABF = HBC. Mais AB = BH comme côtés d'un même carré, et BF = BC par la même raison ; donc les triangles ABF, HBC, ont un angle égal compris entre côtés égaux ; donc ils sont

6, 1. égaux.

Le triangle ABF est la moitié du rectangle BDEF (ou pour abréger BE) qui a même base BF et même hauteur BD *. Le triangle HBC est pareillement la moitié du carré *pr. 2. AH ; car l'angle BAC étant droit ainsi que BAL, AC et AL ne font qu'une même ligne droite parallèle à HB; donc le triangle HBC et le carré AH, qui ont la base commune BH, ont aussi la hauteur commune AB; donc le triangle est la moitié du carré.

On a déjà prouvé que le triangle ABF est égal au triangle HBC; donc le rectangle BDEF, double du triangle ABF, est équivalent au carré AH, double du triangle HBC. On démontrera de même que le rectangle CDEG est équivalent au carré AI; mais les deux rectangles BDEF, CDEG, pris ensemble, font le carré BCGF; donc le carré BCGF, fait sur l'hypoténuse, est égal à la somme des carrés ABHL, ACIK, faits sur les deux autres côtés; ou, en d'autres termes, $\overline{BC}^2 = \overline{AB}^2 + \overline{AC}^2$.

Seconde démonstration. Après avoir construit des carrés sur les trois côtés, faites l'angle KHI égal à BCA, prenez HI = CA, et joignez le point I au point K; le triangle HIK sera égal à BAC.

Joignez encore le point A au point I, le point F au point

E, et tirez la ligne GA, qui prolongée, passera par le point
D.

Les quatre quadrilatères GBCD, GFED, ABHI, ACKI,
sont égaux.

Pour démontrer l'égalité des deux premiers, faites tourner la figure GFED autour de GD; cette ligne étant la
bissectrice des angles droits G et D, les côtés GF, DE viendront s'appliquer sur GB et DC, et FE tombera sur BC.

Si l'on veut prouver que GBCD est égal à ABHI, on
placera BG sur son égal AB; à cause de l'égalité des angles
GBC, ABH, le côté BC prendra la direction BH, et le point
C tombera en H; enfin, à cause de l'égalité des angles BHI,
BCD, CO s'appliquera sur son égal HI.

On prouverait de la même manière que GBCD est égal
à ACKI.

Les quatre quadrilatères étant égaux, la figure GBCDEF
est équivalente à ABHIKC; et en retranchant d'une part
les triangles égaux FAE, ABC, et de l'autre les triangles
ABC, HIK, on conclut que la somme des carrés ABGF,
ACDE, est égale au carré BCKH.

Corollaire I. Donc le carré d'un des côtés de l'angle
droit est égal au carré de l'hypoténuse, moins le carré de
l'autre côté, ce qu'on exprime ainsi : $\overline{AB}^2 = \overline{BC}^2 - \overline{AC}^2$.

fig. 118. II. Soit ABCD un carré, AC sa diagonale; le triangle ABC étant rectangle et isoscèle, on aura $\overline{AC}^2 =$
$\overline{AB}^2 + \overline{BC}^2 = 2\,\overline{AB}^2$; donc *le carré fait sur la diagonale* AC
est double du carré fait sur le côté AB.

Puisque $\overline{AC}^2 : \overline{AB}^2 :: 2 : 1$, on a, en extrayant la racine
carrée, AC : AB :: $\sqrt{2} : 1$; donc *la diagonale d'un carré*
est incommensurable avec son côté.

fig. 109. III. On a démontré que le carré AH est équivalent au
rectangle BDEF; or, à cause de la hauteur commune
BF, le carré BCGF est au rectangle BDEF comme la
base BC est à la base BD; donc,

$$\overline{BC}' : \overline{AB}' :: BC : BD.$$

Donc *le carré de l'hypoténuse est au carré d'un des côtés de l'angle droit comme l'hypoténuse est au segment adjacent à ce côté.* On appelle ici *segment* la partie de l'hypoténuse déterminée par la perpendiculaire abaissée de l'angle droit; ainsi BD est le segment adjacent au côté AB, et DC est le segment adjacent au côté AC. On aurait semblablement:

$$\overline{BC}' : \overline{AC}' :: BC : CD.$$

IV. Les rectangles BDEF, DCGE, ayant aussi la même hauteur, sont entre eux comme leurs bases BD, CD. Or, ces rectangles sont équivalents aux carrés $\overline{AB}'$, $\overline{AC}'$; donc,

$$\overline{AB}' : \overline{AC}' :: BD : DC.$$

Donc *les carrés des deux côtés de l'angle droit sont entre eux comme les segments de l'hypoténuse adjacents à ces côtés.*

DÉFINITION.

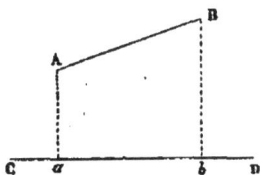

On appelle projection d'une droite AB sur une autre CD la portion *ab* comprise entre les pieds des perpendiculaires abaissées des points A et B sur la droite CD.

PROPOSITION XII.

THÉORÈME.

Dans tout triangle, le carré d'un côté opposé à un angle aigu, est égal à la somme des carrés des deux autres moins deux fois le rectangle de l'un de ces côtés par la projection du second sur le premier.

fig. 110.

Soit C un angle aigu dans le triangle ABC ; abaissons AD perpendiculaire sur BC, je dis qu'on aura :

$$\overline{AB}' = \overline{AC}' + \overline{BC}' - 2 BC \cdot CD.$$

Il y a deux cas : 1° Si la perpendiculaire tombe au dedans du triangle ABC, on aura BD = BC — CD, et par conséquent * $\overline{BD}' = \overline{BC}' + \overline{CD}' - 2 BC \cdot CD$. Ajoutant de part et d'autre $\overline{AD}'$, et observant que les triangles rectangles ABD, ADC, donnent $\overline{AD}' + \overline{BD}' = \overline{AB}'$ et $\overline{AD}' + \overline{DC}' = \overline{AC}'$, on aura $\overline{AB}' = \overline{BC}' + \overline{AC}' - 2 BC \times CD$.

2° Si la perpendiculaire AD tombe hors du triangle ABC, on aura BD = CD — BC, et par conséquent * $\overline{BD}' = \overline{CD}' + \overline{BC}' - 2 CD \times BC$. Ajoutant de part et d'autre $\overline{AD}'$, on en conclura de même :

$$\overline{AB}' = \overline{BC}' + \overline{AC}' - 2 BC \times CD.$$

PROPOSITION XIII.

THÉORÈME.

fig. 111.

Dans tout triangle obtusangle, le carré du côté opposé à l'angle obtus, est égal à la somme des carrés des deux autres, plus deux fois le rectangle de l'un de ces côtés par la projection du second sur le premier.

Soit AB le côté opposé à l'angle obtus C du triangle ABC, menons AD perpendiculaire sur BC, je dis qu'on aura :

$$\overline{AB}' = \overline{AC}' + \overline{BC}' + 2 BC \times CD.$$

La perpendiculaire ne peut pas tomber au dedans du triangle ; car si elle tombait, par exemple, en E, le triangle ACE aurait à la fois l'angle droit E et l'angle obtus C, ce qui est impossible ; donc elle tombe au dehors, et on a

$BD = BC + CD$. De là résulte * $\overline{BD} = \overline{BC} + \overline{CD} + 2\,BC$ *8.

$\times\ CD$. Ajoutant de part et d'autre $\overline{AD}$, et faisant les réductions comme dans le théorème précédent, on en conclura

$$\overline{AB} = \overline{BC} + \overline{AC} + 2\,BC \times CD.$$

Scolie. Le triangle rectangle est le seul dans lequel la somme des carrés de deux côtés soit égale au carré du troisième; car si l'angle compris par ces côtés est aigu, la somme de leurs carrés sera plus grande que le carré du côté opposé; s'il est obtus, elle sera moindre.

PROPOSITION XIV.

THÉORÈME.

Dans un triangle quelconque ABC, si on mène du sommet au milieu de la base la ligne AE, je dis fig. 112. *qu'on aura* $\overline{AB} + \overline{AC} = 2\overline{AE} + 2\overline{BE}$.

Abaissez la perpendiculaire AD sur la base BC, le triangle AEC donnera par le théorème XII :

$$\overline{AC} = \overline{AE} + \overline{EC} - 2EC \times ED.$$

Le triangle ABE donnera par le théorème XIII :

$$\overline{AB} = \overline{AE} + \overline{EB} + 2EB \times ED.$$

Donc, en ajoutant et observant que EB = EC, on aura :

$$\overline{AB} + \overline{AC} = 2\overline{AE} + 2\overline{EB}.$$

PROPOSITION XV.

THÉORÈME.

Dans tout quadrilatère, la somme des carrés des quatre côtés est égale à la somme des carrés des diagonales, plus quatre fois le carré de la ligne qui joint leurs milieux.

Soient AC, BD, les diagonales du quadrilatère ABCD, O et G leurs milieux; tirons les lignes BO, DO, OG.

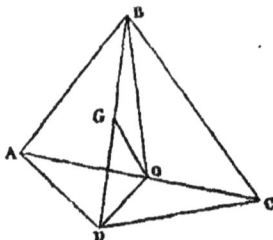

On a d'après le théorème précédent :

Dans le triangle ABC , $\qquad \overline{AB}' + \overline{BC}' = 2\,\overline{BO}' + 2\,\overline{AO}.'$

Dans le triangle ADC , $\qquad \overline{AD}' + \overline{DC}' = 2\,\overline{DO}' + 2\,\overline{AO}.'$

Ajoutant, on a :

$$\overline{AB}' + \overline{BC}' + \overline{AD}' + \overline{DC}' = 2\,(\overline{BO}' + \overline{DO}') + 4\,\overline{AO}.'$$

Or, dans le triangle BOD, on a :

$$\overline{BO}' + \overline{DO}' = 2\,\overline{BG}' + 2\,\overline{OG}.'$$

Donc $\overline{AB}' + \overline{BC}' + \overline{AD}' + \overline{DC}' = 4\,\overline{BG}' + 4\,\overline{OG}' + 4\,\overline{AO}';$

et comme $\qquad \overline{AC}' = 4\,\overline{AO}' \qquad \overline{BD}' = 4\,\overline{BG},'$

on a enfin

$$\overline{AB}' + \overline{BC}' + \overline{AD}' + \overline{DC}' = 4\,\overline{OG}' + \overline{BD}' + \overline{AC}.'$$

Corollaire. Si le quadrilatère était un parallélogram me la droite GO serait nulle ; donc dans tout parallélogramme la somme des carrés des quatre côtés est égale à la somme des carrés des diagonales.

La réciproque de ce dernier théorème est vraie.

Des lignes proportionnelles et de la similitude.

PROPOSITION XVI.

THÉORÈME.

Toute parallèle à l'un des côtés d'un triangle divise les deux autres côtés en parties proportionnelles.

Soit DE parallèle à la base BC du triangle ABC, et supposons d'abord que les lignes AD, DB, aient une commune mesure qui soit contenue 3 fois dans AD, et 2 fois dans DB, on a : AD : DB :: 3 : 2.

Par les points de division de AB, menons des parallèles à BC, et par les points m, n, E, p, des parallèles à AB.

Tous les triangles Aqm, mrn, etc., sont égaux comme ayant un côté égal adjacent à deux angles égaux. En effet, si l'on compare les deux triangles mrn, nsE, par exemple, on voit que les angles mrn, nsE sont égaux comme ayant leurs côtés parallèles; de même rmn, snE, sont égaux comme correspondants; enfin les côtés mr, ns, sont égaux entre eux, comme étant respectivement égaux aux droites qt, Dt.

L'égalité de ces triangles prouve que $Am = mn = nE = Ep = pC$; or, AE renferme 3 de ces parties, et EC en contient deux; donc AE : EC :: 3 : 2.

On conclut de là AD : DB :: AE : EC.

Si les lignes AD et DB n'avaient pas de commune mesure, on ferait voir comme il a été indiqué (liv. 2, pr. 18), que leur rapport serait toujours égal à celui des lignes AE, EC.

Corollaire Ier. De là résulte componendo :

AD : AD + DB :: AE : AE + AC ou AD : AB :: AE : AC

et aussi

AD + DB : DB :: AE + EC : EC ou AB : DB :: AC : EC.

II. Les segments des deux droites AB, CD, détermi- fig. 115. nés par plusieurs parallèles AC, EF, GH, BD, etc., sont proportionnels.

Car soit O le point de concours des droites AB, CD; dans le triangle OEF, la ligne AC étant parallèle à la base EF, on aura :

$$OE : OF :: AE : CF.$$

Dans le triangle OGH, on aura semblablement :

$$OE : OF :: GE : FH.$$

Donc à cause du rapport commun :

$$AE : CF :: GE : FH.$$

On prouverait de même que $GE : FH :: BG : HD$; donc, etc.

PROPOSITION XVII.

THÉORÈME.

fig. 116.   *Réciproquement si les côtés* AB, AC, *sont coupés proportionnellement par la ligne* DE, *en sorte qu'on ait* $AD : DB :: AE : EC$, *je dis que la ligne DE sera parallèle à la base* BC.

Car si DE n'est pas parallèle à BC, supposons que DO en soit une; alors, suivant le théorème précédent, on aura $AD : BD :: AO : OC$. Mais, par hypothèse, $AD : BD :: AE : EC$; donc on aurait $AO : OC :: AE : EC$; proportion impossible, puisque d'une part l'antécédent AE est plus grand que AO, et que de l'autre le conséquent EC est plus petit que OC; donc la parallèle à BC menée par le point D ne peut différer de DE; donc DE est cette parallèle.

Scolie. La même conclusion aurait lieu si l'on supposait la proportion $AB : AD :: AC : AE$. Car cette proportion donnerait $AB - AD : AD :: AC - AE : AE$, ou $BD : AD :: CE : AE$.

PROPOSITION XVIII.

THÉORÈME.

1° *La bissectrice* AD *de l'angle* A *du triangle* ABC, *divise la base* BC *en deux segments* BD, DC *proportionnels aux deux côtés* AB *et* AC.

2° *La bissectrice* AF *de l'angle extérieur* CAE *détermine aussi sur la base prolongée deux segments* BF, CF *proportionnels aux mêmes côtés* AB, AC.

fig. 117.   1° Par le point C menez CE parallèle à AD jusqu'à la rencontre de BA prolongé.

Dans le triangle BCE, la ligne AD est parallèle à la base CE; ainsi on a la proportion * :

* 16.

$$BD : DC :: AB : AE.$$

Mais le triangle ACE est isocèle; car, à cause des parallèles AD, CE, l'angle ACE = DAC, et l'angle AEC = BAD; or, par hypothèse, DAC = BAD; donc l'angle ACE = AEC, et par suite AE = AC; substituant donc AC à la place de AE dans la proportion précédente, on aura :

$$BD : DC :: AB : AC.$$

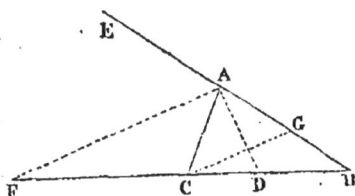

2° Menez CG parallèle à AF; dans le triangle BAF on a BF : FC :: AB : AG. On ferait voir comme précédemment que le triangle AGC est isocèle, et que AG = AC.

On a donc BF : FC :: AB : AC.

Corollaire. Si le point A se meut dans le plan, de manière que le rapport de AB à AC reste constamment égal à $\frac{m}{n}$, les bissectrices des angles BAC, EAC, passeront toujours par les points D et F, puisque les rapports $\frac{BD}{DC}$, $\frac{BF}{CF}$ doivent rester égaux à $\frac{m}{n}$. D'ailleurs les droites AD, AF, bissectrices des deux angles adjacents, sont perpendiculaires entre elles; donc le point A, dans toutes ses positions, sera sur la circonférence décrite sur FD comme diamètre. Ainsi :

Le lieu géométrique des points, dont les distances à deux points B et C sont dans un rapport donné, est une circonférence de cercle.

DÉFINITION.

On appelle triangles semblables, deux triangles qui ont les angles égaux, et les côtés homologues proportionnels.

(On entend par côtés homologues ceux qui sont opposés aux angles égaux.)

En général nous appellerons polygones semblables ceux qui ont les angles égaux chacun à chacun, et les côtés homologues proportionnels; (en entendant par côtés homologues ceux qui sont adjacents aux angles égaux).

PROPOSITION XIX.

THÉORÈME.

Deux triangles équiangles ont les côtés homologues proportionnels.

fig. 119. Soient ABC, CDE, deux triangles qui ont les angles égaux chacun à chacun, savoir, BAC = CDE, ABC = DCE, et ACB = DEC, je dis que les côtés homologues seront proportionnels, de sorte qu'on aura BC : CE :: AB : CD :: AC : DE.

Placez les côtés homologues BC, CE, dans la même direction, et prolongez les côtés BA, ED, jusqu'à ce qu'ils se rencontrent en F.

Puisque BCE est une ligne droite, et que l'angle BCA = CED, il s'ensuit que AC est parallèle à DE *. Pareillement, puisque l'angle ABC = DCE, la ligne AB est parallèle à DC ; donc la figure ACDF est un parallélogramme.

* 27, 1.

Dans le triangle BFE, la ligne AC est parallèle à la base FE, ainsi on a BC : CE :: BA : AF* ; à la place de AF mettant son égale CD, on aura :

* 16.

$$BC : CE :: AB : CD.$$

Dans le même triangle BFE, si l'on regarde BF comme la base, CD est une parallèle à cette base, et on a la proportion BC : CE :: FD : DE ; à la place de FD mettant son égale AC, on aura :

$$BC : CE :: AC : DE.$$

Enfin de ces deux proportions qui contiennent le même rapport, BC : CE, on peut conclure aussi :

$$AC : DE :: BA : CD.$$

Donc les triangles équiangles BAC, CDE, ont les côtés homologues proportionnels ; donc les triangles équiangles BAC, CDE, sont semblables.

Corollaire. Pour que deux triangles soient semblables, il suffit qu'ils aient deux angles égaux chacun à chacun, car alors le troisième sera égal de part et d'autre, et les deux triangles seront équiangles.

PROPOSITION XX.

THÉORÈME.

Deux triangles qui ont les côtés proportionnels sont équiangles.

Supposons qu'on ait BC : EF :: AB : DE :: AC : DF, je dis que les triangles ABC, DEF, auront les angles égaux, savoir, A=D, B=E, C=F.   fig. 120.

Faites au point E l'angle FEG = B et au point F l'angle EFG = C, le troisième G sera égal au troisième A, et les deux triangles ABC, EFG, seront équiangles ; donc on aura par le théorème précédent BC : EF :: AB : EG : mais, par hypothèse, BC : EF :: AB : DE ; donc EG = DE. On aura encore, par le même théorème, BC : EF :: AC : FG ; or on a, par hypothèse, BC : EF :: AC : DF, donc FG = DF ; donc les triangles EGF, DEF, ont les trois côtés égaux chacun à chacun ; donc ils sont égaux*. Mais, par construction, le triangle EGF est équiangle au triangle ABC ; donc aussi les triangles DEF, ABC, sont équiangles.   • 12, 1.

Scolie I. Il faut remarquer que les angles égaux des deux triangles sont opposés aux côtés proportionnels.

Scolie II. On voit par ces deux dernières propositions que, dans les triangles, l'égalité des angles est une suite de la proportionnalité des côtés, et réciproquement, de sorte

qu'une de ces conditions suffit pour assurer la similitude
des triangles. Il n'en est pas de même dans les figures de
plus de trois côtés; car, dès qu'il s'agit seulement des
quadrilatères, on peut, sans changer les angles, altérer la
proportion des côtés, ou, sans altérer les côtés, changer
les angles; ainsi la proportionnalité des côtés ne peut être
une suite de l'égalité des angles, ni *vice versâ*. On voit,
par exemple, qu'en menant EF parallèle à BC, les angles
du quadrilatère AEFD sont égaux à ceux du quadrilatère
ABCD; mais la proportion des côtés est différente : de
même, sans changer les quatre côtés AB, BC, CD, AD, on
peut rapprocher ou éloigner le point B du point D, ce qui
altérera les angles.

Scolie III. Les deux propositions précédentes, qui n'en
font proprement qu'une, jointes à celle du carré de l'hypoténuse, sont les propositions les plus importantes et les
plus fécondes de la géométrie; elles suffisent presque seules
à toutes les applications et à la résolution de tous les problèmes : la raison en est que toutes les figures peuvent se
partager en triangles, et un triangle quelconque en deux
triangles rectangles. Ainsi les propriétés générales des triangles renferment implicitement celles de toutes les figures.

PROPOSITION XXI.

THÉORÈME.

*Deux triangles qui ont un angle égal compris entre
côtés proportionnels sont semblables.*

Soit l'angle A = D, et supposons qu'on ait AB : DE :
AC : DF, je dis que le triangle ABC est semblable à DEF.

Prenez AG = DE et menez GH parallèle à BC, l'angle
AGH sera égal à l'angle ABC*; et le triangle AGH sera
équiangle au triangle ABC; on aura donc AB : AG :: AC :
AH : mais, par hypothèse, AB : DE :: AC : DF, et par
construction AG = DE; donc AH = DF. Les deux trian-

gles AGH, DEF, ont donc un angle égal compris entre côtés égaux; donc ils sont égaux. Or le triangle AGH est semblable à ABC; donc DEF est aussi semblable à ABC.

PROPOSITION XXII.

THÉORÈME.

Deux triangles qui ont les côtés parallèles, ou qui les ont perpendiculaires chacun à chacun, sont semblables.

En effet, soient A, B, C, les angles de l'un des triangles; A', B', C', les angles de l'autre triangle.

On sait que deux angles qui ont leurs côtés parallèles ou perpendiculaires sont égaux ou supplémentaires.

On ne peut donc faire qu'une des trois hypothèses suivantes :

1° $A + A' = 2^d$ $B + B' = 2^d$ $C + C' = 2^d$;

2° $A + A' = 2^d$ $B + B' = 2^d$ $C = C'$;

3° $A = A'$ $B = B'$, et par suite $C = C'$.

Or, dans la première hypothèse, la somme des angles des deux triangles serait égale à six droits.

Dans la seconde hypothèse, cette somme serait supérieure à quatre droits.

La troisième est donc seule admissible; donc les triangles sont équiangles et semblables.

Remarque. Les côtés homologues des deux triangles sont les côtés parallèles ou perpendiculaires.

PROPOSITION XXIII.

THÉORÈME.

Deux polygones semblables peuvent être décomposés en un même nombre de triangles semblables chacun à chacun et semblablement disposés.

Dans le polygone ABCDE, menez d'un même angle A fig. n° 9.

6.

les diagonales AC, AD aux autres angles. Dans l'autre polygone FGHIK, menez semblablement de l'angle F homologue à A, les diagonales FH, FI aux autres angles.

Puisque les polygones sont semblables, l'angle ABC est égal à son homologue FGH, et de plus les côtés AB, BC, sont proportionnels aux côtés FG, GH; de sorte qu'on a AB:FG::BC:GH. Il suit de là que les triangles ABC, FGH, ont un angle égal compris entre côtés proportionnels; donc ils sont semblables *; donc l'angle BCA est égal à GHF. Ces angles égaux étant retranchés des angles égaux BCD, GHI, les restes ACD, FHI seront égaux : mais puisque les triangles ABC, FGH sont semblables, on a AC:FH::BC:GH; d'ailleurs, à cause de la similitude des polygones, BC: GH::CD:HI; donc AC:FH::CD:HI : mais on a déjà vu que l'angle ACD=FHI; donc les triangles ACD,FHI, ont un angle égal compris entre côtés proportionnels, donc ils sont semblables. On continuerait de même à démontrer la similitude des triangles suivants, quel que fût le nombre des côtés des polygones proposés; donc deux polygones semblables sont composés d'un même nombre de triangles semblables et semblablement disposés.

Scolie. La proposition inverse est également vraie : *Si deux polygones sont composés d'un même nombre de triangles semblables et semblablement disposés, ces deux polygones seront semblables.*

Car la similitude des triangles respectifs donnera l'angle ABC=FGH, BCA=GHF, ACD=FHI; donc BCD=GHI, de même CDE=HIK, etc. De plus, on aura AB:FG::BC: GH::AC:FH::CD:HI, etc.; donc les deux polygones ont les angles égaux et les côtés proportionnels; donc ils sont semblables.

PROPOSITION XXIV.

THÉORÈME.

Les lignes **AF**, **AG**, *etc.*, *menées comme on vou-*

dra par le sommet d'un triangle, divisent proportionnellement la base BC et sa parallèle DE, de sorte qu'on
a DI : BF :: IK : FG : : KL : GH, etc.

Car, puisque DI est parallèle à BF, le triangle ADI est fig.125.
équiangle à ABF, et on a la proportion DI : BF :: AI : AF ;
de même IK étant parallèle à FG, on a AI : AF :: IK : FG ;
donc, à cause du rapport commun AI : AF, on aura DI : BF
:: IK : FG. On trouvera semblablement IK : FG :: KL :
GH, etc.; donc la ligne DE est divisée aux points I, K, L,
comme la base BC l'est aux points F, G, H.

Corollaire. Donc, si BC était divisée en parties égales aux
points F, G, H, la parallèle DE serait divisée de même en
parties égales aux points I, K, L.

PROPOSITION XXV.

THÉORÈME.

Si de l'angle droit A *d'un triangle rectangle on* fig. 126
abaisse la perpendiculaire AD *sur l'hypoténuse :*

1° *Les deux triangles partiels* ABD, ADC, *seront
semblables entre eux et au triangle total* ABC ;

2° *Chaque côté* AB *ou* AC *sera moyen proportionnel entre l'hypoténuse* BC *et le segment adjacent*
BD *ou* DC ;

3° *La perpendiculaire* AD *sera moyenne proportionnelle entre les deux segments* BD, DC.

Car, 1° le triangle BAD et le triangle BAC ont l'angle
commun B ; de plus, l'angle droit BDA est égal à l'angle
droit BAC ; donc le troisième BAD de l'un est égal au troisième C de l'autre ; donc ces deux triangles sont équiangles
et semblables. On démontrera de même que le triangle
DAC est semblable au triangle BAC ; donc les trois triangles
sont équiangles et semblables entre eux.

2° Puisque le triangle BAD est semblable au triangle

BAC, leurs côtés homologues sont proportionnels. Or, le côté BD dans le petit triangle est homologue à BA dans le grand, parce qu'ils sont opposés à des angles égaux, BAD, BCA; l'hypoténuse BA du petit est homologue à l'hypoténuse BC du grand; donc on peut former la proportion BD:BA :: BA:BC. On aurait de la même manière DC:AC :: AC:BC; donc, 2° chacun des côtés AB, AC, est moyen proportionnel entre l'hypoténuse et le segment adjacent à ce côté.

3° Enfin, la similitude des triangles ABD, ADC, donne, en comparant les côtés homologues, BD: AD :: AD:DC; donc, 3° la perpendiculaire AD est moyenne proportionnelle entre les segments BD, DC de l'hypoténuse.

Scolie. La proportion BD:AB :: AB:BC donne, en égalant le produit des extrêmes à celui des moyens, $\overline{AB} = BD \times BC$. On a de même $\overline{AC} = DC \times BC$, donc $\overline{AB} + \overline{AC} = BD \times BC + DC \times BC$; le second membre est la même chose que $(BD + DC) \times BC$, et il se réduit à $BC \times BC$ ou $\overline{BC}$; donc on a $\overline{AB} + \overline{AC} = \overline{BC}$; donc (en se fondant sur la mesure du carré) le carré fait sur l'hypoténuse BC est égal à la somme des carrés faits sur les deux autres côtés AB, AC. Nous retombons ainsi sur la proposition du carré de l'hypoténuse par une voie très-différente de celle que nous avions suivie; d'où l'on voit qu'à proprement parler la proposition du carré de l'hypoténuse est une suite de la proportionnalité des côtés dans les triangles équiangles.

fig. 127.
Corollaire. Si d'un point A de la circonférence on mène les deux cordes AB, AC, aux extrémités du diamètre BC,
19, 2.
le triangle BAC sera rectangle en A*; donc, 1° *la perpendiculaire AD est moyenne proportionnelle entre les deux segments BD, DC, du diamètre*, ou, ce qui revient au même, le carré $\overline{AD}$ est égal au rectangle BD × DC.

2° *La corde AB est moyenne proportionnelle entre le diamètre BC et le segment BD*, ou, ce qui revient au même,

$\overline{AB}=BD \times BC$. On a semblablement $\overline{AC}=CD \times BC$; donc $\overline{AB}:\overline{AC}::BD:DC$; et si on compare $\overline{AB}$ à $\overline{BC}$, on aura $\overline{AB}:$ $\overline{AC}::AD:DC$; on aurait de même $\overline{AC}:\overline{BC}::DC:BC$. Ces rapports des carrés des côtés, soit entre eux, soit avec le carré de l'hypoténuse, ont été déjà donnés dans les córol. III et IV de la propos. XI.

PROPOSITION XXVI.

THÉORÈME.

Deux triangles qui ont un angle égal sont entre eux comme les rectangles des côtés qui comprennent l'angle égal. Ainsi le triangle ABC est au triangle fig. 123. *ADE comme le rectangle* AB × AC *est au rectangle* AD × AE.

Tirez BE; les deux triangles ABE, ADE, dont le sommet commun est E, ont même hauteur, et sont entre eux comme leurs bases AB, AD* ; donc, *6.

$$ABE : ADE :: AB : AD.$$

On a de même

$$ABC : ABE :: AC : AE,$$

Multipliant ces deux proportions par ordre, et omettant le commun terme ABE, on aura

$$ABC : ADE :: AB \times AC : AD \times AE.$$

Corollaire. Donc les deux triangles seraient équivalents, si le rectangle AB × AC était égal au rectangle AD × AE, ou si on avait AB : AD :: AE : AC, ce qui aurait lieu si la ligne DC était parallèle à BE.

PROPOSITION XXVII.

THÉORÈME.

Deux triangles semblables sont entre eux comme les carrés des côtés homologues.

fig. 122.
Soit l'angle A=D, et l'angle B=E ; d'abord à cause des angles égaux A et D, on aura, d'après le théorème précédent,

$$ABC : DEF :: AB \times AC : DE \times DF,$$

ce qui peut s'écrire sous la forme

$$\frac{ABC}{DEF} = \frac{AB}{DE} \times \frac{AC}{DF},$$

Or, à cause de la similitude des triangles on a

$$\frac{AC}{DF} = \frac{AB}{DE},$$

donc

$$\frac{ABC}{DEF} = \frac{AB}{DE} \times \frac{AB}{DE} = \frac{\overline{AB}^2}{\overline{DE}^2}.$$

PROPOSITION XXVIII.

THÉORÈME.

Les contours ou périmètres des polygones semblables sont comme les côtés homologues, et leurs surfaces sont comme les carrés de ces mêmes côtés.

fig. 129.
Car, 1° puisqu'on a, par la nature des figures semblables, AB:FG::BC:GH::CD:HI, etc., on peut conclure de cette suite de rapports égaux : La somme des antécédents AB+BC+CD, etc., périmètre de la première figure, est à la somme des conséquents FG+GH+HI, etc., périmètre de la seconde figure, comme un antécédent est à son conséquent, ou comme le côté AB est à son homologue FG.

2° Puisque les triangles ABC, FGH sont semblables, on a *ABC:FGH::$\overline{AC}$:$\overline{FH}$; de même les triangles semblables ACD, FHI donnent ACD : FHI :: $\overline{AC}$:$\overline{FH}$; donc, à cause du rapport commun $\overline{AC}$:$\overline{FH}$, on a

$$ABC : FGH :: ACD : FHI.$$

Par un raisonnement semblable on trouverait

$$ACD : FHI :: ADE : FIK;$$

et ainsi de suite, s'il y avait un plus grand nombre de triangles. De cette suite de rapports égaux on conclura : La somme des antécédents ABC+ACD+ADE, ou le polygone ABCDE, est à la somme des conséquents FGH+FHI+FIK, ou au polygone FGHIK, comme un antécédent ABC est à son conséquent FGH, ou comme $\overline{AB}$ est à $\overline{FG}$; donc les surfaces des polygones semblables sont entre elles comme les carrés des côtés homologues.

Corollaire. Si on construit trois figures semblables dont les côtés homologues soient égaux aux trois côtés d'un triangle rectangle, la figure faite sur le grand côté sera égale à la somme des deux autres : car ces trois figures sont proportionnelles aux carrés de leurs côtés homologues; or, le carré de l'hypoténuse est égal à la somme des carrés des deux autres côtés; donc, etc.

PROPOSITION XXIX.

THÉORÈME.

Les parties de deux cordes AB, CD, *qui se coupent* fig. 130 *dans un cercle, sont réciproquement proportionnelles, c'est-à-dire qu'on a* $AO : DO :: CO : OB.$

Joignez AC et BD ; dans les triangles ACO, BOD, les angles en O sont égaux comme opposés au sommet; l'angle A est égal à l'angle D, parce qu'ils sont inscrits dans le même segment [*]; par la même raison, l'angle C=B; donc ces triangles sont semblables, et les côtés homologues donnent la proportion $AO : DO :: CO : OB.$ * 19, 2.

Corollaire. On tire de là $AO \times OB = DO \times CO$: donc le rectangle des deux parties de l'une des cordes est égal au rectangle des deux parties de l'autre.

PROPOSITION XXX.

THÉORÈME.

fig. 131.   *Si d'un même point O , pris hors du cercle, on mène les sécantes OB, OC , terminées à l'arc concave BC , les sécantes entières seront réciproquement proportionnelles à leurs parties extérieures; c'est-à-dire qu'on aura* OB : OC : : OD : OA.

Car, en joignant AC, BD, les triangles OAC, OBD, ont

19, 2. l'angle O commun; de plus l'angle B=C; donc ces triangles sont semblables ; et les côtés homologues donnent la proportion

$$OB : OC :: OD : OA.$$

Corollaire. Donc le rectangle OA × OB, est égal au rectangle OC × OD.

Scolie. On peut remarquer que cette proposition a beaucoup d'analogie avec la précédente, et qu'elle n'en diffère qu'en ce que les deux cordes AB, CD, au lieu de se couper dans le cercle, se coupent au dehors.

PROPOSITION XXXI.

THÉORÈME.

fig. 132.   *Si d'un même point O pris hors du cercle on mène une tangente OA et une sécante OC, la tangente sera moyenne proportionnelle entre la sécante et sa partie extérieure; de sorte qu'on aura* OC : OA : : OA : OD; *où, ce qui revient au même,* $\overline{OA} = OC \times OD$.

Car, en joignant AD et AC, les triangles OAD, OAC, ont l'angle O commun ; de plus l'angle OAD, formé par

* 20, 2. une tangente et une corde*, a pour mesure la moitié de l'arc AD, et l'angle C a la même mesure; donc l'angle OAD

= C ; donc les deux triangles sont semblables, et on a la proportion

$$OC : OA :: OA : OD,$$

qui donne $\overline{OA}^2 = OC \times OD$.

Scolie. Cette proposition peut se déduire de la précédente, en considérant la tangente OA comme la limite des positions que prendrait une sécante tournant autour du point O.

PROPOSITION XXXII.

THÉORÈME.

Si sur deux droites AC, AE *qui se coupent en* A, *on a quatre points,* B, C, D, E, *tels que* AC × AB = AD × AE, *ces quatre points sont sur une même circonférence.*

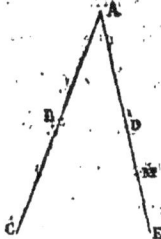

Car si la circonférence qui passe par les points C, B, D rencontrait la ligne AE au point M, on aurait

$$AB \times AC = AD \times AM.$$

Mais on a déjà

$$AB \times AC = AD \times AE.$$

D'où l'on conclurait AD × AM = AD × AE, ce qui est absurde.

Et si l'on supposait que la circonférence passant par les points C, B, D fût tangente au point D à la droite AE, on aurait

$$AB \times AC = \overline{AD}^2,$$

Et comme on a par hypothèse

$$AB \times AC = AD \times AE,$$

on en déduirait $\quad$:$AD = AG$.

PROPOSITION XXXIII.

THÉORÈME.

fig. 134. *Dans tout triangle* ABC, *le rectangle des deux côtés* AB, AC, *est égal au rectangle compris par le diamètre* CE *du cercle circonscrit et la perpendiculaire* AD *abaissée sur le troisième côté* BC.

Car, en joignant AE, les triangles ABD, AEC, sont rectangles, l'un en D, l'autre en A ; de plus, l'angle B $=$ E ; donc ces triangles sont semblables, et ils donnent la proportion AB : CE :: AD : AC ; d'où résulte AB $\times$ AC $=$ CE $\times$ AD.

Corollaire. Si on multiplie ces quantités égales par la même quantité BC, on aura AB $\times$ AC $\times$ BC $=$ CE $\times$ AD $\times$ BC.

6. Or, AD $\times$ BC est le double de la surface du triangle ; donc *le produit des trois côtés d'un triangle est égal à sa surface multipliée par le double du diamètre du cercle circonscrit.*

Le produit de trois lignes s'appelle quelquefois un *solide*, par une raison qu'on verra ci-après. Sa valeur se conçoit aisément, en imaginant que les lignes sont réduites en nombres, et multipliant les nombres dont il s'agit.

Scolie. On peut démontrer aussi que *la surface d'un triangle est égale à son périmètre multiplié par la moitié du rayon du cercle inscrit.*

fig. 87. Car les triangles AOB, BOC, AOC, qui ont leur sommet commun en O, ont pour hauteur commune le rayon du cercle inscrit ; donc la somme de ces triangles sera égale à la somme des bases AB, BC, AC, multipliée par la moitié du rayon OD ; donc la surface du triangle ABC est égale à son périmètre multiplié par la moitié du rayon du cercle inscrit.

PROPOSITION XXXIV.

THÉORÈME.

Dans tout quadrilatère inscrit ABCD, *le rectangle* fig. 135. *des deux diagonales* AC, BD, *est égal à la somme des rectangles des côtés opposés, de sorte qu'on a*

$$AC \times BD = AB \times CD + AD \times BC.$$

Prenez l'arc CO = AD, et tirez BO qui rencontre la diagonale AC en I.

L'angle ABD = CBI, puisque l'un a pour mesure la moitié de AD, et l'autre la moitié de CO égal à AD. L'angle ADB = BCI, parce qu'ils sont inscrits dans le même segment AOB; donc le triangle ABD est semblable au triangle IBC, et on a la proportion AD : CI :: BD : BC ; d'où résulte AD × BC = CI × BD. Je dis maintenant que le triangle ABI est semblable au triangle BDC; car l'arc AD étant égal à CO, si on ajoute de part et d'autre OD, on aura l'arc AO = DC; donc l'angle ABI = DBC ; de plus, l'angle BAI = BDC, parce qu'ils sont inscrits dans le même segment ; donc les triangles ABI, DBC, sont semblables, et les côtés homologues donnent la proportion AB : BD :: AI : CD, d'où résulte AB × CD = AI × BD.

Ajoutant les deux résultats trouvés, et observant que AI × BD + CI × BD = (AI + CI) × BD = AC × BD, on aura AD × BC + AB × CD = AC × BD.

PROPOSITION XXXV.

THÉORÈME.

Les diagonales d'un quadrilatère inscrit sont entre elles comme les sommes des rectangles des côtés qui aboutissent à leurs extrémités.

Le quadrilatère ABCD est décomposé en deux triangles fig. 135.

*33. ABC, ADC par la diagonale AC; or, en désignant par R le rayon du cercle circonscrit, on a * :

$$AB \times BC \times AC = 4R \times ABC,$$

et

$$AD \times DC \times AC = 4R \times ADC.$$

Ajoutant, il vient :

$$AC \times (AB \times BC + AD \times DC) = 4R \times ABCD.$$

Mais si l'on décomposait le quadrilatère en triangles par la diagonale BD, on trouverait de même :

$$BD \times (AB \times AD + BC \times DC) = 4R \times ABCD,$$

d'où

$$AC \times (AB \times BC + AD \times DC) = BD \times (AB \times AD + BC \times DC),$$

ce qui donne la proportion

$$AC : BD :: AB \times AD + BC \times DC : AB \times BC + AD \times DC.$$

Problèmes relatifs au livre III.

PROBLÈME PREMIER.

Diviser une ligne droite donnée en tant de parties égales qu'on voudra, ou en parties proportionnelles à des lignes données.

fig. 137. 1° Soit proposé de diviser la ligne AB en cinq parties égales; par l'extrémité A on mènera la droite indéfinie AG, et prenant AC d'une grandeur quelconque, on portera AC cinq fois sur AG. On joindra le dernier point de division G et l'extrémité B par la ligne GB, puis on mènera CI parallèle à GB; je dis que AI sera la cinquième partie de la ligne AB, et qu'ainsi en portant AI cinq fois sur AB, la ligne AB sera divisée en cinq parties égales.

Car, puisque CI est parallèle à GB, les côtés AG, AB
16. sont coupés proportionnellement en C et I. Mais AC est la cinquième partie de AG; donc AI est la cinquième partie de AB.

2°. Soit proposé de diviser la ligne AB en parties pro- fig. 138. portionnelles aux lignes données P, Q, R. Par l'extrémité A on tirera l'indéfinie AG, on prendra AC = P, CD = Q, DE = R, on joindra les extrémités E et B, et par les points C, D, on mènera CI, DK, parallèles à EB; je dis que la ligne AB sera divisée en parties AI, IK, KB, proportionnelles aux lignes données P, Q, R.

Car, à cause des parallèles CI, DK, EB, les parties AI, IK, KB, sont proportionnelles aux parties AC, CD, DE*; et par construction celles-ci sont égales aux lignes données P, Q, R.

PROBLÈME II.

Trouver une quatrième proportionnelle à trois lignes données A, B, C.

Tirez les deux lignes indéfinies DE, DF, sous un angle fig. 139. quelconque. Sur DE prenez DA = A et DB = B, sur DF prenez DC = C, joignez AC, et par le point B menez BX parallèle à AC; je dis que DX sera la quatrième proportionnelle demandée: car, puisque BX est parallèle à AC, on a la proportion DA : DB :: DC : DX; or, les trois premiers termes de cette proportion sont égaux aux trois lignes données; donc DX est la quatrième proportionnelle demandée.

Corollaire. On trouvera de même une troisième proportionnelle aux deux lignes données A, B, car elle sera la même que la quatrième proportionnelle aux trois lignes A, B, B.

PROBLÈME III.

Trouver une moyenne proportionnelle entre deux lignes données A et B.

Sur la ligne indéfinie DF prenez DE = A, et EF = B; fig. 140.

sur la ligne totale DF comme diamètre, décrivez la demi-circonférence DGF; au point E élevez sur le diamètre la perpendiculaire EG, qui rencontre la circonférence en G; je dis que EG sera la moyenne proportionnelle cherchée.

Car la perpendiculaire GE, abaissée d'un point de la circonférence sur le diamètre, est moyenne proportion
25. nelle entre les deux segments du diamètre DE, EF *: or, ces segments sont égaux aux lignes données A et B.

Deuxième construction. Prenez DF = A, DE = B, et décrivez une circonférence sur DF comme diamètre; élevez EG perpendiculaire sur DF, et joignez le point G au point D; la ligne GD sera moyenne proportionnelle entre A et B.

Troisième construction. Prenez OC = A, OD = B; par les points D et C faites passer une circonférence quelconfig. 132. que, et par le point O menez une tangente OA à cette circonférence; la ligne OA sera moyenne proportionnelle entre A et B.

PROBLÈME IV.

Par un point donné A dans l'angle donné BCD, tirer la ligne BD de manière que les parties AB, AD, comprises entre le point A et les deux côtés de l'angle, soient égales.

fig. 142. Par le point A menez AE parallèle à CD, prenez BE=CE, et par les points B et A tirez BAD, qui sera la ligne demandée.

Car, AE étant parallèle à CD, on a BE:EC::BA:AD; fig. 143. or BE = EC; donc BA = AD.

PROBLÈME V.

Faire un carré équivalent à un parallélogramme ou à un triangle donné.

1° Soient AB la base du parallélogramme donné, DE sa fig. 144. hauteur, et X le côté du carré cherché ; on doit avoir :

$$X^2 = AB \times DE$$

ou $$AB : X :: X : DE.$$

Le côté X est donc une moyenne proportionnelle entre AB et DE.

fig. 145.

2° On verrait de la même manière que le côté du carré équivalent à un triangle donné, est une moyenne proportionnelle entre la base du triangle et la moitié de la hauteur.

PROBLÈME VI.

Faire sur la ligne AD un rectangle ADEX équivalent au rectangle donné ABFC.

Soit AX la hauteur inconnue du rectangle ADEX ; puisque les deux rectangles doivent être équivalents, on a l'égalité $AD \times AX = AB \times AC$, ce qui donne la proportion $AD : AB :: AC : AX$.

La ligne cherchée AX est donc une quatrième proportionnelle aux trois lignes AD, AB, AC.

PROBLÈME VII.

Trouver deux droites qui soient dans le même rapport que les surfaces de deux rectangles donnés.

Soient A, B les dimensions du premier rectangle ; C, D, les dimensions du second.

L'une des deux lignes cherchées peut être choisie arbitrairement ; nous la prendrons égale à A, et soit X la seconde ligne. On doit avoir d'après l'énoncé :

$$A \times B : C \times D :: A : X,$$

d'où $$X = \frac{C \times D \times A}{A \times B} = \frac{C \times D}{B}.$$

La ligne cherchée X sera donc une quatrième proportionnelle aux trois lignes B, C, D.

PROBLÈME VIII.

fig. 146. *Faire un triangle équivalent à un polygone donné.*

Soit ABCDE le polygone donné. Tirez d'abord la diagonale CE, qui retranche le triangle CDE; par le point D menez DF parallèle à CE jusqu'à la rencontre de AE prolongé; joignez CF, et le polygone ABCDE sera équivalent au polygone ABCF qui a un côté de moins.

Car les triangles CDE, CFE, ont la base commune CE; ils ont aussi la même hauteur, puisque leurs sommets D, F, sont situés sur une ligne DF parallèle à la base; donc ces triangles sont équivalents. Ajoutant de part et d'autre la figure ABCE, on aura d'un côté le polygone ABCDE, et de l'autre le polygone ABCF, qui seront équivalents.

On peut pareillement retrancher l'angle B en substituant au triangle ABC le triangle équivalent AGC, et ainsi le pentagone ABDE sera changé en un triangle équivalent GCF.

Le même procédé s'appliquera à toute autre figure; car en diminuant d'un à chaque fois le nombre des côtés, on finira par tomber sur le triangle équivalent.

Scolie. On a déjà vu que tout triangle peut être changé en un carré équivalent*, ainsi on trouvera toujours un carré équivalent à une figure rectiligne donnée; c'est ce qu'on appelle *carrer* la figure rectiligne, ou en trouver la *quadrature*.

* pr. 5.

Le problème de la *quadrature du cercle* consiste à trouver un carré équivalent à un cercle dont le diamètre est donné.

PROBLÈME IX.

Faire un carré qui soit égal à la somme ou à la différence de deux carrés donnés.

Soient A et B les côtés des carrés donnés :

1° S'il faut trouver un carré égal à la somme de ces car- fig. 147. rés ; tirez les deux lignes indéfinies ED, EF, à angle droit ; prenez ED = A et EG = B, joignez DG, et DG sera le côté du carré cherché.

Car le triangle DEG étant rectangle, le carré fait sur DG est égal à la somme des carrés faits sur ED et EG.

2° S'il faut trouver un carré égal à la différence des carrés donnés, formez de même l'angle droit FEH, prenez GE égal au plus petit des côtés A et B ; du point G, comme centre, et d'un rayon GH égal à l'autre côté, décrivez un arc qui coupe EH en H ; je dis que le carré fait sur EH sera égal à la différence des carrés faits sur les lignes A et B.

Car le triangle GEH est rectangle, l'hypoténuse GH = A, et le côté GE = B ; donc le carré fait sur EH, etc.

Scolie. On peut trouver ainsi un carré égal à la somme de tant de carrés qu'on voudra ; car la construction qui en réduit deux à un seul, en réduira trois à deux, et ces deux-ci à un, ainsi des autres. Il en serait de même si quelques-uns des carrés devaient être soustraits de la somme des autres.

PROBLÈME X.

Construire un carré qui soit au carré donné ABCD, fig. 150. *comme la ligne* M *est à la ligne* N.

Sur la ligne indéfinie EG, prenez EF = M, et FG = N ; sur EG, comme diamètre, décrivez une demi-circonférence, et au point F élevez sur le diamètre la perpendiculaire FH. Du point H menez les cordes HG, HE, que vous prolongerez indéfiniment : sur la première prenez HK égale au côté AB du carré donné, et par le point K menez KI parallèle à EG ; je dis que HI sera le côté du carré cherché.

Car, à cause des parallèles KI, GE, on a HI · HK :: HE : HG ;

7.

. donc $\overline{HI} : \overline{HK} :: \overline{HE} : \overline{HG}$: mais dans le triangle rectangle
*11. EHG *, le carré de $\overline{HE}$ est au carré de HG comme le
segment EF est au segment FG, ou comme M est à N ;
donc $\overline{HI} : \overline{HK} :: M:N$. Mais HK $=$ AB; donc le carré fait
sur HI est au carré fait sur AB comme M est à N.

PROBLÈME XI.

fig. 129.   *Sur le côté* FG , *homologue à* AB , *décrire un poly-*
gone semblable au polygone donné ABCDE.

Dans le polygone donné tirez les diagonales AC, AD :
au point F faites l'angle GFH$=$BAC, et au point G l'angle FGH$=$ABC; les lignes FH, GH, se couperont en H,
et FGH sera un triangle semblable à ABC : de même sur
FH, homologue à AC, construisez le triangle FIH semblable à ADC, et sur FI, homologue à AD, construisez le
triangle FIK, semblable à ADE. Le polygone FGHIK sera
le polygone demandé, semblable à ABCDE.

Car ces deux polygones sont composés d'un même
nombre de triangles semblables et semblablement placés.

PROBLÈME XII.

Deux figures semblables étant données, construire
une figure semblable qui soit égale à leur somme ou à
leur différence.

Soient P et Q les surfaces des polygones donnés; A et
B deux côtés homologues de ces polygones; soit X la surface du polygone cherché, x le côté homologue à A et B.

Les polygones semblables étant comme les carrés des
côtés homologues, on aura :

$$P : Q :: A^2 : B^2,$$

d'où $\qquad P : P+Q :: A^2 : A^2 + B^2.$

On aura aussi $P : X : : A^2 : x^2$;

et comme $X = P + Q$, les deux dernières proportions ont les trois premiers termes communs, donc $x^2 = A^2 + B^2$.

Ainsi le côté x est l'hypoténuse d'un triangle rectangle, dont les côtés de l'angle droit sont A et B.

Connaissant le côté x, la question est ramenée au problème précédent.

Si le polygone X devait être égal à P—Q, on aurait encore les proportions :

$$P : Q : : A^2 : B^2,$$

d'où $P : P—Q : : A^2 : A^2—B^2.$

On a d'ailleurs $P : X : : A^2 : x^2$,

d'où l'on conclut $x^2 = A^2 — B^2.$

PROBLÈME XIII.

Construire une figure semblable à une figure donnée, et qui soit à cette figure dans le rapport de M à N.

Soit P la surface de la figure donnée, A l'un de ses côtés ; soit encore X la surface de la figure cherchée, x le côté homologue de A.

On aura d'après l'énoncé du problème :

$$X : P : : m : n.$$

Et à cause de la similitude des polygones :

$$X : P : : x^2 : A^2,$$

d'où $x^2 : A^2 : : m : n.$

On trouvera donc le côté x par le problème X.

PROBLÈME XIV.

Construire une figure semblable à la figure P et équivalente à la figure Q.

Soient A un côté du polygone P, et x le côté homologue de la figure cherchée X.

On aura, à cause de la similitude des polygones :

$$P : X :: A^2 : x^2.$$

Et comme X doit être équivalent à Q,

$$P : Q :: A^2 : x^2.$$

Si l'on cherche deux carrés M², N², équivalents à P et à Q, on aura

$$M^2 : N^2 :: A^2 : x^2,$$

d'où

$$M : N :: A : x.$$

La ligne x sera donc une quatrième proportionnelle aux trois lignes M, N, A.

PROBLÈME XV.

Construire un rectangle équivalent à un carré donné C, et dont les côtés adjacents fassent une somme donnée AB.

fig. 152. Sur AB, comme diamètre, décrivez une demi-circonférence, menez parallèlement au diamètre la ligne ED à une distance AD égale au côté du carré donné C. Du point E, où la parallèle coupe la circonférence, abaissez sur le diamètre la perpendiculaire EF; je dis que AF et FB seront les côtés du rectangle cherché.

Car leur somme est égale à AB; et leur rectangle
25. AF × FB est égal au carré de EF, ou au carré de AD; donc ce rectangle est équivalent au carré donné C.

Scolie. Il faut, pour que le problème soit possible, que la distance AD n'excède pas le rayon, c'est-à-dire que le côté du carré C n'excède pas la moitié de la ligne AB.

PROBLÈME XVI.

fig. 153. *Construire un rectangle équivalent à un carré C,*

et dont les côtés adjacents aient entre eux la différence donnée AB.

Sur la ligne donnée AB, comme diamètre, décrivez une
circonférence; à l'extrémité du diamètre, menez la tangente AD égale au côté du carré C: par le point D et le centre O tirez la sécante DE; je dis que DE et DF seront les
côtés adjacents du rectangle demandé.

Car 1° la différence de ces côtés est égale au diamètre
EF ou AB; 2° le rectangle DE × DF est égal à $\overline{AD}^*$; donc *31.
ce rectangle sera équivalent au carré donné C.

PROBLÈME XVII.

Diviser une ligne AB *en moyenne et extrême raison,
c'est-à-dire en deux parties telles que la plus grande
soit moyenne proportionnelle entre la ligne entière et
l'autre partie.*

Soit F le point de division cherché, on aura   fig. 141.

$$AB : AF :: AF : FB,$$

d'où $$AB + AF : AB :: AF + FB \text{ ou } AB : AF.$$

On tire de là $$(AB + AF) \times AF = \overline{AB}.$$

Ainsi les deux lignes AB+AF et AF (AF est l'inconnue
de la question) ont entre elles une différence donnée AB;
et leur rectangle est égal à $\overline{AB}$; on pourra donc les trouver par le problème précédent. De là la construction suivante :

Élevez à l'extrémité B de la ligne AB, la perpendiculaire BC égale à la moitié de AB; du point C comme centre et du rayon CB, décrivez une circonférence, et tirez
ACE; les lignes AE, AD, sont les lignes cherchées; car leur
différence DE = AB, et l'on a :

$$\overline{AB} = AE \times AD.$$

La plus petite de ces lignes AD représentera le segment AF, et devra être portée sur AB, en décrivant un arc de cercle du point A comme centre, avec AD comme rayon.

Scolie. Soit AB $=a$, on a AF $=$ AD $=$ AC $-$ CD.

Or $\quad$ AC $= \sqrt{\overline{AB}^2 + \overline{BC}^2} = \sqrt{a^2 + \dfrac{a^2}{4}} = \sqrt{\dfrac{5a^2}{4}} = \dfrac{a}{2}\sqrt{5}$

$\quad$ CD $= \dfrac{a}{2}$,

donc AF $= \dfrac{a}{2}\sqrt{5} - \dfrac{a}{2} = \dfrac{a}{2} \times (\sqrt{5} - 1)$.

PROBLÈME XVIII.

Décrire une circonférence qui passe par deux points A et B, et qui soit tangente à une droite donnée MM.

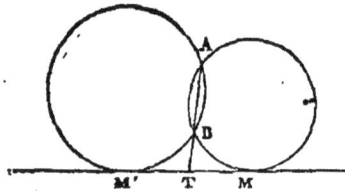

Supposons le problème résolu, et soit ABM la circonférence cherchée; prolongez AB jusqu'en T; on sait que la tangente TM est moyenne proportionnelle entre TA et TB.

On obtiendra donc la position du point M en construisant la moyenne proportionnelle entre TA et TB; et la portant sur la ligne donnée à partir du point T; connaissant le point M, on aura facilement le centre du cercle.

La distance TM peut être portée de part et d'autre du point T; d'où l'on conclut qu'en général le problème admet deux solutions.

PROBLÈME XIX.

Décrire un cercle qui passe par deux points A *et* B,
et qui soit tangent à un autre cercle donné CMM'.

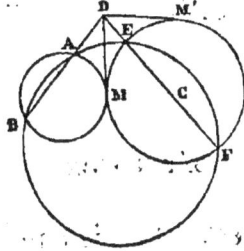

Supposons le problème résolu; et soit AMB le cercle demandé; menons la tangente commune MD jusqu'à la rencontre de la sécante AB; enfin menons par le point D la
sécante DEF au cercle C.

On aura $\overline{DM}^{\,2} = DB \times DA,$

et $\overline{DM}^{\,2} = DF \times DE,$

d'où $DF \times DE = DB \times DA.$

Il résulte de cette dernière égalité que la circonférence
qui passe par les points B, A, E, passera par le point F;
d'ailleurs la sécante DEF étant menée arbitrairement par le
point D, le point E est quelconque sur la circonférence C;
on déduit de là la construction suivante:

Par les points B et A faites passer une circonférence qui
coupera le cercle C en deux points E et F; tirez les droites
AB, EF qui se rencontreront en un point D appartenant à
la tangente commune. Enfin, menez par le point D une
tangente DM au cercle C, le point M sera le point de contact des deux circonférences; et il sera facile d'achever la
construction.

Comme on peut mener par le point D une seconde tangente DM' au cercle C, il en résulte une seconde solution
du problème.

LIVRE IV.

LES POLYGONES RÉGULIERS ET LA MESURE DU CERCLE.

DÉFINITION.

Un polygone qui est à la fois équiangle et équilatéral, s'appelle *polygone régulier.*

Il y a des polygones réguliers de tout nombre de côtés. Le triangle équilatéral est celui de trois côtés; et le carré, celui de quatre.

PROPOSITION PREMIÈRE.

THÉORÈME.

Deux polygones réguliers d'un même nombre de côtés sont deux figures semblables.

fig. 155.　Soient, par exemple, les deux hexagones réguliers ABCDEF, *abcdef*; la somme des angles est la même, dans l'une et dans l'autre figure; elle est égale à huit angles droits *. L'angle A est la sixième partie de cette somme aussi bien que l'angle *a*; donc les deux angles A et *a* sont

* 301.　　égaux; il en est par conséquent de même des angles B et *b*, des angles C et *c*, etc.

De plus, puisque par la nature de ces polygones les côtés AB, BC, CD, etc., sont égaux, ainsi que *ab*, *bc*, *cd*, etc., il est clair qu'on a les proportions AB:*ab*::BC :*bc*::CD:*cd*, etc.; donc les deux figures dont il s'agit ont les angles égaux et les côtés homologues proportionnels; donc elles sont semblables.

Corollaire. Les périmètres de deux polygones réguliers d'un même nombre de côtés sont entre eux comme les côtés homologues, et leurs surfaces sont comme les carrés de ces mêmes côtés.

Scolie. L'angle d'un polygone régulier se détermine par le nombre de ses côtés comme celui d'un polygone équiangle.

PROPOSITION II.

THÉORÈME.

Tout polygone régulier peut être inscrit dans le cercle, et peut lui être circonscrit.

Soit ABCDE, etc., le polygone dont il s'agit, imaginez fig. 156. qu'on fasse passer une circonférence par les trois points A, B, C; soit O son centre, et OP la perpendiculaire abaissée sur le milieu du côté BC; joignez AO et OD.

Le quadrilatère OPCD et le quadrilatère OPBA peuvent être superposés ; en effet le côté OP est commun, l'angle OPC = OPB, puisqu'ils sont droits ; donc le côté PC s'appliquera sur son égal PB, et le point C tombera en B. De plus, par la nature du polygone, l'angle PCD = PBA, donc CD prendra la direction BA, et puisque CD = BA, le point D tombera en A, et les deux quadrilatères coïncideront entièrement l'un avec l'autre. La distance OD est donc égale à AO, et par conséquent la circonférence qui passe par les trois points A, B, C, passera aussi par le point D : mais, par un raisonnement semblable, on prouvera que la circonférence qui passe par les trois sommets B, C, D, passera par le sommet suivant E, et ainsi de suite ; donc la même circonférence qui passe par les points A, B, C, passe par tous les sommets des angles du polygone, et le polygone est inscrit dans cette circonférence.

En second lieu, par rapport à cette circonférence, tous les côtés AB, BC, CD, etc., sont des cordes égales ; elles sont donc également éloignées du centre*; donc si du point O, comme centre, et du rayon OP, on décrit une circonférence, cette circonférence touchera le côté BC et tous les autres côtés du polygone, chacun dans son milieu, et la circonférence sera inscrite dans le polygone, ou le polygone circonscrit à la circonférence.

Scolie I. Le point O, centre commun du cercle inscrit et du cercle circonscrit, peut être regardé aussi comme le centre du polygone, et par cette raison on appelle *angle au centre*, l'angle AOB formé par les deux rayons menés aux extrémités d'un même côté AB.

Puisque toutes les cordes AB, BC, etc., sont égales, il est clair que tous les angles au centre sont égaux, et qu'ainsi la valeur de chacun se trouve en divisant quatre angles droits par le nombre des côtés du polygone.

Scolie II. Pour inscrire un polygone régulier d'un certain nombre de côtés dans une circonférence donnée, il ne s'agit que de diviser la circonférence en autant de parties égales que le polygone doit avoir de côtés; car, les arcs fig. 158. étant égaux, les cordes AB, BC, CD, etc., seront égales; les triangles ABO, BOC, COD, etc., seront égaux aussi, parce qu'ils sont équilatéraux entre eux; donc tous les angles ABC, BCD, CDE, etc., seront égaux; donc la figure ABCDE, etc., sera un polygone régulier.

Scolie III. Si dans un arc on inscrit une suite de cordes égales, la figure ainsi formée est appelée portion de polygone régulier. Cette portion a les propriétés principales des polygones réguliers, elle a les angles égaux, elle est à la fois inscriptible et circonscriptible au cercle; cependant elle ne ferait partie d'un polygone régulier proprement dit, qu'autant que l'arc sous-tendu par un de ses côtés serait une partie aliquote de la circonférence.

PROPOSITION III.

PROBLÈME.

Inscrire un carré dans une circonférence donnée. fig. 157.

Tirez deux diamètres AC, BD, qui se coupent à angles droits; joignez les extrémités A, B, C, D, et la figure ABCD sera le carré inscrit : car les angles AOB, BOC, etc., étant égaux, les cordes AB, BC, etc., sont égales.

Scolie. Le triangle BOC étant rectangle et isocèle, on a* *11, 3. BC:BO::$\sqrt{2}$:1; donc *le côté du carré inscrit est au rayon comme la racine carrée de* 2 *est à l'unité.*

PROPOSITION IV.

PROBLÈME.

Inscrire un hexagone régulier et un triangle équilatéral dans une circonférence donnée.

Supposons le problème résolu, et soit AB un côté de fig. 158. l'hexagone inscrit; si on mène les rayons AO, OB, je dis que le triangle AOB sera équilatéral.

Car l'angle AOB est la sixième partie de quatre angles droits; ainsi en prenant l'angle droit pour unité, on aura AOB $= \frac{4}{6} = \frac{2}{3}$: les deux autres angles ABO, BAO, du même triangle valent ensemble $2 - \frac{2}{3}$ ou $\frac{4}{3}$, et comme ils sont égaux, chacun d'eux $= \frac{2}{3}$; donc le triangle ABO est équilatéral; donc le côté de l'hexagone inscrit est égal au rayon.

Il suit de là que pour inscrire un hexagone régulier dans une circonférence donnée, il faut porter le rayon six fois sur la circonférence, ce qui ramènera au même point d'où on était parti.

L'hexagone ABCDEF étant inscrit, si l'on joint les sommets des angles alternativement, on formera le triangle équilatéral ACE.

*15,3.

Scolie. La figure ABCO est un parallélogramme et même un losange, puisque AB $=$ BC $=$ CO $=$ AO; donc* la somme des carrés des diagonales $\overline{AC}^2 + \overline{BO}^2$, est égale à la somme des carrés des côtés, laquelle est $4\overline{AB}^2$ ou $4\overline{BO}^2$; retranchant de part et d'autre $\overline{BO}^2$, il restera $\overline{AC}^2 = 3\overline{BO}^2$; donc $\overline{AC}^2 : \overline{BO}^2 :: 3 : 1$, ou AC : BO $:: \sqrt{3} : 1$; donc *le côté du triangle équilatéral est au rayon comme la racine carrée de 3 est à l'unité.*

PROPOSITION V.

PROBLÈME.

Inscrire un décagone régulier dans un cercle.

fig. 159.

Supposons le problème résolu, et soit AB un côté du décagone inscrit; l'angle au centre AOB est égal à $\frac{4}{10}$ ou $\frac{2}{5}$; la somme des angles OBA, OAB est donc égale à $2^d - \frac{2}{5}$ ou $\frac{8}{5}$, et par conséquent chacun d'eux vaut $\frac{4}{5}$.

Menons la bissectrice BM de l'angle OBA; le triangle MOB est isocèle, puisque les angles MOB, OBM valent chacun $\frac{2}{5}$; et l'on a OM $=$ MB. Le triangle BAM est aussi isocèle; car l'angle MBA étant égal à $\frac{2}{5}$, et l'angle BAM à $\frac{4}{5}$, le troisième angle AMB vaut nécessairement $\frac{4}{5}$.

Ainsi, AB $=$ BM $=$ MO.

Enfin on a* BO : BA :: MO : AM,

ou bien AO : OM :: OM : AM.

On voit donc que le rayon AO est divisé au point M en moyenne et extrême raison, et que le plus grand segment OM est égal au côté du décagone inscrit.

Remarque. Le côté du décagone inscrit dans un cercle dont le rayon est R, est égal à

*18,3.

$$\frac{R(\sqrt{5}-1)}{2}$$

Corollaire I. Si on joint de deux en deux les sommets du décagone régulier, on formera le pentagone régulier ACEGI.

Corollaire II. AB étant toujours le côté du décagone, soit AL le côté de l'hexagone; alors l'arc BL sera, par rapport à la circonférence, $\frac{1}{6} - \frac{1}{10}$ ou $\frac{1}{15}$; donc la corde BL sera le côté du pentédécagone ou polygone régulier de 15 côtés. On voit en même temps que l'arc CL est le tiers de CB.

Scolie. Un polygone régulier étant inscrit, si on divise les arcs sous-tendus par ses côtés en deux parties égales, et qu'on tire les cordes des demi-arcs, celles-ci formeront un nouveau polygone régulier d'un nombre de côtés double : ainsi on voit que le carré peut servir à inscrire successivement les polygones réguliers de 8, 16, 32, etc., côtés. De même l'hexagone servira à inscrire les polygones réguliers de 12, 24, 48, etc., côtés; le décagone, les polygones de 20, 40, 80, etc., côtés; le pentédécagone, des polygones de 30, 60, 120, etc., côtés (1).

PROPOSITION VI.

PROBLÈME.

Étant donné le polygone régulier inscrit ABCD, *etc.,* fig. 160. *circonscrire à la même circonférence un polygone semblable.*

Au point T, milieu de l'arc AB, menez la tangente GH, qui sera parallèle à AB*; faites la même chose au milieu *10,2. de chacun des autres arcs BC, CD, etc., ces tangentes

---

(1) On a cru longtemps que ces polygones étaient les seuls qui pussent être inscrits par les procédés de la géométrie élémentaire, ou, ce qui revient au même, par la résolution des équations du premier et du second degré : mais M. Gauss a prouvé, dans un ouvrage intitulé *Disquisitiones Arithmeticæ, Lipsiæ,* 1801, qu'on peut inscrire par de semblables moyens le polygone régulier de dix-sept côtés, et en général celui de $2^n + 1$ côtés, pourvu que $2^n + 1$ soit un nombre premier.

formeront, par leurs intersections, le polygone régulier circonscrit GHIK, etc., semblable au polygone inscrit.

Il est aisé de voir d'abord que les trois points O, B, H, sont en ligne droite, car les triangles rectangles O'TH, OHN, ont l'hypoténuse commune OH, et le côté OT = ON ; donc ils sont égaux * ; donc l'angle TOH = HON, et par conséquent la ligne OH passe par le point B, milieu de l'arc TN : par la même raison le point I est sur le prolongement de OC, etc. Mais, puisque GH est parallèle à AB, et HI à BC, l'angle GHI = ABC ; de même HIK = BCD, etc. ; donc les angles du polygone circonscrit sont égaux à ceux du polygone inscrit. De plus, à cause de ces mêmes parallèles, on a GH : AB : : OH : OB, et HI : BC : : OH : OB ; donc GH : AB : : HI : BC. Mais AB = BC, donc GH = HI. Par la même raison, HI = IK, etc. ; donc les côtés du polygone circonscrit sont égaux entre eux ; donc ce polygone est régulier et semblable au polygone inscrit.

*19,1.

Corollaire I. Réciproquement, si on donnait le polygone circonscrit GHIK, etc., et qu'il fallût tracer par son moyen le polygone inscrit ABC, etc., on voit qu'il suffirait de mener aux sommets G, H, I, etc., du polygone donné les lignes OG, OH, etc., qui rencontreraient la circonférence aux points A, B, C, etc. ; on joindrait ensuite ces points par les cordes AB, BC, etc., qui formeraient le polygone inscrit. On pourrait aussi, dans le même cas, joindre tout simplement les points de contact, T, N, P, etc., par les cordes TN, NP, etc., ce qui formerait également un polygone inscrit semblable au circonscrit.

Corollaire II. Donc on peut circonscrire à un cercle donné tous les polygones réguliers qu'on sait inscrire dans ce cercle, et réciproquement.

PROPOSITION VII.

THÉORÈME.

L'aire d'un polygone régulier est égale à son péri-mètre multiplié par la moitié du rayon du cercle inscrit.

Soit, par exemple, le polygone régulier GHIK, etc., le ^{fig. 160.} triangle GOH a pour mesure GH $\times \frac{1}{2}$ OT, le triangle OHI a pour mesure HI $\times \frac{1}{2}$ ON : mais ON $=$ OT; donc les deux triangles réunis ont pour mesure (GH $+$ HI) $\times \frac{1}{2}$ OT. En continuant ainsi pour les autres triangles, on verra que la somme de tous les triangles, ou le polygone entier, a pour mesure la somme des bases GH, HI, IK, etc., ou le périmètre du polygone, multiplié par $\frac{1}{2}$ OT, moitié du rayon du cercle inscrit.

Scolie. Le rayon du cercle inscrit OT n'est autre chose que la perpendiculaire abaissée du centre sur un des cô-tés; on l'appelle quelquefois l'*apothème* du polygone.

PROPOSITION VIII.

THÉORÈME.

Les périmètres des polygones réguliers d'un même nombre de côtés sont comme les rayons des cercles circonscrits, et aussi comme les rayons des cercles inscrits; leurs surfaces sont comme les carrés de ces mêmes rayons.

Soit AB un côté de l'un des polygones dont il s'agit, ^{fig. 161.} O son centre, et par conséquent OA le rayon du cercle circonscrit, et OD, perpendiculaire sur AB, le rayon du cercle inscrit; soit pareillement *ab* le côté d'un autre po-lygone semblable, *o* son centre, *oa* et *od* les rayons des cercles circonscrit et inscrit. Les périmètres des deux polygones sont entre eux comme les côtés AB et *ab;* mais les angles A et *a* sont égaux, comme étant chacun moitié de l'angle du polygone; il en est de même des angles B et *b;* donc les triangles ABO, *abo,* sont semblables, ainsi que les triangles rectangles ADO, *ado;* donc AB : *ab* : : AO : *ao* : : DO : *do;* donc les périmètres des polygones sont entre eux comme les rayons AO, *ao,* des cercles circons-crits, et aussi comme les rayons DO, *do,* des cercles inscrits.

Les surfaces de ces mêmes polygones sont entre elles comme les carrés des côtés homologues AB, *ab;* elles sont par conséquent aussi comme les carrés des rayons des cercles circonscrits AO, *ao,* ou comme les carrés des rayons des cercles inscrits OD, *od.*

MESURE DU CERCLE.

DÉFINITIONS.

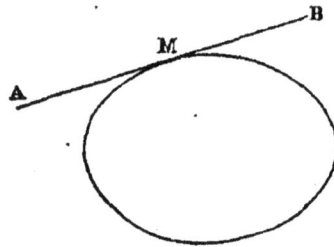

. *On appelle ligne courbe convexe, une ligne telle que la tangente en chaque point laisse toute la courbe d'un même côté de sa direction.*

Une ligne courbe convexe ne peut être rencontrée par une droite en plus de deux points :

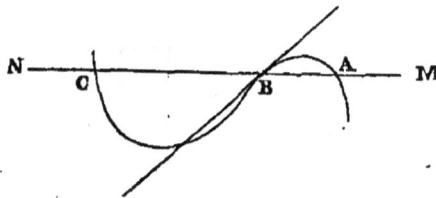

Car si une droite MN rencontrait une courbe aux points A, B, C, la tangente menée par l'un des points intermédiaires B, laisserait évidemment des portions de la courbe de part et d'autre de sa direction.

La circonférence est une ligne convexe.

PROPOSITION IX.

LEMME.

Une ligne convexe AMB *est plus courte que toute ligne enveloppante terminée aux mêmes extrémités* A *et* B. fig. 162.

En effet, si la ligne AMB n'est pas plus petite que toutes celles qui l'enveloppent, il existera parmi ces dernières une ligne plus courte que toutes les autres, laquelle sera plus petite que AMB, ou tout au plus égale à AMB.

Soit ACDEB cette ligne enveloppante; menez par un point M de AMB, non commun aux deux lignes, la tangente PMQ; cette droite sera comprise entre les deux lignes AMB, ACDEB, puisque la première est convexe. Or, la droite PQ est plus courte que PCDEQ; donc, si à la partie PCDEQ on substitue la ligne droite PQ, on aura la ligne enveloppante APQB, plus courte que APDQB. Mais, par hypothèse, celle-ci doit être la plus courte de toutes; donc cette hypothèse ne saurait subsister; donc toutes les lignes enveloppantes sont plus longues que AMB. fig. 163.

On démontrerait de là même manière qu'une ligne convexe fermée AMB est plus courte que toute ligne qui l'envelopperait de toutes parts.

———

Avant d'exposer les principes de la théorie des limites, principes que nous emploierons pour la mesure des figures circulaires, nous croyons utile de fixer le sens de quelques dénominations qui seront fréquemment employées.

On appelle quantité *variable* une quantité qui prend successivement différents états de grandeur.

On appelle *limite* une grandeur fixe dont une quantité variable peut approcher d'aussi près qu'on veut sans pouvoir l'atteindre.

L'arithmétique et la géométrie présentent de nombreux exemples de quantités variables, et de limites vers lesquelles tendent ces variables.

On sait, par exemple, que l'angle d'un polygone régulier de m côtés a pour valeur

$$\frac{2m-4}{m} = 2^d - \frac{4}{m}.$$

Or si l'on suppose que le nombre des côtés croisse jusqu'à l'infini, on voit que la valeur de l'angle augmentera, et comme on peut prendre m assez grand pour que la fraction $\frac{4}{m}$ soit plus petite que toute quantité donnée, on en conclut que les valeurs successives de l'angle du polygone régulier auront pour limite deux droits.

De même si l'on prend le milieu c d'une droite AB, puis le milieu c' de cB, et ainsi de suite,

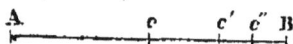

les lignes Ac, Ac', Ac''. . . . . . auront pour limite AB.

Et l'on pourrait multiplier les exemples à l'infini.

Il est bon d'observer toutefois qu'une quantité peut varier sans avoir de limite. Ainsi la somme des n premiers termes d'une progression géométrique, augmente lorsque n croît, mais cette somme n'a de limite que dans le cas où la progresion est décroissante; si la progression est croissante, cette somme croît jusqu'à l'infini.

PROPOSITION X.

THÉORÈME.

Lorsque deux quantités variables A *et* B *sont cons-*
tamment égales en s'approchant de leurs limites L
et L', *ces limites sont égales.*

Supposons que les variables A et B restent au-dessous de
leurs limites, on pourra poser

$$L = A + \alpha, \qquad L' = B + \beta.$$

(α et β pouvant devenir plus petits que toute grandeur
donnée.)

Retranchant ces égalités membre à membre, on a
$L - L' = A - B + \alpha - \beta = \alpha - \beta$ (puisque par hypothèse $A = B$).

Or, si on supposait entre L et L' une différence d, on
aurait : $d = \alpha - \beta$, ce qui est impossible, puisque α et β,
et par suite leur différence, peuvent devenir moindres que
toute quantité donnée.

La démonstration serait tout à fait semblable, si les variables décroissaient en s'approchant de leurs limites.

PROPOSITION XI.

THÉORÈME.

Si les facteurs A *et* B *d'un produit tendent vers*
les limites L *et* L'; *le produit* A × B *aura pour limite*
L × L'.

En effet, posons comme ci-dessus,

$$L = A + \alpha, \qquad L' = B + \beta,$$

et multipliant ces égalités membre à membre, on obtient

$$L \times L' = AB + B\alpha + A\beta + \alpha\beta.$$

Or, les quantités α, β diminuant indéfiniment, à mesure que A et B s'approchent de leurs limites, les termes Bα, Aβ, αβ, pourront être rendus aussi petits qu'on voudra ; il en sera donc de même de leur somme ; donc enfin , AB peut s'approcher de LL' d'aussi près qu'on veut.

Le théorème étant démontré pour un produit de deux facteurs, s'étendrait sans difficulté à un produit d'un nombre quelconque de facteurs.

Corollaire. La limite du quotient de deux variables A et B, est égale au quotient de leurs limites.

PROPOSITION XII.

THÉORÈME.

1º. *La circonférence est la limite commune vers laquelle tendent les périmètres des polygones réguliers semblables inscrits et circonscrits dont le nombre des côtés va constamment en doublant.*

2º *L'aire au cercle est la limite vers laquelle tendent les aires des mêmes polygones.*

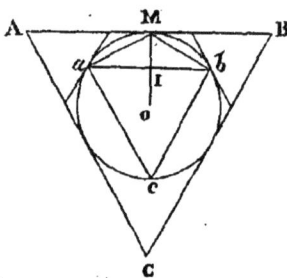

1º Soit *abc* un polygone régulier inscrit, et ABC le polygone régulier semblable circonscrit. La longueur de la circonférence est comprise entre les périmètres de ces polygones ; et si l'on double le nombre de leurs côtés, il résulte évidemment de la construction, que le périmètre du polygone inscrit va en croissant, tandis que le périmètre du polygone circonscrit diminue.

Les périmètres de ces polygones s'approchent donc de plus en plus de la circonférence, quand on double indéfiniment le nombre de leurs côtés; et, pour prouver qu'ils s'en approchent d'aussi près qu'on veut, il suffit de démontrer que leur différence peut devenir plus petite que toute grandeur donnée.

Soient P et p les périmètres des polygones ABC, abc, on a*

*pr.8.

$P : p :: OM : OI$, d'où $P - p : P :: OM - OI$ ou $IM : OM$.

On tire de là

$$P - p = \frac{P \times IM}{OM}.$$

Or IM est plus petit que Mb; Mb est plus petit que l'arc qu'il sous-tend; et les arcs sous-tendus peuvent décroître indéfiniment, car ils suivent les termes de la progression décroissante $1 \ \frac{1}{2} \ \frac{1}{4} \ \frac{1}{8} \ \frac{1}{16} \ldots$; d'ailleurs P va en diminuant, et OM est constant; donc $P - p$ tend indéfiniment vers zéro; donc, etc......

2° Soient S et s les surfaces des mêmes polygones, on ferait voir, comme précédemment, que S et s vont en s'approchant de l'aire du cercle quand on multiplie le nombre des côtés des polygones, et l'on aura prouvé que les aires de ces polygones ont pour limite le cercle, si l'on fait voir que $S - s$ peut être rendue plus petite que toute quantité donnée.

Or on a*

*pr. 8.

$S : s :: \overline{OM} : \overline{OI}$, d'où $S - s : S :: \overline{OM} - \overline{OI}$ ou $\overline{Ib} : \overline{OM}$.

On tire de là

$$S - s = \frac{S \times \overline{Ib}}{\overline{OM}},$$

et il est évident que cette différence tend indéfiniment vers zéro; car, en multipliant le nombre des côtés, S diminue;

lb, moindre que Mb, peut devenir aussi petit qu'on veut, et OM est constant ; donc, etc.

Remarque. Les apothèmes des polygones inscrits successifs ont pour limite le rayon du cercle.

PROPOSITION XIII.

THÉORÈME.

1° *Les circonférences sont entre elles comme leurs rayons.*

2° *Les surfaces des cercles sont comme les carrés des rayons.*

fig. 165. 1° Inscrivons dans les circonférences dont les rayons sont OB et CA, deux polygones réguliers semblables.

Soient P et p les périmètres de ces polygones ; désignons par R et r les rayons OB et CA, et par C et c leurs circonférences, on aura*
*pr. 8.

$$\frac{P}{R} = \frac{p}{r}.$$

Si l'on double indéfiniment le nombre des côtés des polygones inscrits, les périmètres P et p s'approchent indéfiniment de C et c ; les quotients $\frac{P}{R}$, $\frac{p}{r}$ tendront donc*
*pr. 11.

vers les limites $\frac{C}{R}$, $\frac{c}{r}$; or, de l'égalité des variables, on conclut celle de leurs limites* ; donc
*pr. 10.

(1) $$\frac{C}{R} = \frac{c}{r}.$$

2° Soient C', c', les surfaces des mêmes cercles ; S et s, les surfaces de deux polygones réguliers semblables inscrits, on aura*
pr. 8.

$$\frac{S}{R^2} = \frac{s}{r^2}.$$

Or, les quantités $\dfrac{S}{R^2}$, $\dfrac{s}{r^2}$ ont pour limites $\dfrac{C'}{R^2}$, $\dfrac{c'}{r^2}$, donc* *pr. 10.

(2) $$\dfrac{C'}{R^2} = \dfrac{c'}{r^2}.$$

Scolie. De l'égalité (1) on déduit aussi :

$$\dfrac{C}{2R} = \dfrac{c}{2r}.$$

Donc le rapport d'une circonférence à son diamètre est le même pour toutes les circonférences. Ce rapport, qu'on désigne ordinairement par π, est incommensurable, et ne peut être calculé qu'approximativement. Sa valeur en décimales est

$$\pi = 3,1415926535897932, \text{ etc.} \ldots$$

Nous donnerons bientôt une méthode élémentaire pour calculer approximativement la valeur de π.

DÉFINITIONS.

On appelle arcs semblables, secteurs semblables, segments semblables, ceux qui répondent à des angles au centre égaux.

PROPOSITION XIV.

THÉORÈME.

1° *Les arcs semblables* AB, DE *sont entre eux comme* fig. 166. *les rayons* AC, OD.

2° *Les secteurs semblables* BCA, DOE *sont entre eux comme les carrés de ces rayons.*

1° On a* :   arc. BA : circ. AC : : C : 4$^{\text{droits.}}$ *pr. 18,
De même :   arc. DE : circ. OD : : O : 4$^{\text{dr.}}$ liv. 2.

Et à cause de l'égalité des angles C et O,

arc. BA : arc. DE : : circ. AC : circ. OD : : AC : OD.

2° On a pareillement* :   *pr. 18,

sect. ACB : cerc. AC : : C : 4$^{\text{dr.}}$ liv. 2.

sect. DOE : cerc. DO : : O : 4$^{\text{dr.}}$;

d'où

sect. ABC·sect. DOE :: cerc. AC. cerc. DO :: $\overline{AC}$: $\overline{DO}$.

PROPOSITION XV.

THÉORÈME.

L'aire du cercle est égale au produit de sa circonfé-
rence par la moitié du rayon.

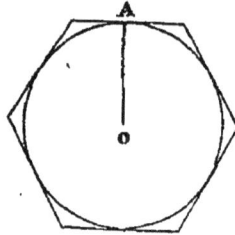

Circonscrivons au cercle OA un polygone régulier. Soit
P le périmètre de ce polygone et A sa surface. Désignons
par R le rayon OA ; on a :

$$A = P \times \frac{R}{2}.$$

Or, en doublant le nombre des côtés du polygone circonscrit, le produit $P \times \frac{R}{2}$ s'approche indéfiniment de

circ. $R \times \frac{R}{2}$; en même temps A a pour limite cerc. R ;

pr. 10. donc*

$$cerc. R = circ. R \times \frac{R}{2}.$$

On a vu que circ. R $= 2\pi R$; on en conclut :

$$cerc. R = 2\pi R \times \frac{R}{2} = \pi R^2.$$

Application. Soit R$=3^m$, et prenons $\pi=3,1415$, on a

$$cerc. R = 28^{m.\,c.},2735.$$

fig. 168.　　*Corollaire.* La surface d'un secteur est égale à l'arc de
ce secteur multiplié par la moitié du rayon.

Car le secteur ACB est au cercle entier comme l'arc AMB est à la circonférence entière ABD*, ou comme *pr. 18, liv. 2. AMB $\times \frac{1}{2}$ AC est à ABD $\times \frac{AC}{2}$. Mais le cercle entier $=$ ABD $\times \frac{1}{2}$ AC; donc le secteur ACB a pour mesure AMB $\times \frac{1}{2}$ AC.

Application. Soit AC $= 12^m$, et supposons que l'arc AMB renferme 60°. Pour trouver la longueur de cet arc, on posera la proportion

$$\text{arc AMB} : 2\pi R : : 60 : 360,$$

d'où $\text{arc AMB} = \dfrac{2\pi R \times 60}{360} = \dfrac{\pi . R}{3} = \dfrac{\pi . 12}{3} = 4\pi,$

on a donc   sect. ACB $= 4\pi \times 6 = 24\pi = 75^{m.c.},3960.$

PROBLÈMES SUR LES POLYGONES RÉGULIERS; DÉTERMINATION DU RAPPORT DE LA CIRCONFÉRENCE AU DIAMÈTRE.

PROPOSITION XVI.

PROBLÈME.

Connaissant le côté AB d'un polygone régulier inscrit, et le rayon OC du cercle, calculer le côté AC du polygone régulier inscrit d'un nombre de côtés double.

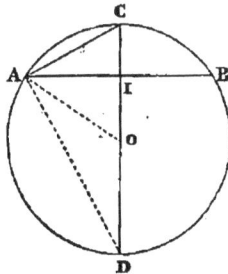

Soient $AB = a$, $OC = R$ et $AC = c$; tirons AD et AO, on a dans le triangle rectangle CAD :

$$\overline{AC}^2 = CD \times CI, \quad \text{ou} \quad c^2 = 2R \times CI;$$

or, $$CI = CO - OI = R - OI;$$

d'ailleurs on a dans le triangle rectangle AOI

$$OI = \sqrt{R^2 - \overline{AI}^2} = \sqrt{R^2 - \frac{a^2}{4}};$$

donc $$CI = R - \sqrt{R^2 - \frac{a^2}{4}},$$

et par suite $$c^2 = 2R \times \left(R - \sqrt{R^2 - \frac{a^2}{4}}\right). \qquad (1)$$

Réciproquement, on peut se proposer de calculer a connaissant c; et il faudra alors résoudre l'équation (1) par rapport à a; on obtient ainsi :

$$a^2 = \frac{c^2 . (4R^2 - c^2)}{R^2}. \qquad (2)$$

Pour faire application de la formule (1), supposons que a soit le côté de l'hexagone et que par conséquent $a = R$, on aura pour le côté du dodécagone régulier inscrit :

$$c = \sqrt{2R\left(R - \sqrt{R^2 - \frac{R^2}{4}}\right)} = \sqrt{2R^2\left(1 - \frac{\sqrt{3}}{2}\right)} = R\sqrt{2 - \sqrt{3}}$$

Pour appliquer la formule (2), prenons c égal au côté du décagone, et cherchons le côté du pentagone régulier

On a $$c = \frac{R(\sqrt{5} - 1)}{2}, \quad \text{on en conclut :}$$

$$a^2 = \frac{\dfrac{R^2(6 - 2\sqrt{5})}{4}\left[4R^2 - \dfrac{R^2(6 - 2\sqrt{5})}{4}\right]}{R^2} = \frac{R^2}{4}(10 - 2\sqrt{5});$$

d'où $$a = \frac{R}{2}\sqrt{10 - 2\sqrt{5}}.$$

Remarque. En ajoutant le carré du rayon avec le carré du côté d'u décagone, on trouve que la somme

$$R^2 + \frac{R^2(6 - 2\sqrt{5})}{4}$$

est égale à $\dfrac{R^2(10 - 2\sqrt{5})}{4}$, c'est-à-dire au carré du côté du pentagone régulier. Ainsi

Le côté du pentagone régulier inscrit serait l'hypoténuse d'un triangle rectangle qui aurait pour côtés de l'angle droit, le rayon et le côté du décagone.

PROPOSITION XVII.

PROBLÈME.

Connaissant le côté d'un polygone régulier, et le g. 169. *rayon du cercle circonscrit, trouver le côté du polygone circonscrit semblable..*

Soient $AB = a$, $CA = R$ et $EF = x$.

La similitude des triangles ECF, ACB, donne la proportion $EF : AB :: CE : CA$;

mais on a aussi $CE : CA :: CM : CD$;

donc, à cause du rapport commun,

$$EF : AB :: CM : CD$$

ou $x : a :: R : CD$ (1);

on a d'ailleurs dans le triangle rectangle ACD,

$$CD = \sqrt{\overline{CA}^2 - \overline{AD}^2} = \sqrt{R^2 - \frac{a^2}{4}};$$

donc $x : a :: R : \sqrt{R^2 - \dfrac{a^2}{4}}$,

et par suite $x = \dfrac{2aR}{\sqrt{4R^2 - a^2}}.$

PROPOSITION XVIII.

PROBLÈME.

fig. 169   *Connaissant le côté* AB *d'un polygone régulier de* m *côtés, et le rayon* CA *du cercle circonscrit, trouver la surface de ce polygone.*

Soient AB $= a$, CA $=$ R et S la surface du polygone. On a*:

$$S = ma \times \frac{CD}{2}; \quad \text{or} \quad CD = \sqrt{R^2 - \frac{a^2}{4}} = \frac{1}{2}\sqrt{4R^2 - a^2};$$

donc
$$S = \frac{ma\sqrt{4R^2 - a^2}}{4}.$$

Application. Cherchons la surface de l'hexagone régulier. On a $a = $ R, $m = 6$; donc

$$S = \frac{6R\sqrt{4R^2 - R^2}}{4} = \frac{3R^2\sqrt{3}}{2}.$$

fig. 169.   *Remarque.* On pourrait aussi, au moyen des mêmes données, calculer la surface du polygone régulier inscrit de $2m$ côtés.

En effet, soit M le milieu de l'arc AB, et tirons AM; la surface du polygone cherché (que nous désignerons par S′) se compose de $2m$ triangles égaux à ACM.

Or, $ACM = CM \times \dfrac{AD}{2} = \dfrac{R \times a}{4};$

donc $S′ = 2m \times \dfrac{R \times a}{4} = \dfrac{mRa}{2}.$

Cherchons comme application la surface du dodécagone régulier inscrit; on a

$$a = R, \quad m = 6, \quad \text{d'où} \quad S′ = \frac{6R^2}{2} = 3R^2.$$

PROPOSITION XIX.

PROBLÈME.

Étant donnés le rayon CD=R, *et l'apothème*
CA = r *d'un polygone régulier, calculer le rayon* R
et l'apothème r' *d'un polygone régulier isopérimètre*
d'un nombre double de côtés.

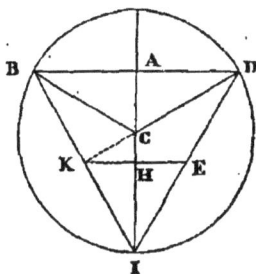

Soit BD le côté du polygone régulier donné, et C le
centre de ce polygone. Prolongeons l'apothème CA jusqu'à
sa rencontre en I avec la circonférence circonscrite, et
tirons les droites BI, DI; BID sera l'angle au centre du
polygone cherché; car il est la moitié de BCD. Si de plus
on abaisse CK perpendiculaire sur BI, et qu'on mène KE
parallèle à BD; KE sera la moitié de BD, et représentera le
côté du nouveau polygone; IK en sera le rayon, et HI
l'apothème.

Or, on a $$IH = \frac{IA}{2} = \frac{CI + CA}{2},$$

ou $$r' = \frac{R + r}{2}. \qquad (1)$$

Enfin dans le triangle rectangle CKI, on a

$$IK^2 = IC \times IH, \text{ où } R' = \sqrt{R.r} = \sqrt{R \times \frac{(R + r)}{2}}. \quad (2)$$

Scolie. Il est facile de voir, soit par la figure, soit par
les formules, que r' est plus grand que r, et qu'au contraire
R' est moindre que R; de sorte que dans le nouveau po-

lygone la différence entre le rayon et l'apothème est moindre que dans le premier.

Si l'on transformait de la même manière le second polygone en un troisième, puis le troisième en un quatrième, et ainsi de suite, on parviendrait à un polygone dans lequel la différence entre le rayon et l'apothème serait moindre que toute grandeur donnée.

En effet, dans le triangle BCA, on a

$$BC - CA < BA \text{ ou } R - r < BA;$$

mais BA est la moitié du côté du polygone, et ce côté peut être rendu plus petit que toute grandeur donnée, quand on double indéfiniment le nombre des côtés; donc aussi $R - r$ peut devenir plus petit que toute quantité assignable.

PROPOSITION XX.

PROBLÈME.

Trouver une valeur approchée du rapport de la circonférence au diamètre.

On a vu plus haut que :

$$\text{circ. } R = 2\pi . R, \text{ et que cerc. } R = \pi R^2;$$

on en déduit

$$\pi = \frac{\text{circ. } R}{2R}, \qquad (1) \qquad \text{et} \qquad \pi = \frac{\text{cerc. } R}{R^2}. \qquad (2)$$

De là résultent quatre méthodes pour trouver la valeur de π.

Car si l'on considère la formule (1), on peut, connaissant la longueur de la circonférence, calculer le rayon, ou bien, connaissant le rayon, chercher la circonférence. Et si l'on emploie la formule (2), on peut se proposer, connaissant le rayon, de trouver la surface du cercle; ou bien, connaissant l'aire d'un cercle, de calculer le rayon.

Nous n'exposerons ici que la première méthode (*), et nous nous proposerons, par exemple, de calculer le rayon d'une circonférence dont la longueur serait 4.

Construisons un carré, et prenons le côté de ce carré pour unité, le périmètre sera 4.

Soient R et r le rayon et l'apothème de ce carré, on a : fig. 171.

$$R = \frac{\sqrt{2}}{2}, \quad r = \frac{1}{2}.$$

Maintenant ce carré peut être transformé en un octogone régulier de même périmètre, et en appliquant les formules du problème précédent, on trouvera pour le rayon et l'apothème de cet octogone :

$$R_1 = \sqrt{\frac{2 + \sqrt{2}}{8}}, \quad r_1 = \frac{1 + \sqrt{2}}{4}.$$

On calculerait de même les rayons R_2, r_2 du polygone régulier isopérimètre de 16 côtés ; et en continuant ainsi, on arriverait à un polygone dont le périmètre serait toujours 4, et dont les rayons R_n, r_n différeraient d'aussi peu qu'on voudrait.

Or les circonférences décrites avec R_n et r_n sont l'une plus grande, l'autre plus petite que 4 ; le rayon de la circonférence égale à 4, est donc compris entre R_n et r_n, et peut être obtenu avec telle approximation qu'on voudra.

Si les rayons R_n, r_n sont évalués en décimales, il est évident que les décimales communes appartiendront au rayon cherché.

(*) Les deux dernières méthodes sont exposées dans le texte de Legendre, qui se trouve à la fin de l'ouvrage.

Voici le tableau des valeurs successives du rayon et de l'apothème, dans les polygones de 4, 8, 16....8192 côtés.

NOMBRE DES CÔTÉS.	APOTHÈMES.	RAYONS.
4	$r_1 = 0,5000000$	$R_1 = 0,7071068$
8	$r_2 = 0,6035534$	$R_2 = 0,6532815$
16	$r_3 = 0,6284174$	$R_3 = 0,6407289$
32	$r_4 = 0,6345731$	$R_4 = 0,6376435$
64	$r_5 = 0,6361083$	$R_5 = 0,6368754$
128	$r_6 = 0,6364919$	$R_6 = 0,6366836$
256	$r_7 = 0,6365878$	$R_7 = 0,6366357$
512	$r_8 = 0,6366117$	$R_8 = 0,6366237$
1024	$r_9 = 0,6366177$	$R_9 = 0,6366207$
2048	$r_{10} = 0,6366192$	$R_{10} = 0,6366199$
4096	$r_{11} = 0,6366195$	$R_{11} = 0,6366197$
8192	$r_{12} = 0,6366196$	$R_{12} = 0,6366196$

Ainsi une circonférence égale à 4 a pour rayon 0,6366196...... d'où il résulte que le rapport de la circonférence au diamètre, vaut

$$\frac{40000000}{12732392} = 3,1415926......$$

Archimède avait trouvé $\frac{22}{7}$ pour valeur approchée de π; Metius a trouvé pour le même nombre, la valeur beaucoup plus approchée $\frac{355}{113}$.

APPENDICE AU LIVRE IV.

DÉFINITIONS.

I. On appelle *maximum* la quantité la plus grande entre toutes celles de la même espèce; *minimum* la plus petite.

Ainsi le diamètre du cercle est un *maximum* entre toutes les lignes qui joignent deux points de la circonférence, et la perpendiculaire est un *minimum* entre toutes les droites menées d'un point donné à une ligne donnée.

II. On appelle figures *isopérimètres* celles qui ont des périmètres égaux.

PROPOSITION I.

THÉORÈME.

De tous les triangles formés avec deux côtés donnés faisant entre eux un angle à volonté, le maximum est celui dans lequel les deux côtés donnés font un angle droit.

fig. 174.

Soient les deux triangles BAC, BAD, qui ont le côté AB commun, et le côté AC = AD ; si l'angle BAC est droit, je dis que le triangle BAC sera plus grand que le triangle BAD, dans lequel l'angle en A est aigu ou obtus.

Car la base AB étant la même, les deux triangles BAC, BAD, sont comme les hauteurs AC, DE : mais la perpendiculaire DE est plus courte que l'oblique AD ou son égale AC ; donc le triangle BAD est plus petit que BAC.

PROPOSITION II.

THÉORÈME.

Le cercle est plus grand que toute figure plane isopérimètre.

1° Il est d'abord évident qu'il y a une infinité de figures d'un

9.

périmètre donné, qui ont diverses formes et diverses aires; mais on voit aussi que ces aires ne peuvent croître indéfiniment.

Il y a donc parmi les figures d'un périmètre donné un ou plusieurs maximum.

2° Toute figure qui renferme une aire maximum dans un périmètre donné est convexe.

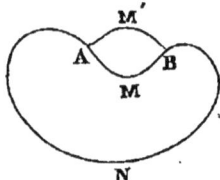

Car soit AMBN une ligne fermée non convexe; si l'on fait tourner la partie rentrante AMB autour des points A et B, de manière qu'elle occupe la position AM'B, la figure AM'BN aura même périmètre que la première, et renfermera une aire plus grande.

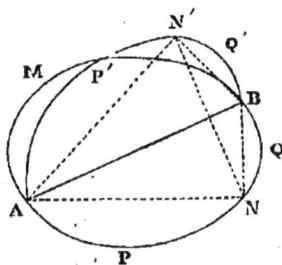

3° Soit AMBN une figure maximum sous un périmètre donné; je dis que toute droite AB qui divise le périmètre en deux parties égales, divisera aussi l'aire en deux parties équivalentes; car si la portion ANB était plus grande que AMB, en faisant tourner ANB autour de AB, de manière qu'elle occupe la position AN'B, la figure AN'BN aurait le même périmètre que AMBN, et aurait une aire plus grande. AMBN ne serait donc pas un maximum.

Il résulte encore de ce qui précède que si AMBN est une figure maximum, AN'BN en est aussi une; et l'on voit que dans cette dernière figure, toute perpendiculaire NN' à AB est divisée par cette ligne en deux parties égales, de sorte que les triangles ANB, AN'B sont égaux.

, Cela posé, si les angles ANB, AN′B n'étaient pas droits, on pourrait agrandir simultanément l'aire des triangles ANB, AN′B, sans rien changer à la grandeur des côtés AN, NB, AN′, N′B, ni à la grandeur des segments APN, NQB, AP′N′, N′Q′B; la base commune AB changerait seule; mais par là l'aire de la figure deviendrait plus grande, sans que le périmètre changeât, ce qui est contraire à l'hypothèse; donc les angles N, N′ sont droits; d'ailleurs le point N est quelconque sur la courbe ANB; donc cette ligne est une demi-circonférence.

Ainsi l'on voit que si une droite divise la figure maximum en deux moitiés, chacune de ces moitiés sera un demi-cercle; donc la figure entière est un cercle.

PROPOSITION III.

THÉORÈME.

Parmi toutes les figures planes qui ont la même aire, le cercle a le plus petit périmètre.

Car si une figure quelconque dont l'aire est A, avait un périmètre moindre que le cercle ayant la même aire, on pourrait, d'après le théorème précédent, la transformer en un cercle de même périmètre, et d'une aire B > A.

Ce second cercle aurait donc une aire plus grande que le premier, et un périmètre moindre, ce qui est absurde.

PROPOSITION IV.

LEMME.

Tout polygone ABCDE qui contient un angle rentrant, peut être transformé en un polygone convexe, d'une surface plus grande ayant le même périmètre et un côté de moins.

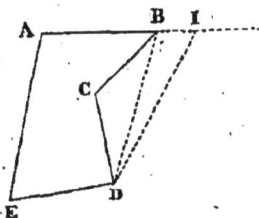

Car si l'on prolonge AB, et qu'on joigne tous les points de ce prolongement au point D, la somme BI + ID croîtra d'une manière continue depuis BD jusqu'à l'infini. Il y a donc un point I où l'on a BI + ID = BC + CD.

On obtient donc un polygone ABIDE, évidemment plus grand que ABCDE, qui a le même périmètre, et un côté de moins.

PROPOSITION V.

THÉORÈME.

De tous les polygones isopérimètres et d'un même nombre de côtés, le polygone régulier est le plus grand.

Nous allons prouver successivement que si un polygone n'a pas tous ses côtés égaux, et ses angles égaux, il ne peut être maximum parmi les isopérimètres d'un même nombre de côtés.

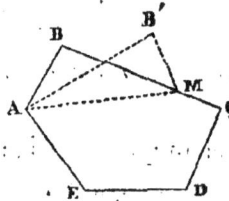

1° Supposons que le polygone ABCDE ait m côtés; et soit AB < BC. Prenons sur BC le point M assez près de C pour qu'on ait encore AB < BM. Faisons ensuite l'angle AMB' = BAM; prenons MB' = AB. et joignons AB'. Le triangle ABM est égal au triangle AB'M.

On conclut de là que l'on pourrait au polygone ABCDE substituer le polygone AB'MCDE, sans changer le périmètre ni la surface; seulement ce nouveau polygone aurait $m + 1$ côtés, et de plus un angle rentrant; car AB étant plus petit que BM, on a l'angle BMA < BAM ou B'MA.

Or ce polygone peut être transformé en un autre de m côtés, de même périmètre, et d'une surface plus grande; donc ABCDE ne serait pas le plus grand parmi les isopérimètres de m côtés.

2° Supposons que dans le polygone ABCDH de m côtés, on ait l'angle A > B. Prenons un point M assez voisin de B pour que l'angle MAH soit plus grand que AMC.

Faisons aussi l'angle MAB' = AMB, prenons AB' = MB et joignons MB'; le triangle MAB' est égal à ABM; et le polygone

AB'MCDH a même surface et même périmètre que ABCDH; mais il a $m+1$ côtés, et un angle rentrant; car AMC + AMB étant égal à 2 droits, on a MAH + MAB' > 2 droits.

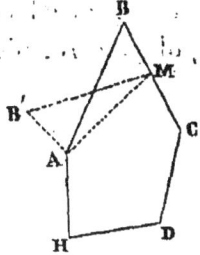

Donc ce polygone pourrait être transformé en un autre de m côtés, de même périmètre, et d'une aire plus grande; donc enfin ABCDH ne serait pas maximum.

PROPOSITION VI.

THÉORÈME.

De tous les polygones d'égale surface, et d'un même nombre de côtés, le polygone régulier a le moindre périmètre.

Car si un polygone irrégulier de m côtés, dont l'aire est A, avait un périmètre moindre que le polygone régulier de même aire, et du même nombre de côtés, on pourrait le transformer en un polygone régulier isopérimètre de m côtés, ayant une aire B > A; ce second polygone régulier aurait donc le même nombre de côtés que le premier, avec un périmètre moindre, et une aire plus grande, ce qui est absurde.

PROPOSITION VII.

THÉORÈME.

De deux polygones réguliers d'égal périmètre, celui qui a le plus de côtés est le plus grand.

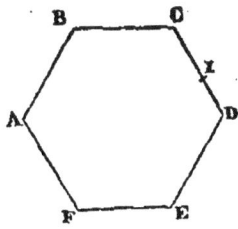

En effet soit ABCDEF un polygone régulier de 6 côtés. Si l'on prend un point I sur l'un des côtés, on peut considérer ce polygone comme un polygone irrégulier de 7 côtés, dans lequel les côtés IC, ID feraient un angle égal à deux droits; or ce polygone est moindre que le polygone régulier de 7 côtés et du même périmètre; donc, etc.

GÉOMÉTRIE PLANE.

THÉORÈMES A DÉMONTRER.

1. La figure qui a pour sommets les milieux des côtés d'un quadrilatère, est un parallélogramme.

2. Si d'un point pris dans l'intérieur d'un triangle équilatéral, on abaisse des perpendiculaires sur les trois côtés, la somme de ces perpendiculaires est constante. (Examiner ce que devient le théorème quand le point est extérieur au triangle.)

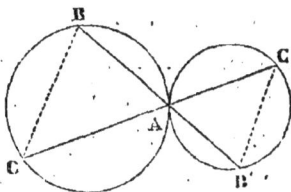

3. Par le point de contact A de deux cercles tangents, on mène deux sécantes quelconques BB', CC' : prouver que les droites BC B'C' sont parallèles.

4. Dans tout quadrilatère circonscrit à un cercle, la somme de deux côtés opposés est égale à la somme des deux autres. (La réciproque est vraie.)

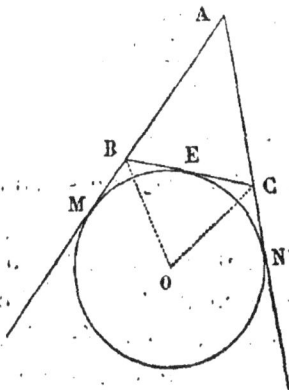

5. On suppose le cercle O tangent aux deux côtés de l'angle A, puis on mène une tangente BEC terminée aux deux côtés de l'angle : prouver, 1° que le périmètre du triangle ABC est constant, quel que soit le point de l'arc MEN par lequel on mène la tangente; 2° que l'angle BOC est constant.

6. Si on joint deux à deux les pieds des trois hauteurs d'un triangle, on forme un nouveau triangle dans lequel les bissectrices des angles sont les hauteurs du premier triangle.

7. Les pieds des hauteurs d'un triangle et les milieux des trois côtés sont sur une même circonférence.

8. Étant donné un quadrilatère, si l'on mène des cercles tangents à trois côtés consécutifs, les centres des quatre cercles qu'on obtient ainsi forment un quadrilatère inscriptible.

9. Les bissectrices des angles formés par les côtés opposés d'un quadrilatère inscriptible se coupent à angle droit.

10. Si d'un point quelconque du cercle circonscrit à un triangle, on abaisse des perpendiculaires sur les trois côtés, les pieds de ces perpendiculaires sont en ligne droite.

11. On construit sur les deux côtés AB, BC d'un triangle ABC, les parallélogrammes quelconques ABFE, BCDL; on prolonge EF et LD jusqu'en O, et on tire OB; enfin on construit sur AC un parallélogramme dont le côté adjacent est égal et parallèle à OB; démontrer que ce parallélogramme est équivalent à la somme des deux autres. (En déduire comme conséquence le carré de l'hypoténuse.)

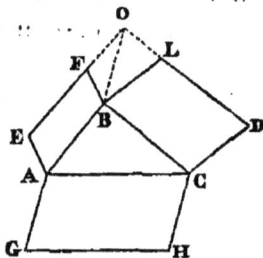

12. Les trois hauteurs d'un triangle se coupent en un même point.

13. Les lignes qui joignent les sommets d'un triangle aux milieux des côtés opposés se coupent en un même point.

14. Le point de concours des hauteurs d'un triangle, le point de concours des médianes, et le centre du cercle circonscrit,

sont en ligne droite; et la distance des deux premiers points est double de la distance des deux derniers.

15. Si d'un point donné on mène à un cercle deux sécantes perpendiculaires entre elles, la somme des carrés des cordes sera constante.

16. Lorsque trois cercles se coupent deux à deux, les trois cordes d'intersection se coupent au même point.

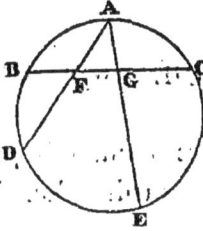

17. Si du point A, milieu de l'arc BC, on mène les deux sécantes AFD, AGE, les quatre points D, F, G, E, sont sur une même circonférence.

18. Lorsque trois cercles sont tangents deux à deux, les tangentes menées aux points de contact se coupent en un même point.

19. La somme des carrés des diagonales d'un quadrilatère est double de la somme des carrés des lignes qui joignent les milieux des côtés opposés.

20. Dans un triangle on mène une suite de parallèles à la base, et on mène les diagonales de chacun des trapèzes qu'on forme ainsi : prouver que les points de concours des diagonales de ces trapèzes sont sur une droite qui va du sommet au milieu de la base.

21. Démontrer que si l'on a un quadrilatère inscrit, le produit des perpendiculaires abaissées d'un point de la circonférence sur deux côtés opposés, est égal au produit des perpendiculaires abaissées du même point sur les deux autres côtés.

22. Si d'un point pris dans l'intérieur d'un polygone régulier de m côtés, on abaisse des perpendiculaires sur tous les côtés, la somme de ces perpendiculaires est égale à m fois le rayon du cercle inscrit.

23. Si de tous les sommets d'un polygone régulier on abaisse des perpendiculaires sur une droite quelconque passant par le centre, la somme des perpendiculaires qui tombent d'un côté de

cette droite est égale à la somme des perpendiculaires qui sont situées de l'autre côté.

24. Démontrer que si l'on fait rouler un cercle dans un autre cercle fixe de position et de rayon double, de manière que les deux cercles soient toujours tangents, un point quelconque du premier cercle décrira dans ce mouvement une ligne droite.

LIEUX GÉOMÉTRIQUES A TROUVER.

1. Trouver le lieu des points tels que la somme des distances de chacun d'eux à deux droites données soit égale à une ligne donnée.

2. Trouver le lieu des points tels que la différence des distances de chacun d'eux à deux droites soit égale à une ligne donnée.

3. Lieu géométrique des centres des cercles passant par deux points donnés.

4. Lieu géométrique des centres des cercles d'un rayon donné et tangents à une droite donnée.

5. Lieu géométrique des centres des cercles d'un rayon donné et tangents à un cercle donné.

6. Par tous les points d'une circonférence on mène des droites parallèles entre elles, et on prend sur chacune une longueur donnée : trouver le lieu des extrémités de toutes ces droites.

7. Trouver le lieu des milieux des cordes d'un cercle passant toutes par un point donné.

8. Trouver le lieu des points d'où les tangentes menées à un cercle se coupent sous un angle donné.

9. Trouver le lieu des points tels que les pieds des perpendiculaires abaissées de chacun d'eux sur les trois côtés d'un triangle, soient en ligne droite.

10. Trouver le lieu des points dont les distances à deux droites sont dans un rapport donné.

11. Trouver le lieu des points tels que la somme ou la différence des carrés de leurs distances à deux points donnés soit égale à un carré donné.

12. Étant donnés deux cercles, trouver le lieu des points tels que les tangentes tirées de ces points aux deux cercles soient égales.

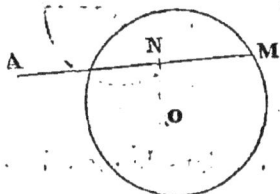

13. On mène par un point A une droite AM terminée à la circonférence O, et on divise cette droite au point N, de sorte qu'on ait AM : AN :: $m : n$: trouver le lieu des points N.

14. Ayant mené par le point donné, A, la droite AM terminée à la circonférence O, on prend sur cette droite un point N tel que AM $\times$ AN $=$ K^2 : trouver le lieu des points N.

Résoudre les deux problèmes précédents en remplaçant la circonférence par une ligne droite.

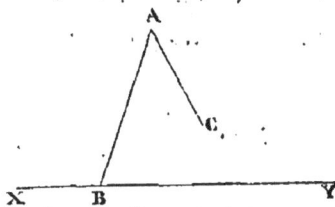

15. Par un point A, on mène une ligne AB terminée à la droite donnée XY; on mène AC telle que l'angle BAC soit égal à un angle donné, et que l'on ait : AB : AC :: $m : n$, ou bien AB $\times$ AC $=$ K^2 : trouver le lieu des points C.

Mêmes problèmes en remplaçant la ligne droite XY par une circonférence.

16. Trouver le lieu des points d'où deux cercles donnés sont vus sous le même angle.

17. Sur deux droites rectangulaires, on fait glisser une droite de longueur donnée, on demande le lieu des milieux des hypoténuses des triangles ainsi formés.

18. Étant donné un triangle équilatéral, trouver le lieu des points tels que la distance de l'un d'eux à l'un des sommets du triangle équilatéral soit égale à la somme des distances du même point aux deux autres sommets.

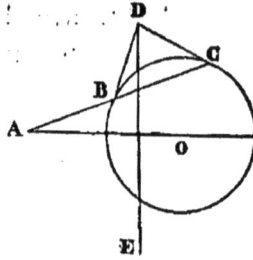

19. Par un point A pris dans le plan d'un cercle O, on mène une sécante AC, et les tangentes aux points B et C, on demande le lieu des points D. (Le lieu est une droite DE, perpendiculaire sur le diamètre passant par le point A; cette droite est appelée la polaire du point A, et ce point est le pôle de la droite DE.)

20. Trouver le lieu des points tels que la somme des carrés de leurs distances aux sommets d'un triangle équilatéral soit égale à un carré donné.

21. Même problème, en remplaçant le triangle équilatéral par un polygone régulier quelconque.

22. Trouver le lieu des points tels que la somme des carrés de leurs distances aux côtés d'un polygone régulier soit égale à un carré donné.

PROBLÈMES A RÉSOUDRE.

1. Par un point mener une droite également distante de deux points donnés.

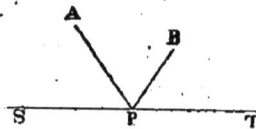

2. Étant donnés deux points A et B, trouver, sur la ligne ST, un point P tel que les angles APS, BPT soient égaux.

3. Par un point mener une droite qui coupe deux parallèles, et telle que la partie de cette droite comprise entre ces deux parallèles soit égale à une ligne donnée.

4. Construire un carré, connaissant la différence entre la diagonale et le côté du carré.

5. Construire un triangle, connaissant la base, l'angle opposé et la somme ou la différence des deux autres côtés.

6. Décrire un cercle d'un rayon donné :

    1° Passant par deux points ;

    2° Passant par un point, et tangent à une droite ;

    3° Tangent à deux droites ;

    4° Tangent à une droite et à un cercle ;

    5° Passant par un point, et tangent à un cercle ;

    6° Tangent à deux cercles.

7. Mener dans un cercle une droite passant par un point donné, et telle que la corde interceptée soit égale à une ligne donnée.

8. Décrire un cercle tangent à un cercle et à une droite, en un point donné.

9. Construire un cercle tangent à un cercle en un point donné, et passant par un point donné.

10. Construire un triangle égal à un triangle donné, et dont les côtés passent par trois points donnés.

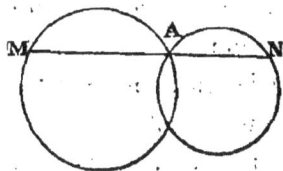

11. Étant données deux circonférences qui se coupent, mener, par un de leurs points d'intersection, une droite MN, telle que la distance MN, comprise entre les deux points d'intersection de cette droite avec les deux circonférences, soit égale à une droite donnée.

12. Mener par le point A la droite MAN, de sorte qu'on ait MA : AN : : m : n.

13. Mener par le point A la droite MAN, de sorte que AM = AN.

14. Étant données deux circonférences, mener une sécante parallèle à une ligne donnée, telle que la somme des cordes soit égale à une ligne donnée.

15. Construire un quadrilatère, connaissant deux angles opposés, les diagonales et leur angle.

16. Étant donnés deux cercles, trouver un point tel que les

tangentes menées à ce cercle soient égales, et fassent un angle donné.

17. Étant donnés l'arc CD, et le diamètre AB, trouver sur la circonférence un point P, tel qu'en tirant les droites PD, PC, on ait OM = ON.

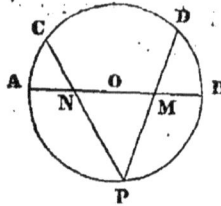

18. Inscrire dans un cercle un triangle isocèle, connaissant la somme de la base et de la hauteur.

19. Construire un triangle, connaissant les trois médianes.

20. Construire un triangle, connaissant les trois hauteurs.

21. Construire un triangle, connaissant les angles et le périmètre, ou bien les angles et la surface.

22. Construire un triangle, connaissant la base, l'angle opposé, et le rapport des deux autres côtés.

23. Construire un triangle, connaissant la base, la hauteur et le rectangle des deux autres côtés.

24. Deux droites étant données, qu'on ne peut prolonger jusqu'à leur point de concours, mener par un point donné, une droite qui irait à ce point de concours.

25. Trouver dans un triangle un point tel qu'en le joignant aux trois sommets, le triangle soit partagé en trois triangles équivalents.

26. Décrire un cercle passant par un point, et tangent à deux cercles donnés.

27. Décrire un cercle tangent à trois cercles donnés.

28. Construire un trapèze, connaissant les angles et les diagonales.

29. Étant données trois circonférences concentriques, construire un triangle semblable à un triangle donné, dont les trois sommets reposent sur ces circonférences.

Même problème, en remplaçant les circonférences par trois droites parallèles.

30. Par un point donné dans un angle mener une droite,

telle que le produit des segments compris entre le point et chacune des droites soit égal à un carré donné.

31. Par un point donné dans le plan d'un cercle, mener une
droite, telle que les distances de ce point aux points d'intersection de la droite et du cercle, soient entre elles dans le rapport
de m à n.

32. Par un point donné et par le centre d'un cercle, faire
passer une circonférence, telle que la corde commune soit égale
à une ligne donnée.

LIVRE V.

DU PLAN ET DE LA LIGNE DROITE, CONSIDÉRÉS DANS L'ESPACE.

—

DÉFINITIONS.

I. Une ligne droite est *perpendiculaire à un plan*, lorsqu'elle est perpendiculaire à toutes les droites qui passent par son *pied* dans le plan*. Réciproquement le plan est
*pr. 4. perpendiculaire à la ligne.

Le *pied* de la perpendiculaire est le point où cette ligne rencontre le plan.

II. Une ligne est *parallèle à un plan*, lorsqu'elle ne peut le rencontrer à quelque distance qu'on les prolonge l'un et l'autre. Réciproquement le plan est parallèle à la ligne.

III. Deux *plans* sont *parallèles* entre eux, lorsqu'ils ne peuvent se rencontrer à quelque distance qu'on les prolonge l'un et l'autre.

IV. Pour représenter les plans dans les figures, on est obligé de leur donner des limites, mais il faut toujours les concevoir indéfinis.

PROPOSITION PREMIÈRE.

THÉORÈME.

Une ligne droite ne peut être en partie dans un plan, en partie au-dehors.

Car, suivant la définition du plan, dès qu'une ligne

droite a deux points communs avec un plan, elle est tout entière dans ce plan.

Scolie. Pour reconnaître si une surface est plane, il faut appliquer une ligne droite en différents sens sur cette surface, et voir si elle touche la surface dans toute son étendue.

PROPOSITION II.

THÉORÈME.

Par deux droites qui se coupent, on peut faire passer un plan, et on n'en peut faire passer qu'un seul.

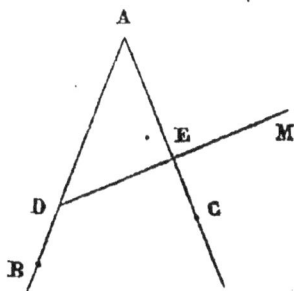

Soient AB, AC, deux droites qui se coupent : on peut concevoir un plan où se trouve la ligne AB; si ensuite on fait tourner ce plan autour de AB, jusqu'à ce qu'il passe par le point C, alors la ligne AC, qui a deux de ses points dans ce plan, y sera tout entière, et la position du plan sera déterminée dans l'espace.

Je dis en second lieu que par les droites AB, AC, il ne peut passer qu'un seul plan.

En effet, supposons qu'il existe deux plans contenant ces droites, et soit M un point de l'un de ces deux plans; on peut toujours par le point M, et dans le plan qui contient ce point et les deux droites AB, AC, mener une ligne qui rencontre AB et AC aux points D et E; or la ligne DEM ayant deux de ses points sur les droites AB, AC sera tout entière dans les deux plans passant par ces deux droites; donc aussi le point M y sera contenu, et les deux plans ayant tous leurs points communs n'en formeront qu'un seul.

Corollaire I. Un triangle ABC, ou trois points A, B, C, non en ligne droite, déterminent la position d'un plan.

fig. 182. *Corollaire* II. Deux parallèles AB, CD, déterminent aussi la position d'un plan; car on sait déjà que deux parallèles sont dans un même plan; et on ne peut pas supposer que deux plans différents renferment ces deux droites, puisque chacun d'eux devrait contenir deux points de AB, et un point de CD, c'est-à-dire trois points non en ligne droite.

PROPOSITION III.

THÉORÈME.

L'intersection de deux plans est une ligne droite.

Car, si dans les points communs aux deux plans on en trouvait trois qui ne fussent pas en ligne droite, les deux plans dont il s'agit, passant chacun par ces trois points, ne feraient qu'un seul et même plan *, cé qui est contre la supposition.

• 2.

PROPOSITION IV.

THÉORÈME.

Si une droite AP est perpendiculaire à deux autres PB, PC, qui se croisent à son pied dans le plan MN, elle sera perpendiculaire à une droite quelconque PQ menée par son pied dans le même plan, et ainsi elle sera perpendiculaire au plan.

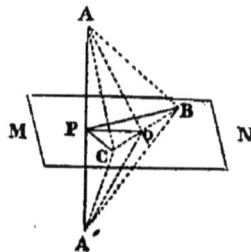

Menez, dans le plan MN, une droite BC qui coupe les trois droites PB, PQ, PC; prolongez AP d'une longueur PA′ = AP, et joignez les points A, A′ aux points B, Q, C

La ligne PC étant perpendiculaire sur le milieu de AA′, les obliques CA, CA′ sont égales; par la même raison BA = BA′. On conclut de là que les triangles BCA, BCA′ sont égaux comme ayant le côté BC commun, et les autres côtés égaux chacun à chacun. Si donc on fait tourner le triangle BCA′ autour de BC pour l'appliquer sur son égal BCA, le point A′ tombera en A, et comme le point Q ne change pas, la ligne QA′ s'appliquera exactement sur QA.

La droite PQ est donc perpendiculaire sur AA′, puisque deux de ses points P et Q sont également distants des extrémités de cette droite.

PROPOSITION V.

THÉORÈME.

Par un point donné on peut mener une perpendiculaire à un plan, et on n'en peut mener qu'une.

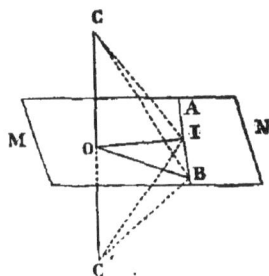

Supposons d'abord que le point donné O soit situé dans le plan MN.

Menez dans ce plan une ligne quelconque AB, et abaissez OI perpendiculaire sur cette droite; par la ligne AB concevez un plan quelconque, et menez dans ce plan CI perpendiculaire sur AB; enfin, dans le plan OIC, élevez OC perpendiculaire sur OI. OC sera perpendiculaire au plan MN.

Pour le démontrer, tirons, par le point O, une droite quelconque OB dans le plan MN; prolongeons CO d'une longueur OC′=OC, et menons les lignes CB, C′B, C′I.

La ligne AB étant perpendiculaire aux deux droites IC, IO est perpendiculaire au plan CIO, et par suite à la droite IC′ qui est située dans ce plan. Les triangles CBI, C′BI sont donc rectangles, et sont égaux; car BI est commun, et les côtés CI, C′I sont égaux comme obliques également éloignées du pied de la perpendiculaire OI.

On a donc CB=C′B; donc aussi BO est perpendiculaire sur le milieu de CC′; et cette dernière ligne étant perpendiculaire aux deux droites OB, OI, est perpendiculaire au plan MN.

Supposons, en second lieu, que le point donné C soit situé hors du plan MN (même figure).

Menez, dans le plan, une droite quelconque AB, abaissez CI perpendiculaire sur AB; puis élevez dans le plan MN, IO perpendiculaire sur AB; enfin abaissez CO perpendiculaire sur OI; CO sera perpendiculaire au plan.

(La démonstration est absolument la même que pour le premier cas.)

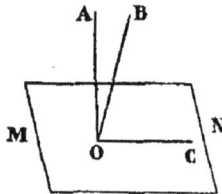

Par un point O donné sur le plan MN, on ne peut élever qu'une seule perpendiculaire à ce plan; car si on pouvait en élever deux OA, OB, conduisez par ces deux droites un plan dont l'intersection avec le plan MN soit OC. Alors les deux droites OA, OB seraient perpendiculaires sur OC au même point et dans le même plan, ce qui est impossible.

Pareillement, il est impossible d'abaisser d'un point hors d'un plan, deux perpendiculaires à ce plan; car soient AP, AQ ces deux perpendiculaires; le triangle APQ aurait deux angles droits, ce qui est impossible.

fig. 183.

PROPOSITION VI.

THÉORÈME.

Par un point on peut mener un plan perpendiculaire à une droite, et on n'en peut mener qu'un seul.

1° Supposons que le point donné C soit situé sur la droite AB. Menons deux plans par AB, et dans ces plans élevons CD et CE perpendiculaires sur la ligne AB. Le plan MD, conduit suivant ces deux droites, sera évidemment perpendiculaire à AB.

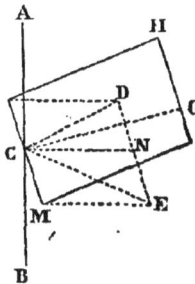

Maintenant aucun autre plan MH, passant par le point C, ne peut être perpendiculaire à AB; car si cela pouvait avoir lieu, un plan quelconque conduit par la ligne AB couperait MD et MH suivant deux droites CN, CG qui seraient toutes deux perpendiculaires à AB, au même point et dans le même plan, ce qui est impossible.

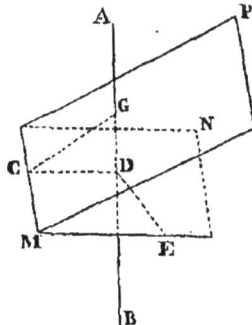

2° Supposons le point donné C situé hors de la droite AB.

Abaissons CD perpendiculaire sur AB, et dans un plan passant par AB, élevons DE perpendiculaire sur cette droite. Le plan MN, conduit suivant les deux lignes CD, DE, sera perpendiculaire à AB.

Enfin aucun autre plan MP, passant par le point C, ne peut être perpendiculaire sur AB; car si cela avait lieu, le plan ABC couperait le plan MP suivant une droite CG différente de CD*; on pourrait donc, du point C, abaisser deux perpendiculaires sur AB.

Corollaire. Toutes les perpendiculaires, BC, BD, BE, élevées en un point B de la ligne AB, sont dans un même plan perpendiculaire à cette droite.

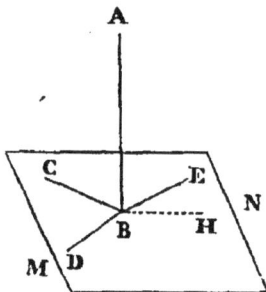

En effet, le plan MN conduit par les deux lignes BC, BD, est perpendiculaire sur AB; il suffit donc de prouver que ce plan contient toutes les autres perpendiculaires. Or si BE n'était pas dans le plan MN, le plan mené par les deux droites AB, BE, couperait MN suivant la droite BH; et on aurait au même point et dans un même plan deux lignes BE, BH perpendiculaires sur AB.

---

* Le point G ne peut se confondre avec le point D, puisque, d'après le premier cas, on ne peut mener par un point d'une droite qu'un seul plan perpendiculaire à cette droite.

PROPOSITION VII.

THÉORÈME.

Si d'un point A, *hors du plan* MN, *on mène la per-pendiculaire* AP *et les obliques* AD, AC, AE,

1° *La perpendiculaire est plus courte que toute oblique.*

2° *Les obliques également éloignées de la perpen-diculaire, sont égales.*

3° *De deux obliques inégalement éloignées du pied de la perpendiculaire, celle qui s'en écarte le plus est la plus grande.*

1° Le triangle APC est rectangle en P, et par suite, fig.184. l'oblique AC, opposée à l'angle droit, est plus grande que la perpendiculaire AP.

2° Les angles APC, APD étant droits, si l'on suppose PC=PD, les triangles APC, APD auront un angle égal compris entre côtés égaux ; donc ils sont égaux et l'on, aura AC=AD.

3° Si la distance PE est plus grande que PD ; prenons PB = PD et joignons AB ; on aura AB = AD. Or AB est plus petit que AE *, donc AD est plus petit que AE.   * 17, 1.

Corollaire. Toutes les obliques égales AB, AC, AD, etc., aboutissent à la circonférence BCD, décrite du pied de la perpendiculaire P comme centre ; donc étant donné un point A hors d'un plan, si on veut trouver sur ce plan le point P où tomberait la perpendiculaire abaissée de A, il faut marquer sur ce plan trois points B, C, D, également éloignées du point A, et chercher ensuite le centre du cercle qui passe par ces points ; ce centre sera le point cherché P.

PROPOSITION VIII.

THÉORÈME.

fig. 185.   *Soit* AP *une perpendiculaire au plan* MN *et* BC *une ligne située dans ce plan; si du pied* P *de la perpendiculaire on abaisse* PD *perpendiculaire sur* BC, *et qu'on joigne* AD, *je dis que* AD *sera perpendiculaire à* BC.

Prenez DB=DC, et joignez PB, PC, AB, AC : puisque DB=DC, l'oblique PB=PC; et par rapport à la perpendi-

7   diculaire AP, puisque PB=PC, l'oblique AB=AC; donc la ligne AD a deux de ses points A et D également distants des extrémités B et C; donc AD est perpendiculaire sur le milieu de BC.

Corollaire. On voit en même temps que BC est perpendiculaire au plan APD, puisque BC est perpendiculaire à la fois aux deux droites AD, PD.

PROPOSITION IX.

THÉORÈME.

fig. 186.   *Si la ligne* AP *est perpendiculaire au plan* MN, *toute ligne* DE *parallèle à* AP *sera perpendiculaire au même plan.*

Suivant les parallèles AP, DE, conduisez un plan dont l'intersection avec le plan MN sera PD ; dans le plan MN menez BC perpendiculaire à PD, et joignez AD.

Suivant le corollaire du théorème précédent, BC est perpendiculaire au plan APDE; donc l'angle BDE est droit : mais l'angle EDP est droit aussi, puisque AP est perpendiculaire à PD, et que DE est parallèle à AP ; donc la ligne DE est perpendiculaire aux deux droites DP, DB; donc elle est perpendiculaire à leur plan MN.

Corollaire I. Réciproquement si les droites AP, DE sont

perpendiculaires au plan MN, elles seront parallèles, car si elles ne l'étaient pas, conduisez par le point D une parallèle à AP, cette parallèle sera perpendiculaire au plan MN ; donc on pourrait par un même point D, élever deux perpendiculaires à un même plan, ce qui est impossible*. *5.

. *Corollaire* II. Deux lignes A et B, parallèles à une troisième C, sont parallèles entre elles ; car imaginez un plan perpendiculaire à la ligne C, les lignes A et B, parallèles à cette perpendiculaire, seront perpendiculaires au même plan ; donc par le corollaire précédent, elles seront parallèles entre elles.

Il est entendu que les trois lignes ne sont pas dans le même plan, sans quoi la proposition serait déjà connue.

PROPOSITION X.

THÉORÈME.

Par un point A on ne peut mener dans l'espace fig. 182. *qu'une parallèle à la ligne CD.*

Car une parallèle à CD menée par le point A, est située dans le plan qui passe par ce point et par la droite CD ; et l'on sait que dans un plan on ne peut mener par un point donné qu'une seule parallèle à une droite.

PROPOSITION XI.

THÉORÈME.

Si la ligne AB est parallèle à une droite CD menée fig. 187. *dans le plan MN, elle sera parallèle à ce plan.*

Car si la ligne AB, qui est dans le plan ABCD, rencontrait le plan MN, ce ne pourrait être qu'en quelque point de la ligne CD, intersection commune des deux plans : or, AB ne peut rencontrer CD, puisqu'elle lui est parallèle ; donc elle ne rencontrera pas non plus le plan MN ; donc elle est parallèle à ce plan *. déf. *2.

Corollaire I. Si une droite AB est parallèle au plan MN, tout plan ABCD mené par AB, coupera MN suivant une droite CD parallèle à AB.

En effet, les droites AB, CD étant dans le même plan ABCD, si la ligne AB rencontrait CD, elle rencontrerait le plan MN, ce qui est contre l'hypothèse.

Corollaire II. Si, par un point C d'un plan MN parallèle à la droite AB, on mène une ligne CD parallèle à cette droite, cette parallèle sera située dans le plan MN.

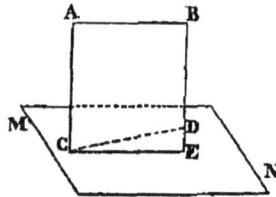

Car s'il en était autrement, le plan mené par la droite AB et le point C, couperait MN, suivant une ligne CE, parallèle à AB, et on pourrait par un point mener deux parallèles à une droite.

PROPOSITION XII.

THÉORÈME.

fig. 188.   *Deux plans* MN, PQ, *perpendiculaires à une même droite* AB, *sont parallèles entre eux.*

Car s'ils se rencontraient quelque part, soit O un de leurs points communs, et joignez OA, OB; la ligne AB, perpendiculaire au plan MN, est perpendiculaire à la droite OA menée par son pied dans ce plan; par la même raison AB est perpendiculaire à BO; donc OA et OB seraient deux perpendiculaires abaissées du même point O sur la même ligne droite, ce qui est impossible; donc les plans MN, PQ, ne peuvent se rencontrer; donc ils sont parallèles.

PROPOSITION XIII.

THÉORÈME.

Les intersections EF, GH, *de deux plans parallèles* fig. 189. MN, PQ, *par un troisième plan* FG, *sont parallèles.*

Car si les lignes EF, GH, situées dans un même plan, ne sont pas parallèles, prolongées elles se rencontreront ; donc les plans MN, PQ, dans lesquels elles sont, se rencontreraient aussi ; donc ils ne seraient pas parallèles.

PROPOSITION XIV.

THÉORÈME.

La ligne AB, *perpendiculaire au plan* MN, *est per-* fig. 188. *pendiculaire au plan* PQ, *parallèle à* MN.

Ayant tiré à volonté la ligne BC dans le plan PQ, suivant AB et BC, conduisez un plan ABC dont l'intersection avec le plan MN soit AD, l'intersection AD sera parallèle à BC[*] ; mais la ligne AB perpendiculaire au plan MN est * 13. est perpendiculaire à la droite AD ; donc elle sera aussi perpendiculaire à sa parallèle BC ; et puisque la ligne AB est perpendiculaire à toute ligne BC menée par son pied dans le plan PQ, il s'ensuit qu'elle est perpendiculaire au plan PQ.

PROPOSITION XV.

THÉORÈME.

Deux plans A, B, *parallèles à un troisième* C, *sont parallèles entre eux.*

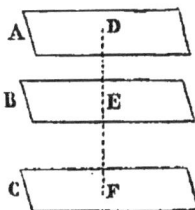

Menez DF perpendiculaire au plan C; cette droite est perpendiculaire aux plans A et B, en vertu du théorème précédent; donc ces plans sont parallèles comme étant perpendiculaires à une même droite.

PROPOSITION XVI.

THÉORÈME.

fig. 189. *Les parallèles* EG, FH, *comprises entre deux plans parallèles* MN, PQ, *sont égales.*

Par les parallèles EG, FH, faites passer le plan EGHF, qui rencontrera les plans parallèles suivant EF et GH. Les

*13. intersections EF, GH, sont parallèles entre elles *, ainsi que EG, FH; donc la figure EGHF est un parallélogramme; donc EG = FH.

Corollaire. Il suit de là que *deux plans parallèles sont partout à égale distance*; car si EG et FH sont perpendiculaires aux deux plans MN, PQ, elles seront parallèles

*9. entre elles *; donc elles sont égales.

PROPOSITION XVII.

THÉORÈME.

fig. 190. *Si deux angles* CAE, DBF, *non situés dans le même plan, ont leurs côtés parallèles et dirigés dans le même sens, ces angles seront égaux et leurs plans seront parallèles.*

Prenez AC = BD, AE = BF, et joignez CE, DF, AB, CD, EF. Puisque AC est égale et parallèle à BD, la figure ABCD est un parallélogramme; donc CD est égale et parallèle à AB. Par une raison semblable EF est égale et parallèle à AB; donc aussi CD est égale et parallèle à EF, la figure CEFD est donc un parallélogramme, et ainsi le côté

CE est égal et parallèle à DF; donc les triangles CAE, BDF sont équilatéraux entre eux; donc l'angle CAE= DBF.

En second lieu je dis que le plan ACE est parallèle au plan BDF; car, supposons que le plan parallèle à BDF, mené par le point A, rencontre les lignes CD, EF, en d'autres points que C et E; par exemple en G et H; alors, suivant la proposition xvi, les trois lignes AB, GD, FH, seront égales : mais les trois AB, CD, EF, le sont déjà; donc on aurait CD=GD, et FH=EF, ce qui est absurde; donc le plan ACE est parallèle à BDF.

Corollaire. Si deux plans parallèles MN, PQ, sont rencontrés par deux autres plans CABD, EABF, les angles CAE, BDF, formés par les intersections des plans parallèles, seront égaux; car l'intersection AC est parallèle à BD*, AE l'est à BF, donc l'angle CAE=DBF.

*13.

PROPOSITION XVIII.

THÉORÈME.

Si trois droites AB, CD, EF, *non situées dans le* fig. 190. *même plan, sont égales et parallèles, les triangles* ACE, BDF, *formés de part et d'autre en joignant les extrémités de ces droites, seront égaux, et leurs plans seront parallèles.*

Car, puisque AB est égale et parallèle à CD, la figure ABCD est un parallélogramme; donc le côté AC est égal et parallèle à BD. Par une raison semblable les côtés AE, BF, sont égaux et parallèles ainsi que CE, DF; donc les deux triangles ACE, BDF, sont égaux; on prouvera d'ailleurs, comme dans la proposition précédente, que leurs plans sont parallèles.

PROPOSITION XIX.

THÉORÈME.

fig. 191.   *Deux droites comprises entre trois plans parallèles,
sont coupées en parties proportionnelles.*

Supposons que la ligne AB rencontre les plans parallèles MN, PQ, RS, en A, E, B, et que la ligne CD rencontre les mêmes plans en C, F, D ; je dis qu'on aura
AE : C F D : : B.:FE

Tirez AD qui rencontre le plan PQ en G, et joignez
AC, EG, GF, BD ; les intersections EG, BD, des plans
* 13. parallèles PQ, RS, par le plan ABD sont parallèles * ;
donc AE : EB :: AG : GD ; pareillement les intersections
AC, GF, étant parallèles, on a AG : GD :: CF : FD ;
donc, à cause du rapport commun, AG:GD, on aura
AE : EB :: CF : FD.

PROPOSITION XX.

THÉORÈME.

fig. 192.   *Soit* ABCD *un quadrilatère quelconque situé ou non
situé dans un même plan ; si on coupe les côtés opposés proportionnellement par deux droites* EF, GH, *de
sorte qu'on ait* AE:EB :: DF:FC, *et* BG:GC ·. AH:HD ;
je dis que les droites EF, GH, *se couperont en un
point* M, *de manière qu'on aura* HM:MG :: AE:EB,
et EM:MF :. AH:HD.

Conduisez suivant AD un plan AbHcD qui ne passe pas
suivant GH ; par les points E, B, C, F, menez à GH les
parallèles Ee, Bb, Cc, Ff, qui rencontrent ce plan en
e, b, c, f. A cause des parallèles Bb, GH ; Cc, on aura
bH:Hc::BG:GC::AH:HD ; donc les triangles AHb, DHc,

sont semblables. On aura ensuite Ae : eb :: AE : EB , et
Df : cf :: DF : FC; donc Ae : eb :: Df : fc, ou, *componendo*,
Ae : Df :: Ab : Dc ; mais, à cause des triangles semblables
AHb, DHc, on a Ab : Dc :: AH : DH; donc Ae : Df :: AH : DH:
d'ailleurs les triangles AHb, cHD, étant semblables, l'angle
HAe = HDf; donc les triangles AHe, DHf, sont sembla-
bles., donc l'angle AHe = DHf. Il s'ensuit d'abord que
cHf est une ligne droite, et qu'ainsi les trois parallèles Ee,
GH, Ff, sont situées dans un même plan, lequel contien-
dra les deux droites EF, GH; donc *celles-ci doivent se couper en un point* M. Ensuite, à cause des parallèles Ee, MH,
Ff, on aura EM : MF :: eH : Hf :: AH : HD.

Par une construction semblable, rapportée au côté AB,
on démontrerait que HM : MG :: AE : EB.

DÉFINITIONS.

On appelle projection d'un point sur un plan, le pied
de la perpendiculaire abaissée de ce point sur le plan.

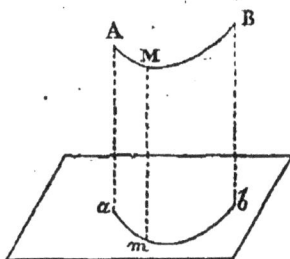

La projection d'une ligne AMB sur un plan, est la ligne
amb formée par les projections de tous les points de la ligne
AMB.

PROPOSITION XXI.

THÉORÈME.

*La projection d'une ligne droite sur un plan est une
ligne droite.*

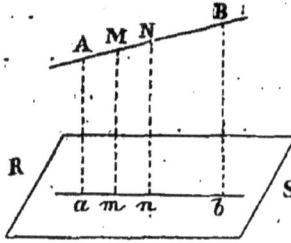

D'un point A de la ligne AB, abaissons la perpendiculaire A*a* sur le plan RS, et menons par les droites AB, A*a*
un plan qui coupera RS suivant *ab*.

Si par les points M, N,... de la ligne AB on abaisse des
perpendiculaires sur le plan RS, elles seront toutes parallèles à A*a*, et seront situées dans le plan BA*a*; elles ne
pourront donc rencontrer le plan RS que sur la ligne *ab*.

PROPOSITION XXII.

THÉORÈME.

L'angle aigu AB*a* *formé par la droite* AB *avec sa
projection* B*a* *sur le plan* MN, *est moindre que l'angle*
AB D, *que fait la même droite avec toute autre* BD,
passant par son pied dans le plan.

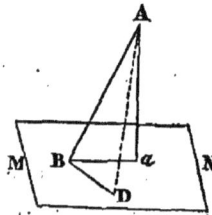

Prenons BD = B*a*, et joignons AD; les deux triangles
AB*a*, ABD ont le côté AB commun; de plus B*a* = BD par
construction; mais le troisième côté A*a* du premier triangle, est plus petit que le troisième côté AD du second
triangle, puisque A*a* est perpendiculaire au plan MN, et
que AD est une oblique; donc l'angle AB*a* est moindre que
l'angle ABD.

Scolie I. L'angle aigu que fait une droite avec sa projection sur un plan, étant l'angle minimum, l'angle obtus est maximum.

Scolie II. L'angle aigu que fait une droite avec sa projection sur un plan, en raison de la propriété qui vient d'être démontrée, est appelé *angle de la droite avec le plan*.

PROPOSITION XXIII.

THÉORÈME.

Étant données deux droites AB, CD *non situées dans un même plan;* 1° *on peut leur mener une perpendiculaire commune;* 2° *on n'en peut mener qu'une;* 3° *elle est la plus courte distance des deux droites.*

1° Par un point A de la droite AB, menons AL parallèle à CD; et conduisons par les deux droites AB, AL, le plan MN parallèle à CD.

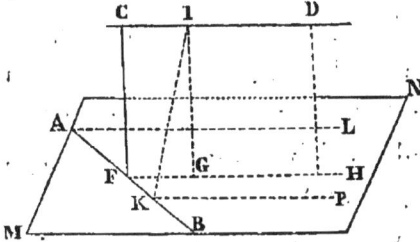

. D'un point quelconque D pris sur CD abaissons DH perpendiculaire au plan MN, et par le point H menons HF parallèle à CD; enfin par le point F tirons FC parallèle à DH : FC sera une perpendiculaire commune aux deux droites.

Car FC étant parallèle à DH est perpendiculaire au plan MN[*]; elle est donc perpendiculaire sur AB et sur FH; elle l'est donc aussi sur CD parallèle à FH. *9.

2° FC est la seule perpendiculaire commune; car si l'on

supposait qu'une autre droite IK fût perpendiculaire sur AB et sur CD; elle serait aussi perpendiculaire sur la droite KP parallèle à CD; donc elle serait perpendiculaire au plan MN; d'ailleurs la ligne IG parallèle à DH est perpendiculaire au même plan; on pourrait donc d'un point abaisser deux perpendiculaires sur un plan.

3° FC est la plus courte distance des deux droites; car soit IK une autre droite qui rencontre AB et CD; si l'on mène IG parallèle à DH; IG sera perpendiculaire à MN, et sera plus petit que IK; or IG = FC; donc on a FC < IK.

ANGLES FORMÉS PAR LES PLANS.

DÉFINITIONS.

I. L'inclinaison plus ou moins grande de deux plans qui se rencontrent s'appelle angle dièdre.

L'intersection des deux plans se nomme l'*arête* de l'angle dièdre; les deux plans qui le forment en sont les faces.

On désigne un angle dièdre au moyen de quatre lettres; deux d'entre elles servent à désigner l'arête, et les deux autres représentent les deux faces. On a soin de mettre au milieu les deux lettres qui désignent l'arête.

II. Deux angles dièdres sont dits égaux, lorsqu'on peut faire coïncider leurs faces.

III. L'angle NAP, formé par les perpendiculaires NA, AP, menées dans les deux faces de l'angle dièdre PMAN, en un même point de l'arête MA, est l'*angle rectiligne* correspondant à l'angle dièdre.

L'angle rectiligne, ainsi formé, est le même en tous les points de l'arête; car si au point M, on forme de même l'angle rectiligne CMB; les droites MC, AN seront parallèles comme étant situées dans un même plan, et de plus perpendiculaires à MA, de même MB est parallèle à AP; donc CMB = NAP.

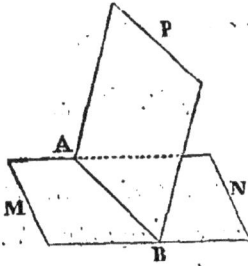

Lorsqu'un plan PB en rencontre un autre MN, il forme avec celui-ci deux angles dièdres adjacents PABM, PABN. Si ces angles adjacents sont égaux, le plan PB est dit perpendiculaire sur MN; et les angles dièdres égaux s'appellent angles dièdres *droits*. (Il sera démontré que tous les angles dièdres droits sont égaux.)

PROPOSITION XXIV.

THÉORÈME.

Par une droite AB située dans le plan MN on peut mener un plan perpendiculaire à MN, et on n'en peut mener qu'un seul.

Corollaire. Tous les angles dièdres droits sont égaux.

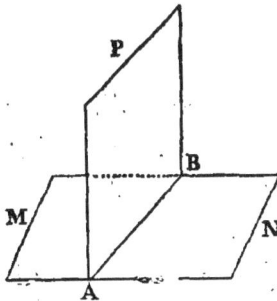

La démonstration de ce théorème et du corollaire étant tout à fait semblable à celle qui a été donnée (liv. 1er pr. 1), nous laissons au lecteur le soin de la donner lui-même.

PROPOSITION XXV.

THÉORÈME.

Tout plan qui en rencontre un autre, forme avec lui deux angles dièdres adjacents dont la somme vaut deux angles dièdres droits.

Corollaire. Si un plan est perpendiculaire sur un autre, ce second plan est perpendiculaire sur le premier. (Voyez liv. 1er, pr. 3.)

PROPOSITION XXVI.

THÉORÈME.

Si deux angles dièdres CABD, GEFH sont égaux, leurs angles rectilignes CBD, GFH seront égaux.

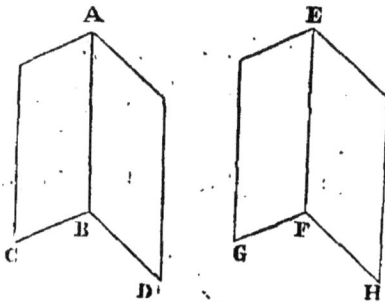

En effet, portons le second dièdre sur le premier de manière que EF tombe sur AB, le point F en B, et que le plan EFG s'applique sur le plan ABC; les angles EFG, ABC étant droits, FG prendra la direction BC; maintenant, à cause de l'égalité des angles dièdres, le plan EFH s'appliquera sur ABD, et comme les angles EFH, ABD sont droits, FH coïncidera avec BD.

Corollaire. L'angle dièdre droit a pour angle rectiligne un angle droit.

Car quand un plan est perpendiculaire sur un autre, les angles dièdres adjacents sont égaux; les angles rectilignes qui leur correspondent sont donc aussi égaux; or ceux-ci sont adjacents, donc ils sont droits.

PROPOSITION XXVII.

THÉORÈME.

Deux angles dièdres CABD, GEFH *sont entre eux dans le même rapport que leurs angles rectilignes* CBD, GFH.

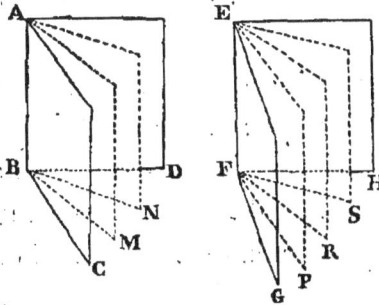

Supposons que les deux angles dièdres aient une commune mesure, et qu'en divisant CABD en trois parties égales, GEFH renferme 4 de ces parties, on aura

$$\text{CABD} : \text{GEFH} : : 3 : 4.$$

Menons les plans CBD, GFH respectivement perpendiculaires aux arêtes AB, EF; ces plans couperont les faces de divisions suivant des droites BC, BM,... FG, FP, FR... respectivement perpendiculaires sur AB et sur EF; or les angles rectilignes CBM, MBN... GFP, PFR... sont égaux comme correspondants à des dièdres égaux; d'ailleurs CBD contient trois de ces angles, et GFH en contient 4; on a donc aussi: CBD : GFH : : 3 : 4.

donc enfin CABD : GEFH : : CBD : GFH.

Si les deux angles dièdres n'avaient pas de commune

mesure, on ferait voir, par le raisonnement connu, que la proportion subsiste encore.

Scolie. Il résulte de ce théorème, que si l'on veut mesurer un angle dièdre D, c'est-à-dire, trouver le rapport de D à un angle dièdre pris pour unité (le dièdre droit, par exemple), il suffira de chercher le rapport de l'angle rectiligne de D à un angle droit.

PROPOSITION XXVIII.

THÉORÈME.

fig. 194.   *La ligne AP étant perpendiculaire au plan MN, tout plan APB, conduit suivant AP, sera perpendiculaire au plan MN.*

Soit BC l'intersection des plans AB, MN ; si dans le plan MN on mène DE perpendiculaire à BP, la ligne AP, étant perpendiculaire au plan MN, sera perpendiculaire à chacune des deux droites BC, DE : mais l'angle APD, formé par les deux perpendiculaires PA, PD, à l'intersection commune BP, mesure l'angle des deux plans AB, MN ; donc, puisque cet angle est droit, les deux plans sont perpendiculaires entre eux.

Scolie. Lorsque trois droites, telles que AP, BP, DP, sont perpendiculaires entre elles, chacune de ces droites est perpendiculaire au plan des deux autres et les trois plans sont perpendiculaires entre eux.

PROPOSITION XXIX.

THÉORÈME.

fig. 194.   *Si le plan AB est perpendiculaire au plan MN, et que dans le plan AB on mène la ligne PA perpendiculaire à l'intersection commune PB, je dis que PA sera perpendiculaire au plan MN.*

Car si dans le plan MN on mène PD perpendiculaire à PB, l'angle APD sera droit, puisque les plans sont perpendiculaires entre eux; donc la ligne AP est perpendiculaire aux deux droites PB, PD; donc elle est perpendiculaire à leur plan MN.

Corollaire. Si le plan AB est perpendiculaire au plan MN, et que par un point P de l'intersection commune on élève une perpendiculaire au plan MN; je dis que cette perpendiculaire sera dans le plan AB, car, si elle n'y était pas, on pourrait mener dans le plan AB une perpendiculaire AP à l'intersection commune BP, laquelle serait en même temps perpendiculaire au plan MN; donc au même point P il y aurait deux perpendiculaires au plan MN; ce qui est impossible.

PROPOSITION XXX.

THÉORÈME.

Si deux plans AB, AD, *sont perpendiculaires à un* fig. 194. *troisième* MN, *leur intersection commune* AP *sera perpendiculaire à ce troisième plan.*

Car si par le point P on élève une perpendiculaire au plan MN, cette perpendiculaire doit se trouver à la fois dans le plan AB et dans le plan AD *; donc elle est leur *29 cor. intersection commune AP.

DÉFINITIONS.

I. On appelle angle *solide* ou *polyèdre*, la figure formée par plusieurs plans qui se coupent en un même point.

II. Les intersections des plans sont les arêtes de l'angle solide; le point de concours des arêtes en est le sommet.

Les angles formés par les arêtes sont appelés les *faces* ou les angles plans de l'angle solide.

III. Lorsque le nombre des plans est égal à trois, l'angle solide s'appelle *angle trièdre*.

IV. Nous ne considérerons que des angles solides convexes, c'est-à-dire, qui sont situés entièrement d'un même côté d'une de leurs faces prolongées.

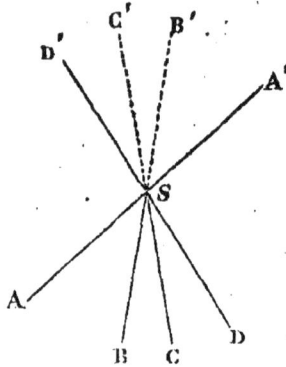

V. Un angle solide SABCD étant donné, si l'on prolonge les arêtes SA, SB..., au delà du point S, on forme un nouvel angle solide S'A'B'C'D' qui est dit *symétrique* du premier.

Il est évident que ce nouvel angle solide a les mêmes angles plans, et les mêmes angles dièdres que le premier. Néanmoins ces deux angles solides ne pourront pas en général être superposés; car si l'on fait coïncider la face D'S'A' sur son égale ASD de manière que les arêtes des deux angles solides soient situées d'un même côté de la face commune, on voit qu'en partant de l'arête SD, et faisant le tour des deux angles solides, les angles plans et les angles dièdres se présenteront dans un ordre inverse.

PROPOSITION XXXI.

THÉORÈME.

Deux angles trièdres sont égaux dans toutes leurs parties, lorsqu'ils ont un dièdre égal compris entre deux faces égales chacune à chacune.

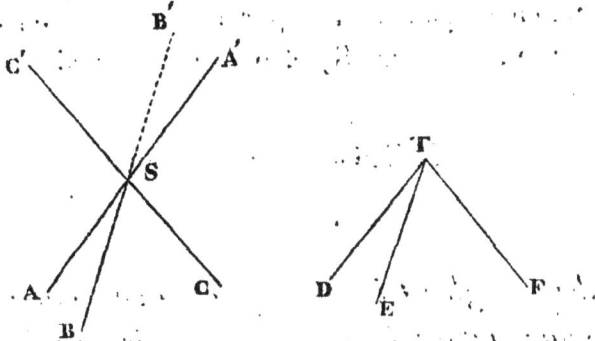

Soit ASB = DTE, BSC = ETF, et le dièdre SB égal au dièdre TE.

Faisons coïncider l'angle ASB sur son égal DTE; à cause de l'égalité des angles dièdres SB , TE, le plan ETF s'appliquera sur le plan BSC, et comme les angles ETF, BSC sont égaux, l'arête TF prendra la direction SC; les deux trièdres coïncideront donc et auront toutes leurs parties égales.

Si les faces égales des deux trièdres étaient inversement disposées par rapport aux dièdres égaux, on superposerait le trièdre T sur le symétrique de SABC, et on serait conduit à la même conclusion.

PROPOSITION XXXII.

THÉORÈME.

Deux trièdres sont égaux dans toutes leurs parties lorsqu'ils ont une face égale adjacente à deux dièdres égaux chacun à chacun.

Soit ASC = DTF; le dièdre SA = TD, et le dièdre SC = TF.

Faisons coïncider la face DTF sur son égale ASC; à cause de l'égalité des dièdres SA et TD, SC et TF, les plans DTE, FTE s'appliquent respectivement sur les faces ASB, CSB; donc l'arête TE coïncidera avec SB, et les deux trièdres coïncidant auront toutes leurs parties égales.

Si les dièdres égaux étaient inversement placés par rapport aux faces égales, on superposerait le trièdre T sur le symétrique du trièdre S, et on arriverait ainsi au même résultat.

PROPOSITION XXXIII.

THÉORÈME.

Si deux angles trièdres ont les faces égales chacune à chacune, les angles dièdres opposés aux faces égales seront égaux entre eux.

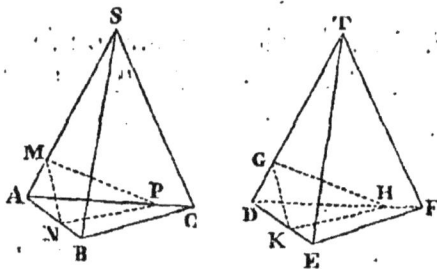

Soit :   ASB=DTE, ASC=DTF, BSC=ETF.

Prenons les six longueurs égales SA, SB, SC, TD, TE, TF; et tirons les lignes AB, AC, BC, DE, DF, EF. Les triangles isocèles SAB, DTE, sont égaux comme ayant un angle égal compris entre côtés égaux; il en sera de même des triangles SBC, TEF, et aussi des triangles SAC, TDF. Enfin, de l'égalité de ces triangles, résulte celle des triangles ABC, DEF, car ils sont équilatéraux entre eux.

Cela posé : par un point M de l'arête SA, menons dans les faces SAB, SAC, les droites MN, MP perpendiculaires sur SA; ces droites rencontreront les côtés AB et AC, puisque les triangles SAB, SAC étant isocèles, les angles à la base SAB, SAC sont aigus; enfin, tirons la droite NP.

Maintenant, prenons DG=AM, et répétons dans le second trièdre la construction précédente.

. Les triangles rectangles AMN, DGK sont égaux comme ayant le côté AM=DG et l'angle aigu MAN=GDK; on en conclut AN = DK et MN = GK. On verrait de même que MP = GH et AP = DH.

On reconnaît aussi que les triangles PAN, HDK, sont égaux, comme ayant un angle égal compris entre côtés égaux; d'où l'on conclut : NP = KH. Donc enfin, les triangles NMP, KGH, ont les trois côtés égaux chacun à chacun; donc l'angle NMP, qui mesure le dièdre SA, est égal à l'angle KGH qui mesure le dièdre TD.

Scolie. Si les deux angles solides ont, en outre, leurs faces semblablement disposées, ils seront égaux par superposition; dans le cas contraire, ils seront symétriques.

PROPOSITION XXXIV.

THÉORÈME.

1° *Tout point pris sur le plan bissecteur d'un angle dièdre est également distant des deux faces de l'angle dièdre.*

2° *Tout point pris dans l'intérieur d'un angle dièdre, hors du plan bissecteur, est inégalement éloigné des deux faces.*

Nous laissons au lecteur le soin de faire la démonstration de ce théorème, qui est analogue à la proposition 21, liv. I.

Corollaire. Dans tout angle trièdre, les plans bissecteurs des angles dièdres se coupent suivant une même droite.

PROPOSITION XXXV.

THÉORÈME.

Si d'un point O, pris dans l'intérieur d'un angle dièdre, on abaisse des perpendiculaires OA, OB sur les deux faces, l'angle AOB formé par ces deux droites sera le supplément de l'angle dièdre.

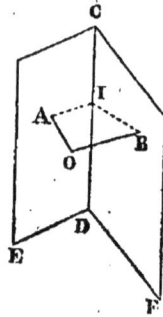

En effet, le plan AOB est perpendiculaire aux deux faces CDF, CDE, et par suite à leur intersection CD; il coupera donc les deux faces de l'angle dièdre suivant deux droites AI, BI perpendiculaires à CD; et l'angle AIB sera la mesure de l'angle dièdre. D'ailleurs le quadrilatère OAIB renferme deux angles droits A et B; donc AOB+AIB=2^{dr}.

Remarque. Si l'angle dièdre était obtus, il pourrait arriver pour certaines positions du point O, que la perpendiculaire abaissée sur l'une des faces vînt la rencontrer sur son prolongement. Mais on peut facilement étendre la démonstration précédente à ce cas, en remarquant que tous les angles ainsi formés en donnant au point O différentes positions sont tous égaux, comme ayant les côtés parallèles et dirigés dans le même sens. Or si l'on place le point O dans le plan bissecteur, les perpendiculaires abaissées de ce point sur les faces ne sauraient les rencontrer dans leurs prolongements. La démonstration précédente peut donc s'appliquer; donc le théorème est vrai pour toute autre position du point O.

PROPOSITION XXXVI.

THÉORÈME.

Si d'un point M pris dans l'intérieur d'un angle trièdre S, on abaisse des perpendiculaires MP, MQ, MR sur les faces ASB, BSC, ASC, ces perpendiculaires for-

ment un second trièdre dont les faces seront les sup-
pléments des angles dièdres du premier, et récipro-
quement les faces du premier seront les suppléments
des dièdres du second.

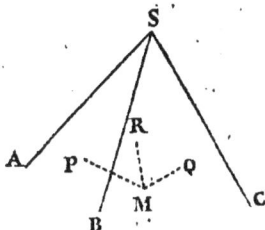

En effet, d'après le théorème précédent, l'angle PMR, formé par les droites MP, MR perpendiculaires aux deux faces ASB, ASC, est le supplément de l'angle dièdre SA. On verrait de même que l'angle RMQ est le supplément de l'angle dièdre SC, et que l'angle PMQ est le supplément de l'angle dièdre SB.

Pour démontrer la seconde partie de la proposition, remarquons d'abord que l'angle solide MPRQ est le même, quelle que soit la position du point M dans l'angle solide S. Car tous les angles trièdres ainsi formés auraient leurs faces égales et semblablement placées.

Cela posé, le plan PMR perpendiculaire aux faces ASB, ASC est perpendiculaire à leur intersection SA; on voit de même, SB est perpendiculaire sur le plan PMQ, et SC sur le plan RMQ. Enfin si le point M a été pris sur l'intersection des plans bissecteurs des dièdres SA, SB, SC, les perpendiculaires MP, MR, MQ tomberont dans l'intérieur des angles. ASB, ASC, BSC ; le point S sera donc dans l'intérieur de l'angle solide MPRQ ; de plus les droites SA, SB, SC sont perpendiculaires sur les faces PMR, PMQ, RMQ ; donc, d'après la première partie du théorème, les angles ASB, BSC, ASC, sont les suppléments des dièdres MP, MQ, MR.

PROPOSITION XXXVII.

THÉORÈME.

*Si deux trièdres ont leurs angles dièdres égaux cha-
cun à chacun, ils ont aussi leurs faces égales.*

Soient S et S′ les deux trièdres donnés; T et T′ leurs
trièdres supplémentaires.

Puisque S et S′ ont leurs dièdres égaux, les trièdres T et
T′ auront leurs faces égales chacune à chacune, et par
suite leurs angles dièdres égaux. Enfin, les trièdres T et T′
ayant leurs dièdres égaux, les trièdres S et S′ auront leurs
faces égales.

Scolie. Si les faces égales des deux trièdres sont semblablement disposées, les trièdres seront égaux par superposition; autrement, ils seront symétriques.

PROPOSITION XXXVIII.

THÉORÈME.

fig.195. *Si un angle solide est formé par trois angles plans
la somme de deux quelconques de ces angles sera plus
grande que le troisième.*

Il n'y a lieu à démontrer la proposition que lorsque
l'angle plan qu'on compare à la somme des deux autres
est plus grand que chacun de ceux-ci. Soit donc l'angle
solide S formé par trois angles plans ASB, ASC, BSC, et
supposons que l'angle ASB soit le plus grand des trois; je
dis qu'on aura ASB < ASC+CSB.

Dans le plan ASB faites l'angle BSD = BSC, tirez à volonté la droite ADB; et, ayant pris SC = SD, joignez
AC, BC.

Les deux côtés BS, SD, sont égaux aux deux BS, SC,
l'angle BSD = BSC; donc les deux triangles BSD, BSC sont

égaux ; donc BD = BC. Mais on a AB < AC + BC ; retranchant d'un côté BD ; et de l'autre son égale BC, il restera AD < AC. Les deux côtés AS, SD, sont égaux aux deux AS, SC, le troisième AD est plus petit que le troisième AC ; donc l'angle ASD < ASC. Ajoutant BSD = BSC, on aura ASD + BSD ou ASB < ASC + BSC.

PROPOSITION XXXIX.

THÉORÈME.

La somme des angles plans qui forment un angle solide convexe, est toujours moindre que quatre angles droits.

Coupez l'angle solide S par un plan ABCDE qui rencontre toutes les arêtes ; d'un point O pris dans ce plan menez à tous les angles les lignes OA, OB, OC, OD, OE.

La somme des angles des triangles ASB, BSC, etc., formés autour du sommet S, équivaut à la somme des angles d'un pareil nombre de triangles AOB, BOC, etc., formés autour du sommet O. Mais au point B les angles ABO, OBC, pris ensemble, font l'angle ABC plus petit que la somme des angles ABS, SBC * ; de même au point C on a * 38. BCO + OCD < BCS + SCD ; et ainsi à tous les angles du polygone ABCDE. Il suit de là que dans les triangles dont le sommet est en O, la somme des angles à la base est moindre que la somme des angles à la base dans les triangles dont le sommet est en S ; donc, par compensation, la somme des angles formés autour du point O est plus grande que la somme des angles autour du point S. Mais la somme des angles autour du point O est égale à quatre angles droits ; donc la somme des angles plans qui forment l'angle solide S est moindre que quatre angles droits.

fig. 196.

PROPOSITION XL.

THÉORÈME.

1° *Dans tout angle trièdre, la somme des trois dièdres est comprise entre 2 droits et 6 droits; 2° le plus petit angle dièdre, augmenté de deux droits, est plus grand que la somme des deux autres.*

1° Soient a, b, c, les trois dièdres de l'angle trièdre donné, et A, B, C, les faces du trièdre supplémentaire.

On a : $a = 2^d - A$ $b = 2^d - B$ $c = 2^d - C$;

d'où, en ajoutant

$$a + b + c = 6^d - (A + B + C).$$

D'ailleurs, la somme $A + B + C$ est plus grande que zéro, et moindre que 4^{dr}; donc la somme $a + b + c$ est moindre que 6 droits, et plus grande que 2 droits.

2° a, b, c étant les dièdres du trièdre donné, et a le plus petit; $2^d - a$, $2^d - b$, $2^d - c$ seront les faces du trièdre sup-plémentaire, et $2^d - a$ la plus grande; on aura donc, en vertu du théorème 38,

$$2^d - a < 2^d - b + 2^d - c,$$

d'où en ajoutant de part et d'autre $b + c + a$, et retran-chant 2^{dr}

$$b + c < 2^d + a.$$

PROPOSITION XLI.

THÉORÈME.

Pour qu'on puisse former un angle solide trièdre avec trois faces données, il faut et il suffit que la somme des trois faces soit moindre que 4 droits, et que la plus grande soit plus petite que la somme des deux autres.

Nous avons déjà reconnu que ces conditions sont néces-saires; il reste donc à démontrer qu'elles sont suffisantes.

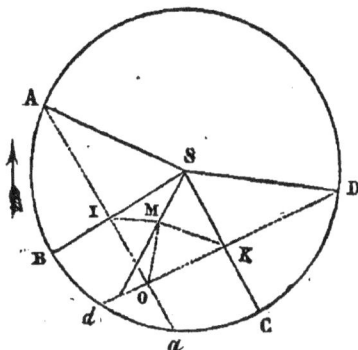

Soient BSC, ASB, DSC les trois faces données que nous supposons placées dans un même plan, et soit BSC la plus grande.

Du point S comme centre avec un rayon arbitraire SA, décrivons une circonférence, et abaissons des points A et D les droites Aa, Dd perpendiculaires sur SB et sur SC.

L'angle BSC étant le plus grand des trois, BC sera plus grand que chacun des arcs BA, CD, et comme Ba = BA, on voit que le point a est entre B et C, et il en est de même de d.

De plus, on a par hypothèse   BSC < ASB + CSD,
et par suite   BC < AB + CD.
Donc puisque Ba = BA et Cd = CD, le point a est sur l'arc BC à la droite de d.

Enfin la somme des trois faces données étant moindre que 4 droits, le point D sera placé à la droite du point A, sur la circonférence parcourue à partir du point B, dans le sens indiqué par la flèche.

Il résulte de là que les cordes Aa, Dd se couperont dans l'intérieur de la circonférence.

Cela posé, élevons au point O une perpendiculaire OM

au plan BSC, et dans le plan IOM, décrivons du point I comme centre avec AI comme rayon, une circonférence qui coupera OM en un point M, et joignons MS; l'angle trièdre SBMC sera formé avec les trois faces données.

En effet, joignons MI et MK; les triangles ASI, MIS sont rectangles en I; ils ont SI commun, et AI $=$ IM, donc ils sont égaux; et l'on a l'angle ASI$=$ISM. De même les triangles rectangles MSK, DSK sont égaux; car le côté SK est commun, et les côtés SD, SM égaux tous deux à SA, sont égaux entre eux; donc l'angle MSK $=$ DSK.

Scolie. Pour former un angle trièdre avec trois angles dièdres donnés a, b, c, il faut et il suffit que leur somme soit comprise entre 2 droits, et 6 droits, et que le plus petit, augmenté de 2 droits, soit plus grand que la somme des deux autres.

On sait déjà que ces conditions sont nécessaires, et de plus elles sont suffisantes; car on peut facilement reconnaître que quand ces conditions sont remplies, on peut construire le trièdre supplémentaire avec les faces $2^d - a$, $2^d - b$, $2^d - c$; donc, on peut aussi construire un trièdre avec les angles dièdres a, b, c.

LIVRE VI.

⌐ ̄ LES POLYÈDRES.

DÉFINITIONS.

I. On appelle *solide polyèdre*, ou simplement *polyèdre*, tout solide terminé par des plans ou des faces planes. (Ces plans sont nécessairement terminés eux-mêmes par des lignes droites.) On appelle en particulier *tétraèdre* le solide qui a quatre faces ; *hexaèdre* celui qui en a six ; *octaèdre* celui qui en a huit ; *dodécaèdre* celui qui en a douze ; *icosaèdre* celui qui en a vingt, etc.

Le tétraèdre est le plus simple des polyèdres ; car il faut au moins trois plans pour former un angle solide, et ces trois plans laissent un vide qui, pour être fermé, exige au moins un quatrième plan.

II. L'intersection commune de deux faces adjacentes d'un polyèdre s'appelle *côté* ou *arête* du polyèdre.

III. On appelle *polyèdre régulier* celui dont toutes les faces sont des polygones réguliers égaux, et dont tous les angles solides sont égaux entre eux. Ces polyèdres sont au nombre de cinq. (*Voyez l'appendice aux livres VI et VII.*)

IV. Le *prisme* est un solide compris sous plusieurs plans parallélogrammes, terminés de part et d'autre par deux plans polygones égaux et parallèles.

Pour construire ce solide, soit ABCDE un polygone fig. 200 quelconque ; si, dans un plan parallèle à ABC, on mène les lignes FG, GH, HI, etc., égales et parallèles aux côtés

AB, BC, CD, etc., ce qui formera le polygone FGHIK égal
à ABCDE ; si ensuite on joint d'un plan à l'autre les sommets des angles homologues par les droites AF, BG, CH,
etc., les faces ABGF, BCHG, etc., seront des parallélogrammes, et le solide ainsi formé ABCDEFGHIK sera un
prisme.

V. Les polygones égaux et parallèles ABCDE, FGHIK,
s'appellent les *bases du prisme* ; les autres plans parallélogrammes pris ensemble constituent la *surface latérale* ou
convexe du prisme. Les droites égales AF, BG, CH, etc.,
s'appellent les *côtés* du prisme.

VI. La *hauteur d'un prisme* est la distance de ses deux
bases, ou la perpendiculaire abaissée d'un point de la base
supérieure sur le plan de la base inférieure.

VII. Un *prisme* est *droit* lorsque les côtés AF, BG, etc.,
sont perpendiculaires aux plans des bases: alors chacun
d'eux est égal à la hauteur du prisme. Dans tout autre cas
le prisme est *oblique*, et la hauteur est plus petite que le
côté.

VIII. Un *prisme* est *triangulaire*, *quadrangulaire*, *pentagonal, hexagonal*, etc., selon que la base est un triangle,
un quadrilatère, un pentagone, un hexagone, etc.

fig. 206.   IX. Le prisme qui a pour base un parallélogramme, a
toutes ses faces parallélogrammiques ; il s'appelle *parallélipipède*.

Le *parallélipipède* est *droit*, lorsque les arêtes sont perpendiculaires sur la base.

Si en outre la base est un rectangle, le parallélipipède
est *rectangle* ; et l'on voit que dans ce cas toutes les faces
sont des rectangles.

X. Parmi les parallélipipèdes rectangles, on distingue le
cube ou *hexaèdre régulier*, compris sous six carrés égaux.

fig. 196.   XI. La *pyramide* est le solide formé en joignant un
même point S à tous les sommets d'un polygone plan
ABCDE.

Le polygone ABCDE s'appelle la *base* de la pyramide, le point S en est le *sommet*, et l'ensemble des triangles ASB, BSC, etc., forme la *surface convexe* ou *latérale* de la pyramide.

XII. La *hauteur* de la pyramide est la perpendiculaire abaissée du sommet sur le plan de la base, prolongé s'il est nécessaire.

XIII. La pyramide est *triangulaire, quadrangulaire*, etc., selon que la base est un triangle, un quadrilatère, etc.

XIV. Une pyramide est *régulière*, lorsque la base est un polygone régulier, et qu'en même temps la perpendiculaire abaissée du sommet sur le plan de la base passe par le centre de cette base : cette ligne s'appelle alors l'*axe* de la pyramide.

XV. *Diagonale* d'un polyèdre est la droite qui joint les sommets de deux angles solides non adjacents.

XVI. Nous appellerons *surface convexe* une surface courbe ou polyédrale, telle que par chacun de ses points on peut mener un plan qui la laisse tout entière d'un même côté.

Les polyèdres que nous considérerons sont tels que le plan prolongé d'une face quelconque laisse tout le solide d'un même côté ; les surfaces de ces polyèdres sont donc convexes, d'après la définition ci-dessus, et ces polyèdres eux-mêmes sont dits convexes.

PROPOSITION PREMIÈRE.

THÉORÈME.

Deux polyèdres convexes ne peuvent avoir les mêmes sommets et en même nombre sans coïncider l'un avec l'autre.

Car supposons l'un des polyèdres déjà construit, si on veut en construire un autre qui ait les mêmes sommets et en même nombre, il faudra que les plans de celui-ci ne passent pas tous par les mêmes points que dans le premier, sans quoi ils ne différeraient pas l'un de l'autre : mais alors il est clair que quelques-uns des nouveaux plans couperaient le premier polyèdre ; il y aurait des sommets au-dessus de ces plans, et des sommets au-dessous, ce qui ne peut convenir à un polyèdre convexe : donc, si deux polyèdres ont les mêmes sommets et en même nombre, ils doivent nécessairement coïncider l'un avec l'autre.

PROPOSITION II.

THÉORÈME.

Deux prismes sont égaux lorsqu'ils ont un angle solide compris entre trois plans égaux chacun à chacun, et semblablement placés.

fig. 200.   Soit la base ABCDE égale à la base *abcde*, le parallélogramme ABGF égal au parallélogramme *abgf*, et le parallélogramme BCHG égal au parallélogramme *bchg* ; je dis que le prisme ABCI sera égal au prisme *abci*.

Car soit posée la base ABCDE sur son égale *abcde*, ces deux bases coïncideront : mais les trois angles plans qui forment l'angle solide B sont égaux aux trois angles plans qui forment l'angle solide *b*, chacun à chacun, savoir, ABC $=$ *abc*, ABG $=$ *abg*, et GBC $=$ *gbc* ; de plus ces angles sont semblablement placés : donc les angles solides B et *b* sont égaux, et par conséquent le côté BG tombera sur son égal *bg*. On voit aussi qu'à cause des parallélogrammes égaux ABGF, *abgf*, le côté GF tombera sur son égal *gf*, et semblablement GH sur *gh* ; donc la base supérieure FGHIK coïncidera entièrement avec son égale *fghik*, et les deux solides seront confondus en un seul, puisqu'ils auront les mêmes sommets *.

* 1.

Corollaire. *Deux prismes droits qui ont des bases égales et des hauteurs égales sont égaux.* **Car** ayant le côté AB égal à *ab*, et la hauteur BG égale à *bg*, le rectangle ABGF sera égal au rectangle *abgf*; il en sera de même des rectangles BGHC, *bghc*; ainsi les trois plans qui forment l'angle solide B sont égaux aux trois qui forment l'angle solide *b*. Donc les deux prismes sont égaux.

PROPOSITION III.

THÉORÈME.

Dans tout parallélipipède les plans opposés sont égaux et parallèles.

Suivant la définition de ce solide, les bases ABCD, fig. 206. EFGH, sont des parallélogrammes égaux, et leurs côtés sont parallèles : il reste donc à démontrer que la même chose a lieu pour deux faces latérales opposées, telles que AEHD, BFGC. Or, AD est égale et parallèle à BC, puisque la figure ABCD est un parallélogramme; par une raison semblable AE est égale et parallèle à BF : donc l'angle DAE est égal à l'angle CBF*, et le plan DAE parallèle à CBF; * 17, 5. donc aussi le parallélogramme DAEH est égal au parallélogramme CBFG. On démontrera de même que les parallélogrammes opposés ABFE, DCGH, sont égaux et parallèles.

Corollaire. Puisque le parallélipipède est un solide compris sous six plans dont les opposés sont égaux et parallèles, il s'ensuit qu'une face quelconque et son opposée peuvent être prises pour les bases du parallélipipède.

Scolie. Étant données trois droites, AB, AE, AD, passant par un même point A, et faisant entre elles des angles donnés, on peut sur ces trois droites construire un parallélipipède; il faut pour cela mener par l'extrémité de chaque droite un plan parallèle au plan des deux autres; savoir, par le point B un plan parallèle à DAE, par le point D un plan parallèle à BAE, et par le point E un plan parallèle à BAD. Les rencontres mutuelles de ces plans formeront le parallélipipède demandé.

PROPOSITION IV.

THÉORÈME.

Dans tout parallélipipède, les diagonales se coupent mutuellement en deux parties égales.

fig. 206.   En effet, imaginons deux diagonales EC, AG, menées l'une et l'autre par des sommets opposés : puisque AE est égale et parallèle à CG, la figure AEGC est un parallélogramme ; donc les diagonales EC, AG, se couperont mutuellement en deux parties égales. On démontrera de même que la diagonale EC et une autre DF se couperont aussi en deux parties égales ; donc les quatre diagonales se couperont mutuellement en deux parties égales, dans un même point qu'on peut regarder comme le centre du parallélipipède.

PROPOSITION V.

THÉORÈME.

fig. 201.   *Dans tout prisme* ABCI, *les sections* NOPQR, STVXY, *faites par des plans parallèles, sont des polygones égaux.*

Car les côtés NO, ST, sont parallèles, comme étant les intersections de deux plans parallèles par un troisième plan ABGF ; ces mêmes côtés NO, ST, sont compris entre les parallèles NS, OT, qui sont des côtés du prisme ; donc NO est égal à ST. Par une semblable raison, les côtés OP, PQ, QR, etc., de la section NOPQR, sont égaux respectivement aux côtés TV, VX, XY, etc., de la section STVXY. D'ail-

leurs les côtés égaux étant en même temps parallèles, il s'en_
suit que les angles NOP, OPQ, etc., de la première sec_
tion, sont égaux respectivement aux angles STV, TVX, etc.,
de la seconde. Donc les deux sections NOPQR, STVXY,
sont des polygones égaux.

Corollaire. Toute section faite dans un prisme parallèlement à sa base, est égale à cette base.

PROPOSITION VI.

THÉORÈME.

Le plan qui passe par deux arêtes opposées FB, DH, fig. 208.
du parallélipipède AG, *décompose ce parallélipipède en*
deux prismes triangulaires équivalents.

Par les sommets B et F menez perpendiculairement au
côté BF, les plans B*adc*, F*egh*, qui rencontreront d'une
part en *a, d, c,* de l'autre en *e, h, g,* les trois autres côtés
AE, DH, CG, du même parallélipipède ; les sections B*adc*,
F*ehg*, seront des parallélogrammes égaux. Ces sections sont
égales, parce qu'elles sont faites par des plans perpendiculaires à une même droite et par conséquent parallèles * ; *5.
elles sont des parallélogrammes, parce que deux côtés
opposés d'une même section *a*B, *dc*, sont les intersections
de deux plans parallèles ABFE, DCGH, par un même plan.

Par une raison semblable, la figure B*ae*F est un paral_
lélogramme, ainsi que les autres faces latérales BF*gc*, *cdhg*
adhe, du solide B*adc*F*ehg* ; donc ce solide est un prisme * ; *déf. 4.
et ce prisme est droit, puisque le côté BF est perpendiculaire au plan de la base.

Cela posé, si par le plan BFHD on divisé le prisme droit
B*h* en deux prismes triangulaires droits *a*B*de*F*h*, B*dc*F*hg* ;
je dis que le prisme triangulaire oblique ABDEFH sera
équivalent au prisme triangulaire droit *a*B*de*F*h*.

En effet ces deux prismes ayant une partie commune

ABD*he*F, il suffira de prouver que les parties restantes, savoir, les solides B*a*AD*d*, F*e*EH*h* sont équivalents entre eux.

Or, à cause des parallélogrammes ABFE, *a*BF*e*, les côtés
AE, *ae*, égaux à leur parallèle BF, sont égaux entre eux ;
ainsi, en ôtant la partie commune A*e*, il restera A*a*=E*e*.
On prouvera de même que D*d*=H*h*.

Maintenant, pour opérer la superposition des deux solides B*a*AD*d*, F*e*EH*h*, plaçons la base F*eh* sur son égale B*ad*;
alors le point *e* tombant en *a*, et le point *h* en *d*, les côtés
*e*E, *h*H, tomberont sur leurs égaux *a*A, *d*D, puisqu'ils sont
perpendiculaires au même plan B*ad*. Donc les deux solides
dont il s'agit coïncideront entièrement l'un avec l'autre ;
donc le prisme oblique BADFEH est équivalent au prisme
droit B*ad*F*eh*.

On démontrera semblablement que le prisme oblique
BDCFHG est équivalent au prisme droit B*dc*F*hg*. Mais les
deux prismes droits B*ad*F*ch*, B*dc*F*hg* sont égaux entre eux,
puisqu'ils ont même hauteur BF, et que leurs bases B*ad*,
B*dc*, sont moitiés d'un même parallélogramme *. Donc
les deux prismes triangulaires BADFEH, BDCFHG, équivalents à des prismes égaux, sont équivalents entre eux.

Corollaire. Tout prisme triangulaire ABDHEF est la
moitié du parallélipipède AG, construit sur le même angle
solide A, avec les mêmes arêtes AB, AD, AE.

PROPOSITION VII.

THÉORÈME.

Si deux parallélipipèdes AG, AL, *ont une base com-*
mune ABCD, *et que leurs bases supérieures* EFGH,
IKLM, *soient comprises dans un même plan et entre*
les mêmes parallèles EK, HL, *ces deux parallélipipèdes*
seront équivalents entre eux.

Il peut arriver trois cas, selon que EI est plus grand,

plus petit ou égal à EF ; mais la démonstration est la même pour tous : et d'abord je dis que le prisme triangulaire AEIDHM est égal au prisme triangulaire BFKCGL.

En effet, puisque AE est parallèle à BF et HE à GF, l'angle AEI = BFK ; HEI = GFK ; et HEA = GFB. De ces six angles les trois premiers forment l'angle solide E ; les trois autres forment l'angle solide F ; donc, puisque les angles plans sont égaux chacun à chacun, et semblablement disposés, il s'ensuit que les angles solides E et F sont égaux. Maintenant, si on pose le prisme AEM sur le prisme BFL, et d'abord la base AEI sur la base BFK, ces deux bases étant égales coïncideront ; et puisque l'angle solide E est égal à l'angle solide F, le côté EH tombera sur son égal FG : il n'en faut pas davantage pour prouver que les deux prismes coïncideront dans toute leur étendue, car la base AEI et l'arête EH déterminent le prisme AEM, comme la base BFK et l'arête FG déterminent le prisme BFL * : donc ces prismes sont égaux.

Mais si du solide AL on retranche le prisme AEM, il restera le parallélipipède AIL ; et si du même solide AL on retranche le prisme BFL, il restera le parallélipipède AEG ; donc les deux parallélipipèdes AIL, AEG, sont équivalents entre eux.

PROPOSITION VIII.

THÉORÈME.

Deux parallélipipèdes de même base et de même hauteur sont équivalents entre eux.

Soit ABCD la base commune aux deux parallélipipèdes AG, AL ; puisqu'ils ont même hauteur, leurs bases supérieures EFGH, IKLM, seront sur le même plan. De plus les côtés EF et AB sont égaux et parallèles, il en est de même de IK et AB ; donc EF est égal et parallèle à IK : par une raison semblable GF est égal et parallèle à LK.

fig. 210.

Soient prolongés les côtés EF, HG ainsi que LK, IM, jusqu'à ce que les uns et les autres forment par leurs intersections le parallélogramme NOPQ, il est clair que ce parallélogramme sera égal à chacune des bases EFGH, IKLM. Or si on imagine un troisième parallélipipède qui, avec la même base inférieure ABCD, ait pour base supérieure NOPQ, ce troisième parallélipipède serait équivalent au parallélipipède AG *, puisque ayant même base inférieure, les bases supérieures sont comprises dans un même plan et entre les parallèles GQ, FN. Par la même raison ce troisième parallélipipède serait équivalent au parallélipipède AL; donc les deux parallélipipèdes AG, AL, qui ont même base et même hauteur, sont équivalents entre eux.

7*.

PROPOSITION IX.

THÉORÈME.

Tout parallélipipède peut être changé en un parallélipipède rectangle équivalent qui aura même hauteur et une base équivalente.

fig. 210. Soit AG le parallélipipède proposé; des points A, B, C, D, menez AI, BK, CL, DM, perpendiculaires au plan de la base, vous formerez ainsi le parallélipipède AL équivalent au parallélipipède AG, et dont les faces latérales AK, BL, etc., seront des rectangles. Si donc la base ABCD est un rectangle, AL sera le parallélipipède rectangle équivalent au parallélipipède proposé AG. Mais si ABCD n'est pas un rectangle, menez AO et BN perpendiculaires sur CD, ensuite OQ et NP perpendiculaires sur la base, vous aurez le solide ABNOIKPQ qui sera un parallélipipède rectangle : en effet, par construction, la base ABNO et son opposée IKPQ sont des rectangles; les faces latérales en sont aussi, puisque les arêtes AI, OQ, etc., sont perpendiculaires au plan de la base; donc le solide AP est

fig. 211.

un parallélipipède rectangle. Mais les deux parallélipipèdes AP, AL, peuvent être censés avoir même base ABKI et même hauteur AO : donc ils sont equivalents ; donc le parallélipipède AG, qu'on avait d'abord changé en un parallélipipède équivalent AL, se trouve de nouveau changé en un parallélipipède rectangle équivalent AP, qui a la même hauteur AI, et dont la base ABNO est équivalente à la base ABCD.

fig.210 et 211.

PROPOSITION X.

THÉORÈME.

Deux parallélipipèdes rectangles AG, AL, *qui ont la même base* ABCD, *sont entre eux comme leurs hauteurs* AE, AI.

fig.212.

Supposons d'abord que les hauteurs AE, AI, soient entre elles comme deux nombres entiers, par exemple, comme 15 est à 8. On divisera AE en 15 parties égales, dont AI contiendra 8, et par les points de division x, y, z, etc., on mènera des plans parallèles à la base. Ces plans partageront le solide AG en 15 parallélipipèdes partiels qui seront tous égaux entre eux, comme ayant des bases égales et des hauteurs égales ; des bases égales, parce que toute section comme MIKL, faite dans un prisme parallèlement à sa base ABCD, est égale à cette base * ; des hauteurs égales, parce que ces hauteurs sont les divisions mêmes Ax, xy, yz, etc. Or, de ces 15 parallélipipèdes égaux, huit sont contenus dans AL ; donc le solide AG est au solide AL comme 15 est à 8, ou en général comme la hauteur AE est à la hauteur AI.

*5.

Si les hauteurs AE et AI étaient incommensurables, on prouverait, comme il a été dit (Liv. II, pr. 18), que leur rapport serait toujours égal à celui des parallélipipèdes.

Remarque. Dans un parallélipipède rectangle, si a, b, c sont trois arêtes contiguës, et qu'on prenne l'une d'elles pour la hauteur, les deux autres forment les deux dimensions de la base.

PROPOSITION XI.

THÉORÈME.

Deux parallélipipèdes rectangles P *et* P' *qui ont une dimension commune sont entre eux comme les produits de leurs autres dimensions, ou autrement deux parallélipipèdes rectangles de même hauteur sont entre eux comme leurs bases.*

Soient a, b, c les trois dimensions du parallélipipède P ; a, b', c' celles de P'.

Formons un troisième parallélipipède rectangle P″ dont les dimensions soient a, b, c'.

Les parallélipipèdes P et P″ ayant deux dimensions communes a et b sont entre eux comme les hauteurs c et c' ; ainsi on a :

$$P : P'' :: c : c'.$$

Par la même raison on a :

$$P'' : P' :: b : b'.$$

Multipliant par ordre, et divisant par P″ les deux termes du premier rapport, il vient :

$$P : P' :: b \times c : b' \times c'. \qquad (1)$$

On sait d'ailleurs que les bases B, B' des deux parallélipipèdes sont entre elles comme les produits $b \times c$, $b' \times c'$; donc aussi :

$$P : P' :: B : B'. \qquad (2)$$

PROPOSITION XII.

THÉORÈME.

Deux parallélipipèdes rectangles P *et* P' *sont entre*

eux comme les produits de leurs bases par leurs hauteurs, ou comme les produits de leurs trois dimensions.

Soient H la hauteur du parallélipipède P, a et b les deux dimensions de la base B.

Soient de même H′ la hauteur du parallélipipède P′, a' et b' les deux dimensions de la base B′.

Soit P″ un troisième parallélipipède ayant pour hauteur H, et B′ pour base.

Les parallélipipèdes P et P″ ayant même hauteur, on a d'après le théorème précédent :

$$P : P'' : : B : B'.$$

Les parallélipipèdes P″ et P′ ayant même base, on a* :   * 10.

$$P'' : P' : : H : H'.$$

Multipliant par ordre et divisant les deux termes du premier rapport par P″, il vient :

$$P : P' : : B \times H : B' \times H' \qquad (1).$$

On sait d'ailleurs que les bases B et B′ sont entre elles comme les produits $a \times b$, $a' \times b'$.

On a donc : $B \times H : B' \times H' : : a \times b \times H : \times a' \times b' \times H'$;
d'où l'on conclut, à cause du rapport commun,

$$P : P' : : a \times b \times H : a' \times b' \times H'. \qquad (2)$$

MESURE DU PARALLÉLIPIPÈDE RECTANGLE.

Mesurer un parallélipipède rectangle P, c'est trouver son rapport à un certain parallélipipède rectangle P′ pris pour unité.

Or la proportion (2) montre que pour obtenir ce rapport, il faut évaluer a, b, H, a', b', H' avec une même unité linéaire, et diviser le produit des trois premiers nombres par le produit des trois autres.

13

_ Le calcul se simplifie beaucoup en prenant pour unité de volume P′, le cube dont le côté est l'unité linéaire; car alors les nombres qui représentent a', b', H' se réduisent à l'unité, et la proportion (2) devient :

$$P : P' : : a \times b \times H : 1 ;$$

d'où l'on voit que la mesure du parallélipipède rectangle est égale au produit de ses trois dimensions.

Remarquons que le produit $a \times b$ indique combien de fois la base B du parallélipipède P contient le carré fait sur l'unité linéaire.

La mesure du parallélipipède rectangle est donc aussi égale au produit de sa base par sa hauteur (en prenant pour unité de surface le carré fait sur l'unité de longueur, et pour unité de volume le cube construit sur cette même unité).

Applications. — 1° Soient $a = 2^m,51$, $b = 3^m,25$, $H = 2^m,45$; la mesure du parallélipipède sera

$$2,51 \times 3,25 \times 2,45 \quad \text{ou} \quad 19,985875.$$

Le volume du parallélipipède contiendra donc 19 mèt. cub., plus 985875 millionièmes de mètre cube; ou bien 19 mètres cubes, 985 décimètres cubes, 875 centim. cubes. Car le décimètre cube est la millième partie du mètre cube, et le centimètre cube en est la millionième partie.

2° Soit $\overset{\text{mètres carrés.}}{B = 25,51}$, et $\overset{\text{mètr.}}{H = 12,5}$; la mesure du parallélipipède sera 25,51 × 12,5, ou 318,875; le volume du parallélipipède rectangle sera donc $\overset{\text{mètres cubes.}}{318,875}$.

PROPOSITION XIII.

. THÉORÈME.

La solidité (*) d'un parallélipipède, et en général la

(*) On entend par solidité d'un corps la mesure du volume de ce corps.

solidité d'un prisme quelconque, est égale au produit de sa base par sa hauteur.

Car 1° un parallélipipède quelconque est équivalent à un parallélipipède rectangle de même hauteur et de base équivalente*. Or, la solidité de celui-ci est égale à sa base *9. multipliée par sa hauteur; donc la solidité du premier est pareillement égale au produit de sa base par sa hauteur.

2° Tout prisme triangulaire est la moitié du parallélipipède construit de manière qu'il ait la même hauteur et une base double*. Or la solidité de celui-ci est égale à sa *6. base multipliée par sa hauteur; donc celle du prisme triangulaire est égale au produit de sa base, moitié de celle du parallélipipède, multipliée par sa hauteur.

3° Un prisme quelconque peut être partagé en autant de prismes triangulaires de même hauteur qu'on peut former de triangles dans le polygone qui lui sert de base. Mais la solidité de chaque prisme triangulaire est égale à sa base multipliée par sa hauteur; et puisque la hauteur est la même pour tous, il s'ensuit que la somme de tous les prismes partiels sera égale à la somme de tous les triangles qui leur servent de bases, multipliée par la hauteur commune. Donc la solidité d'un prisme polygonal quelconque est égale au produit de sa base par sa hauteur.

Corollaire. Si on compare deux prismes qui ont même hauteur, les produits des bases par les hauteurs seront comme les bases; donc *deux prismes de même hauteur sont entre eux comme leurs bases;* par une raison semblable, *deux prismes de même base sont entre eux comme leurs hauteurs.*

PROPOSITION XIV.

THÉORÈME.

Si une pyramide SABCDE est coupée par un plan fig. 214. abd *parallèle à sa base,*

13.

1° *Les côtés* SA, SB, SC,.... *et la hauteur* SO, *seront divisés proportionnellement en* a, b, c,.. *et* o;

2° *La section* abcde *sera un polygone semblable à la base* ABCDE.

Car 1° les plans ABC, *abc*, étant parallèles, leurs intersections AB, *ab*, par un troisième plan SAB, seront parallèles *; donc les triangles SAB, S*ab*, sont semblables, et on a la proportion SA : S*a* : : SB : S*b*; on aurait de même SB : S*b* : : SC : S*c*, et ainsi de suite. Donc tous les côtés SA, SB, SC, etc., sont coupés proportionnellement en *a*, *b*, *c*, etc. La hauteur SO est coupée dans la même proportion au point *o*; car BO et *bo* sont parallèles, et ainsi on a SO : S*o* : : SB : S*b*.

2° Puisque *ab* est parallèle à AB, *bc* à BC, *cd* à CD, etc., l'angle *abc* = ABC, l'angle *bcd* = BCD, et ainsi de suite. De plus, à cause des triangles semblables SAB, S*ab*, on a AB : *ab* : : SB : S*b*; et à cause des triangles semblables SBC, S*bc*, on a SB : S*b* : : BC : *bc*; donc AB : *ab* : : BC : *bc*; on aurait de même BC : *bc* : : CD : *cd*, et ainsi de suite. Donc les polygones ABCDE, *abcde*, ont les angles égaux chacun à chacun et les côtés homologues proportionnels; donc ils sont semblables.

Corollaire. Soient SABCDE, SXYZ, deux pyramides qui ont même hauteur, et dont les bases sont situées dans un même plan ; si on coupe ces pyramides par un même plan parallèle au plan des bases, et qu'il en résulte les sections *abcde*, *xyz*, je dis que *les sections* abcde, xyz, *seront entre elles comme les bases* ABCDE, XYZ.

Car les polygones ABCDE, *abcde*, étant semblables, leurs surfaces sont comme les carrés des côtés homologues AB, *ab*; mais AB : *ab* : : SA : S*a*; donc ABCDE : *abcde* : : $\overline{SA}^2$: $\overline{Sa}^2$. Par la même raison, XYZ : *xyz* : : $\overline{SX}^2$: $\overline{Sx}^2$. Mais puisque *abcxyz* n'est qu'un même plan, on a aussi

SA : Sa : : SX : Sx; donc ABCDE : $abcde$: : XYZ : xyz ; donc les sections $abcde$, xyz, sont entre elles comme les bases ABCDE, XYZ. Donc si les bases ABCDE, XYZ sont équivalentes, les sections faites à égale hauteur sont pareillement équivalentes.

PROPOSITION XV.

THÉORÈME.

Deux pyramides triangulaires qui ont des bases équivalentes et des hauteurs égales, sont équivalentes.

Soient SABC, $sabc$ les deux pyramides dont les bases ABC, abc, que nous supposons placées sur un même plan, sont équivalentes et qui ont même hauteur TA; si ces pyramides ne sont pas équivalentes, soit $sabc$ la plus petite, et soit Ax la hauteur d'un prisme qui, étant construit sur la base ABC, serait égal à leur différence.

Divisez la hauteur commune AT en parties égales plus petites que Ax, et soit k une de ces parties; par les points de division de la hauteur, faites passer des plans parallèles au plan des bases; les sections faites par chacun de ces plans dans les deux pyramides, seront équivalentes [*], telles que DEF et def, GHI et ghi, etc. Cela posé, sur les triangles ABC, DEF, GHI, etc., pris pour bases, construisez des prismes extérieurs qui aient pour arêtes les parties AD, DG, GK, etc., du côté SA; de même sur les triangles def, ghi, klm, etc., pris pour bases, construisez dans la seconde pyramide des prismes intérieurs qui aient pour arêtes les parties correspondantes du côté sa; tous ces prismes partiels auront pour hauteur commune k.

La somme des prismes extérieurs de la pyramide SABC est plus grande que cette pyramide; la somme des prismes intérieurs de la pyramide $sabc$ est plus petite que cette pyramide; donc par ces deux raisons la différence entre les

fig. 215.

[* 14. cor.]

deux sommes de prismes devra être plus grande que la différence entre les deux pyramides.

On à partir des bases ABC, *abc*, le second prisme extérieur DEFG est équivalent au premier prisme intérieur *defa*, puisque leurs bases DEF, *def*, sont équivalentes et qu'ils ont une même hauteur *k* ; sont équivalents par la même raison le troisième prisme extérieur GHIK et le second intérieur *ghid*, le quatrième extérieur et le troisième intérieur ; ainsi de suite jusqu'au dernier des uns et des autres. Donc tous les prismes extérieurs de la pyramide SABC, à l'exception du premier ABCD, ont leurs équivalents dans les prismes intérieurs de la pyramide *sabc*. Donc le prisme ABCD est la différence entre la somme des prismes extérieurs de la pyramide SABC et la somme des prismes intérieurs de la pyramide *sabc* ; mais la différence de ces deux sommes est plus grande que la différence des deux pyramides ; donc il faudrait que le prisme ABCD fût plus grand que le prisme ABCX ; or au contraire il est plus petit, puisqu'ils ont une même base ABC, et que la hauteur *k* du premier est moindre que la hauteur A*x* du second. Donc l'hypothèse d'où l'on est parti ne saurait avoir lieu ; donc les deux pyramides SABC, *sabc*, de bases équivalentes et de hauteurs égales, sont équivalentes.

PROPOSITION XVI.

THÉORÈME.

Toute pyramide triangulaire est le tiers du prisme triangulaire de même base et de même hauteur.

fig. 216. Soit SABC une pyramide triangulaire, ABCDES un prisme triangulaire de même base et de même hauteur ; je dis que la pyramide est le tiers du prisme.

Retranchez du prisme la pyramide SABC, il restera le solide SACDE, qu'on peut considérer comme une pyramide quadrangulaire dont le sommet est S, et qui a pour base le parallélogramme ACDE; tirez la diagonale CE et conduisez le plan SCE qui partagera la pyramide quadrangulaire en deux pyramides triangulaires SACE, SDCE. Ces deux pyramides ont pour hauteur commune la perpendiculaire abaissée du sommet S sur le plan ACDE; elles ont des bases égales, puisque les triangles ACE, DCE, sont les deux moitiés du même parallélogramme; donc les deux pyramides SACE, SDCE, sont équivalentes entre elles; mais la pyramide SDCE et la pyramide SABC ont des bases égales ABC, DES; elles ont aussi même hauteur, car cette hauteur est la distance des plans parallèles ABC, DES. Donc les deux pyramides SABC, SDCE, sont équivalentes; mais on a démontré que la pyramide SDCE est équivalente à la pyramide SACE; donc les trois pyramides SABC, SDCE, SACE, qui composent le prisme ABD sont équivalentes entre elles. Donc la pyramide SABC est le tiers du prisme ABD qui a même base et même hauteur.

Corollaire. La solidité d'une pyramide triangulaire est égale au tiers du produit de sa base par sa hauteur.

PROPOSITION XVII.

THÉORÈME.

Toute pyramide SABCDE a pour mesure le tiers du produit de sa base ABCDE par sa hauteur AO. fig. 214.

Car en faisant passer les plans SEB, SEC, par les diagonales EB, EC, on divisera la pyramide polygonale SABCDE en plusieurs pyramides triangulaires qui auront toutes la même hauteur SO. Mais par le théorème précédent chacune de ces pyramides se mesure en multipliant chacune des bases ABE, BCE, CDE, par le tiers de sa hauteur SO; donc la somme des pyramides triangulaires, ou la pyramide polygonale SABCDE, aura pour mesure la somme des triangles ABE, BCE, CDE, ou le polygone ABCDE, multiplié par $\frac{1}{3}$ SO; donc toute pyramide a pour mesure le tiers du produit de sa base par sa hauteur.

Corollaire I. Toute pyramide est le tiers du prisme de même base et de même hauteur.

Corollaire II. Deux pyramides de même hauteur sont entre elles comme leurs bases, et deux pyramides de même base sont entre elles comme leurs hauteurs.

Scolie. On peut évaluer la solidité de tout corps polyèdre en le décomposant en pyramides, et cette décomposition peut se faire de plusieurs manières : une des plus simples est de faire passer les plans de division par le sommet d'un même angle solide; alors on aura autant de pyramides partielles qu'il y a de faces dans le polyèdre, excepté celles qui forment l'angle solide d'où partent les plans de division.

Ces pyramides elles-mêmes pourront être décomposées en tétraèdres, en divisant leurs bases en triangles.

PROPOSITION XVIII.

THÉORÈME.

Si une pyramide est coupée par un plan parallèle à sa base, le tronc qui reste en ôtant la petite pyramide, est égal à la somme de trois pyramides qui auraient pour hauteur commune la hauteur du tronc, et dont les bases seraient la base inférieure du tronc, sa base supérieure, et une moyenne proportionnelle entre ces deux bases.

fig. 217. Soit ABCDE une pyramide coupée par le plan *abd* parallèle à la base; soit TFGH une pyramide triangulaire dont la base et la hauteur soient égales ou équivalentes à celles de la pyramide SABCDE. On peut supposer les deux bases situées sur un même plan; et alors le plan *abd*, prolongé, déterminera dans la pyramide triangulaire une section *fgh*, située à la même hauteur au-dessus du plan commun des bases : d'où il résulte que la section *fgh* est à la sec-

tion *abd* comme la base FGH est à la base ABD*; et puis- *14.
que les bases sont équivalentes, les sections le seront
aussi. Les pyramides *Sabcde*, *Tfgh*, sont donc équivalentes, puisqu'elles ont même hauteur et des bases équivalentes. Les pyramides entières SABCDE, TFGH, sont
équivalentes par la même raison; donc les troncs ABD*dab*,
FGH*hfg*, sont équivalents, et par conséquent il suffira de
démontrer la proposition énoncée, pour le seul cas du
tronc de pyramide triangulaire.

Soit FGH*hfg* un tronc de pyramide triangulaire à bases fig. 218.
parallèles : par les trois points F, *g*, H, conduisez le plan
F*g*H, qui retranchera du tronc la pyramide triangulaire
*g*FGH. Cette pyramide a pour base la base inférieure FGH
du tronc; elle a aussi pour hauteur la hauteur du tronc,
puisque le sommet *g* est dans le plan de la base supérieure *fgh*.

Après avoir retranché cette pyramide, il restera la pyramide quadrangulaire *gfh*HF, dont le sommet est *g* et la
base *fh*HF. Par les trois poins *f*, *g*, H, conduisez le plan
*fg*H, qui partagera la pyramide quadrangulaire en deux
triangulaires *g*F*f*H, *gfh*H. Cette dernière a pour base la
base supérieure *gfh* du tronc, et pour hauteur la hauteur
du tronc, puisque son sommet H appartient à la base inférieure : ainsi nous avons déjà deux des trois pyramides
qui doivent composer le tronc.

Il reste à considérer la troisième *g*F*f*H : or, si on mène
*g*K parallèle à *f*F, et qu'on imagine une nouvelle pyramide
*f*FHK, dont le sommet est K, et la base F*f*H, ces deux
pyramides auront même base F*f*H; elles auront aussi
même hauteur, puisque les sommets *g* et K sont situés
sur une ligne *g*K parallèle à F*f*, et par conséquent
parallèle au plan de la base; donc ces pyramides sont équivalentes. Mais la pyramide *f*FKH peut être considérée
comme ayant son sommet en *f*, et ainsi elle aura même
hauteur que le tronc; quant à sa base FKH, je dis qu'elle

est moyenne proportionnelle entre les bases FGH, *fgh*. En effet, les triangles FHK, *fgh*, ont un angle égal F=*f*, et un côté égal FK=*fg*; on a donc FHK : *fgh* : : FH : *fh*. On a aussi FHG : FHK : : FG : FK ou *fg*. Mais les triangles semblables FGH, *fgh*, donnent FG : *fg* : : FH : *fh*; donc FGH : FHK : : FHK : *fgh*; et ainsi la base FHK est moyenne proportionnelle entre les deux bases FGH, *fgh*. Donc, un tronc de pyramide triangulaire, à bases parallèles, équivaut à trois pyramides qui ont pour hauteur commune la hauteur du tronc, et dont les bases sont la base inférieure du tronc, sa base supérieure, et une moyenne proportionnelle entre ces deux bases.

PROPOSITION XIX.

THÉORÈME.

fig. 216. *Si on coupe un prisme triangulaire dont* ABC *est la base, par un plan* DES *incliné à cette base, le solide* ABCDES, *qui résulte de cette section, sera égal à la somme des trois pyramides dont les sommets sont* D, E, S, *et la base commune* ABC.

Par les trois points S, A, C, faites passer le plan SAC, qui retranchera du prisme tronqué ABCDES la pyramide triangulaire SABC: cette pyramide a pour base ABC et pour sommet le point S.

Après avoir retranché cette pyramide, il restera la pyramide quadrangulaire SACDE, dont S est le sommet, et ACDE la base. Par les trois points S, E, C, menez encore un plan SEC, qui divisera la pyramide quadrangulaire en deux pyramides triangulaires SACE, SCDE.

La pyramide SAEC, qui a pour base le triangle AEC et pour sommet le point S, est équivalente à une pyramide EABC, qui aurait pour base AEC et pour sommet le point B. Car ces deux pyramides ont même base; elles ont aussi même hauteur, puisque la ligne BS, étant parallèle à chacune des lignes AE, CD, est parallèle à leur plan ACE; donc la pyramide SAEC est équivalente à la pyramide EABC, laquelle peut être considérée comme ayant pour base ABC et pour sommet le point E.

La troisième pyramide SCDE peut être changée d'abord en ASCD; car ces deux pyramides ont la même base SCD; elles ont aussi la même hauteur, puisque AE est parallèle au plan SCD; donc la pyramide SCDE est équivalente à ASCD. Ensuite la pyramide ASCD peut être changée en ABCD, car ces deux pyramides ont la base commune ACD; elles ont aussi la même hauteur, puisque leurs sommets S et B sont situés sur une parallèle au plan de la base. Donc la pyramide SCDE, équivalente à ASCD, est aussi équivalente à ABCD; or, celle-ci peut être regardée comme ayant pour base ABC, et pour sommet le point D.

Donc enfin le prisme tronqué ABCDES est égal à la somme de trois pyramides qui ont pour base commune ABC, et dont les sommets sont respectivement les points D, E, S.

Corollaire. Si les arêtes AE, BS, CD, sont perpendiculaires au plan de la base, elles seront en même temps les hauteurs des trois pyramides qui composent le prisme tronqué; de sorte que la solidité du prisme tronqué sera exprimée par $\frac{1}{3}$ ABC × AE + $\frac{1}{3}$ ABC × BS + $\frac{1}{3}$ ABC × CD, quantité qui se réduit à $\frac{1}{3}$ ABC × (AE+BS+CD).

DE LA SYMÉTRIE.

Deux points sont symétriques par rapport à un plan, lorsque ce plan est perpendiculaire sur le milieu de la droite qui joint ces deux points. — Ce plan est appelé plan de symétrie.

Deux figures sont symétriques par rapport à un plan, lorsque chaque point de l'une d'elles a son symétrique sur l'autre figure.

PROPOSITION XX.

THÉORÈME.

Une ligne droite AB *a pour ligne symétrique une autre ligne droite.*

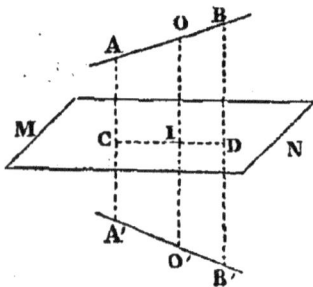

Prenons sur la droite donnée deux points A et B, et déterminons leurs symétriques A′ et B′ en abaissant des points A et B des perpendiculaires sur MN, et prolongeant ces perpendiculaires de longueurs égales à elles-mêmes; tirons A′B′ et CD.

Pour démontrer que tout point O de la droite AB a son symétrique sur A′B′, abaissons OI perpendiculaire sur MN, et prolongeons cette ligne jusqu'à sa rencontre avec A′B′.

Si nous faisons tourner le quadrilatère ACBD autour de CD pour l'appliquer sur le plan CA′B′D, les angles ACD, A′CD étant droits, CA prendra la direction CA′; et comme CA = CA′, le point A′ tombera en A. Par la même raison BD s'appliquera sur DB′; de sorte que AB coïncidera avec A′B′. De plus, à cause des angles droits OIC, O′IC, OI prendra la direction IO′, et le point O devant tomber à la fois sur A′B′ et sur IO′, tombera en O′. On aura donc OI = IO′; donc enfin O′ est symétrique du point O.

Corollaire. La même démonstration prouve que la ligne AB qui réunit deux points A et B, est égale à la droite A′B′ qui joint leurs symétriques.

PROPOSITION XXI.

THÉORÈME.

L'angle de deux droites AB, AC, *est égal à l'angle formé par leurs symétriques* A'B', A'C'.

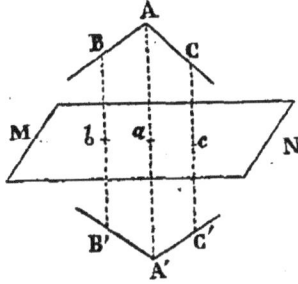

Remarquons d'abord que le point de concours A des deux droites AB, AC, a pour symétrique le point A'; puisque le symétrique du point A doit se trouver à la fois sur A'B' et sur A'C'.

Cela posé, prenons sur AB et AC deux points B et C; soient B' et C' leurs symétriques; et menons BC, B'C'.

Les triangles ABC, A'B'C' sont équilatéraux entre eux[*] ; *[20. cor.]* donc l'angle BAC=B'A'C'.

PROPOSITION XXII.

THÉORÈME.

Un plan a pour figure symétrique un autre plan, et ces deux plans forment des angles égaux avec le plan de symétrie.

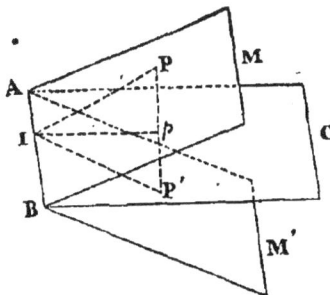

Soit AB l'intersection du plan MAB avec le plan de symétrie ABC, et conduisez par AB un plan ABM' qui forme avec le plan de symétrie le même angle que le plan MAB.

Il s'agit de démontrer que tout point P du plan ABM a son symétrique sur ABM'.

Pour cela, abaissez Pp perpendiculaire sur ABC, et prolongez cette ligne jusqu'à sa rencontre P' avec le plan ABM'; puis, menez pI perpendiculaire sur AB, et joignez PI, P'I.

Les deux droites PI, P'I sont perpendiculaires sur AB, et les angles PIp, P'Ip sont égaux comme mesurant les dièdres égaux MABC, M'ABC. Les triangles rectangles PIp, P'Ip sont donc égaux comme ayant le côté Ip commun, et un angle aigu égal; donc Pp=P'p; donc P' est le symétrique de P.

Remarque. Si le plan dont il s'agit était parallèle au plan de symétrie ABC, il est évident qu'il aurait pour symétrique un autre plan parallèle à ABC, et à la même distance de ce plan.

PROPOSITION XXIII.

THÉORÈME.

L'angle dièdre formé par deux plans ABC, ABD, *est égal à l'angle formé par leurs symétriques* A'B'C', A'B'D'.

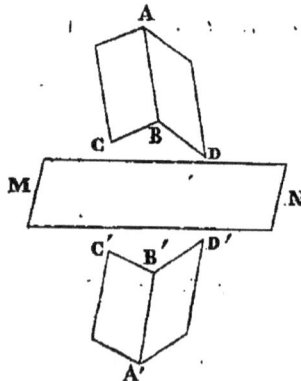

Remarquons d'abord que la droite AB, intersection des deux plans ABC, ABD, a pour symétrique A'B', intersection des plans A'B'C', A'B'D'.

Cela posé, au point B formons l'angle rectiligne CBD qui mesure l'angle dièdre AB.

Formons de même au point B', symétrique de B, l'angle rectiligne C'B'D' qui mesure le dièdre A'B'.

La droite BD, située dans le plan ABD, aura pour symétrique une droite passant par le point B' et située dans le plan A'B'D'. De plus, comme BD est perpendiculaire sur AB, la droite symétrique de BD sera perpendiculaire sur A'B'*; ce sera donc B'D'. On verra de même que B'C' est symétrique de BC; donc l'angle CBD=C'B'D' *. *21.

*21.

PROPOSITION XXIV.

THÉORÈME.

*Deux polyèdres symétriques par rapport à un plan, ont 1° leurs faces égales chacune à chacune; 2° leurs angles solides homologues, symétriques *.*

* Liv. 5.

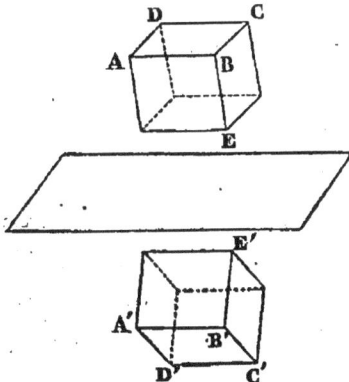

1° Soient A, B, C, D, les sommets d'une face de l'un des polyèdres; on sait déjà que leurs symétriques A', B', C', D', sont dans un même plan*. De plus, les polygones ABCD,   *22.

A′B′C′D′ sont égaux, car ils ont les angles égaux et les

*20 et
21.

côtés égaux chacun à chacun *.

2° Deux angles solides homologues B et B′, ont leurs

*21.

faces égales *; en outre, leurs dièdres sont égaux chacun à

*23.

chacun; enfin, si l'on fait coïncider la face A′B′E′ sur son égale ABE, de manière que les autres arêtes des deux angles solides tombent d'un même côté de la face commune, on reconnaît que les autres angles plans des deux angles solides sont disposés dans un ordre inverse; donc l'angle solide B′ est le symétrique de B.

Corollaire I. On conclut de là qu'un polyèdre P n'a qu'un seul symétrique. Car soient P′ et P″ deux polyèdres symétriques de P construits par rapport à des plans de symétrie différents. Les faces de ces polyèdres sont égales entre elles comme étant respectivement égales aux faces du polyèdre P. De plus, leurs angles solides étant symétriques des angles solides de P, seront égaux entre eux; donc les polyèdres P′ et P″ seront superposables.

Corollaire II. Si l'on décompose un polyèdre P en pyramides triangulaires qui aient toutes pour sommet commun un des sommets du polyèdre; à chacune de ces pyramides correspondra, dans le polyèdre symétrique P′, une pyramide symétrique.

On voit donc que deux polyèdres symétriques sont décomposables en un même nombre de tétraèdres symétriques chacun à chacun.

Scolie. Deux polyèdres qui ont leurs faces égales chacune à chacune, et leurs angles solides symétriques, sont toujours dits symétriques, quelle que soit la position qu'ils aient l'un par rapport à l'autre; mais il y a lieu de remarquer que la symétrie n'existe plus que quant à la forme des solides.

N. B. Les angles solides homologues sont ceux dont les sommets sont symétriques.

PROPOSITION XXV.

THÉORÈME.

Deux polyèdres symétriques sont équivalents.

En effet, deux polyèdres symétriques pouvant se décomposer en un même nombre de tétraèdres symétriques, il suffit de prouver que deux tétraèdres symétriques sont équivalents.

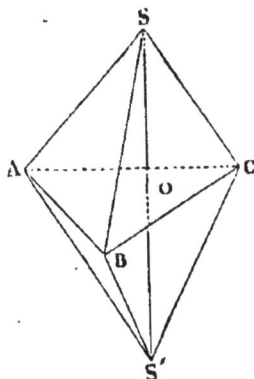

Soit donc SABC un tétraèdre, et construisons son symétrique en prenant pour plan de symétrie l'une des faces ABC* ; les deux tétraèdres SABC, S'ABC sont équivalents, *24, cor. 1, car ils ont même base ABC, et les hauteurs SO, S'O sont égalès.

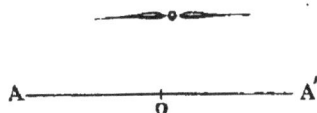

Deux points A et A' sont symétriques par rapport à un troisième O, appelé centre de symétrie, lorsque la droite qui joint ces deux points est divisée par le point O en deux parties égales.

Deux figures sont symétriques par rapport à un point O, lorsque chaque point de l'une a son symétrique sur l'autre.

On peut établir pour la symétrie par rapport à un point, des théorèmes semblables à ceux qui viennent d'être exposés ; nous laissons au lecteur le soin d'en chercher les démonstrations.

DE LA SIMILITUDE.

Nous appellerons polyèdres semblables, ceux qui sont compris sous un même nombre de faces semblables chacune à chacune, et dont les angles solides homologues sont égaux. (On entend par angles solides homologues ceux qui sont formés par les faces semblables.)

Les droites homologues de deux polyèdres semblables sont celles qui joignent les sommets homologues.

PROPOSITION XXVI.

THÉORÈME.

fig. 217.　*Si l'on divise dans un même rapport aux points* f, g, h *les arètes* TF, TG, TH *du tétraèdre* TFGH, *et qu'on joigne* fg, fh, gh, *le tétraèdre* Tfgh *ainsi formé est semblable au premier.*

En effet, les triangles T*fg*, TFG sont semblables, comme ayant un angle égal compris entre côtés proportionnels ; par la même raison T*gh* est semblable à TGH, et T*fh* à TFH. De plus, les droites *fg*, *gh* étant parallèles à FG, GH, le plan *fgh* est parallèle au plan FGH, et le triangle *fgh* est
* 14.　semblable à FGH*.

Enfin deux angles solides homologues quelconques G, *g* sont égaux ; car à cause de la similitude des faces, ils ont leurs angles plans égaux chacun à chacun, et l'on voit en outre que ces angles plans sont semblablement placés. Donc les tétraèdres ont leurs faces semblables et les angles solides homologues égaux, donc ils sont semblables.

Scolie. On peut remarquer que deux tétraèdres semblables ont toutes leurs arêtes homologues proportionnelles.

Réciproquement deux tétraèdres qui ont leurs arêtes proportionnelles et semblablement placées, sont semblables ; car de la proportionnalité des côtés on conclut immédiatement la similitude des faces ; et les faces étant semblables et semblablement disposées, les angles solides homologues sont égaux, comme ayant leurs angles plans égaux chacun à chacun et semblablement placés.

PROPOSITION XXVII.

THÉORÈME.

Deux tétraèdres SABC, TDEF *qui ont un angle dièdre égal compris entre deux faces semblables et semblablement placées, sont semblables.*

Supposons l'angle dièdre SB égal au dièdre TE ; le triangle SAB semblable à TDE, et SBC semblable à TEF. fig. 203.

Les angles solides S et T sont égaux, comme ayant un angle dièdre égal compris entre deux faces égales et semblablement placées. Donc l'angle ASC est égal à DTF. De plus, à cause de la similitude des triangles ASB et DTE, SBC et TEF, on a

$$SB : TE :: AS : DT$$

et $$SB : TE :: SC : TF ;$$

d'où $$AS : DT :: SC : TF.$$

Les triangles ASC, DTF sont donc semblables comme ayant un angle égal compris entre côtés proportionnels.

On verrait de la même manière que les angles solides B et E sont égaux, et que ABC est semblable à DEF. Enfin les angles solides A et C sont respectivement égaux aux angles D et F, comme ayant les angles plans égaux chacun à chacun et semblablement placées ; donc les tétraèdres sont semblables.

14.

PROPOSITION XXVIII.

Deux polyèdres semblables peuvent être décomposés en un même nombre de tétraèdres semblables, et semblablement placés.

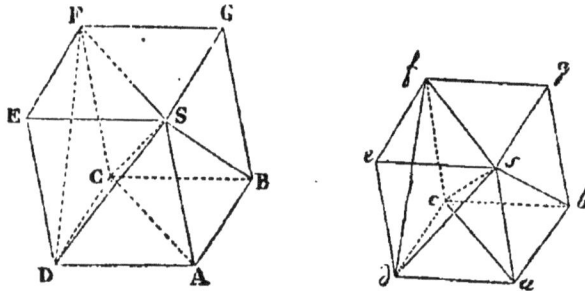

Décomposons en triangles les faces du polyèdre SEFGDABC, non adjacentes au sommet S ; ces triangles seront les bases de tétraèdres qui auront pour sommet commun le point S, et dont la somme composera le premier polyèdre.

Décomposons aussi en triangles et de la même manière les faces du polyèdre *sefgdabc*, non adjacentes au sommet *s* homologue de S, et joignons le point *s* aux sommets de ces triangles ; ce second polyèdre sera décomposé en tétraèdres, et il s'agit de montrer que ces tétraèdres sont respectivement semblables à ceux qui forment le premier polyèdre

Si nous comparons les tétraèdres SDCA, *sdca*, nous voyons que les triangles SDA, CDA, sont respectivement semblables aux triangles *sda*, *cda*, à cause de la similitude des faces EDAS, *edas*, d'une part, et des faces CDAB, *cdab*, de l'autre ; de plus, l'angle dièdre DA est égal au dièdre *da*, puisque les faces des deux polyèdres sont également inclinées ; donc les deux tétraèdres SDCA, *sdca*, sont semblables comme ayant un dièdre égal compris sous deux faces semblables et semblablement disposées.

Si nous passons aux tétraèdres SDCF, *sdcf*, nous voyons que les triangles SDC, *sdc*, sont semblables comme faces homologues de tétraèdres semblables ; de même FDC est semblable à *fdc*, à cause de la similitude des polygones FEDC, *fedc*. D'ailleurs les dièdres FDCA, *fdca*, sont égaux par hypothèse, et les dièdres SDCA, *sdca*, sont égaux, à cause de la similitude des tétraèdres SDCA, *sdca*; donc les dièdres FDCS, *fdcs*, sont égaux comme différences de dièdres égaux ; donc enfin *, les tétraèdres SDCF, *sdcf*, sont semblables, et ainsi de suite.....

Remarque I. Il faut remarquer que la décomposition précédente peut s'effectuer en partant de deux sommets homologues quelconques.

Remarque II. On conclut encore du théorème qui vient d'être démontré, que, dans deux polyèdres semblables, deux droites A, *a*, qui joignent des sommets homologues, sont proportionnelles à deux arêtes homologues, B, *b*, des deux polyèdres.

En effet, les droites A, *a* seront les arêtes homologues de deux tétraèdres semblables faisant partie des deux polyèdres ; et ces tétraèdres renfermeront nécessairement deux arêtes homologues C, *c*, des deux polyèdres ; on aura donc

$$A : a : C \, c.$$

D'ailleurs, dans les polyèdres semblables, les arêtes homologues sont proportionnelles à cause de la similitude des faces.

On a donc aussi

$$C : c : B : b;$$

donc enfin, $$A : a :: B : b.$$

PROPOSITION XXIX.

THÉORÈME.

Deux polyèdres composés d'un même nombre de té-traèdres semblables et semblablement disposés, ont les faces semblables chacune à chacune, et les angles solides homologues égaux, et par conséquent sont semblables.

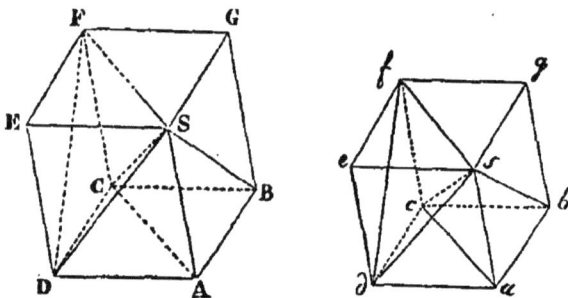

Soient SABC, SADC, SCDF,.... les pyramides qui composent le premier polyèdre ; *sabc, sadc, scdf*, les pyramides qui forment le second.

1º Les triangles DCA, CAB, qui forment une face du premier polyèdre, sont respectivement semblables aux triangles *dca, cab*, situés à la surface du second polyèdre, à cause de la similitude des tétraèdres. De plus, les triangles DCA, CAB, étant dans un même plan, je dis qu'il en est de même des triangles *dca, cab*.

En effet, à cause de la similitude des tétraèdres SCAD et *scad*, SABC et *sabc*, les dièdres SCAD, SCAB, sont respectivement égaux aux dièdres *scad, scab* ; or, la somme des deux premiers est égale à deux droits ; donc la somme des deux derniers vaut deux droits ; donc enfin, les polygones DCBA, *dcba*, sont semblables, comme étant composés d'un même nombre de triangles semblables et semblablement disposés ; et il en est de même des autres faces prises deux à deux.

2° On voit encore que l'angle dièdre SA, somme des dièdres CSAD, CSAB, est égal au dièdre *sa*, somme des dièdres *csad*, *csab*, respectivement égaux aux premiers ; et qu'en général deux angles dièdres homologues des deux polyèdres sont égaux comme étant les sommes d'angles dièdres homologues de tétraèdres semblables.

Il en résulte que deux angles solides homologues A et *a* sont égaux, car ils ont leurs faces égales chacune à chacune, semblablement disposées et également inclinées.

Scolie. La démonstration qui vient d'être exposée justifie la définition qui a été donnée des polyèdres semblables ; car on peut toujours former des polyèdres composés d'un même nombre de tétraèdres semblables et semblablement placés.

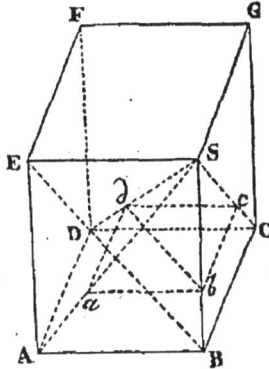

En effet, décomposons le polyèdre SABDEFG en pyramides triangulaires, qui aient toutes leur sommet en S ; et soient SBDC, SADB, SDAE,.... les tétraèdres dont la somme compose le polyèdre.

Si nous divisons dans le même rapport toutes les arêtes partant du point S, aux points *a*, *b*, *c*, *d*,.... les tétraèdres S*bdc*, S*adb*..., seront respectivement semblables* aux tétraèdres SBDC, SADB...., et seront semblablement disposés ; leur somme composera donc un second polyèdre, qui, d'après le théorème précédent, sera semblable au premier.

*26

Ce second polyèdre pourra ensuite être placé dans une position quelconque par rapport au premier.

PROPOSITION XXX.

THÉORÈME.

Deux tétraèdres semblables sont entre eux comme les cubes de leurs arêtes homologues.

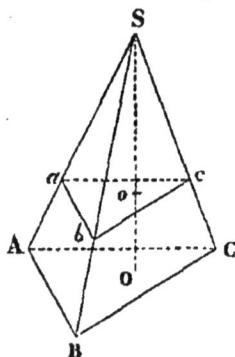

Puisque les tétraèdres sont semblables, on peut porter le plus petit sur le plus grand, de manière qu'ils aient l'angle solide S commun, et alors les bases abc, ABC, seront parallèles, puisque les arêtes SA, SB, SC, sont divisées dans un même rapport aux points a, b, c.

Soit encore SO perpendiculaire sur ABC.

Les triangles ABC, abc, sont semblables ; on a donc :

$$ABC : abc :: \overline{AB}^{2} : \overline{ab}^{2} \;(1).$$

D'ailleurs on a aussi :

$$AB : ab :: SA : sa$$

et

$$SO : so :: SA : sa \,;$$

d'où il résulte, à cause du rapport commun,

$$SO : so :: AB : ab \;(2).$$

Multipliant par ordre les proportions (1) et (2), et divisant les termes du premier rapport par 3, il vient :

$$ABC \times \frac{SO}{3} : abc \times \frac{SO}{3} :: \overline{AB}^{3} : \overline{ab}^{3} \,;$$

or, $ABC \times \dfrac{SO}{3}$ est la mesure du tétraèdre $SABC$, et

$abc \times \dfrac{SO}{3}$ est la mesure du tétraèdre $Sabc$; donc, etc.

PROPOSITION XXXI.

THÉORÈME.

Deux polyèdres semblables sont comme les cubes de leurs arêtes homologues.

On sait que deux polyèdres semblables sont décomposables en un même nombre de tétraèdres semblables.

Soient T, T', T''... les tétraèdres qui forment le polyèdre P; t, t', t''... les tétraèdres qui composent p.

Soient encore, A, A', A'', des arêtes des tétraèdres T, T', T''.... a, a', a''...; leurs homologues dans les tétraèdres t, t', t''..., on aura :

$$T \; : \; t :: A^3 \; : a^3,$$
$$T' : t' :: A'^3 : a'^3,$$
$$T'' : t'' :: A''^3 : a'^{3};$$

et comme les lignes homologues des polyèdres semblables sont proportionnelles, on en conclut :

$$T : t :: T' : t' :: T'' : t''...$$

d'où $\quad T + T' + T''... : t + t' + t''... :: T : t : A^3 : a^3,$

ou $\qquad\qquad P : p :: A^3 : a^3.$

LIVRE VII.

LA SPHÈRE.

DÉFINITIONS.

I. La *sphère* est un solide terminé par une surface courbe, dont tous les points sont également distants d'un point intérieur qu'on appelle *centre*.

fig. 220. On peut imaginer que la sphère est produite par la révolution du demi-cercle DAE autour du diamètre DE : car la surface décrite dans ce mouvement par la courbe DAE aura tous ses points à distances égales du centre C.

II. Le *rayon de la sphère* est une ligne droite menée du centre à un point de la surface ; le *diamètre* ou *axe* est une ligne passant par le centre, et terminée de part et d'autre à la surface.

Tous les rayons de la sphère sont égaux ; tous les diamètres sont égaux et doubles du rayon.

III. Un plan est *tangent* à la sphère lorsqu'il n'a qu'un point commun avec sa surface.

IV. Deux sphères sont tangentes, lorsque leurs surfaces n'ont qu'un point commun.

PROPOSITION PREMIÈRE.

THÉORÈME.

Toute section de la sphère, faite par un plan, est un cercle.

fig. 221. Soit AMB la section faite par un plan dans la sphère dont le centre est C. Du point C menez la perpendiculaire CO sur le plan AMB, et différentes lignes CM, CM, à différents points de la courbe AMB qui termine la section.

Les obliques CM, CM, CB, sont égales, puisqu'elles sont des rayons de la sphère; elles sont donc également éloignées de la perpendiculaire CO; donc toutes les lignes OM, OM, OB, sont égales; donc la section AMB est un cercle dont le point O est le centre.

Corollaire I. Si la section passe par le centre de la sphère, son rayon sera le rayon de la sphère; donc tous les grands cercles sont égaux entre eux.

II. Deux grands cercles se coupent toujours en deux parties égales; car leur intersection commune, passant par le centre, est un diamètre.

III. Tout grand cercle divise la sphère et sa surface en deux parties égales; car si, après avoir séparé les deux hémisphères, on les applique sur la base commune en tournant leur convexité du même côté, les deux surfaces coïncideront l'une avec l'autre, sans quoi il y aurait des points plus près du centre les uns que les autres.

IV. Le centre d'un petit cercle et celui de la sphère sont sur une même droite perpendiculaire au plan du petit cercle.

V. Les petits cercles sont d'autant plus petits qu'ils sont plus éloignés du centre de la sphère; car plus la distance CO est grande, plus est petite la corde AB, diamètre du petit cercle AMB.

VI. Par deux points donnés sur la surface d'une sphère, on peut faire passer un arc de grand cercle; car les deux points donnés et le centre de la sphère sont trois points qui déterminent la position d'un plan. Si cependant les deux points donnés étaient aux extrémités d'un diamètre, alors ces deux points et le centre seraient en ligne droite, et il y aurait une infinité de grands cercles qui pourraient passer par les deux points donnés.

VII. la position d'un petit cercle sur la surface de la sphère serait déterminée par trois points de sa circonférence.

PROPOSITION II.

THÉORÈME.

Tout plan perpendiculaire à l'extrémité d'un rayon est tangent à la sphère.

fig. 226.

Soit FAG un plan perpendiculaire à l'extrémité du rayon OA; si l'on prend un point quelconque M sur ce plan, et qu'on joigne OM et AM, l'angle OAM sera droit, et ainsi la distance OM sera plus grande que OA. Le point M est donc hors de la sphère; et, comme il en est de même de tout autre point du plan FAG, il s'ensuit que ce plan n'a que le seul point A commun avec la surface de la sphère; déf. 3. donc il est tangent à cette surface*.

Réciproquement, tout plan tangent FAG est perpendiculaire sur le rayon OA qui va au point de contact.

Car si on joint au centre un point quelconque M de ce plan, OM sera plus grand que le rayon OA, puisque le point M est extérieur à la sphère. OA est donc la ligne la plus courte qu'on puisse mener du point O au plan FAG; donc OA est perpendiculaire sur ce plan.

Corollaire. Par un point de la sphère on ne peut mener qu'un seul plan tangent.

PROPOSITION III.

THÉORÈME.

L'intersection de deux sphères est un cercle dont le plan est perpendiculaire à la ligne qui joint leurs centres, et dont le centre est situé sur cette ligne.

Par la ligne OC qui joint les centres des deux sphères,

menons un plan quelconque. Ce plan coupe les deux sphères suivant deux grands cercles qui se rencontrent aux points A et A' symétriques par rapport à la ligne OC.

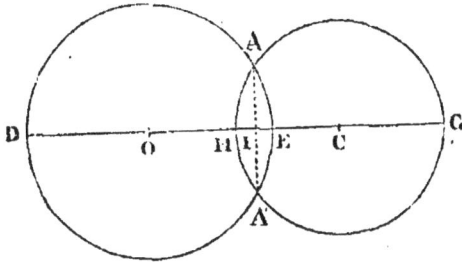

Si, maintenant, nous faisons tourner les deux demi-cercles DAE, GAH, autour de OC, ces deux demi-cercles engendreront les surfaces des deux sphères, et le point A décrira leur ligne d'intersection. D'ailleurs, dans ce mouvement, la droite AI ne changera pas de grandeur et sera constamment perpendiculaire à OC; donc l'intersection des deux sphères est une circonférence dont le centre est en I, dont le rayon est AI, et dont le plan est perpendiculaire à OC.

Remarque. Suivant que les deux cercles DAA', GAA', seront extérieurs ou intérieurs, tangents extérieurement ou intérieurement, ou bien sécants, les deux sphères seront extérieures ou intérieures, tangentes extérieurement ou intérieurement, ou enfin sécantes.

Il y aura donc pour chacune de ces positions des deux sphères, les mêmes relations entre la distance des centres et les rayons des sphères, que pour les positions correspondantes de deux cercles.

DÉFINITIONS.

I. L'angle de deux arcs de grands cercles est l'angle dièdre formé par leurs plans. Les arcs de grands cercles en sont les côtés, et leur point de concours en est le sommet.

II. Un triangle sphérique est une portion de la surface de la sphère comprise entre trois arcs de grands cercles.

Ces arcs, qui s'appellent les côtés des triangles, sont toujours supposés moindres qu'une demi-circonférence ; les angles formés par ces arcs de cercles sont les angles du triangle.

III. Un triangle sphérique est rectangle, isocèle, équilatéral, dans les mêmes cas qu'un triangle rectiligne.

IV. Un polygone sphérique est une portion de la surface sphérique comprise entre plusieurs arcs de grands cercles.

Nous ne considérerons que des polygones sphériques convexes, c'est-à-dire tels que le plan de chaque côté laisse tout le reste du polygone d'un même côté de sa direction.

PROPOSITION IV.

THÉORÈME.

Dans tout triangle sphérique ABC *, un côté quelconque est plus petit que la somme des deux autres.*

fig. 222.

Soit O le centre de la sphère, et soient menés les rayons OA, OB, OC. Si on imagine les plans AOB, AOC, COB, ces plans formeront au point O un angle solide, et les angles AOB, AOC, COB, auront pour mesure les côtés AB, AC, BC, du triangle sphérique ABC. Or, chacun des trois angles plans qui composent l'angle solide est moindre

* 33,5.

que la somme des deux autres * ; donc un côté quelconque du triangle ABC est moindre que la somme des deux autres.

PROPOSITION V.

THÉORÈME.

La somme des trois côtés d'un triangle sphérique est moindre que la. circonférence d'un grand cercle.

Soit ABC un triangle sphérique quelconque; prolongez, fig. 224.
les côtés AB, AC, jusqu'à ce qu'ils se rencontrent de nouveau en D. Les arcs ABD, ACD, seront des demi-circonférences, puisque deux grands cercles se coupent toujours
en deux parties égales*; mais dans le triangle BCD on a * 1.
le côté BC < BD+CD*; ajoutant de part et d'autre AB+AC, * 4.
on aura AB+AC+BC < ABD+ACD, c'est-à-dire, plus
petit qu'une circonférence.

Remarque. Pour qu'on puisse construire un triangle sphérique avec trois côtés donnés, il faut et il suffit que la somme
des trois côtés soit plus petite qu'une circonférence, et
que le plus grand côté soit moindre que la somme des
deux autres. Car ce sont les conditions nécessaires et suffisantes pour qu'on puisse construire un angle solide avec
trois faces qui auraient pour mesures les trois côtés donnés.
Et si l'on plaçait le sommet de cet angle solide au centre de
la sphère, les faces intercepteraient le triangle demandé.

PROPOSITION VI.

THÉORÈME.

La somme des côtés d'un polygone sphérique con-
vexe est moindre qu'une circonférence de grand
cercle.

Soit ABCDE un polygone sphérique convexe; et me- fig. 225.
nons du centre O de la sphère les rayons OA, OB, OC, OD,
OE, nous formerons ainsi un angle solide qui sera convexe, et dont les angles plans AOB, AOC, ... ont pour
mesures les arcs AB, BC, CD. . . .; or, la somme des angles plans qui forment l'angle solide est moindre que 4
droits; donc la somme des arcs AB, BC, ... est moindre
qu'une circonférence.

I. Le pôle d'un cercle de la sphère est l'extrémité du diamètre perpendiculaire au plan de ce cercle.

II. Tout cercle de la sphère a deux pôles.

III. Tous les cercles dont les plans sont parallèles ont les
mêmes pôles.

PROPOSITION VII.

THÉORÈME.

Tous les points de la circonférence FNG *d'un cercle
de la sphère sont également distants du pôle* D *de ce
cercle.*

fig. 220.   En effet, si on mène du centre O de la circonférence
FNG, les rayons OF, ON, OG, et qu'on tire les droites
DF, DN, DG, les triangles rectangles DOF, DON, DOG....
seront égaux ; car ils ont le côté DO commun, et les lignes
OF, ON, OG sont égales comme rayons d'un même cercle ;
donc on a DF=DN=DG. . . .

On voit aussi par là que les arcs de grands cercles FD,
DN, DG, sont égaux comme sous-tendus par des cordes
égales ; et de plus les plans de ces grands cercles sont perpendiculaires sur le cercle FNG, car ils passent tous par
la droite DO perpendiculaire au plan de ce cercle.

Tout ce qui vient d'être démontré s'applique évidemment
au pôle d'un grand cercle AMB ; mais dans ce cas les angles
droits DCA, DCM, DCB, étant au centre des grands cercles DAE, DME...., les arcs DA, DM, DB, sont des quarts
de circonférence ou des *quadrants*.

Scolie. Les propriétés des pôles permettent de tracer sur
la surface de la sphère des arcs de cercle avec la même facilité que sur une surface plane.

On emploie à cet effet un compas appelé compas sphérique, dans lequel on donne aux deux branches une dis-

position qui permette d'incliner les pointes l'une sur l'autre sous un angle quelconque.

Il est évident que si on place une des pointes de ce com- fig. 220. pas en D, et l'autre en F, et que l'on fasse tourner ce compas autour du point D, l'extrémité F décrira le cercle FNG.

Si l'on voulait du point D, comme pôle, décrire un grand cercle AMB, il faudrait que la distance des deux pointes du compas fût égale à la corde d'un quadrant; et pour avoir cette distance, il faudrait connaître le rayon de la sphère.

PROPOSITION VIII.

PROBLÈME.

Étant donnée une sphère, trouver son rayon.

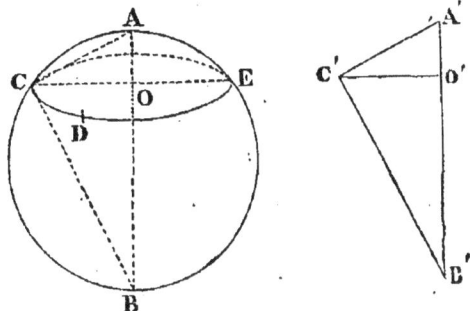

Avec une ouverture de compas arbitraire AC, décrivons sur la sphère un cercle CDE; marquons trois points C, D, E sur ce cercle, et mesurons avec un compas les distances rectilignes CD, DE, CE; enfin construisons sur un plan un triangle avec ces trois côtés; le rayon du cercle circonscrit à ce triangle sera le rayon du cercle CDE.

Cela posé, concevons par le diamètre AB de la sphère un grand cercle ACBE; concevons aussi qu'on tire les droites CA, CB et CO. Dans le triangle rectangle CAO, on connaît l'hypoténuse AC et le côté CO; on pourra donc construire sur un plan un triangle C'A'O' égal à CAO; de plus, la droite CB étant perpendiculaire sur CA, si l'on mène

C'B' perpendiculaire sur A'C', la droite A'B', égale à AB, sera le diamètre de la sphère.

PROPOSITION IX.

PROBLÈME.

Tracer sur une sphère un grand cercle passant par deux points A et B.

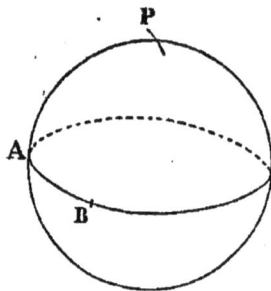

Des points A et B comme pôles, avec un intervalle égal à la corde du quadrant, décrivons deux grands cercles qui se coupent en P; le point P sera le pôle de l'arc de grand cercle AB, et servira à décrire cet arc.

PROPOSITION X.

PROBLÈME.

Abaisser d'un point A de la surface de la sphère, un grand cercle perpendiculaire sur un grand cercle

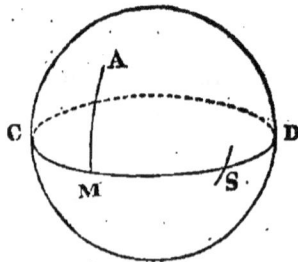

Du point A comme pôle, avec un intervalle égal à un quadrant, décrivez un grand cercle qui coupe en S le cercle CMD. Puis du point S comme pôle, avec l'intervalle SA, décrivez le grand cercle AM, qui sera perpendiculaire sur CMD*.

*7.

PROPOSITION XI.

PROBLÈME.

Tracer sur une sphère un petit cercle passant par trois points A, B, C.

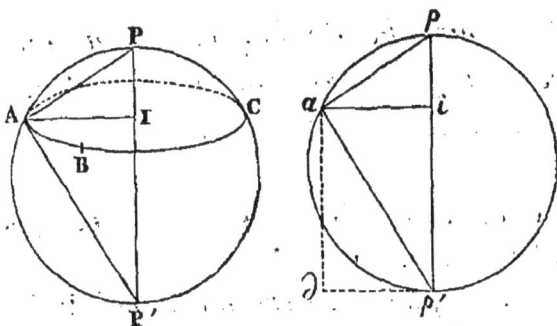

Mesurez avec un compas sphérique les distances rectilignes AB, BC, AC; construisez un triangle avec ces trois côtés, et circonscrivez à ce triangle une circonférence dont le rayon sera celui de la circonférence qu'il s'agit de tracer sur la sphère.

Maintenant, si l'on conçoit le diamètre PP' perpendiculaire sur le plan du cercle ABC, et qui rencontre le plan de ce cercle en son centre I; si l'on mène en outre les droites AP, AI, AP', on voit que le triangle PAP' est rectangle en A; et l'on connaît dans ce triangle l'hypoténuse PP' et la hauteur AI.

Pour construire ce triangle, décrivez un cercle dont le diamètre pp' soit égal à celui de la sphère; menez au point p' une tangente égale au rayon du cercle ABC; puis conduisez une ligne da parallèle à pp' jusqu'à sa rencontre a

15.

avec la circonférence ; enfin joignez *ap*, *ap'*; *app'* sera le triangle demandé, et le côté *ap* sera égal à AP.

Pour déterminer le pôle P du cercle ABC, il suffira, des points A, B, C comme pôles, avec un intervalle égal à *ap*, de décrire des cercles qui se couperont au point cherché. Connaissant le pôle, la construction s'achèvera sans difficulté.

PROPOSITION XII.

THÉORÈME.

Le plus court chemin du point A *au point* B *sur la surface de la sphère, est l'arc de grand cercle, moindre qu'une demi-circonférence, qui joint ces deux points.*

Nous fonderons la démonstration de ce théorème sur les deux lemmes suivants.

Lemme I. *Le plus court chemin du pôle* P *d'un cercle à tous les points de sa circonférence* ABD *est le même pour tous ces points.*

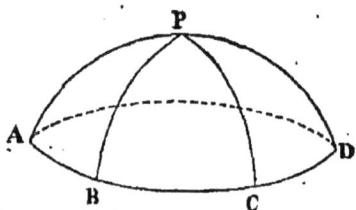

Cela résulte évidemment de l'égalité des arcs de grands cercles PA, PB,.... et de la symétrie parfaite de la sphère autour du point P.

Lemme II. *Soient* AB, AC *deux arcs de grands cercles moindres qu'une demi-circonférence, et soit* AC < AB, *je dis que le plus court chemin de* A *en* C *est moindre que celui de* A *en* B.

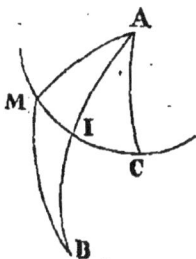

En effet, décrivons du point A comme pôle, et avec l'intervalle AC, un cercle qui coupera nécessairement l'arc AB entre A et B, et soit AMB la ligne la plus courte entre A et B; cette ligne rencontrera le cercle CI en un point M, et la ligne AM sera le plus court chemin de A en M; car s'il existait une ligne plus courte entre ces deux points, AMB ne serait pas le plus court chemin de A en B, ce qui est contre l'hypothèse. D'ailleurs, d'après le lemme précédent, le plus court chemin de A en M est le même que de A en C; donc le plus court chemin de A en C est moindre que de A en B.

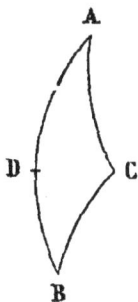

Cela posé, soit AB l'arc de grand cercle moindre qu'une demi-circonférence qui joint les points A et B; et supposons qu'il existe hors de cet arc un point C de la ligne la plus courte entre A et B. Menons les arcs de grands cercles AC, BC, et prenons AD=AC.

On a* AB < AC+CB; retranchant de part et d'autre AD=AC, il reste DB < BC. Or, en vertu du lemme I, le plus court chemin de A en D est le même que de A en C; *pr. 4.

donc puisque le point C appartient à la ligne la plus courte
de A en B, il faudrait que la distance de C en B fût moindre
que de D en B, conséquence absurde, d'après le lemme II,
puisque l'arc BC est plus grand que BD. Donc aucun
point de la plus courte distance entre A et B ne peut être
hors de l'arc AB, donc l'arc AB est lui-même la ligne la
plus courte qui a les mêmes extrémités.

Remarque. Dans la démonstration précédente, on suppose chacun des deux arcs AC, BC, moindre que AB; et il
est évident qu'on ne peut faire une autre hypothèse, car si
on avait AC > AB, la ligne la plus courte de A en B serait
moindre que de A en C; le point C ne pourrait donc pas
appartenir à la première ligne.

PROPOSITION XIII.

THÉORÈME.

fig. 226.   *L'angle BAC que font entre eux deux arcs de grands
cercles AB, AC, a pour mesure l'angle FAG, formé par
les tangentes de ces arcs au point A : il a aussi pour
mesure l'arc DE, décrit du point A comme pôle
entre les côtés AB, AC, prolongés s'il est nécessaire.*

Car la tangente AF, menée dans le plan de l'arc AB, est
perpendiculaire au rayon AO; la tangente AG, menée dans
le plan de l'arc AC, est perpendiculaire au même rayon
AO. Donc l'angle FAG est égal à l'angle des plans OAB,
OAC, qui est celui des arcs AB, AC, et qui se désigne par
BAC.

Pareillement, si l'arc AD est égal à un quadrant, ainsi
que AE, les lignes OD, OE, seront perpendiculaires à AO,
et l'angle DOE sera encore égal à l'angle des plans AOD,
AOE; donc l'arc DE est la mesure de l'angle de ces plans,
ou la mesure de l'angle CAB.

Corollaire. Les angles des triangles sphériques peuvent

se comparer entre eux par les arcs de grands cercles décrits de leurs sommets comme pôles et compris entre leurs côtés : ainsi il est facile de faire un angle égal à un angle donné.

Scolie. Les angles opposés au sommet, tels que ACO et BCN, sont égaux; car l'un ou l'autre est toujours l'angle formé par les deux plans ABC, OCN. fig. 238,

On voit aussi que dans la rencontre de deux arcs ACB, OCN, les deux angles adjacents ACO, OCB, pris ensemble, valent toujours deux angles droits.

DÉFINITIONS.

Un triangle sphérique ABC étant donné, si des points A, B, C comme pôles, on décrit les arcs de grands cercles EF, FD, DE, ces arcs forment un triangle DEF, qui est appelé le triangle *polaire* de ABC. fig. 227.

Le sommet homologue du point A est déterminé par la rencontre des arcs décrits des points B et C comme pôles : ces arcs, il est vrai, se coupent en deux points; mais il ne faut prendre que celui qui est du même côté que le point A par rapport à BC, et ainsi pour les autres sommets.

PROPOSITION XIV.

THÉORÈME.

Si le triangle ABC *a pour triangle polaire* DEF, *réciproquement* ABC *sera le triangle polaire de* DEF. fig. 227.

Car le point A étant le pôle de l'arc EF, la distance AE est un quadrant; le point C étant le pôle de l'arc DE, la distance CE est pareillement un quadrant; donc le point E est éloigné d'un quadrant de chacun des points A et C; donc il est le pôle de l'arc AC, et de plus il est du même côté que B par rapport à AC; on démontrerait de même que D est le pôle de l'arc BC, et F celui de l'arc AB; donc ABC est le triangle polaire de DEF.

PROPOSITION XV.

THÉORÈME.

fig. 227.　*Étant donnés deux triangles polaires ABC, DEF, chaque angle de l'un de ces triangles aura pour mesure une demi-circonférence, moins le côté opposé dans l'autre triangle.*

Soient prolongés, s'il est nécessaire, les côtés AB, AC, jusqu'à la rencontre de EF en G et H; puisque le point A est le pôle de l'arc GH, l'angle A aura pour mesure l'arc GH. Mais l'arc EH est un quadrant ainsi que GF, puisque E est le pôle de AH, et F le pôle de AG; donc EH + GF vaut une demi-circonférence. Or EH + GF est la même chose que EF + GH; donc l'arc GH qui mesure l'angle A est égal à une demi-circonférence moins le côté EF; de même l'angle B aura pour mesure $\frac{1}{2}$ circ. — DF, et l'angle C, $\frac{1}{2}$ circ. — DE.

Cette propriété doit être réciproque entre les deux triangles, puisqu'ils se décrivent de la même manière l'un par le moyen de l'autre. Ainsi on trouvera que les angles D, E, F, du triangle DEF, ont pour mesures respectivement : $\frac{1}{2}$ circ. — BC, $\frac{1}{2}$ circ. — AC, $\frac{1}{2}$ circ. — AB. En effet l'angle D, par exemple, a pour mesure l'arc MI; or MI + BC = MC + BI = $\frac{1}{2}$ circ. : donc l'arc MI, mesure de l'angle D, = $\frac{1}{2}$ circ. — BC; et ainsi des autres.

Scolie. Si du centre de la sphère on mène des rayons aux sommets des triangles ABC, DEF, on forme deux angles trièdres dont les angles plans ont pour mesures les côtés des triangles sphériques, et dont les angles dièdres ne sont autres que les angles des mêmes triangles.

Or, il résulte du théorème qui vient d'être démontré

que dans ces deux angles trièdres, les dièdres de l'un sont les suppléments des faces de l'autre, et réciproquement; donc ces angles trièdres sont supplémentaires.

DÉFINITIONS.

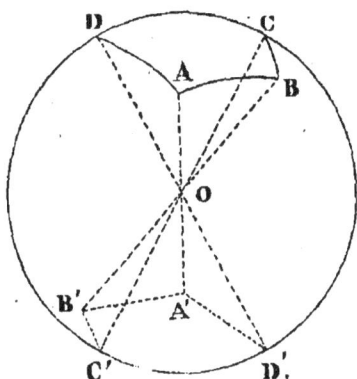

Soit ABCD un polygone sphérique; menons du centre des rayons aux sommets de ce polygone, et prolongeons-les jusqu'à ce qu'ils rencontrent de nouveau la sphère en A', B', C', D'. Enfin tirons les arcs A'B', B'C', A'D', C'D'.

Les angles solides formés en O sont symétriques, par conséquent ils ont leurs angles plans et leurs angles dièdres respectivement égaux. Donc aussi les polygones sphériques ABCD, A'B'C'D' ont toutes leurs parties égales. Néanmoins ces polygones ne sont pas superposables; car si l'on porte le côté C'D' sur son égal CD de manière que les autres côtés des deux polygones tombent d'un même côté par rapport à CD, le point D' sera en C, et en parcourant les deux polygones dans le même sens à partir du point C, les côtés et les angles se présenteront dans un ordre inverse.

Ces polygones sphériques sont appelés symétriques, quelles que soient d'ailleurs les positions respectives qu'on leur donne sur la surface de la sphère.

PROPOSITION XVI.

THÉORÈME.

Deux triangles situés sur la même sphère, ou sur des sphères égales, sont égaux dans toutes leurs parties, lorsqu'ils ont un angle égal compris entre côtés égaux chacun à chacun.

fig. 230.   Soit le côté AB=EF, le côté AC=EG, et l'angle BAC =FEG, le triangle EFG pourra être placé sur le triangle ABC, de la même manière qu'on superpose deux triangles rectilignes qui ont un angle égal compris entre côtés égaux. Donc toutes les parties du triangle EFG seront égales à celles du triangle ABC, c'est-à-dire qu'outre les trois parties qui sont supposées égales, on aura le côté BC=FG, l'angle ABC=EFG, et l'angle ACB=EGF.

Si les côtés égaux des deux triangles étaient inversement disposés par rapport aux deux angles égaux, on superposerait EFG sur le symétrique de ABC, et on serait conduit à la même conclusion.

PROPOSITION XVII.

THÉORÈME.

Deux triangles situés sur la même sphère, ou sur des sphères égales, sont égaux dans toutes leurs parties, lorsqu'ils ont un côté égal adjacent à deux angles égaux chacun à chacun.

Car l'un de ces triangles peut être placé sur l'autre ou sur son symétrique, comme on le fait dans le cas pareil des triangles rectilignes. (*Voy. prop. VII, liv. I.*)

PROPOSITION XVIII.

THÉORÈME.

Si deux triangles situés sur la même sphère, ou sur

des sphères égales, sont équilatéraux entre eux, ils seront aussi équiangles, et les angles égaux seront opposés aux côtés égaux.

Joignons le centre de la sphère aux sommets des deux triangles; nous formerons ainsi deux angles trièdres dont les angles plans ayant pour mesures les côtés des triangles sphériques, sont respectivement égaux; mais on a démontré que dans ce cas les angles dièdres opposés aux faces égales sont égaux : donc dans les deux triangles sphériques les angles opposés aux côtés égaux sont égaux.

PROPOSITION XIX.

THÉORÈME.

Dans tout triangle sphérique isocèle les angles opposés aux côtés égaux sont égaux.

Soit le côté AB = AC ; je dis qu'on aura l'angle C = B : car si du sommet A au point D, milieu de la base, on mène l'arc AD, les deux triangles ABD, ADC, auront les trois côtés égaux chacun à chacun; savoir, AD commun, BD = DC, et AB = AC : donc, par le théorème précédent, ces triangles auront les angles égaux, et on aura B = C.

fig. 231.

La même démonstration prouve que l'angle BAD = DAC, et que l'angle BDA = ADC. Donc ces deux derniers sont droits; donc *l'arc mené du sommet d'un triangle sphérique isocèle au milieu de sa base est perpendiculaire à cette base, et divise l'angle du sommet en deux parties égales.*

Scolie. Il résulte encore de ce théorème, que le symétrique d'un triangle sphérique isocèle lui est égal par superposition.

PROPOSITION XX.

THÉORÈME.

Si deux angles d'un triangle sphérique sont égaux, les côtés opposés sont égaux.

fig. 231.

Soit l'angle B=C ; je dis qu'on aura AC=AB : car si le côté AB n'est pas égal à AC, soit AB le plus grand des deux, prenez BO=AC, et joignez OC. Les deux côtés BO, BC, sont égaux aux deux AC, BC ; l'angle compris par les premiers, OBC, est égal à l'angle compris par les seconds, ACB. Donc les deux triangles BOC, ACB, ont les autres parties égales[*16], et on a l'angle OCB=ABC : mais l'angle ABC, par hypothèse, =ACB ; donc on aurait OCB= ACB, ce qui est impossible ; donc on ne peut supposer AB différent de AC ; donc les côtés AB, AC, opposés aux angles égaux B et C, sont égaux.

PROPOSITION XXI.

THÉORÈME.

fig. 232. *Dans un triangle sphérique* ABC, *si l'angle* A *est plus grand que l'angle* B, *le côté* BC *opposé à l'angle* A *sera plus grand que le côté* AC *opposé à l'angle* B ; *réciproquement, si le côté* BC *est plus grand que* CA, *l'angle* A *sera plus grand que l'angle* B.

1° Soit l'angle A > B, faites l'angle BAD=B, vous aurez AD=DB[*20] : mais AD+DC est plus grand que AC ; à la place de AD mettant DB, on aura DB+DC ou BC > AC.

2° Si on suppose BC > AC, je dis que l'angle BAC sera plus grand que ABC : car, si BAC était égal à ABC, on aurait BC=AC ; et si on avait BAC < ABC, il s'ensuivrait, par ce qui vient d'être démontré, qu'on a BC < AC ; ce qui est contre la supposition. Donc l'angle BAC est plus grand que ABC.

PROPOSITION XXII.

THÉORÈME.

fig. 233. *Si les deux côtés* AB, AC, *du triangle sphérique* ABC

sont égaux aux deux côtés DE, DF, *du triangle* DEF
tracé sur une sphère égale, si en même temps l'an-
gle A *est plus grand que l'angle* D, *je dis que le troi-*
sième côté BC *du premier triangle sera plus grand que*
le troisième EF *du second.*

La démonstration est absolument semblable à celle de
la prop. XI, liv. I.

PROPOSITION XXIII.

THÉORÈME.

Si deux triangles tracés sur la même sphère ou sur
des sphères égales sont équiangles entre eux, ils se-
ront aussi équilatéraux.

Soient A et B les deux triangles donnés, P et Q leurs
triangles polaires. Puisque les angles sont égaux dans les
triangles A et B, les côtés seront égaux dans les polaires P
et Q* : mais de ce que les triangles P et Q sont équilaté- *15.
raux entre eux, il s'ensuit qu'ils sont aussi équiangles*; *18.
enfin, de ce que les angles sont égaux dans les triangles P
et Q, il s'ensuit* que les côtés sont égaux dans leurs po- *15.
laires A et B. Donc les triangles équiangles A et B sont en
même temps équilatéraux entre eux.

Scolie. Cette proposition n'a pas lieu dans les triangles
rectilignes, où de l'égalité des angles on ne peut conclure
que la proportionnalité des côtés. Mais il est aisé de rendre
compte de la différence qui se trouve à cet égard entre les
triangles rectilignes et les triangles sphériques. Dans la
proposition présente, ainsi que dans les prop. 16, 17, 18,
22, où il s'agit de la comparaison des triangles, il est dit
expressément que ces triangles sont tracés sur la même
sphère ou sur des sphères égales. Or les arcs semblables
sont proportionnels aux rayons ; donc, sur des sphères
égales, deux triangles ne peuvent être semblables sans

être égaux. Il n'est donc pas surprenant que l'égalité des angles entraîne l'égalité des côtés.

Il en serait autrement si les triangles étaient tracés sur des sphères inégales; alors les angles étant égaux, les triangles seraient semblables, et les côtés homologues seraient entre eux comme les rayons des sphères.

PROPOSITION XXIV.

THÉORÈME.

1° *La somme des angles de tout triangle sphérique est moindre que six et plus grande que deux droits.*

2° *Le plus petit angle augmenté de deux droits est plus grand que la somme des deux autres.*

1° En effet, la mesure de chaque angle d'un triangle sphérique est égale à la demi-circonférence, moins le côté opposé du triangle polaire*. Donc la somme des trois angles a pour mesure trois demi-circonférences moins la somme des côtés du triangle polaire. Or cette dernière somme est plus grande que zéro, et moindre qu'une circonférence; donc en la retranchant de trois demi-circonférences, le reste sera plus petit que trois demi-circonférences et plus grand qu'une demi-circonférence; donc la somme des angles d'un triangle sphérique est moindre que six droits, et plus grande que deux droits.

Corollaire. Un triangle sphérique peut avoir deux ou trois angles droits, deux ou trois angles obtus.

Si le triangle ABC est *bi-rectangle*, c'est-à-dire s'il a deux angles droits B et C, le sommet A sera le pôle de la base BC; et les côtés AB, AC, seront des quadrants.

Si en outre l'angle A est droit, le triangle ABC sera *tri-rectangle*, ses angles seront tous droits et ses côtés des quadrants. Le triangle tri-rectangle est contenu huit fois

* 15. (marginal note)

fig. 235. (marginal note)

dans la surface de la sphère; c'est ce que l'on voit par la
fig. 236, en supposant l'arc MN égal à un quadrant.

2° Soient A, B, C les angles du triangle, et A le plus
petit; $180° - A$, $180° - B$, $180° - C$ seront les côtés du
triangle polaire; or on a   * 4.

$$180 - A < 180 - B + 180 - C,$$

d'où ajoutant de part et d'autre $A + B + C$, et retranchant 180, on déduit

$$B + C < 180° + A.$$

Avec trois angles A, B, C qui satisfont aux conditions
énoncées dans ce théorème, on peut former un triangle
sphérique, car ce sont les conditions nécessaires et suffisantes pour qu'on puisse construire un angle trièdre avec
les trois angles dièdres A, B, C.

Scolie. Nous avons supposé dans tout ce qui précède,
que les triangles sphériques ont leurs côtés toujours plus
petits que la demi-circonférence; nous observerons cependant qu'il existe des triangles sphériques dont certains côtés
sont plus grands que la demi-circonférence, et certains angles plus grands que deux angles droits. Car, si on prolonge
le côté AC en une circonférence entière ACE, ce qui reste,
en retranchant de la demi-sphère le triangle ABC, est un
nouveau triangle, qu'on peut désigner aussi par ABC, et
dont les côtés sont AB, BC, AEDC. On voit donc que le
côté AEDC est plus grand que la demi-circonférence AED;
mais en même temps l'angle opposé en B surpasse deux
angles droits de la quantité CBD.

Au reste, si on a exclu de la définition les triangles dont
les côtés et les angles sont si grands, c'est que leur résolution ou la détermination de leurs parties se réduit toujours
à celle des triangles renfermés dans la définition. En effet,
on voit aisément que si on connaît les angles et les côtés
du triangle ABC, on connaîtra immédiatement les angles

et les côtés du triangle de même nom qui est le reste de la demi-sphère.

DÉFINITIONS.

I. On appelle fuseau, la portion de la surface de la sphère comprise entre deux demi-grands cercles qui se terminent à un diamètre commun.

II. L'onglet sphérique est la partie du volume de la sphère comprise entre les mêmes demi-grands cercles, et à laquelle le fuseau sert de base.

III. La pyramide sphérique est la partie du solide de la sphère comprise entre les plans d'un angle solide, dont le sommet est au centre; la base de la pyramide est le polygone sphérique intercepté par les mêmes plans.

Lorsque deux polygones sphériques coïncident, les pyramides dont ils sont les bases coïncident également.

IV. Nous appellerons pyramides sphériques symétriques celles qui ont pour bases des polygones symétriques.

PROPOSITION XXV.

THÉORÈME.

fig. 236. *Le fuseau AMBNA est à la surface de la sphère comme l'angle MAN de ce fuseau est à quatre angles droits, ou comme l'arc MN qui mesure cet angle est à la circonférence.*

Supposons d'abord que l'arc MN soit commensurable avec la circonférence MNPQ, et qu'en divisant celle-ci en 48 parties égales, l'arc MN contienne 5 de ces parties; le rapport de l'arc MN à la circonférence est $\frac{5}{48}$.

Faisons ensuite passer des plans par le diamètre AB et les points de division, nous formerons sur la sphère 48 fuseaux tous égaux entre eux comme ayant même angle, et l'on voit que 5 de ces fuseaux seront contenus dans

AMBN ; le rapport de ce fuseau à la surface de la sphère sera donc aussi $\frac{5}{48}$; il sera donc le même que celui de l'arc MN à la circonférence MNPQ.

Si l'arc MN n'est pas commensurable avec la circonférence, on prouvera, par le raisonnement connu, que le fuseau est toujours à la sphère comme l'arc MN est à la circonférence.

Mesure du fuseau. Soient F, F′ deux fuseaux dont les angles sont A et A′, on a, d'après le théorème ci-dessus

$$ F : sph. :: A : 4^{dr}, $$

et

$$ F' : sph. :: A' : 4^{dr}; $$

d'où

$$ F : F' :: A : A'. \tag{1} $$

Si donc on veut mesurer un fuseau en le comparant à un autre fuseau pris pour unité, on voit, par la proportion ci-dessus, qu'il suffit de chercher le rapport des angles de ces fuseaux.

Supposons qu'on prenne pour unité de fuseau F′, celui dont l'angle est droit, la proportion (1) devient

$$ \frac{F}{F'} = \frac{A}{1^{dr.}} \cdot \tag{2} $$

Ainsi, le rapport d'un fuseau au fuseau droit est égal au rapport de son angle à un angle droit ; ce qu'on exprime d'une manière abrégée en disant que le fuseau a pour mesure son angle.

Si l'on prenait pour unité de surface le triangle trirectangle T qui est la moitié du fuseau droit, on aurait, en remplaçant F′ par 2T dans l'égalité (2)

$$ \frac{F}{2T} = \frac{A}{1^{dr.}} \; ; $$

d'où, en multipliant de part et d'autre par 2, on conclut

$$ \frac{F}{T} = \frac{2A}{1^{dr.}} \cdot $$

16

Donc, le rapport d'un fuseau au triangle trirectangle est égal au rapport du double de son angle à un droit; ou bien, en d'autres termes, un fuseau a pour mesure le double de son angle.

Scolie. On verrait aussi qu'un onglet est au volume de la sphère comme son angle est à 4 droits; et qu'un onglet a pour mesure son angle, en prenant pour unité de volume l'onglet droit, et pour unité d'angle, l'angle droit; ou bien le double de son angle, en prenant pour unité de volume la pyramide trirectangle, qui est la moitié de l'onglet droit, et pour unité d'angle, l'angle droit.

PROPOSITION XXVI.

THÉORÈME.

Deux triangles sphériques symétriques sont égaux en surface.

Fig. 217. Soient ABC, DEF deux triangles symétriques, c'est-à-dire deux triangles qui ont les côtés égaux, AB=DE, AC=DF, CB=EF, et qui cependant ne pourraient être superposés; je dis que la surface ABC est égale à la surface DEF.

Soit P le pôle du petit cercle qui passerait par les trois points A, B, C (*); de ce point soient menés les arcs égaux PA, PB, PC; au point F faites l'angle DFQ=ACP, l'arc FQ=CP, et joignez DQ, EQ.

Les côtés DF, FQ, sont égaux aux côtés AC, CP, l'angle DFQ=ACP; donc les deux triangles DFQ, ACP, sont égaux dans toutes leurs parties *; donc le côté DQ=AP, et l'angle DQF=APC.

*16.

Dans les triangles proposés DFE, ABC, les angles DFE,

(*) Le cercle qui passe par les trois points A, B, C, ou qui est circonscrit au triangle ABC, ne peut être qu'un petit cercle de la sphère; car, si c'était un grand cercle, les trois côtés AB, BC, AC, seraient situés dans un même plan, et le triangle ABC se réduirait à un de ses côtés.

ACB, opposés aux côtés égaux DE, AB, étant égaux, si on en retranche les angles DFQ, ACP, égaux par construction, il restera l'angle QFE égal à PCB. D'ailleurs les côtés QF, FE, sont égaux aux côtés PC, CB; donc les deux triangles FQE, CPB, sont égaux dans toutes leurs parties; donc le côté QE=PB, et l'angle FQE=CPB.

Si on observe maintenant que les triangles DFQ, ACP, qui ont les côtés égaux chacun à chacun, sont en même temps isocèles, on verra qu'ils peuvent s'appliquer l'un sur l'autre; donc ils sont égaux, donc la surface DQF=APC. Par une raison semblable, la surface FQE=CPB, et la surface DQE=APB; donc on a DQF+FQE—DQE= APC+CPB—APB, ou DFE=ABC; donc les deux triangles symétriques ABC, DEF, sont égaux en surface.

Scolie I. Les pôles P et Q pourraient être situés au dedans des triangles ABC, DEF; alors il faudrait ajouter les trois triangles DQF, FQE, DQE, pour en composer le triangle DEF, et pareillement il faudrait ajouter les trois triangles APC, CPB, APB, pour en composer le triangle ABC; d'ailleurs la démonstration et la conclusion seraient toujours les mêmes.

Scolie II. On verrait de la même manière que deux pyramides sphériques symétriques sont équivalentes.

PROPOSITION XXVII.

THÉORÈME.

Si deux grands cercles AOB, COD, se coupent fig. 231. *comme on voudra dans l'hémisphère AQCBD, la somme des triangles opposés AOC, BOD, sera égale au fuseau dont l'angle est BOD.*

Car, en prolongeant les arcs OB, OD, dans l'autre hémisphère jusqu'à leur rencontre en N, OBN sera une demi-circonférence, ainsi que AOB; retranchant de part et

16.

d'autre OB, on aura $BN = AO$. Par une raison semblable, on a $DN = CO$, et $BD = AC$; donc les deux triangles AOC, BDN, ont les trois côtés égaux; d'ailleurs leur position est telle qu'ils sont symétriques l'un de l'autre ; donc ils sont égaux en surface *, et la somme des triangles AOC, BOD, est équivalente au fuseau OBNDO dont l'angle est BOD.

* 26.

Scolie. Il est clair aussi que les deux pyramides sphériques qui ont pour bases les triangles AOC, BOD, prises ensemble, équivalent à l'onglet sphérique dont l'angle est BOD.

PROPOSITION XXVIII.

THÉORÈME.

La surface d'un triangle sphérique quelconque a pour mesure l'excès de la somme de ses trois angles sur deux angles droits.

fig. 239. Soit ABC le triangle proposé; prolongez ses côtés jusqu'à ce qu'ils rencontrent le grand cercle DEFG, mené comme on voudra hors du triangle. En vertu du théorème précédent, on aura

$$ADE + AGH = \text{fuseau A}$$
$$BGF + BID = \text{fuseau B}$$
$$CIH + CFE = \text{fuseau C.}$$

Ajoutant, et observant que la somme de ces six triangles excède la demi-sphère de deux fois le triangle ABC, il vient

$$2 . ABC + \tfrac{1}{2} \text{ sphère} = \text{fuseau A} + \text{fuseau B} + \text{fuseau C};$$

Donc, en retranchant de part et d'autre la demi-sphère, et divisant par 2, on a

$$ABC = \frac{\text{fuseau A} + \text{fuseau B} + \text{fuseau C} - \tfrac{1}{2}\text{sphère}}{2}.$$

Or, on sait qu'en prenant le triangle trirectangle pour

unité de surface, et l'angle droit pour unité d'angle, le fuseau a pour mesure le double de son angle, et que la demi-sphère, qui peut être considérée comme un fuseau dont l'angle est 2 droits, a pour mesure 4 droits ; donc on a

$$\text{mesure de ABC} = \frac{2A+2B+2C-4^{dr.}}{2} = A+B+C-2^{dr.}$$

Scolie I. Si les angles du triangle sont donnés par les nombres de degrés des arcs qui leur servent de mesures, on retranchera 180° de leur somme, et on cherchera le rapport de la différence à 90°.

Application. Soient A = 70° 10′, B = 60° 20′, C = 80°; en retranchant 180° de la somme de ces arcs, on trouve pour différence 30° 30′; et pour obtenir le rapport de 30° 30′ à 90°, il faut réduire ces deux nombres de degrés en minutes, et diviser le premier nombre par le second; on trouve ainsi que le triangle proposé est les $\frac{1800}{5400}$ ou le $\frac{1}{3}$ du triangle trirectangle.

Scolie II. On démontrerait semblablement qu'une pyramide sphérique triangulaire a pour mesure l'excès de la somme des angles de sa base sur deux droits (en prenant pour unité de volume la pyramide trirectangle, et pour unité d'angle l'angle droit).

PROPOSITION XXIX.

THÉORÈME.

La surface d'un polygone sphérique a pour mesure la somme de ses angles, moins le produit de deux angles droits par le nombre des côtés du polygone moins deux.

D'un même sommet A soient menées à tous les autres sommets les diagonales AC, AD ; le polygone ABCDE sera fig. 240.

partagé en autant de triangles moins deux qu'il a de côtés.
Mais la surface de chaque triangle a pour mesure la
somme de ses angles moins deux angles droits, et il est
clair que la somme de tous les angles des triangles est
égale à la somme des angles du polygone : donc la surface
du polygone a pour mesure la somme de ses angles diminuée d'autant de fois deux angles droits qu'il a de côtés
moins deux.

Scolie. Soit s la somme des angles d'un polygone sphérique, n le nombre de ses côtés ; l'angle droit étant supposé l'unité, la surface du polygone aura pour mesure
$s—2(n—2)$ ou $s—2n+4$.

PROPOSITION XXX.

THÉORÈME.

Soit S *le nombre des angles solides d'un polyèdre,* H *le nombre
de ses faces,* A *le nombre de ses arêtes ; je dis qu'on aura toujours* $S + H = A + 2$.

Prenez au dedans du polyèdre un point d'où vous mènerez des
lignes droites aux sommets de tous ses angles ; imaginez ensuite
que, du même point comme centre, on décrive une surface
sphérique qui soit rencontrée par toutes ces lignes en autant de
points ; joignez ces points par des arcs de grands cercles, de manière à former sur la surface de la sphère des polygones correspondants et en même nombre avec les faces du polyèdre. Soit
ABCDE un de ces polygones, et soit n le nombre de ses côtés ; sa
surface sera $s—2n+4$, s étant la somme des angles A, B, C, D, E.
Si on évalue semblablement la surface de chacun des autres
polygones sphériques, et qu'on les ajoute toutes ensemble, on
en conclura que leur somme, ou la surface de la sphère représentée par 8, est égale à la somme de tous les angles des polygones, moins deux fois le nombre de leurs côtés, plus 4 pris
autant de fois qu'il y a de faces. Or, comme tous les angles qui
s'ajustent autour du même point A valent quatre angles droits,
la somme de tous les angles des polygones est égale à 4 pris au-

fig. 240.

tant de fois qu'il y a d'angles solides ; elle est donc égale à 4S.
Ensuite le double du nombre des côtés AB, BC, CD, etc., est égal
au quadruple du nombre des arêtes ou = 4A, puisque la même
arête sert de côté à deux faces : donc on aura 8 = 4S—4A+4H ;
ou, en prenant le quart de chaque membre, 2 = S—A+H ; donc
S+H = A+2.

Corollaire. Il suit de là que *la somme des angles plans qui
forment les angles solides d'un polyèdre est égale à autant de fois
quatre angles droits qu'il y a d'unités dans S — 2, S étant le nombre des angles solides du polyèdre.*

Car, si on considère une face dont le nombre de côtés est n, la
somme des angles de cette face sera $2n$.— 4 angles droits. Mais
la somme de tous les $2n$, ou le double du nombre des côtés de
toutes les faces, = 4A, et 4 pris autant de fois qu'il y a de faces
= 4H ; donc la somme des angles de toutes les faces = 4A—4H.
Or, par le théorème qu'on vient de démontrer, on a A—H=S—2,
et par conséquent 4A—4H = 4 (S—2). Donc *la somme des angles
plans*, etc.

Ce théorème, qu'Euler a démontré le premier dans les Mé-
moires de Pétersbourg, année 1758, offre plusieurs conséquences
qui méritent d'être développées.

1° Soit a le nombre des triangles, b le nombre des quadrilatères, c le nombre des pentagones, etc., qui composent la surface
d'un polyèdre ; le nombre total des faces sera $a+b+c+d+$etc.,
et le nombre total de leurs côtés sera $3a+4b+5c+6d+$ etc. Ce
dernier nombre est double de celui des arêtes, puisque la même
arête appartient à deux faces ; ainsi on aura

$$H = a + b + c + d + \text{etc.}$$
$$2A = 3a + 4b + 5c + 6d + \text{etc.}$$

et puisque, suivant le théorème dont il s'agit, S + H = A + 2,
on en tire

$$2S = 4 + a + 2b + 3c + 4d + \text{etc.}$$

Une première remarque que fournissent ces valeurs, c'est que le
nombre des faces impaires $a + c + e +$ etc. est toujours pair.

On peut faire pour abréger $\omega = b + 2c + 3d +$ etc., et alors on
aura

$$A = \tfrac{3}{2}H + \tfrac{1}{2}\omega,$$
$$S = 2 + \tfrac{1}{2}H + \tfrac{1}{2}\omega.$$

Ainsi dans tout polyèdre on a toujours $A > \frac{3}{2}H$, et $S > 2 + \frac{1}{2}H$; où il faut observer que le signe $>$ n'exclut pas l'égalité, attendu qu'on pourrait avoir $\omega = 0$.

Le nombre de tous les angles plans du polyèdre est $2A$, celui des angles solides est S, de sorte que le nombre moyen des angles plans qui forment chaque angle solide est $\dfrac{2A}{S}$.

Ce nombre ne peut être moindre que 3, puisqu'il faut au moins trois angles plans pour former un angle solide; ainsi on doit avoir $2A > 3S$, le signe $>$ n'excluant pas l'égalité. Si on met au lieu de A et S leurs valeurs en H et ω, on aura $3H + \omega > 6 + \frac{3}{2}H + \frac{3}{2}\omega$, ou $3H > 12 + \omega$. Remettant les valeurs de H et ω en $a, b, c,$ etc., il en résultera

$$3a + 2b + c > 12 + e + 2f + 3g + \text{etc.}$$

d'où l'on voit que $a, b, c,$ ne peuvent pas être zéro à la fois, et qu'ainsi il n'existe aucun polyèdre dont toutes les faces aient plus de cinq côtés.

Puisqu'on a $H > 4 + \frac{1}{3}\omega$, la substitution dans les valeurs de S et de A donnera $S > 4 + \frac{2}{3}\omega$, et $A > 6 + \omega$. Mais en même temps on a $\omega < 3H - 12$; et de là il résulte $S < 2H - 4$, et $A < 3H - 6$, où l'on se souviendra que les signes $>$ et $<$ n'excluent pas l'égalité. Ces limites ont lieu généralement dans tous les polyèdres.

2° Supposons $2A > 4S$, ce qui convient à une infinité de polyèdres, et nommément à ceux dont tous les angles solides sont formés de quatre plans ou plus, on aura dans ce cas $H > 8 + \omega$, ou, en faisant la substitution,

$$a > 8 + c + 2d + 3e + \text{etc.}$$

Donc il faut que le solide ait au moins huit faces triangulaires; la limite $H > 8 + \omega$ donne $S > 6 + \omega$, et $A > 2 + 12\omega$. Mais on a en même temps $\omega < H - 8$; et de là résulte $S < H - 2$, $A < 2H - 4$.

3° Supposons $2A > 5S$, ce qui renferme entre autres polyèdres ceux dont tous les angles solides sont au moins quintuples, il en résultera $H > 20 + 3\omega$, ou

$$a > 20 + 2b + 5c + 8d + \text{etc.}$$

Et on aura en même temps $S > 12 + 2\omega$, et $A > 30 + 5\omega$; enfin de ce que $\omega < \frac{1}{3}(H - 20)$, on tire les limites $S < \frac{2}{3}(H - 2)$, $A < \frac{5}{3}(H - 2)$.

On ne peut supposer $2A = 6S$; car on a en général $2A + 2\omega + 12 = 6S$; donc il n'y a aucun polyèdre dont tous les angles solides soient formés de six angles plans ou plus; et en effet, la moindre valeur qu'aurait chaque angle plan, l'un portant l'autre, serait l'angle d'un triangle équilatéral, et six de ces angles feraient quatre angles droits, ce qui est trop grand pour un angle solide.

٭ 4° Considérons un polyèdre dont toutes les faces soient triangulaires, on aura $\omega = 0$, ce qui donnera $A = \frac{3}{2}H$, et $S = 2 + \frac{1}{2}H$. Supposons en outre que tous les angles solides du polyèdre soient en partie quintuples, en partie sextuples; soit p le nombre des angles solides quintuples, q celui des sextuples, on aura $S = p + q$, et $2A = 5p + 6q$, ce qui donne $6S - 2A = p$: mais on a d'ailleurs $A = \frac{3}{2}H$, et $S = 2 + \frac{1}{2}H$; donc $p = 6S - 2A = 12$. Donc *si un polyèdre a toutes ses faces triangulaires, et que ses angles solides soient en partie quintuples, en partie sextuples, les angles solides quintuples seront toujours au nombre de* 12. Les sextuples peuvent être en nombre quelconque : ainsi, en laissant q indéterminé, on aura dans tous ces solides $S = 12 + q$, $H = 20 + 2q$, $A = 30 + 3q$.

Nous terminerons ces applications par la recherche du nombre de conditions ou données nécessaires pour déterminer un polyèdre; question intéressante, et qu'il ne paraît pas qu'on ait encore résolue.

Supposons d'abord que le polyèdre soit *d'une espèce déterminée*, c'est-à-dire qu'on connaisse le nombre de ses faces, le nombre de leurs côtés individuellement, et leurs dispositions les unes à l'égard des autres. On connaît donc les nombres H, S, A, ainsi que a, b, c, d, etc., il ne s'agit plus que d'avoir le nombre de données effectives, lignes ou angles, par le moyen desquelles le polyèdre peut être construit et déterminé.

Considérons une des faces du polyèdre que nous prendrons pour sa base. Soit n le nombre de ses côtés; il faudra $2n - 3$ données pour déterminer cette base. Les angles solides hors de la base sont au nombre de $S - n$; le sommet de chaque angle exige trois données pour sa détermination; ainsi la position de

$S — n$ sommets exigerait $3S — 3n$ données, auxquelles ajoutant les $2n — 3$ de la base, on aurait en tout $3S — n — 3$. Mais ce nombre est en général trop grand, il doit être diminué du nombre de conditions nécessaires pour que les sommets qui répondent à une même face soient dans un même plan. Nous avons appelé n le nombre de côtés de la base, appelons de même n', n'', etc., les nombres de côtés des autres faces. Trois points déterminent un plan; ainsi ce qui se trouvera de plus que 3 dans chacun des nombres n', n'', etc., donnera autant de conditions pour que les différents sommets soient situés dans les plans des faces auxquelles ils appartiennent, et le nombre total de ces conditions sera égal à la somme $(n' — 3) + (n'' — 3) + (n''' — 3) +$ etc. Mais le nombre des termes de cette suite est $H — 1$; et d'ailleurs $n + n' + n'' +$ etc. $= 2A$: donc la somme de la suite sera $2A — n — 3 (H — 1)$. Retranchant cette somme de $3S — n — 3$, il restera $3S — 2A + 3H — 6$, quantité qui, à cause de $S + H = A + 2$, se réduit à A. Donc *le nombre de données nécessaires pour déterminer un polyèdre, parmi tous ceux de la même espèce, est égal au nombre de ses arêtes.*

Remarquez cependant que les données dont il s'agit ne doivent pas être prises au hasard parmi les lignes et les angles qui constituent les éléments du polyèdre; car, quoiqu'on eût autant d'équations que d'inconnues, il pourrait se faire que certaines relations entre les quantités connues rendissent le problème indéterminé. Ainsi il semblerait, d'après le théorème qu'on vient de trouver, que la connaissance des arêtes seules suffit en général pour déterminer un polyèdre; mais il y a des cas où cette connaissance n'est pas suffisante. Par exemple, étant donné un prisme non triangulaire quelconque, on pourra former une infinité d'autres prismes qui auront des arêtes égales et placées de la même manière. Car, dès que la base a plus de trois côtés, on peut, en conservant les côtés, changer les angles, et donner ainsi à cette base une infinité de formes différentes; on peut aussi changer la position de l'arête longitudinale du prisme par rapport au plan de la base; enfin on peut combiner ces deux changements l'un avec l'autre; et il en résultera toujours un prisme dont les arêtes ou côtés n'auront pas changé. D'où l'on voit que les arêtes seules ne suffisent pas dans ce cas pour déterminer le solide;

Les données qu'il convient de prendre pour déterminer un solide sont celles qui ne laissent aucune indétermination et qui ne donnent absolument qu'une solution. Et d'abord la base ABCDE fig. 281. sera déterminée entre autres manières, si on connaît le côté AB, avec les angles adjacents BAC, ABC, pour le point C; les angles BAD, ABD, pour le point D; et ainsi des autres. Soit ensuite M un point dont il faut déterminer la position hors du plan de la base; ce point sera déterminé, si, en imaginant la pyramide MABC, ou seulement le plan MAB, on connaît les angles MAB, ABM, et l'inclinaison du plan MAB sur la base ABC. Si on détermine, par le moyen de trois données pareilles, la position de chacun des sommets du polyèdre hors du plan de la base, il est clair que le polyèdre sera déterminé absolument et d'une manière unique, de sorte que deux polyèdres construits avec les mêmes données seront nécessairement égaux; ils seraient cependant symétriques l'un de l'autre, s'ils étaient construits de différents côtés du plan de la base.

Il n'est pas toujours nécessaire d'avoir trois données pour déterminer chaque sommet d'un polyèdre; car si le point M doit se trouver sur un plan déjà déterminé dont l'intersection avec la base soit FG, il suffira, après avoir pris FG à volonté, de connaître les angles MGF, MFG; ainsi il faudra une donnée de moins. Si le point M doit se trouver sur deux plans déjà déterminés, ou sur leur intersection commune MK qui rencontre le plan ABC en K, on connaîtra déjà le côté AK, l'angle AKM, et l'inclinaison du plan AKM sur la base; il suffira donc d'avoir pour nouvelle donnée l'angle MAK. C'est ainsi que le nombre de données nécessaires pour déterminer un polyèdre absolument et d'une manière unique, se réduira toujours au nombre de ses arêtes A.

Le côté AB et un nombre A — 1 d'angles donnés déterminent un polyèdre; un autre côté à volonté et les mêmes angles détermineront un polyèdre semblable. D'où il suit que *le nombre de conditions nécessaires pour que deux polyèdres de la même espèce soient semblables est égal au nombre des arêtes moins un.*

La question qu'on vient de résoudre serait beaucoup plus simple si on ne connaissait pas l'espèce du polyèdre, mais seulement le nombre de ses angles solides S. Déterminez alors trois sommets à volonté par le moyen d'un triangle où il y aura trois données; ce triangle sera regardé comme la base du solide, ensuite les sommets hors de cette base seront au nombre de S—3; et la détermination de chacun d'eux exigeant trois données, il est clair que le nombre total de données nécessaires pour déterminer le polyèdre sera $3 + 3 (S — 3)$, ou $3 S — 6$.

Il faudra donc $3 S — 7$ conditions pour que deux polyèdres qui ont un égal nombre S d'angles solides soient semblables entre eux.

APPENDICE AUX LIVRES VI ET VII.

LES POLYÈDRES RÉGULIERS.

PROPOSITION PREMIÈRE.

THÉORÈME.

Il ne peut y avoir que cinq polyèdres réguliers.

Car on a défini *polyèdres réguliers* ceux dont toutes les faces sont des polygones réguliers égaux, et dont tous les angles solides sont égaux entre eux. Ces conditions ne peuvent avoir lieu que dans un petit nombre de cas.

1° Si les faces sont des triangles équilatéraux, on peut former chaque angle solide du polyèdre avec trois angles de ces triangles, ou avec quatre, ou avec cinq : de là naissent trois corps réguliers, qui sont le tétraèdre, l'octaèdre, et l'icosaèdre. On n'en peut pas former un plus grand nombre avec des triangles équilatéraux, car six angles de ces triangles valent quatre angles droits, et ne peuvent former d'angle solide*.

* 34,5.

2° Si les faces sont des carrés, on peut assembler leurs angles trois à trois ; et de là résulte l'hexaèdre ou cube.

Quatre angles de carrés valent quatre angles droits ; et ne peuvent former d'angle solide.

3° Enfin, si les faces sont des pentagones réguliers, on pourra encore assembler leurs angles trois à trois, et il en résultera le dodécaèdre régulier.

On ne peut aller plus loin ; car trois angles d'hexagones réguliers valent quatre angles droits, et trois d'heptagones encore plus.

Donc il ne peut y avoir que cinq polyèdres réguliers, trois formés avec des triangles équilatéraux, un avec des carrés, et un avec des pentagones.

Scolie. On va prouver, dans la proposition suivante, que ces cinq polyèdres existent réellement, et qu'on peut en déterminer toutes les dimensions lorsqu'on connaît une de leurs faces.

PROPOSITION II.

PROBLÈME.

Étant donnée l'une des faces d'un polyèdre régulier, ou seulement son côté, construire le polyèdre.

Ce problème en présente cinq, qui vont être résolus successivement.

Construction du tétraèdre.

fig. 243. Soit ABC le triangle équilatéral qui doit être une des faces du tétraèdre; au point O, centre de ce triangle, élevez OS perpendiculaire au plan ABC; terminez cette perpendiculaire au point S, de sorte que AS = AB; joignez SB, SC, et la pyramide SABC sera le tétraèdre requis.

Car, à cause des distances égales OA, OB, OC, les obliques SA, SB, SC, s'écartent également de la perpendiculaire SO et sont égales. L'une d'elles SA = AB; donc les quatre faces de la pyramide SABC sont des triangles égaux au triangle donné ABC. D'ailleurs les angles solides de cette pyramide sont égaux entre eux, puisqu'ils sont formés chacun avec trois angles plans égaux; donc cette pyramide est un tétraèdre régulier.

Construction de l'hexaèdre.

fig. 244. Soit ABCD un carré donné : sur la base ABCD construisez un prisme droit dont la hauteur AE soit égale au côté AB. Il est clair que les faces de ce prisme sont des carrés égaux, et que ses angles solides sont égaux entre eux comme étant formés chacun avec trois angles droits; donc ce prisme est un hexaèdre régulier ou cube.

Construction de l'octaèdre.

fig. 245. Soit AMB un triangle équilatéral donné : sur le côté AB décrivez le carré ABCD; au point O, centre de ce carré, élevez sur son plan la perpendiculaire TS, terminée de part et d'autre en T et S, de manière que OT = OS = AO; joignez ensuite SA, SB,

TA, etc., vous aurez un solide SABCDT, composé de deux pyramides quadrangulaires SABCD, TABCD, adossées par leur base commune ABCD; ce solide sera l'octaèdre régulier demandé.

En effet, le triangle AOS est rectangle en O, ainsi que le triangle AOD; les côtés AO, OS, OD, sont égaux; donc ces triangles sont égaux, donc AS = AD. On démontrera de même que tous les autres triangles rectangles AOT, BOS, COT, etc., sont égaux au triangle AOD; donc tous les côtés AB, AS, AT, etc., sont égaux entre eux, et par conséquent le solide SABCDT est compris sous huit triangles égaux au triangle équilatéral donné ABM. Je dis de plus que les angles solides du polyèdre sont égaux entre eux : par exemple, l'angle S est égal à l'angle B.

Car il est visible que le triangle SAC est égal au triangle DAC, et qu'ainsi l'angle ASC est droit; donc la figure SATC est un carré égal au carré ABCD. Mais si on compare la pyramide BASCT à la pyramide SABCD, la base ASCT de la première peut se placer sur la base ABCD de la seconde; alors le point O étant un centre commun, la hauteur OB de la première coïncidera avec la hauteur OS de la seconde, et les deux pyramides se confondront en une seule; donc l'angle solide S est égal à l'angle solide B; donc le solide SABCDT est un octaèdre régulier.

Scolie. Si trois droites égales, AC, BD, ST, sont perpendiculaires entre elles et se coupent dans leur milieu, les extrémités de ces droites seront les sommets d'un octaèdre régulier.

Construction du dodécaèdre.

Soit ABCDE un pentagone régulier donné; soient ABP, CBP, fig. 246. deux angles plans égaux à l'angle ABC : avec ces angles plans formez l'angle solide B, et soit K l'inclinaison mutuelle de deux de ces plans. Formez semblablement aux points C, D, E, A, des angles solides égaux à l'angle solide B, et situés de la même manière : le plan CBP sera le même avec le plan BCG, puisqu'ils sont inclinés l'un et l'autre de la même quantité K sur le plan ABCD. On peut donc dans le plan PBCG décrire le pentagone BCGFP égal au pentagone ABCDE. Si on fait de même dans chacun des autres plans CDI, DEL, etc., on aura une surface convexe PFGH, etc., composée de six pentagones réguliers, égaux et inclinés chacun sur son adjacent de la même quantité K. Soit *pfgh*, etc., une seconde surface égale à PFGH, etc., je dis que ces deux surfaces peuvent être réunies de manière à ne former qu'une seule surface convexe continue. En effet, l'angle *opf*, par exemple, peut se joindre aux deux angles OPB, BPF, pour faire un angle solide P égal à l'angle B; et dans cette jonction il ne sera rien changé à l'inclinaison des plans BPF, BPO, puisque cette inclinaison est telle qu'il le faut pour la formation de l'angle solide. Mais en même temps que l'angle solide P se forme, le côté *pf* s'appliquera sur son égal PF, et au point F se trouveront réunis trois angles plans PFG, *pfe*, *efg*, qui formeront un angle solide égal à chacun des angles déjà formés; cette jonction se fera sans rien changer ni à l'état de l'angle P, ni à celui de la surface *efgh*, etc.; car les plans PFG, *efp*, déjà réunis en P, ont entre eux l'inclinaison convenable K, ainsi que les plans *efg*, *efp*. Continuant ainsi de proche en proche, on voit que les deux surfaces s'ajusteront mutuellement l'une avec l'autre, pour ne former qu'une seule surface continue et rentrante sur elle-même : cette surface sera celle d'un dodécaèdre régulier, puisqu'elle est composée de douze pentagones réguliers égaux, et que tous ses angles solides sont égaux entre eux.

Construction de l'icosaèdre.

fg. 247. Soit ABC une de ses faces; il faut d'abord former un angle solide avec cinq plans égaux au plan ABC et également inclinés chacun sur son adjacent. Pour cela, sur le côté B′C′, égal à BC, faites le pentagone régulier B′C′H′I′D′; au centre de ce pentagone élevez sur son plan une perpendiculaire, que vous terminerez en A′ de manière que B′A′=B′C′; joignez A′C′, A′H′, A′I′, A′D′, et l'angle solide A′, formé par les cinq plans B′A′C′, C′A′H′, etc., sera l'angle solide requis. Car les obliques A′B′, A′C′, etc., sont égales, et l'une d'elles A′B′, est égale au côté B′C′; donc tous les triangles B′A′C′, C′A′H′, etc., sont égaux entre eux et au triangle donné ABC.

Il est visible d'ailleurs que les plans B′A′C′, C′A′H′, etc., sont également inclinés chacun sur son adjacent; car les angles solides B′, C′, etc., sont égaux entre eux, puisqu'ils sont formés chacun avec deux angles de triangles équilatéraux et un de pentagone régulier. Appelons K l'inclinaison des deux plans où sont les angles égaux ; l'angle K sera en même temps l'inclinaison de chacun des plans qui composent l'angle solide A′ sur son adjacent.

Cela posé, si on fait aux points A, B, C, des angles solides égaux chacun à l'angle A′, on aura une surface convexe DEFG, etc., composée de dix triangles équilatéraux, dont chacun sera incliné sur son adjacent de la quantité K ; et les angles D, E, F, etc., de son contour réuniront alternativement trois et deux angles de triangles équilatéraux. Imaginez une seconde surface égale à la surface DEFG, etc. ; ces deux surfaces pourront s'adapter mutuellement, en joignant chaque angle triple de l'une à un angle double de l'autre ; et comme les plans de ces angles ont déjà entre eux l'inclinaison K nécessaire pour former un angle solide quintuple égal à l'angle A, il ne sera rien changé dans cette jonction à l'état de chaque surface en particulier, et les deux ensemble formeront une seule surface continue, composée de vingt triangles équilatéraux. Cette surface sera celle de l'icosaèdre régulier, puisque d'ailleurs tous les angles solides sont égaux entre eux.

PROPOSITION III.

PROBLÈME.

Trouver l'inclinaison de deux faces adjacentes d'un polyèdre régulier.

Cette inclinaison se déduit immédiatement de la construction qui vient d'être donnée des cinq polyèdres réguliers ; à quoi il faut ajouter ce problème de géométrie descriptive dans lequel, étant donnés les trois angles plans qui forment un angle solide, on détermine l'angle que deux de ces plans font entre eux.

Dans le tétraèdre. Chaque angle solide est formé de trois angles fig. 243. de triangles équilatéraux : il faut donc chercher par le problème cité l'angle que deux de ces plans font entre eux ; cet angle sera l'inclinaison de deux faces adjacentes du tétraèdre.

fig. 244.   *Dans l'hexaèdre*. L'angle de deux faces adjacentes est un angle droit.

fig. 245.   *Dans l'octaèdre*. Formez un angle solide avec deux angles de triangles équilatéraux et un angle droit ; l'inclinaison des deux plans où sont les angles des triangles sera celle de deux faces adjacentes de l'octaèdre.

fig. 246.   *Dans le dodécaèdre*. Chaque angle solide est formé avec trois angles de pentagones réguliers ; ainsi l'inclinaison des plans de deux de ces angles sera celle de deux faces adjacentes du dodécaèdre.

fig. 247.   *Dans l'icosaèdre*. Formez un angle solide avec deux angles de triangles équilatéraux et un angle de pentagone régulier, l'inclinaison des deux plans où sont les angles des triangles sera celle de deux faces adjacentes de l'icosaèdre.

PROPOSITION IV.

PROBLÈME.

Étant donné le côté d'un polyèdre régulier, trouver le rayon de la sphère inscrite et celui de la sphère circonscrite au polyèdre.

fig. 248.   Il faut d'abord démontrer que tout polyèdre régulier peut être inscrit dans la sphère, et qu'il peut lui être circonscrit.

Soit AB le côté commun à deux faces adjacentes ; soient C et E les centres de ces deux faces, et CD, ED, les perpendiculaires abaissées de ces centres sur le côté commun AB, lesquelles tomberont au point D, milieu de ce côté. Les deux perpendiculaires CD, DE, font entre elles un angle connu, qui est égal à l'inclinaison de deux faces adjacentes, déterminée par le problème précédent. Or si, dans le plan CDE, perpendiculaire à AB, on mène sur CD et ED les perpendiculaires indéfinies CO et EO, qui se rencontrent en O, je dis que le point O sera le centre de la sphère inscrite et celui de la sphère circonscrite ; le rayon de la première étant OC, et celui de la seconde OA.

En effet, puisque les apothèmes CD, DE, sont égaux, et l'hypoténuse DO commune, le triangle rectangle CDO est égal au triangle rectangle ODE*, et la perpendiculaire OC est égale à la perpendiculaire OE. Mais AB étant perpendiculaire au plan CDE, le plan ABC est perpendiculaire à CDE*, ou *28,5. CDE à ABC; d'ailleurs CO, dans le plan CDE, est perpendiculaire à CD, intersection commune des plans CDE, ABC; donc CO* est perpendiculaire au plan ABC. Par la même *29,5. raison EO est perpendiculaire au plan ABE; donc les deux perpendiculaires CO, EO, menées aux plans de deux faces adjacentes par les centres de ces faces, se rencontrent en un même point O et sont égales. Supposons maintenant que ABC et ABE représentent deux autres faces adjacentes quelconques, l'apothème CD restera toujours de la même grandeur, ainsi que l'angle CDO, moitié de CDE; donc le triangle rectangle CDO et son côté CO seront égaux pour toutes les faces du polyèdre; donc, si du point O comme centre et du rayon OC on décrit une sphère, cette sphère touchera toutes les faces du polyèdre dans leurs centres (car les plans ABC, ABE, seront perpendiculaires à l'extrémité d'un rayon), et la sphère sera inscrite dans le polyèdre, ou le polyèdre circonscrit à la sphère.

Joignez OA, OB; à cause de CA=CB, les deux obliques OA, OB, s'écartant également de la perpendiculaire, seront égales; il en sera de même de deux autres lignes quelconques menées du centre O aux extrémités d'un même côté; donc toutes ces lignes sont égales entres elles; donc si du point O comme centre et du rayon OA on décrit une surface sphérique, cette surface passera par les sommets de tous les angles solides du polyèdre, et la sphère sera circonscrite au polyèdre ou le polyèdre inscrit dans la sphère.

Cela posé, la solution du problème proposé n'a plus aucune difficulté, et peut s'effectuer ainsi :

Étant donné le côté d'une face du polyèdre, décrivez cette fig. 249. face, et soit CD son apothème. Cherchez par le problème précédent l'inclinaison de deux faces adjacentes du polyèdre, et faites l'angle CDE égal à cette inclinaison. Prenez DE égale à CD, menez CO et EO perpendiculaires à CD et ED; ces deux perpendiculaires se rencontreront en un point O, et CO sera le rayon de la sphère inscrite dans le polyèdre.

Sur le prolongement de DC prenez CA égale au rayon du cercle circonscrit à une face du polyèdre, et OA sera le rayon de la sphère circonscrite à ce même polyèdre.

Car les triangles rectangles CDO, CAO, de la fig. 249, sont égaux aux triangles de même nom dans la figure 248 : ainsi, tandis que CD et CA sont les rayons des cercles inscrit et circonscrit à une face du polyèdre, OC et OA sont les rayons des sphères inscrite et circonscrite au même polyèdre.

Scolie. On peut tirer des propositions précédentes plusieurs conséquences.

1° Tout polyèdre régulier peut être partagé en autant de pyramides régulières que le polyèdre a de faces : le sommet commun de ces pyramides sera le centre du polyèdre, qui est en même temps celui des sphères inscrite et circonscrite.

2° La solidité d'un polyèdre régulier est égale à sa surface multipliée par le tiers du rayon de la sphère inscrite.

3° Deux polyèdres réguliers de même nom sont deux solides semblables, et leurs dimensions homologues sont proportionnelles ; donc les rayons des sphères inscrites ou circonscrites sont entre eux comme les côtés de ces polyèdres.

4° Si on inscrit un polyèdre régulier dans une sphère, les plans menés du centre le long des différents côtés partageront la surface de la sphère en autant de polygones sphériques égaux et semblables que le polyèdre a de faces.

LIVRE VIII.

LES TROIS CORPS RONDS.

DÉFINITIONS.

I. On appelle *cylindre* le solide produit par la révolu- fig. 250
tion d'un rectangle ABCD, qu'on imagine tourner autour
du côté immobile AB.

Dans ce mouvement les côtés AD, BC, restant toujours
perpendiculaires à AB, décrivent des plans circulaires
égaux DPH, CGQ, qu'on appelle les *bases du cylindre*, et
la ligne CD, appelée génératrice, en décrit la surface latérale.

La ligne immobile AB s'appelle l'*axe du cylindre*.

Toute section KLM, faite dans le cylindre, perpendiculairement à l'axe, est un cercle égal à chacune des bases :
car pendant que le rectangle ABCD tourne autour de AB,
la ligne IK, perpendiculaire à AB, décrit un plan circulaire
égal à la base, et ce plan n'est autre chose que la section
faite perpendiculairement à l'axe au point I.

Toute section PQGH, faite suivant l'axe, est un rectangle double du rectangle générateur ABCD.

II. On appelle *cône* le solide produit par la révolution fig. 251.
du triangle rectangle SAB, qu'on imagine tourner autour
du côté immobile SA.

Dans ce mouvement, le côté AB décrit un plan circulaire BDCE, qu'on appelle *la base du cône*, et l'hypoténuse
SB en décrit la *surface latérale*.

Le point S s'appelle *le sommet du cône*, SA *l'axe* ou *la
hauteur*, et SB *le côté* ou *l'apothème*.

Toute section HKFI, faite perpendiculairement à l'axe, est un cercle ; toute section SDE, faite suivant l'axe, est un triangle isocèle double du triangle générateur SAB.

III. Si du cône SCDB on retranche, par une section parallèle à la base, le cône SFKH, le solide restant CBHF s'appelle *cône tronqué* ou *tronc de cône.*

On peut supposer qu'il est décrit par la révolution du trapèze ABHG, dont les angles A et G sont droits, autour du côté AG. La ligne immobile AG s'appelle *l'axe* ou *la hauteur du tronc ;* les cercles BDC, HFK, en sont *les bases,* et BH en est *le côté.*

IV. Deux cylindres ou deux cônes sont *semblables* lorsque leurs axes sont entre eux comme les diamètres de leurs bases.

fig. 252. V. Si, dans le cercle ACD qui sert de base à un cylindre, on inscrit un polygone ABCDE, et que sur la base ABCDE on élève un prisme droit égal en hauteur au cylindre, le prisme est dit *inscrit dans le cylindre,* ou le cylindre *circonscrit au prisme.*

Il est clair que les arêtes AF, BG, CH, etc., du prisme, étant perpendiculaires au plan de la base, sont comprises dans la surface convexe du cylindre ; donc le prisme et le cylindre se touchent suivant ces arêtes.

fig. 253. VI. Pareillement, si ABCD est un polygone circonscrit à la base d'un cylindre, et que sur la base ABCD on construise un prisme droit égal en hauteur au cylindre, le prisme est dit *circonscrit au cylindre,* ou le cylindre *inscrit dans le prisme.*

Soient M, N, etc., les points de contact des côtés AB, BC, etc., et soient élevées par les points M, N, etc., les perpendiculaires MX, NY, etc., au plan de la base, il est clair que ces perpendiculaires seront à la fois dans la surface du cylindre et dans celle du prisme circonscrit ; donc elles seront leurs lignes de contact.

N. B. Le cylindre, le cône et la sphère sont les *trois corps ronds* dont on s'occupe dans les éléments.

. VII. Nous répéterons ici que nous entendons par surface convexe, une surface telle que par chacun de ses points on peut mener un plan qui la laisse tout entière d'un même côté.

La sphère est une surface convexe, car le plan tangent en chaque point laisse toute la sphère d'un même côté.

La surface du cylindre est aussi convexe, car si par un de ses points on mène la génératrice correspondante, et la tangente à la base par l'extrémité de cette génératrice, le plan mené par ces deux droites laissera d'un même côté toute la surface du cylindre.

On verrait de même que la surface du cône est convexe.

———

LEMMES PRÉLIMINAIRES SUR LES SURFACES.

I.

Une surface plane OABCD est plus petite que toute fig. 254. *autre surface PABCD, terminée au même contour* ABCD.

Nous admettrons cette proposition comme évidente.

II.

Toute surface convexe OABCD *est moindre qu'une* fig. 255. *autre surface quelconque qui envelopperait la première en s'appuyant sur le même contour* ABCD.

. En effet, si la surface OABCD n'est pas plus petite que toutes celles qui l'enveloppent, soit parmi celles-ci PABCD, la surface la plus petite qui sera au plus égale à OABCD. Par un point quelconque O de la surface convexe OABCD faites passer un plan qui laisse cette surface d'un même côté, ce plan rencontrera la surface PABCD, et la partie qu'il en retranchera sera plus grande que le plan terminé à la même

lem. 1. surface: donc, en conservant le reste de la surface PABCD, on pourrait substituer le plan à la partie retranchée, et on aurait une nouvelle surface qui envelopperait toujours la surface OABCD, et qui serait plus petite que PABCD.

Mais celle-ci est la plus petite de toutes par hypothèse; donc cette hypothèse ne saurait subsister, donc la surface convexe OABCD est plus petite que toute autre surface qui envelopperait OABCD, et qui serait terminée au même contour ABCD.

Scolie. Par un raisonnement entièrement semblable on prouvera,

fig. 256. 1° Que, si une surface convexe terminée par deux contours ABC, DEF, est enveloppée par une autre surface quelconque terminée aux mêmes contours, la surface enveloppée sera la plus petite des deux.

fig. 257. 2° Que, si une surface convexe AB est enveloppée de toutes parts par une autre surface MN, soit qu'elles aient des points, des lignes ou des plans communs, soit qu'elles n'aient aucun point de commun, la surface enveloppée sera toujours plus petite que la surface enveloppante.

PROPOSITION PREMIÈRE.

THÉORÈME.

La solidité d'un cylindre est égale au produit de sa base par sa hauteur.

Inscrivons et circonscrivons à la base du cylindre, deux polygones réguliers semblables, et construisons les prismes droits ayant pour bases ces polygones, et même hauteur que le cylindre.

Soient b et B les bases de ces prismes; v, V, leurs volumes; H la hauteur du cylindre.

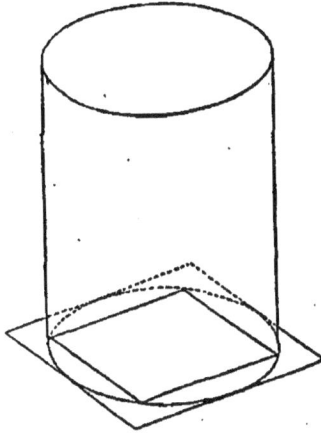

Le volume du cylindre est évidemment compris entre les volumes de ces prismes; de plus, si l'on double indéfiniment le nombre des côtés de leurs bases, ces prismes iront sans cesse en s'approchant du cylindre, car les prismes circonscrits diminuent, tandis que les prismes inscrits augmentent; enfin on aura établi que ces prismes ont pour limite commune le volume du cylindre, si l'on démontre que la différence entre un prisme circonscrit et le prisme inscrit correspondant, peut devenir plus petite que toute quantité donnée. Or, on a

$$V = B \times H, \qquad (1)$$
$$v = b \times H; \qquad (2)$$

d'où, en retranchant,

$$V - v = (B - b) \times H.$$

On a vu (livre IV, pr. 12) que $B - b$ a pour limite zéro, quand le nombre des côtés des polygones croît indéfiniment; d'ailleurs le facteur H est constant; donc la différence $V - v$ peut devenir plus petite que toute grandeur assignable.

Cela posé, de l'égalité (1) entre les quantités variables V et $B \times H$, on conclut l'égalité de leurs limites; donc enfin

$$\text{Vol. cylind.} = \text{Cerc.} \times H.$$

Corollaire I. Les cylindres de même hauteur sont entre eux comme leurs bases, et les cylindres de même base sont entre eux comme leurs hauteurs.

Corollaire II. Les cylindres semblables sont comme les cubes des hauteurs, ou comme les cubes des diamètres des bases. Car les bases sont comme les carrés de leurs diamètres; et puisque les cylindres sont semblables, les diamètres des bases sont comme les hauteurs* : donc les bases sont comme les carrés des hauteurs; donc les bases multipliées par les hauteurs, ou les cylindres eux-mêmes, sont comme les cubes des hauteurs.

déf. 4.

Scolie. Soit R le rayon de la base d'un cylindre, H sa hauteur, la surface de la base sera πR^2, et la solidité du cylindre sera $\pi R^2 \times H$, ou $\pi R^2 H$.

PROPOSITION II.

THÉORÈME.

La surface latérale d'un prisme droit a pour mesure le périmètre de sa base multiplié par sa hauteur.

fig. 252.

Car cette surface est égale à la somme des rectangles AFGB, BGHC, CHID, etc., dont elle est composée; or les hauteurs AF, BG, CH, etc., de ces rectangles sont égales à la hauteur du prisme; leurs bases AB, BC, CD, etc., prises ensemble, font le périmètre de la base du prisme. Donc la somme de ces rectangles ou la surface latérale du prisme est égale au périmètre de sa base multiplié par sa hauteur.

Corollaire. Si deux prismes droits ont la même hauteur, les surfaces latérales de ces prismes seront entre elles comme les périmètres de leurs bases.

PROPOSITION III.

THÉORÈME.

La surface latérale d'un cylindre est plus grande

que celle de tout prisme inscrit, et plus petite que la
surface latérale de tout prisme circonscrit.

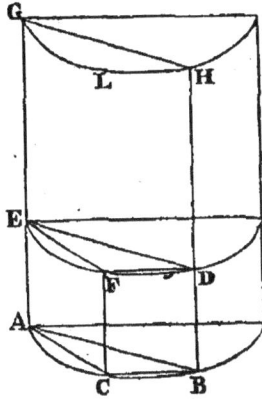

1° Soient ABDE une des faces du prisme inscrit, et
ACBDFE le fuseau cylindrique correspondant, je dis qu'on
a ABDE < ACBDFE.

En effet, supposons d'abord qu'on ait ABDE > ACBDFE,
et qu'il existe une différence d entre ces deux surfaces.
Prolongeons la hauteur AE du cylindre jusqu'en G, de
manière que AG soit égale à m fois AE, et prolongeons en même temps le prisme et le cylindre; le fuseau
ACBHLG et le rectangle ABHG seront m fois plus grands
que le fuseau ACBDFE et que le rectangle ABDE; leur
différence sera donc md. Or on peut disposer de m de
manière que md soit plus grand que la somme des deux
segments de cercle ACB, GLH; donc, puisqu'on a

$$ABHG - ACBHLG = md,$$

on aurait

$$ABHG - ACBHLG > ACB + GLH;$$

d'où

$$ABHG > ACBHLG + ACB + GLH.$$

C'est-à-dire qu'une surface plane ABHG serait plus
grande qu'une surface enveloppante terminée au même
contour; conséquence absurde d'après le lemme I.

Supposons, en second lieu, qu'on ait ABDE=ACBDFE.
Menons par le milieu C de l'arc AB la génératrice CF, et les
cordes AC, CB; on a dans le triangle ABC, AC+CB > AB;
donc, puisque les trois rectangles EC, FB, EB, ont la même
hauteur, la somme des deux premiers est plus grande que
le troisième EB, ou, ce qui est la même chose, que le fuseau ACBFE; donc le rectangle EC, moitié de la somme
des rectangles EC, FB, serait plus grand que le fuseau
ACFE, moitié du fuseau ACBFE; ce qui est impossible,
d'après la première partie de la démonstration.

La face ABDE ne pouvant être ni plus grande que le
fuseau ACBDFE, ni égale à ce fuseau, est nécessairement
moindre; donc la surface du prisme inscrit est moindre
que celle du cylindre.

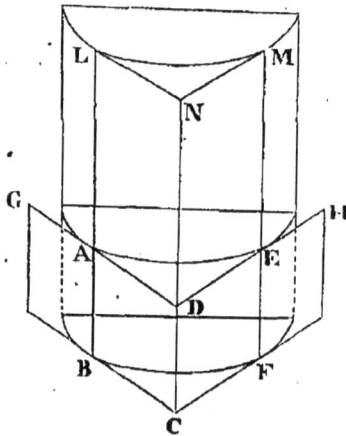

2° Soient GC, HC, deux faces consécutives du prisme
circonscrit, je dis que le fuseau cylindrique AEFB est plus
petit que la somme des deux rectangles AC, DF.

Car si l'on supposait le fuseau AEFB plus grand que
AC+DF, en superposant un nombre convenable de cylindres égaux, on serait conduit, comme précédemment, à
cette conclusion, qu'une surface convexe BFML est plus
grande qu'une surface enveloppante, composée des deux
rectangles LC, MC, plus des deux parties LNM, BCF; et

si l'on supposait ABFE = AC+DF, en menant les tangentes QR, ST par les milieux des arcs AE, BF, et remarquant que la ligne brisée AQRE est plus petite que AD+DE, on conclurait que la somme des rectangles AS, QT, RF, est moindre que AC+DF ou que le fuseau ABFE; et en prenant la moitié de part et d'autre, que la somme des rectangles AS, QV, est moindre que le fuseau cylindrique ABVP; ce qui est impossible d'après ce qui a été dit ci-dessus.

Donc le fuseau BFEA est plus petit que AC+CE; donc la surface du cylindre est moindre que celle du prisme circonscrit.

PROPOSITION IV.

THÉORÈME.

La surface latérale d'un cylindre a pour mesure la circonférence de sa base multipliée par sa hauteur.

Inscrivons et circonscrivons à la base du cylindre deux polygones réguliers semblables, et construisons les prismes droits ayant pour bases ces polygones, et même hauteur que le cylindre.

La surface latérale du cylindre est comprise entre les surfaces des prismes inscrit et circonscrit, et l'on prouverait, comme dans la proposition I, qu'en doublant indéfiniment le nombre des côtés de leurs bases, les surfaces des prismes inscrits et circonscrits ainsi obtenus, auraient pour limite commune la surface du cylindre.

Cela posé, soit H la hauteur du cylindre ; désignons en outre par S la surface d'un prisme circonscrit, et par P le périmètre de sa base, on a

$$S = P \times H.$$

Or, les quantités S, et P × H, varient, quand on double sans cesse le nombre des côtés du polygone circonscrit, et ont pour limites, la surface du cylindre, et' circ. × H ; donc

$$\text{Surf. cylindre} = \text{circ.} \times H.$$

PROPOSITION V.

THÉORÈME.

La solidité d'un cône est égale au produit de sa base par le tiers de sa hauteur.

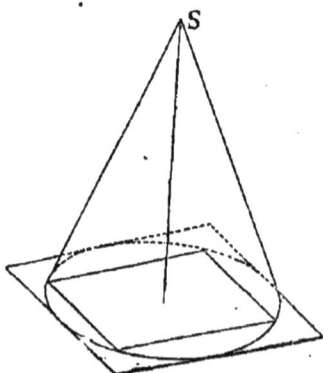

Inscrivons et circonscrivons à la base du cône deux polygones réguliers semblables, et prenons-les pour bases de pyramides ayant pour sommet le point S.

Les volumes de ces pyramides comprennent entre eux le volume du cône ; et si l'on double indéfiniment le nombre des côtés de leurs bases, en conservant le même sommet, les volumes des pyramides inscrites et circonscrites auront pour limite commune le volume du cône (même démonstration que dans la proposition I).

Soient donc H la hauteur du cône, V le volume d'une pyramide circonscrite, B la surface de sa base, on aura :

$$V = B \times \frac{H}{3} ; \qquad (1)$$

et, en prenant les limites des deux membres de cette égalité,

$$\text{Vol. cône} = \text{cerc.} \times \frac{H}{3} .$$

Corollaire. Un cône est le tiers d'un cylindre de même base et de même hauteur ; d'où il suit,

1° Que les cônes d'égales hauteurs sont entre eux comme leurs bases.

2° Que les cônes de bases égales sont entre eux comme leurs hauteurs.

3° Que les cônes semblables sont comme les cubes des diamètres de leurs bases, ou comme les cubes de leurs hauteurs.

Scolie. Soit R le rayon de la base d'un cône, H sa hauteur ; la solidité du cône sera $\pi R^2 \times \frac{1}{3} H$ ou $\frac{1}{3}\pi R^2 H$.

PROPOSITION VI.

THÉORÈME.

Le cône tronqué ADEB, dont AO, DP sont les rayons des bases et PO la hauteur, a pour mesure $\frac{1}{3} \pi.$ $OP.\left(\overline{AO}^2 + \overline{DP}^2 + AO \times DP\right).$

fig. 260.

Soit TFGH une pyramide triangulaire de même hauteur que le cône SAB, et dont la base FGH soit équivalente à la base du cône. On peut supposer que ces deux bases sont placées sur un même plan; alors les sommets S et T seront à égales distances du plan des bases, et le plan EPD prolongé fera dans la pyramide la section IKL. Or je dis que cette section IKL est équivalente à la base DE; car les bases AB, DE, sont entre elles comme les carrés des rayons AO, DP, ou comme les carrés des hauteurs SO, SP; les triangles FGH, IKL, sont entre eux comme les carrés de ces mêmes hauteurs; donc les cercles AB, DE, sont entre eux comme les triangles FGH, IKL. Mais, par hypothèse, le triangle FGH est équivalent au cercle AB; donc le triangle IKL est équivalent au cercle DE.

Maintenant, la base AB multipliée par $\frac{1}{3}$SO est la solidité du cône SAB, et la base FGH multipliée par $\frac{1}{3}$SO est celle de la pyramide TFGH; donc, à cause des bases équivalentes, la solidité de la pyramide est égale à celle du cône. Par une raison semblable, la pyramide TIKL est équivalente au cône SDE; donc le tronc de cône ADEB est équivalent au tronc de pyramide FGHIKL. Mais la base FGH, équivalente au cercle dont le rayon est AO, a pour mesure $\pi \times \overline{AO}$; de même la base IKL $= \pi \times \overline{DP}$, et la moyenne proportionnelle entre $\pi \times \overline{AO}$ et $\pi \times \overline{DP}$ est $\pi \times AO \times DP$; donc la solidité du tronc de pyramide, ou celle du tronc de cône, a pour mesure $\frac{1}{3}OP \times (\pi \times \overline{AO} + \pi \times \overline{DP} + \pi \times AO \times DP)$, qui est la même chose que $\frac{1}{3}\pi \times OP \times (\overline{AO} + \overline{DP} + AO \times DP)$.

PROPOSITION VII.

THÉORÈME.

La surface latérale d'une pyramide régulière SABCDE

a pour mesure le périmètre de sa base multiplié par la moitié de l'apothème SI (*).

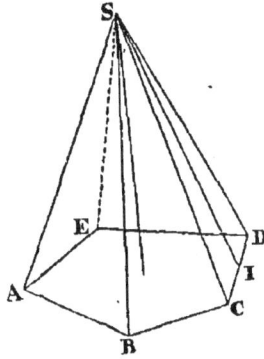

En effet, la surface latérale de la pyramide régulière se compose des triangles isocèles égaux SCD, SBC, SAB.... ; or on a

$$SCD = CD \times \frac{SI}{2},$$

$$SBC = BC \times \frac{SI}{2},$$

$$SAB = AB \times \frac{SI}{2}.$$

Donc, en ajoutant, on obtient pour la mesure de la surface latérale de la pyramide,

$$(CD + BC + AB + AE + ED) \times \frac{SI}{2}.$$

PROPOSITION VIII.

THÉORÈME.

La surface latérale d'un cône a pour mesure la circonférence de sa base multipliée par la moitié de son côté.

(*) L'apothème est la perpendiculaire abaissée du sommet S sur un des côtés de la base de la pyramide.

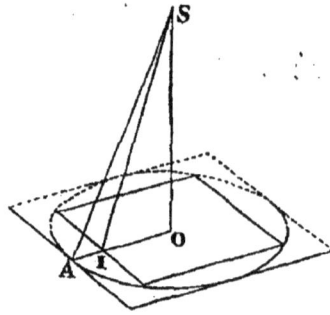

Soient OA le rayon de la base du cône, et SA le côté. Inscrivons et circonscrivons au cône deux pyramides régulières, ayant pour bases deux polygones semblables.

On peut d'abord reconnaître facilement que la surface du cône est comprise entre les surfaces de ces deux pyramides régulières ; car si à la figure ci-dessus on adosse par la base une figure parfaitement égale, la surface du double cône enveloppera de toutes parts la double pyramide inscrite, et sera enveloppée par la double pyramide circonscrite ; donc la première surface sera plus grande que la seconde, et moindre que la troisième ; et en prenant la moitié de chacune, on arrive à la conclusion énoncée ci-dessus.

Maintenant, désignons par S et s les surfaces des pyramides circonscrite et inscrite, et par P et p les périmètres de leurs bases. On a

$$S = P \times \frac{SA}{2}, \qquad (1)$$

$$s = p \times \frac{SI}{2}. \qquad (2)$$

On voit par ces valeurs que si le nombre des côtés des bases va constamment en doublant, les surfaces S et s iront en se rapprochant l'une de l'autre, car S diminuera et s augmentera ; on peut même prouver que la différence S—s peut devenir plus petite que toute quantité donnée.

En effet, on a $\quad S - s = \dfrac{P \times SA - p \times SI}{2}.$

Or on sait qu'en multipliant indéfiniment le nombre des côtés des bases, P et p différeront d'aussi peu qu'on voudra ; de plus, on a dans le triangle SAI, SA—SI< AI, quantité qui a pour limite zéro ; donc (*) la différence S—s peut être rendue moindre que toute grandeur assignable ; d'ailleurs la surface du cône est toujours comprise entre S et s ; donc elle est leur limite commune.

Or on a $\qquad S = P \times \dfrac{SA}{2}$;

donc en prenant les limites des deux membres,

$$\text{Surf. cône} = \text{circ.} \times \frac{SA}{2}.$$

Scolie. Soit L le côté d'un cône, R le rayon de sa base, la circonférence de cette base sera $2\pi R$, et la surface du cône aura pour mesure $2\pi R \times \frac{1}{2}L$, ou πRL.

PROPOSITION IX.

THÉORÈME.

La surface latérale du tronc de cône ADEB a pour fig. 261 *mesure son côté AD multiplié par la demi-somme des circonférences de ses deux bases AB, DE.*

Dans le plan SAB qui passe par l'axe SO, menez perpendiculairement à SA la ligne AF, égale à la circonférence qui a pour rayon AO ; joignez SF, et menez DH parallèle à AF.

A cause des triangles semblables SAO, SDC, on aura AO : DC :: SA : SD ; et à cause des triangles semblables SAF, SDH, on aura AF : DH :: SA : SD ; donc AF : DH ::

(*) Nous admettons ici, comme une chose évidente, que la différence entre deux produits $A \times B$ et $A' \times B'$, peut devenir aussi petite qu'on voudra, lorsque les différences $A - A'$, $B - B'$ ont zéro pour limites.

AO : DC, ou :: *circ.* AO : *circ.* DC. Mais par construction AF = *circ.* AO ; donc DH = *circ.* DC. Cela posé, le triangle SAF, qui a pour mesure AF × $\frac{1}{2}$SA, est égal à la surface du cône SAB qui a pour mesure *circ.* AO × $\frac{1}{2}$SA. Par une raison semblable, le triangle SDH est égal à la surface du cône SDE. Donc la surface du tronc ADEB est égale à celle du trapèze ADHF. Celle-ci a pour mesure AD × $\left(\dfrac{\text{AF+DH}}{2}\right)$; donc la surface du tronc de cône ADEB a pour mesure son côté AD multiplié par la demi-somme des circonférences de ses deux bases.

Corollaire. Par le point I, milieu de AD, menez IKL parallèle à AB, et IM parallèle à AF ; on démontrera comme ci-dessus que IM = *circ.* IK. Mais le trapèze ADHF=AD × IM=AD × *circ.* IK. Donc on peut dire encore que *la surface d'un tronc de cône a pour mesure son côté multiplié par la circonférence d'une section faite à égale distance des deux bases.*

Scolie. Si une ligne AD, située tout entière d'un même côté de la ligne OC et dans le même plan, fait une révolution autour de OC, la surface décrite par AD aura pour mesure AD × $\left(\dfrac{\textit{circ.}\,\text{AO}+\textit{circ.}\,\text{DC}}{2}\right)$, ou AD × *circ.* IK ; les lignes AO, DC, IK, étant des perpendiculaires abaissées des extrémités et du milieu de la ligne AD sur l'axe OC.

Car si on prolonge AD et OC jusqu'à leur rencontre mutuelle en S, il est clair que la surface décrite par AD est celle d'un cône tronqué dont OA et DC sont les rayons des bases, le cône entier ayant pour sommet le point S. Donc cette surface aura la mesure mentionnée.

Cette mesure aurait toujours lieu, quand même le point D tomberait en S, ce qui donnerait un cône entier, et aussi quand la ligne AD serait parallèle à l'axe, ce qui donnerait un cylindre. Dans le premier cas DC serait nulle, dans le second DC serait égale à AO et à IK.

PROPOSITION X.

THÉORÈME.

La surface engendrée par une portion de polygone fig. 262 *régulier* ABCD, *tournant autour d'un diamètre* FG, *a pour mesure la circonférence du cercle inscrit dans le polygone* ABCD, *multipliée par la projection* MQ *du contour* ABCD *sur le diamètre* FG.

Le point I étant au milieu de AB, et IK étant une perpendiculaire à l'axe abaissée du point I, on a

(*) Surf. AB $=$ AB $\times$ *circ.* IK

Menez AX parallèle à l'axe, les triangles ABX, OIK, auront les côtés perpendiculaires chacun à chacun; donc ces triangles sont semblables, et donnent la proportion

AB : AX ou MN :: OI : IK :: *circ.* OI : *circ.* IK;

d'où

AB $\times$ *circ.* IK $=$ MN $\times$ *circ.* OI;

donc

Surf. AB $=$ MN $\times$ *circ.* OI.

On verrait de même que

Surf. BC $=$ NP $\times$ *circ.* OI,

et   surf. CD $=$ PQ $\times$ *circ.* OI;

donc en ajoutant

Surf. ABCD$=$ (MN$+$NP $\times$ PQ)$\times$*circ.* OI$=$MQ$\times$*circ.* OI.

Corollaire. Si l'on considère un polygone régulier d'un nombre de côtés pair, et que l'axe FG passe par deux sommets opposés F, G, la surface entière décrite par la révolution du demi-polygone FACG sera égale à son axe FG

(*) Nous entendons par surf. AB, surf. BC, les surfaces engendrées par les lignes AB, BC...

multiplié par la circonférence du cercle inscrit. Cet axe
FG sera en même temps le diamètre du cercle circonscrit.

I. Une zone sphérique est une portion de là surface de
la sphère comprise entre deux plans parallèles qui en sont
les bases. L'un des plans peut être tangent à la sphère ;
alors la zone n'a qu'une base.

II. La hauteur d'une zone est la distance des plans des
deux bases.

fig. 220   III. Si l'on conçoit que la demi-circonférence DAE tournant autour du diamètre DE engendre la surface de la
sphère, en même temps l'arc FH décrira la surface d'une
zone.

PROPOSITION XI.

THÉORÈME.

*L'aire d'une zone sphérique est égale à sa hauteur
multipliée par la circonférence d'un grand cercle.*

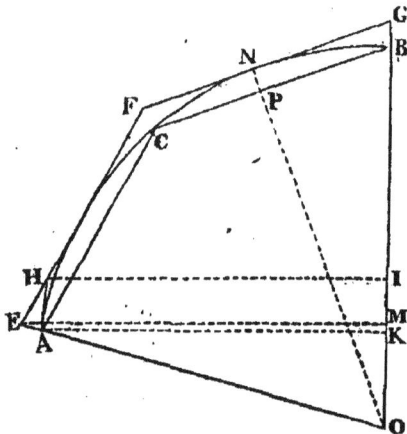

Considérons d'abord la zone à une base engendrée par
l'arc AB tournant autour de BO.

Inscrivons dans l'arc AB une portion de polygone régu-

lier ACB , et circonscrivons la portion de polygone EFG,
semblable à ACB.

Je dis d'abord que la surface de la zone AB est comprise
entre les surfaces S et *s* engendrées par les polygones EFG,
ACB, tournant autour de GO.

En effet, la zone AB est plus grande que *s* , puisqu'elle
l'enveloppe et est terminée au même contour ; pour montrer que la zone est plus petite que la surface S , menez la
tangente AH ; les surfaces décrites par EFG et par AHFG
ont une partie commune qui est engendrée par HFG ; mais
la surface décrite par HE est plus grande que celle qui est
décrite par AH , puisque les mesures de ces surfaces sont * *9.
π.HE (HI+EM) et π.AH (HI+AK) , et que , d'après la
figure, on a EM > AK , et l'oblique HE > HA qui est perpendiculaire sur OA. Donc la surface décrite par EFG est
plus grande que la surface engendrée par AHFG ; or celle-ci
est plus grande que la zone AB * ; donc, à fortiori, la sur- *lem.2.
face S est plus grande que la zone AB.

Je dis, en second lieu, que si l'on doublait indéfiniment
le nombre des côtés des portions de polygones inscrites et
circonscrites à l'arc AB , les surfaces S et *s* iraient en s'approchant de la surface de la zone, et auraient cette surface
pour limite.

Pour établir cette proposition , il suffit de montrer que
la différence S—*s* tend indéfiniment vers o.

Or on a * $S = 2\pi ON \times GM$ (1 *10.

et $s = 2\pi OP \times B$ (2)

d'où $S — s = 2\pi (ON \times GM — OP \times BK).$

On sait déjà * que la différence entre ON et OP a pour *12,4.
limite zéro ; de plus , la différence GM—BK=GB—MK,
quantité qui peut devenir aussi petite qu'on voudra, puisque GB, et à plus forte raison MK , ont zéro pour limite.
Donc la différence S—*s* peut être rendue moindre que

toute grandeur assignable, et la zone qui est toujours comprise entre S et *s* est leur limite commune.

Cela posé, de l'égalité (2) on déduit, en prenant les limites des deux membres

$$\text{Zone AB} = 2\pi\text{ON} \times \text{BK}.$$

fig. 220. La zone à deux bases décrite par l'arc FH, a aussi pour mesure la circonférence d'un grand cercle multipliée par sa hauteur ; car elle est la différence des deux zones à une base décrites par DH et DF ; elle a donc pour mesure *circ.* CD (DQ—DO) ou *circ.* CD × OQ.

Corollaire I. Dans des sphères égales, deux zones sont entre elles comme leurs hauteurs.

Corollaire II. La surface de la sphère pouvant être considérée comme une zone dont la hauteur est égale au diamètre, a pour mesure la circonférence d'un grand cercle multipliée par le diamètre.

Soit R le rayon de la sphère, on aura donc

$$\text{Surf. sph.} = 2\pi\text{R} \times 2\text{R} = 4\pi\text{R}^2;$$

d'où l'on voit que la sphère est égale à quatre grands cercles.

Corollaire III. La surface de la sphère étant ainsi mesurée avec le carré construit sur l'unité de longueur, on pourra facilement évaluer avec la même unité, les fuseaux, les triangles et les polygones sphériques, puisqu'on a trouvé, dans le livre VII, leur rapport au triangle tri-rectangle, qui est la huitième partie de la sphère.

PROPOSITION XII.

THÉORÈME.

Le volume engendré par un triangle tournant autour d'un axe situé dans son plan, et passant par un de ses sommets, a pour mesure la surface décrite par

*le côté opposé à ce sommet, multipliée par le tiers de
la hauteur correspondante à ce côté.*

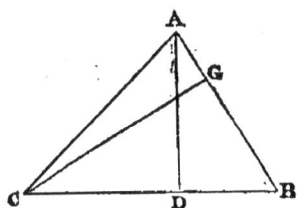

1° Supposons d'abord que le triangle CAB tourne autour
d'un de ses côtés CB. Le volume engendré par CAB est la
somme des cônes décrits par les triangles rectangles CAD,
ADB; on a donc

(*) Vol. $CAB = \frac{1}{3}\pi.\overline{AD}^2.CD + \frac{1}{3}\pi.\overline{AD}^2.DB = \frac{1}{3}\pi.\overline{AD}^2.CB$ (1).

Or si l'on abaisse CG perpendiculaire sur AB, on a
$CG \times AB = CB \times AD$, car ces deux produits mesurent le
double de l'aire du triangle CAB; remplaçant dans l'égalité (1) $AD \times CB$ par $CG \times AB$, il vient

Vol. $CAB = \frac{1}{3}\pi.AD.CG.AB = \frac{1}{3}CG.\pi.AD.AB$.

Or $\pi.AD.AB$, mesure la surface latérale du cône qui
serait engendrée par AB, donc

Vol. $CAB = $ surf. $AB \times \frac{1}{3}CG$.

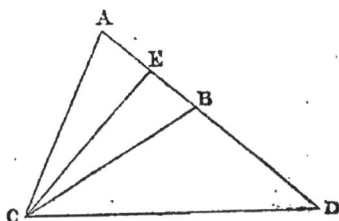

2° Supposons maintenant que le triangle CAB tourne
autour d'une droite CD passant par un de ses sommets;
prolongeons AB jusqu'à sa rencontre avec l'axe en D, et
abaissons CE perpendiculaire sur AB.

(*) Nous appelons vol. CAB, le volume engendré par le triangle CAB tournant autour de CB.

On aura   Vol. CAB= vol. CAD—Vol. CBD.

Or   Vol. CAD=surf. AD × $\frac{1}{3}$CE;

et   Vol. CBD =surf. BD × $\frac{1}{3}$CE.

Donc   Vol. CAB=(surf. AD —Surf. BD) × $\frac{1}{3}$CE

$$=\text{Surf. AB} \times \tfrac{1}{3}\text{CE.}$$

3° La démonstration précédente supposant que le côté AB vienne rencontrer l'axe CD, examinons le cas où ces deux lignes sont parallèles.

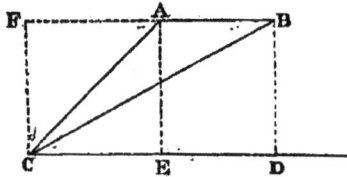

Abaissons AE et BD perpendiculaires sur l'axe CD, et CF perpendiculaire sur AB; nous aurons évidemment Vol. CAB=Vol. CAE+Vol. ABDE—Vol. CBD.

Or   Vol. CAE =$\frac{1}{3}\pi.\overline{AE}^2.CE$

$$\text{Vol. ABDE}= \pi.\overline{AE}^2.ED$$

$$\text{Vol. CBD} =\tfrac{1}{3}\pi.\overline{AE}^2.CD.$$

Ajoutant les deux premières égalités, et retranchant la troisième, il vient

$$\text{Vol. CAB}=\pi\overline{AE}^2(\tfrac{1}{3}\text{CE}+\text{ED}-\tfrac{1}{3}\text{CD}).$$

Et comme CD=CE+ED, l'égalité précédente devient

$$\text{Vol. CAB}=\pi.\overline{AE}^2.\tfrac{2}{3}.\text{ED}=\tfrac{1}{3}\text{AE.}\,2\pi.\text{AE.ED}$$

$$=\tfrac{1}{3}\text{CF.surf. AB.}$$

Ce qui s'accorde avec l'énoncé du théorème.

PROPOSITION XIII.

THÉORÈME.

fig. 262   *Soit* ABCD *une portion de polygone régulier; si on imagine que le secteur polygonal* AOD , *situé d'un meme côté du diamètre* FG, *fasse une révolution autour de ce diamètre, le solide décrit aura pour mesure la surface engendrée par le contour* ABCD, *multipliée par le tiers de l'apothème* OI.

En effet, le volume engendré par le secteur AOD est la somme des volumes engendrés par les triangles isocèles égaux AOB, BOC, COD.

Or*

$$\text{Vol. AOB} = \text{surf. AB} \times \tfrac{1}{3}\text{OI}$$
$$\text{Vol. BOC} = \text{surf. BC} \times \tfrac{1}{3}\text{OI}$$
$$\text{Vol. COD} = \text{surf. CD} \times \tfrac{1}{3}\text{OI.}$$

* 12.

Donc, en ajoutant, on a

$$\text{Vol. AOD} = \tfrac{1}{3}\text{OI (surf. AB} + \text{surf. BC} + \text{surf. CD)}$$
$$= \tfrac{1}{3}\text{OI} \times \text{surf. ABCD.}$$

DÉFINITIONS.

I. Tandis que le demi-cercle DAE tournant autour du diamètre DE décrit la sphère, tout secteur circulaire FCH décrit un solide, appelé *secteur spherique.*

fig. 220.

Le secteur sphérique est terminé par la zone que décrit l'arc FH.

II. Un segment de sphère est la partie du volume de la sphère comprise entre deux plans parallèles.

La hauteur du segment est la distance des plans parallèles.

PROPOSITION XIV.

THÉORÈME.

Un secteur sphérique a pour mesure la zone qui lui sert de base, multipliée par le tiers du rayon.

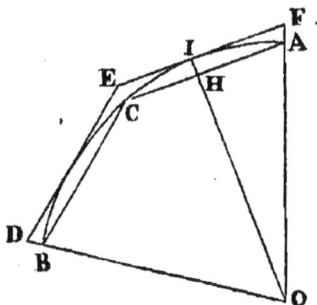

Soit AOB le secteur circulaire qui, par sa révolution au‑
tour de AO, décrit le secteur sphérique.

Inscrivons et circonscrivons à l'arc AB deux portions
de polygones réguliers semblables BCA, DEF. Le volume
du secteur sphérique est évidemment compris entre les
volumes V, v, engendrés par les secteurs polygonaux
DEFO, BCAO ; de plus, si le nombre des côtés des por‑
tions de polygones réguliers allait constamment en dou‑
blant, les volumes V, v, iraient en s'approchant du secteur
sphérique, et on pourrait pousser les opérations assez loin
pour que la différence entre chacun des volumes V, v, et
le secteur sphérique fût moindre que toute quantité assi‑
gnable. En effet, on a

$$V = \text{surf. DE} \times \tfrac{1}{3} OI \qquad\qquad (1)$$
$$v = \text{surf. ABC} \times \tfrac{1}{3} OH. \qquad\qquad (2)$$

D'où $V - v = \tfrac{1}{3}(\text{surf. DEF}.OI - \text{surf. ABC}.OH).$

Or on sait déjà que OH tend indéfiniment vers OI,
quand on multiplie à l'infini le nombre des côtés, et l'on a
démontré * que la différence surf. DEF — surf. ABC a pour
limite zéro ; donc la différence V — v peut être rendue
aussi petite qu'on voudra ; donc le secteur sphérique qui
est toujours compris entre V et v est leur limite commune.

On conclut de là, en prenant les limites des deux mem‑
bres de l'égalité (1)

Sect. sph. = zone AB $\times \tfrac{1}{3} OI.$

* 11.

Si le secteur sphérique était engendré par le secteur fig. 220. FCH tournant autour du diamètre DE, on aurait

Sect. FCH=sect. DCH—sect. DCF.

Or   Sect. DCH=zone DH$\times\frac{1}{3}$CD

Sect. DCF=zone DF$\times\frac{1}{3}$CD.

Donc   sect. FCH=$\frac{1}{3}$CD (zone DH—zone DF)

$=\frac{1}{3}$CD.zone FH.

Scolie I. Si le secteur circulaire qui décrit le secteur sphérique devenait égal au demi-cercle, le volume engendré serait celui de la sphère; mais alors la zone qui sert de base au secteur sphérique serait la surface de la sphère d'où l'on voit que le volume d'une sphère a pour mesure; sa surface multipliée par le tiers du rayon.

Scolie II. Soient R le rayon de la sphère, et H la hauteur de la zone qui sert de base au secteur sphérique; la zone a pour mesure 2πR.H; donc le secteur sphérique a pour mesure 2πR.H.$\frac{1}{3}$R ou $\frac{2}{3}\pi$R^2.H.

Dans le cas où le secteur sphérique devient égal à la sphère, on a H=2R; donc la mesure du volume de la sphère est $\frac{2}{3}\pi$R^{2}2R ou $\frac{4}{3}\pi$R^3.

Si l'on appelle D le diamètre de la sphère, on a R$=\dfrac{D}{2}$;

d'où R$^3=\dfrac{D^3}{8}$; la solidité de la sphère s'exprimera donc aussi par $\frac{4}{3}\pi.\dfrac{D^3}{8}$ ou $\frac{1}{6}\pi$D^3.

PROPOSITION XV.

THÉORÈME.

La surface de la sphère est à la surface totale du cylindre circonscrit (en y comprenant ses bases) comme 2 est à 3. Les solidités de ces deux corps sont entre elles dans le même rapport.

Soit MPNQ le grand cercle de la sphère, ABCD le carré fig. 270. circonscrit; si on fait tourner à la fois le demi-cercle

PMQ et le demi-carré PADQ autour du diamètre PQ, le demi-cercle décrira la sphère, et le demi-carré décrira le cylindre circonscrit à la sphère.

La hauteur AD de ce cylindre est égale au diamètre PQ, la base du cylindre est égale au grand cercle, puisqu'elle a pour diamètre AB égale à MN; donc la surface convexe du cylindre est égale à la circonférence du grand cercle multipliée par son diamètre. Cette mesure est la même que celle de la surface de la sphère * : d'où il suit que *la surface de la sphère est égale à la surface latérale du cylindre circonscrit.*

*11.

Mais la surface de la sphère est égale à quatre grands cercles; donc la surface latérale du cylindre circonscrit est égale aussi à quatre grands cercles : si on y joint les deux bases qui valent deux grands cercles, la surface totale du cylindre circonscrit sera égale à six grands cercles; donc la surface de la sphère est à la surface totale du cylindre circonscrit comme 4 est à 6, ou comme 2 est à 3. C'est le premier point qu'il s'agissait de démontrer.

En second lieu, puisque la base du cylindre circonscrit est égale à un grand cercle et sa hauteur au diamètre, la solidité du cylindre sera égale au grand cercle multiplié par le diamètre*. Mais la solidité de la sphère est égale à quatre grands cercles multipliés par le tiers du rayon *, ce qui revient à un grand cercle multiplié par $\frac{4}{3}$ du rayon, ou $\frac{2}{3}$ du diamètre; donc la sphère est au cylindre circonscrit comme 2 est à 3, et par conséquent les solidités de ces deux corps sont entre elles comme leurs surfaces.

*1.
*14.

Scolie. Si on imagine un polyèdre dont toutes les faces touchent la sphère, ce polyèdre pourra être considéré comme composé de pyramides qui ont toutes pour sommet le centre de la sphère, et dont les bases sont les différentes faces du polyèdre. Or il est clair que toutes ces pyramides auront pour hauteur commune le rayon de la sphère; de sorte que chaque pyramide sera égale à la face du polyèdre qui lui sert de base, multipliée par le tiers du rayon : donc le polyèdre entier sera égal à sa surface multipliée par le tiers du rayon de la sphère inscrite.

On voit par là que les solidités des polyèdres circonscrits à la sphère sont entre elles comme les surfaces de ces mêmes polyèdres. Ainsi, la propriété que nous avons démontrée pour le cylindre circonscrit est commune à une infinité d'autres corps.

On aurait pu remarquer également que les surfaces des polygones circonscrits au cercle sont entre elles comme leurs contours.

PROPOSITION XVI.

THÉORÈME.

Le solide engendré par le segment circulaire BMD *tournant autour d'un diamètre* ACG *extérieur à ce segment, a pour mesure la sixième partie du cercle* fig. 271. *qui aurait pour rayon la corde* BD *du segment, multipliée par la projection* EF *de la corde* BD *sur l'axe* AC.

En effet, on a   Vol. BMD=vol. CDMB—vol. CDB.

Or   Vol. CDMB=$\frac{2}{3}\pi\overline{CB}^2$.EF   (1)

Vol. CDB=$\frac{1}{3}$CI × surf. DB.

Et comme   Surf. DB=2πCI.EF,

on a   Vol. CDB=$\frac{2}{3}\pi\overline{CI}^2$.EF.   (2)

Retranchant l'égalité (2) de l'égalité (1), membre à membre, il vient

Vol. BMD=$\frac{2}{3}\pi$.EF $(\overline{CB}^2 - \overline{CI}^2)$.

D'ailleurs, dans le triangle CBI, on a

$$\overline{CB}^2 - \overline{CI}^2 = \overline{BI}^2 = \frac{\overline{BD}^2}{4}.$$

.Donc $\quad$ Vol. BMD$=\frac{2}{3}\pi . \text{EF} . \dfrac{\overline{\text{BD}}^2}{4}=\frac{1}{6}\pi\overline{\text{BD}}^2.\text{EF}.$

Scolie. Le solide décrit par le segment BMD est à la sphère qui a pour diamètre BD, comme $\frac{1}{6}\pi.\overline{\text{BD}}^2.\text{EF}$ est à $\frac{1}{6}\pi.\overline{\text{BD}}^3$, ou :: EF : BD.

PROPOSITION XVII.

THÉORÈME.

Tout segment de sphère, compris entre deux plans parallèles, a pour mesure la demi-somme de ses bases multipliée par sa hauteur, plus la solidité de la sphère dont cette même hauteur est le diamètre.

fig. 271. $\quad$ Soient BE, DF, les rayons des bases du segment, EF sa hauteur, de sorte que le segment soit produit par la révolution de l'espace circulaire BMDFE autour de l'axe FE.

*16. $\quad$ On a $\qquad$ *vol BMD$=\frac{1}{6}\pi.\overline{\text{BD}}^2.\text{EF},$

*6. $\qquad$ *vol BDFE$=\frac{1}{3}\pi.\text{EF}.(\overline{\text{BE}}^2+\overline{\text{DF}}^2+\text{BE}.\text{DF})$;
donc le segment de sphère qui est la somme de ces deux volumes, a pour mesure,

$$\tfrac{1}{6}\pi.\text{EF}.(\,2\overline{\text{BE}}^2+2\overline{\text{DF}}^2+2\text{BE}.\text{DF}+\overline{\text{BD}}^2).$$

Mais, en menant BO parallèle à EF, on aura

$$\text{DO}=\text{DF}-\text{BE}, \quad \overline{\text{DO}}^2=\overline{\text{DF}}^2-2\text{DF}.\text{BE}+\overline{\text{BE}}^2,$$

et par conséquent

$$\overline{\text{BD}}^2=\overline{\text{BO}}^2+\overline{\text{DO}}^2=\overline{\text{EF}}^2+\overline{\text{DF}}^2-2\text{DF}\times\text{BE}+\overline{\text{BE}}^2.$$

Mettant cette valeur à la place de $\overline{\text{BD}}^2$ dans l'expression du segment, et effaçant ce qui se détruit, on aura pour la solidité du segment,

$$\tfrac{1}{6}\pi.\text{EF}.(3\overline{\text{BE}}^2+3\overline{\text{DF}}^2+\overline{\text{EF}}^2),$$

expression qui se décompose en deux parties ; l'une

$$\tfrac{1}{6}\pi \, . \, \mathrm{EF} \, . \, (3\overline{\mathrm{BE}}^2 + 3\overline{\mathrm{DF}}^2), \text{ ou } \mathrm{EF} \, . \, \Big(\frac{\pi \, . \, \overline{\mathrm{BE}}^2 + \pi \, . \, \overline{\mathrm{DF}}^2}{2}\Big)$$

est la demi-somme des bases multipliée par la hauteur ; l'autre $\tfrac{1}{6}\pi \, . \, \overline{\mathrm{EF}}^3$ représente la sphère dont EF est le diamètre * : donc tout segment de sphère, etc.   * 14 sc.

Corollaire. Si l'une des bases est nulle, le segment dont il s'agit devient un segment sphérique à une seule base ; donc *tout segment sphérique à une base équivaut à la moitié du cylindre de même base et de même hauteur, plus la sphère dont cette hauteur est le diamètre.*

FIN DU HUITIÈME LIVRE.

GÉOMÉTRIE DANS L'ESPACE.

THÉORÈMES A DÉMONTRER.

1. Si une droite est perpendiculaire à un plan, tout plan parallèle à cette droite sera perpendiculaire au premier plan.

2. Deux droites parallèles font des angles égaux avec le même plan.

3. Si dans un trièdre deux des angles plans sont égaux, les dièdres opposés seront égaux, et réciproquement.

4. Dans un angle trièdre, à un plus grand dièdre est opposée une plus grande face, et réciproquement.

5. Les trois plans perpendiculaires aux faces d'un angle trièdre, menés suivant les trois bissectrices des angles plans de ce trièdre, se rencontrent suivant la même droite.

6. Les trois plans menés suivant les arêtes d'un angle trièdre perpendiculairement aux faces opposées, se coupent suivant la même droite.

7. Les plans menés par les arêtes d'un angle trièdre et les bissectrices des faces opposées, se coupent suivant une même droite.

8. Si par le sommet d'un angle trièdre on mène dans chaque face une perpendiculaire sur l'arête opposée, ces trois perpendiculaires seront dans un même plan.

9. Dans tout tétraèdre, les lignes qui joignent les milieux des arêtes opposées se coupent mutuellement en deux parties égales.

10. Deux tétraèdres qui ont un angle solide égal sont entre eux comme les produits des arêtes qui comprennent l'angle solide égal.

11. Deux tétraèdres qui ont un dièdre égal sont entre eux comme les produits des faces qui comprennent ce dièdre.

12. Le plan bissecteur d'un dièdre d'une pyramide triangulaire divise l'arête opposée en deux segments proportionnels aux faces adjacentes.

13. Si un tétraèdre renferme un angle solide tri-rectangle, le carré de la face opposée sera égal à la somme des carrés des trois autres.

14. Le volume d'un parallélipipède tronqué a pour mesure le produit de sa base par la perpendiculaire abaissée du centre de la base supérieure sur la base inférieure.

15. Dans un tétraèdre, les lignes qui joignent chaque sommet au point de concours des médianes de la face opposée, se coupent en un même point. (Ce point est le centre de gravité du tétraèdre.)

16. La perpendiculaire abaissée du centre de gravité d'un tétraèdre sur un plan, est la moyenne des perpendiculaires abaissées des quatre sommets du tétraèdre sur le même plan. (Comment doit-on interpréter le théorème, lorsque les sommets ne sont pas d'un même côté par rapport au plan?)

17. Tout plan passant par les milieux de deux arêtes opposées d'un tétraèdre, divise ce tétraèdre en deux parties équivalentes.

18. Le polyèdre qui a pour sommets les milieux des arêtes d'un tétraèdre régulier, est un octaèdre régulier.

19. Par quatre points non situés dans un même plan on peut faire passer une sphère, et on n'en peut faire passer qu'une.

20. Dans tout tétraèdre on peut inscrire une sphère.

21. Lorsque trois sphères se coupent deux à deux, les plans des trois cercles d'intersection se coupent suivant une même droite perpendiculaire au plan des trois centres.

22. Quand trois droites rectangulaires coupent une sphère, et passent par un même point, la somme des carrés des cordes comprises est constante.

LIEUX GÉOMÉTRIQUES ET PROBLÈMES.

Dans la géométrie plane, nous avons défini lieu géomé-

19.

trique, une ligne renfermant tous les points du plan jouissant d'une propriété commune. De même, dans la géométrie de l'espace, on appelle lieu géométrique la série des points de l'espace qui satisfont à une ou deux conditions données. Ce lieu géométrique peut être une surface ou une ligne.

Ainsi, la sphère est le lieu géométrique des points situés à une même distance d'un point donné, et la perpendiculaire, élevée au plan d'un cercle en son centre, est le lieu géométrique des points qui sont également distants de tous les points de la circonférence.

1. Trouver le lieu des points à égale distance de deux points donnés.

2. Trouver le lieu des points également distants de trois points donnés.

3. Trouver le lieu des points également distants de deux plans donnés.

4. Trouver le lieu des points également distants de trois plans donnés.

5. Trouver le lieu des points de l'espace également distants de deux droites situées dans un même plan.

6. Lieu des points de l'espace à égale distance de trois droites situées dans un même plan.

7. Trouver le lieu des points tels que la somme des distances de chacun d'eux à deux plans donnés soit égale à une ligne donnée.

8. Trouver le lieu des points tels que la somme des carrés des distances de chacun d'eux à deux points donnés soit égale à un carré donné.

9. Trouver le lieu des points tels que la différence des carrés des distances de chacun de ces points à deux points donnés soit égale à un carré donné.

10. On coupe par une suite de plans parallèles deux droites non situées dans un même plan ; et on tire les lignes qui joignent les points d'intersection de chacun de ces plans avec les deux droites données ; on demande le lieu géométrique des points

qui divisent toutes ces lignes de jonction dans le rapport de m à n.

11. Étant données deux droites rectangulaires non situées dans un même plan, on insère entre ces deux droites des lignes de longueur donnée, et on demande le lieu géométrique des milieux de ces droites.

12. Calculer le volume engendré par un hexagone régulier, tournant autour d'un de ses côtés.

13. Trouver le volume engendré par un demi-décagone régulier dont le côté est a, tournant autour du diamètre du cercle circonscrit.

14. Connaissant le côté d'un polyèdre régulier, trouver le rayon de la sphère circonscrite, et le rayon de la sphère inscrite.

15. Connaissant le rayon d'une sphère, trouver le côté d'un polyèdre régulier inscrit, et le rayon de la sphère inscrite à ce polyèdre.

16. Connaissant le rayon d'une sphère, calculer la surface et le volume d'un polyèdre régulier inscrit.

17. Trouver la surface de la terre en myriamètres carrés.

18. Trouver quelle serait la mesure d'une pyramide, si l'on prenait pour unité de volume la sphère qui a pour rayon l'unité linéaire, et pour unité de surface le cercle qui a pour rayon l'unité de longueur.

19. Les angles d'un triangle sphérique sont respectivement : $58° 18'$, $64° 8'$, $82° 4'$, le rayon de la sphère est 6^m, calculer en mètres carrés la surface du triangle sphérique.

20. Trouver le volume d'un segment sphérique à une base dont la hauteur est 4^m, et situé sur une sphère dont le rayon est 9^m.

21. Les rayons des bases d'un cône tronqué sont 3^m et 5^m, et son arête a 7^m de longueur, trouver la surface et le volume du cône tronqué.

FIN DES ÉLÉMENTS DE GÉOMÉTRIE.

ÉLÉMENTS
DE GÉOMÉTRIE.

LIVRE PREMIER.

LES PRINCIPES.

DÉFINITIONS.

I. La Géométrie est une science qui a pour objet la mesure de l'étendue.

L'étendue a trois dimensions, longueur, largeur et hauteur.

II. La *ligne* est une longueur sans largeur.

Les extrémités d'une ligne s'appellent *points*: le point n'a donc pas d'étendue.

III. La *ligne droite* est le plus court chemin d'un point à un autre.

IV. Toute ligne qui n'est ni droite ni composée de lignes droites est une *ligne courbe*.

Ainsi, AB est une ligne droite, ACBD une ligne fig. 1. brisée ou composée de lignes droites, et AEB est une ligne courbe.

V. *Surface* est ce qui a longueur et largeur, sans hauteur ou épaisseur.

VI. Le *plan* est une surface, dans laquelle prenant deux points à volonté, et joignant ces deux points par une ligne droite, cette ligne est tout entière dans la surface.

VII. Toute surface qui n'est ni plane ni composée de surfaces planes est une *surface courbe.*

VIII. *Solide* ou *corps* est ce qui réunit les trois dimensions de l'étendue.

fig. 2.

IX. Lorsque deux lignes droites AB, AC, se rencontrent, la quantité plus ou moins grande dont elles sont écartées l'une de l'autre, quant à leur position, s'appelle *angle;* le point de rencontre ou d'*intersection* A est le *sommet* de l'angle; les lignes AB, AC, en sont les *côtés.*

L'angle se désigne quelquefois par la lettre du sommet A seulement, d'autres fois par trois lettres BAC ou CAB, ayant soin de mettre la lettre du sommet au milieu.

Les angles sont, comme toutes les quantités, susceptibles d'addition, de soustraction, de multiplica-

fig. 20.

tion, et de division : ainsi l'angle DCE est la somme des deux angles DCB, BCE, et l'angle DCB est la différence des deux angles DCE, BCE.

fig. 3.

X. Lorsque la ligne droite AB rencontre une autre droite CD, de telle sorte que les angles adjacents BAC, BAD soient égaux entre eux, chacun de ces angles s'appelle un *angle droit;* et la ligne AB est dite *perpendiculaire* sur CD.

fig. 4.

XI. Tout angle BAC plus petit qu'un angle droit est un *angle aigu;* tout angle plus grand DEF est un *angle obtus.*

fig. 5.

XII. Deux lignes sont dites *parallèles,* lorsque, étant situées dans le même plan, elles ne peuvent se rencontrer à quelque distance qu'on les prolonge l'une et l'autre. Telles sont les lignes AB, CD.

XIII. *Figure plane* est un plan terminé de toutes parts par des lignes.

Si les lignes sont droites, l'espace qu'elles renferment s'appelle *figure rectiligne* ou *polygone*, et les fig. 6. lignes elles-mêmes prises ensemble forment le contour ou *périmètre* du polygone.

XIV. Le polygone de trois côtés est le plus simple de tous, il s'appelle *triangle*; celui de quatre côtés s'appelle *quadrilatère*; celui de cinq, *pentagone*; celui de six, *hexagone*, etc.

XV. On appelle triangle *équilatéral* celui qui a ses fig. 7. trois côtés égaux; triangle *isoscèle*, celui dont deux fig. 8. côtés seulement sont égaux; triangle *scalène*, celui fig. 9. qui a ses trois côtés inégaux.

XVI. Le triangle *rectangle* est celui qui a un angle droit. Le côté opposé à l'angle droit s'appelle *hypoténuse* : ainsi ABC est un triangle rectangle en A, le côté fig. 10. BC est son hypoténuse.

XVII. Parmi les quadrilatères on distingue :

Le *quarré*, qui a ses côtés égaux et ses angles droits. fig. 11. (Voyez la prop. xx, liv. 1.)

Le *rectangle*, qui a les angles droits sans avoir les fig. 12. côtés égaux. (Voyez la même prop.)

Le *parallélogramme* ou *rhombe*, qui a les côtés op- fig. 13. posés parallèles.

Le *losange*, dont les côtés sont égaux sans que les fig. 14. angles soient droits.

Enfin le *trapèze*, dont deux côtés seulement sont fig. 15. parallèles.

XVIII. On appelle *diagonale* la ligne qui joint les sommets de deux angles non adjacents : telle est AC. fig. 42.

XIX. Polygone *équilatéral* est celui dont tous les côtés sont égaux; polygone *équiangle*, celui dont tous les angles sont égaux.

XX. Deux polygones sont *équilatéraux entre eux*

lorsqu'ils ont les côtés égaux chacun à chacun, et placés dans le même ordre, c'est-à-dire, lorsqu'en suivant leurs contours dans un même sens, le premier côté de l'un est égal au premier de l'autre, le second de l'un au second de l'autre, le troisième au troisième, et ainsi de suite. On entend de même ce que signifient deux polygones *équiangles entre eux*.

Dans l'un ou l'autre cas, les côtés égaux ou les angles égaux s'appellent côtés ou angles *homologues*.

N. B. Dans les quatre premiers livres il ne sera question que de figures planes ou tracées sur une surface plane.

Explication des termes et des signes.

Axiome est une proposition évidente par elle-même.

Théorême est une vérité qui devient évidente au moyen d'un raisonnement appelé *démonstration*.

Problême est une question proposée qui exige une *solution*.

Lemme est une vérité employée subsidiairement pour la démonstration d'un théorême ou la solution d'un problème.

Le nom commun de *proposition* s'attribue indifféremment aux théorêmes, problêmes, et lemmes.

Corollaire est la conséquence qui découle d'une ou de plusieurs propositions.

Scholie est une remarque sur une ou plusieurs propositions précédentes, tendant à faire apercevoir leur liaison, leur utilité, leur restriction, ou leur extension.

Hypothèse est une supposition faite soit dans l'énoncé d'une proposition, soit dans le courant d'une démonstration.

Le signe $=$ est le signe de l'égalité; ainsi l'expression A$=$B signifie que A égale B.

Pour exprimer que A est plus petit que B, on écrit A $<$ B.

Pour exprimer que A est plus grand que B, on écrit A $>$ B.

Le signe $+$ se prononce *plus ;* il indique l'addition.

Le signe $-$ se prononce *moins ;* il indique la soustraction : ainsi A $+$ B représente la somme des quantités A et B; A $-$ B représente leur différence ou ce qui reste en ôtant B de A ; de même A $-$ B $+$ C, ou A $+$ C $-$ B, signifie que A et C doivent être ajoutés ensemble, et que B doit être retranché du tout.

Le signe $\times$ indique la multiplication; ainsi A $\times$ B représente le produit de A multiplié par B. Au lieu du signe $\times$ on emploie quelquefois un point; ainsi A . B est la même chose que A $\times$ B. On indique aussi le même produit sans aucun signe intermédiaire par A B; mais il ne faut employer cette expression que lorsqu'on n'a pas en même temps à employer celle de la ligne A B distance des points A et B.

L'expression A $\times$ (B $+$ C $-$ D) représente le produit de A par la quantité B $+$ C $-$ D. S'il fallait multiplier A $+$ B par A $-$ B $+$ C, on indiquerait le produit ainsi (A $+$ B) $\times$ (A $-$ B $+$ C); tout ce qui est renfermé entre parenthèses est considéré comme une seule quantité.

Un nombre mis au-devant d'une ligne ou d'une quantité, sert de multiplicateur à cette ligne ou à cette quantité; ainsi, pour exprimer que la ligne AB est prise trois fois, on écrit 3 A B; pour désigner la moitié de l'angle A , on écrit $\frac{1}{2}$ A.

Le quarré de la ligne A B se désigne par $\overline{AB}^2$; son cube par $\overline{AB}^3$. On expliquera en son lieu ce que signifient précisément le quarré et le cube d'une ligne.

Le signe $\sqrt{}$ indique une racine à extraire ; ainsi $\sqrt{2}$ est la racine quarrée de 2 ; $\sqrt{A \times B}$ est la racine du produit $A \times B$, ou la moyenne proportionnelle entre A et B.

AXIOMES.

1. Deux quantités égales à une troisième sont égales entre elles.

2. Le tout est plus grand que sa partie.

3. Le tout est égal à la somme des parties dans lesquelles il a été divisé.

4. D'un point à un autre on ne peut mener qu'une seule ligne droite.

5. Deux grandeurs, ligne, surface ou solide, sont égales, lorsqu'étant placées l'une sur l'autre elles coïncident dans toute leur étendue.

PROPOSITION PREMIÈRE.

THÉORÊME.

fig. 16. *Les angles droits sont tous égaux entre eux.*

Soit la ligne droite CD perpendiculaire à AB, et GH à EF ; je dis que les angles ACD, EGH seront égaux entre eux.

Prenez les quatre distances égales CA, CB, GE, GF, la distance AB sera égale à la distance EF, et on pourra placer la ligne EF sur AB, de manière que le point E tombe en A, et le point F en B. Ces deux lignes ainsi posées coïncideront entièrement l'une avec l'autre ; car, sans cela, il y aurait deux lignes droites de A en B, ce qui est impossible *, *ax. 4. donc le point G, milieu de EF, tombera sur le point C, milieu de AB. Le côté GE étant ainsi appliqué sur CA, je dis que le côté GH tombera sur CD; car supposons, s'il est possible, qu'il tombe sur une ligne CK différente de CD; puisque, par hypothèse *, *déf. 10. l'angle EGH = HGF, il faudrait qu'on eût ACK = KCB. Mais l'angle ACK est plus grand que ACD, l'angle KCB est plus petit que BCD; d'ailleurs, par hypothèse, ACD = BCD; donc ACK est plus grand que KCB; donc la ligne GH ne peut tomber sur une ligne CK différente de CD; donc elle tombe sur CD, et l'angle EGH sur ACD; donc tous les angles droits sont égaux entre eux.

PROPOSITION II.

THÉORÈME.

Toute ligne droite CD, *qui en rencontre une* fig. 17. *autre* AB, *fait avec celle-ci deux angles adja-cents* ACD, BCD, *dont la somme est égale à deux angles droits.*

Au point C, élevez sur AB la perpendiculaire CE. L'angle ACD est la somme des angles ACE, ECD; donc ACD + BCD sera la somme des trois ACE, ECD, BCD. Le premier de ceux-ci est droit, les deux autres font ensemble l'angle droit BCE; donc la somme des deux angles ACD, BCD est égale à deux angles droits.

Corollaire I. Si l'un des angles ACD, BCD est droit, l'autre le sera pareillement.

Corollaire II. Si la ligne DE est perpendiculaire fig. 18. à AB, réciproquement AB sera perpendiculaire à DE.

Car, de ce que DE est perpendiculaire à AB, il

s'ensuit que l'angle ACD est égal à son adjacent DCB, et qu'ils sont tous deux droits. Mais de ce que l'angle ACD est un angle droit, il s'ensuit que son adjacent ACE est aussi un angle droit ; donc l'angle ACE=ACD, donc AB est perpendiculaire à DE.

fig. 34.

Corollaire III. Tous les angles consécutifs BAC. CAD, DAE, EAF, formés d'un même côté de la droite BF, pris ensemble, valent deux angles droits ; car leur somme est égale à celle des deux angles adjacents BAC, CAF.

PROPOSITION III.

THÉORÊME.

Deux lignes droites qui ont deux points communs coïncident l'une avec l'autre dans toute leur étendue, et ne forment qu'une seule et même ligne droite.

fig. 19.

Soient les deux points communs A et B ; d'abord les deux lignes n'en doivent faire qu'une entre A et B, car sans cela il y aurait deux lignes droites de A

* ax. 4.

en B, ce qui est impossible*. Supposons ensuite que ces lignes étant prolongées, elles commencent à se séparer au point C, l'une devenant CD, l'autre CE. Menons au point C la ligne CF, qui fasse avec CA l'angle droit ACF. Puisque la ligne ACD est droite,

* pr. 2.
cor. 1.

l'angle FCD sera un angle droit* ; puisque la ligne ACE est droite, l'angle FCE sera pareillement un angle droit Mais la partie FCE ne peut pas être égale au tout FCD ; donc les lignes droites qui ont deux points A et B communs, ne peuvent se séparer en aucun point de leur prolongement ; donc elles ne forment qu'une seule et même ligne droite.

PROPOSITION IV.

THÉORÈME.

Si deux angles adjacents ACD, DCB, *valent* fig. 20. *ensemble deux angles droits, les deux côtés extérieurs* AC, CB, *seront en ligne droite.*

Car si CB n'est pas le prolongement de AC, soit CE ce prolongement; alors la ligne ACE étant droite, la somme des angles ACD, DCE, sera égale à deux droits*. Mais, par hypothèse, la somme des angles   *pr. 2. ACD, DCB, est aussi égale à deux droits; donc ACD + DCB serait égale à ACD + DCE; retranchant de part et d'autre l'angle ACD, il resterait la partie DCB égale au tout DCE, ce qui est impossible; donc CB est le prolongement de AC.

PROPOSITION V.

THÉORÈME.

Toutes les fois que deux lignes droites AB, fig. 21. DE, *se coupent, les angles opposés au sommet sont égaux.*

Car puisque la ligne DE est droite, la somme des angles ACD, ACE, est égale à deux droits; et puisque la ligne AB est droite, la somme des angles ACE, BCE, est égale aussi à deux droits; donc la somme ACD + ACE est égale à la somme ACE + BCE. Retranchant de part et d'autre le même angle ACE, il restera l'angle ACD égal à son opposé BCE.

On démontrerait de même que l'angle ACE est égal à son opposé BCD.

Scholie. Les quatre angles formés autour d'un point par deux droites qui se coupent, valent ensemble quatre angles droits ; car les angles ACE, BCE, pris ensemble, valent deux angles droits, et les deux autres ACD, BCD, ont la même valeur.

En général, si tant de droites qu'on voudra CA, CB, etc., se rencontrent en un point C, la somme de tous les angles consécutifs ACB, BCD, DCE, ECF, FCA, sera égale à quatre angles droits : car si on formait au point C quatre angles droits au moyen de deux lignes perpendiculaires entre elles, le même espace serait rempli, soit par les quatre angles droits, soit par les angles successifs ACB, BCD, etc.

fig. 22.

PROPOSITION VI.

THÉORÈME.

Deux triangles sont égaux, lorsqu'ils ont un angle égal compris entre deux côtés égaux chacun à chacun.

fig. 23.

Soit l'angle A égal à l'angle D, le côté AB égal à DE, le côté AC égal à DF ; je dis que les triangles ABC, DEF, seront égaux.

En effet, ces triangles peuvent être posés l'un sur l'autre de manière qu'ils coïncident parfaitement. Et d'abord si on place le côté DE sur son égal AB, le point D tombera en A et le point E en B : mais puisque l'angle D est égal à l'angle A ; dès que le côté DE sera placé sur AB, le côté DF prendra la direction AC. De plus DF est égal à AC ; donc le point F tombera en C, et le troisième côté EF couvrira exactement le troisième côté BC ; donc le triangle DEF est égal au triangle ABC*.

*ax. 5.

Corollaire. De ce que trois choses sont égales dans deux triangles, savoir, l'angle A = D, le côté AB = DE, et le côté AC = DF, on peut conclure que les trois autres le sont, savoir, l'angle B = E, l'angle C = F, et le côté BC = EF.

PROPOSITION VII.

THÉORÈME.

Deux triangles sont égaux, lorsqu'ils ont un côté égal adjacent à deux angles égaux chacun à chacun.

Soit le côté BC égal au côté EF, l'angle B égal à fig. 23, l'angle E, et l'angle C égal à l'angle F; je dis que le triangle DEF sera égal au triangle ABC.

Car, pour opérer la superposition, soit placé EF sur son égal BC, le point E tombera en B, et le point F en C. Puisque l'angle E est égal à l'angle B, le côté ED prendra la direction BA; ainsi le point D se trouvera sur quelque point de la ligne BA. De même, puisque l'angle F est égal à l'angle C, la ligne FD prendra la direction CA, et le point D se trouvera sur quelque point du côté CA; donc le point D qui doit se trouver à la fois sur les deux lignes BA, CA, tombera sur leur intersection A; donc les deux triangles, ABC, DEF, coïncident l'un avec l'autre, et sont parfaitement égaux.

Corollaire. De ce que trois choses sont égales dans deux triangles, savoir, BC = EF, B = E, C = F, on peut conclure que les trois autres le sont, savoir, AB = DE, AC = DF, A = D.

PROPOSITION VIII.

THÉORÈME.

Dans tout triangle un côté quelconque est plus petit que la somme des deux autres.

Car la ligne droite BC, par exemple, est le plus fig. 23.

déf. 3. court chemin de B en C, donc BC est plus petit que AB + AC.

PROPOSITION IX.

THÉORÈME.

fig. 24. *Si d'un point* O *pris au-dedans du triangle* ABC, *on mène aux extrémités d'un côté* BC *les droites* OB, OC, *la somme de ces droites sera moindre que celle des deux autres côtés* AB, AC.

Soit prolongé BO jusqu'à la rencontre du côté AC en D ; la ligne droite OC est plus courte que OD +

pr. 8. DC : ajoutant de part et d'autre BO, on aura BO + OC < BO + OD + DC ; ou BO + OC < BD + DC.

On a pareillement BD < BA + AD ; ajoutant de part et d'autre DC, on aura BD + DC < BA + AC. Mais on vient de trouver BO + OC < BD + DC ; donc à plus forte raison, BO + OC < BA + AC.

PROPOSITION X.

THÉORÈME.

Si les deux côtés AB, AC, *du triangle* ABC fig. 25. *sont égaux aux deux côtés* DE, DF, *du triangle* DEF, *chacun à chacun ; si en même temps l'angle* BAC, *compris par les premiers, est plus grand que l'angle* EDF, *compris par les seconds ; je dis que le troisième côté* BC *du premier triangle sera plus grand que le troisième* EF *du second.*

Faites l'angle CAG = D, prenez AG = DE, et joignez CG, le triangle GAC sera égal au triangle DEF, puisqu'ils ont par construction un angle égal compris entre côtés égaux* ; on aura donc CG = EF.

*pr. 6. Maintenant il peut y avoir trois cas, selon que le point

G tombe hors du triangle ABC, ou sur le côté BC; ou au-dedans du même triangle.

Premier cas. La ligne droite GC est plus courte que GI + IC, la ligne droite AB est plus courte que AI + IB; donc GC + AB est plus petit que GI + AI + IC + IB, ou, ce qui est la même chose, GC + AB < AG + BC. Retranchant d'un côté AB et de l'autre son égale AG, il restera GC < BC : or GC = EF; donc on aura EF < BC.

Second cas. Si le point G tombe sur le côté BC, il est évident que GC ou son égale EF sera plus petit que BC.

Troisième cas. Enfin si le point G tombe au-dedans du triangle ABC, on aura, suivant le théorème précédent, AG + GC < AB + BC. Retranchant d'une part AG, et de l'autre son égale AB, il restera GC < BC, ou EF < BC.

Scholie. Réciproquement, si les deux côtés AB, AC, du triangle ABC sont égaux aux deux côtés DE, DF, du triangle DEF; si, de plus, le troisième côté CB du premier triangle est plus grand que le troisième EF du second, je dis que l'angle BAC du premier triangle sera plus grand que l'angle EDF du second.

Car si on nie cette proposition, il faudra que l'angle BAC soit égal à EDF, ou qu'il soit plus petit que EDF : dans le premier cas, le côté CB serait égal à EF*; dans le second, CB serait plus petit que EF; or l'un et l'autre est contraire à la supposition; donc l'angle BAC est plus grand que EDF.

fig. 25.

fig. 26.

fig. 27.

* pr. 6.

PROPOSITION XI.

THÉORÊME.

Deux triangles sont égaux, lorsqu'ils ont les trois côtés égaux chacun à chacun.

fig. 23.

Soit le côté AB=DE, AC=DF, BC=EF, je dis qu'on aura l'angle A=D, B=E, C=F.

Car si l'angle A était plus grand que l'angle D, comme les côtés AB, AC, sont égaux aux côtés DE, DF, chacun à chacun, il s'ensuivrait, par le théorême précédent, que le côté BC est plus grand que EF; et si l'angle A était plus petit que l'angle D, il s'ensuivrait que le côté BC est plus petit que EF; or, BC est égal à EF; donc l'angle A ne peut être ni plus grand ni plus petit que l'angle D; donc il lui est égal. On prouvera de même que l'angle B=E, et que l'angle C=F.

Scholie. On peut remarquer que les angles égaux sont opposés à des côtés égaux : ainsi les angles égaux A et D sont opposés aux côtés égaux BC, EF.

PROPOSITION XII.

THÉORÊME.

Dans un triangle isocèle, les angles opposés aux côtés égaux sont égaux.

fig. 28.

Soit le côté AB = AC, je dis qu'on aura l'angle C=B.

Tirez la ligne AD du *sommet* A au point D, milieu de la *base* BC, les deux triangles ABD, ADC, auront les trois côtés égaux chacun à chacun; savoir AD commun, AB=AC par hypothèse, et BD=DC par construction; donc, en vertu du théorême précédent, l'angle B est égal à l'angle C.

Corollaire. Un triangle équilatéral est en même temps équiangle, c'est-à-dire, qu'il a ses angles égaux.

Scholie. L'égalité des triangles ABD, ACD, prouve en même temps que l'angle BAD=DAC, et que l'angle BDA=ADC; donc ces deux derniers sont droits; *donc la ligne menée du sommet d'un triangle isoscèle au milieu de sa base, est perpendiculaire à cette base, et divise l'angle du sommet en deux parties égales.*

Dans un triangle non isoscèle on prend indifféremment pour *base* un côté quelconque, et alors son *sommet* est celui de l'angle opposé. Dans le triangle isoscèle on prend particulièrement pour base le côté qui n'est point égal à l'un des deux autres.

PROPOSITION XIII.

THÉORÈME.

Réciproquement, si deux angles sont égaux dans un triangle, les côtés opposés seront égaux, et le triangle sera isoscèle.

Soit l'angle ABC = ACB, je dis que le côté AC sera égal au côté AB.

fig. 29.

Car si ces côtés ne sont pas égaux, soit AB le plus grand des deux. Prenez BD = AC, et joignez DC. L'angle DBC est, par hypothèse, égal à ACB; les deux côtés DB, BC sont égaux aux deux AC, CB; donc le triangle DBC * serait égal au triangle ACB. Mais la partie ne peut pas être égale au tout; donc il n'y a point d'inégalité entre les côtés AB, AC; donc le triangle ABC est isoscèle.

* pr. 6.

PROPOSITION XIV.

THÉORÈME.

De deux côtés d'un triangle, celui-là est le plus grand qui est opposé à un plus grand angle, et réciproquement, de deux angles d'un

triangle, celui-là est le plus grand qui est op-
posé à un plus grand côté.

1° Soit l'angle C > B, je dis que le côté AB opposé
à l'angle C est plus grand que le côté AC opposé à
l'angle B.

Soit fait l'angle BCD = B; dans le triangle BDC
on aura * BD = DC. Mais la ligne droite AC est plus
courte que AD + DC, et AD + DC = AD + DB =
AB; donc AB est plus grand que AC.

2° Soit le côté AB > AC, je dis que l'angle C opposé
au côté AB sera plus grand que l'angle B opposé au
côté AC.

Car si on avait C < B, il s'ensuivrait, par ce qui
vient d'être démontré, AB < AC, ce qui est contre la
supposition. Si on avait C = B, il s'ensuivrait * AB =
AC, ce qui est encore contre la supposition; donc il
faut que l'angle C soit plus grand que B.

PROPOSITION XV.

THÉORÊME.

*D'un point A donné hors d'une droite DE, on
ne peut mener qu'une seule perpendiculaire à
cette droite.*

Car supposons qu'on puisse en mener deux AB et
AC; prolongeons l'une d'elles AB d'une quantité BF
= AB, et joignons FC.

Le triangle CBF est égal au triangle ABC : car
l'angle CBF est droit ainsi que CBA, le côté CB est
commun, et le côté BF = AB; donc ces triangles
sont égaux *, et il s'ensuit que l'angle BCF = BCA.
L'angle BCA est droit par hypothèse; donc l'angle
BCF l'est aussi. Mais si les angles adjacents BCA, BCF,
valent ensemble deux angles droits, il faut que la ligne

ACF soit droite*; d'où il résulte qu'entre les deux * pr. 4.
mêmes points A et F, on pourrait mener deux lignes
droites ABF, ACF; ce qui est impossible*; donc il * ax. 4.
est pareillement impossible que deux perpendiculaires
soient menées d'un même point sur la même ligne
droite.

Scholie. Par un même point C donné sur la ligne fig. 17
AB, il est également impossible de mener deux perpendiculaires à cette ligne : car si CD et CE étaient ces
deux perpendiculaires, l'angle DCB serait droit ainsi
que BCE, et la partie serait égale au tout.

PROPOSITION XVI.

THÉORÈME.

Si d'un point A situé hors d'une droite DE *on* fig. 31.
mène la perpendiculaire AB *sur cette droite, et*
différentes obliques AE, AC AD, *etc:, à diffé-*
rents points de cette même droite :

1° *La perpendiculaire* AB *sera plus courte*
que toute oblique.

2° *Les deux obliques* AC, AE, *menées de*
part et d'autre de la perpendiculaire à des dis-
tances égales BC, BE, *seront égales.*

3° *De deux obliques* AC *et* AD, *ou* AE *et* AD,
menées comme on voudra, celle qui s'écarte le
plus de la perpendiculaire sera la plus longue.

Prolongez la perpendiculaire AB d'une quantité
BF = AB, et joignez FC, FD.

1° Le triangle BCF est égal au triangle BCA, car
l'angle droit CBF = CBA, le côté CB est commun, et
le côté BF = BA; dont * le troisième côté CF est égal * pr. 6.

2

au troisième AC. Or, ABF ligne droite est plus courte que ACF ligne brisée; donc AB moitié de ABF est plus courte que AC moitié de ACF; donc 1°, la perpendiculaire est plus courte que toute oblique.

2° Si on suppose BE=BC, comme on a en outre AB commun et l'angle ABE=ABC, il s'ensuit que le triangle ABE est égal au triangle ABC*; donc les côtés AE, AC sont égaux; donc 2°, deux obliques qui s'écartent également de la perpendiculaire sont égales.

*pr. 6.

3° Dans le triangle DFA la somme des lignes AC, CF, est plus petite* que la somme des côtés AD, DF; donc AC, moitié de la ligne ACF, est plus courte que AD moitié de ADF; donc 3°, les obliques qui s'écartent le plus de la perpendiculaire sont les plus longues.

*pr. 9.

Corollaire I. La perpendiculaire mesure la vraie distance d'un point à une ligne, puisqu'elle est plus courte que toute oblique.

II. D'un même point on ne peut mener à une même ligne trois droites égales : car si cela était, il y aurait d'un même côté de la perpendiculaire deux obliques égales, ce qui est impossible.

PROPOSITION XVII.

THÉORÈME.

fig. 32.

Si par le point C, milieu de la droite AB, on élève la perpendiculaire EF sur cette droite; 1° chaque point de la perpendiculaire sera également distant des deux extrémités de la ligne AB; 2° tout point situé hors de la perpendiculaire sera inégalement distant des mêmes extrémités A et B.

Car, 1° puisqu'on suppose AC=CB, les deux obli-

ques AD, DB, s'écartent également de la perpendiculaire; donc elles sont égales. Il en est de même des
deux obliques AE, EB, des deux AF, FB, etc.; donc
1°, tout point de la perpendiculaire est également distant des extrémités A et B.

2° Soit I un point hors de la perpendiculaire; si
on joint IA, IB, l'une de ces lignes coupera la perpendiculaire en D, d'où tirant DB, on aura DB=DA.
Mais la ligne droite IB est plus petite que la ligne
brisée ID+DB, et ID+DB=ID+DA=IA; donc
IB < IA; donc 2°, tout point hors de la perpendiculaire est inégalement distant des extrémités A et B.

PROPOSITION XVIII.

THÉORÈME.

*Deux triangles rectangles sont égaux lors-
qu'ils ont l'hypoténuse égale et un côté égal.*

Soit l'hypoténuse AC=DF, et le côté AB=DE, je   fig. 33.
dis que le triangle rectangle ABC sera égal au triangle
rectangle DEF.

L'égalité serait manifeste si le troisième côté BC
était égal au troisième EF : supposons, s'il est possible, que ces côtés ne soient pas égaux, et que BC
soit le plus grand. Prenez BG=EF, et joignez AG.
Le triangle ABG est égal au triangle DEF; car l'angle
droit B est égal à l'angle droit E, le côté AB=DE, et
le côté BG=EF; donc ces deux triangles sont égaux*   * pr. 6.
et on a par conséquent AG=DF; mais, par hypo-
thèse, DF=AC; donc AG=AC. Mais l'oblique AC
ne peut être égale à AG*, puisqu'elle est plus éloignée   * pr. 16.
de la perpendiculaire AB; donc il est impossible que

2.

BC diffère de EF ; donc le triangle ABC est égal au triangle DEF.

PROPOSITION XIX.

THÉORÊME.

Dans tout triangle, la somme des trois angles est égale à deux angles droits.

Soit ABC le triangle proposé dans lequel nous supposososons (1) que AB est le plus grand côté et BC le plus petit, et qu'ainsi ACB est le plus grand angle, et BAC le plus petit. *

fig. 35.

*pr. 14.

Par le point A et par le point I milieu du côté opposé BC, menez la droite AI que vous prolongerez en C′ jusqu'à ce que AC′=AB ; prolongez de même AB en B′ jusqu'à ce que AB′ soit double de AI.

Si on désigne par A, B, C, les trois angles du triangle ABC et semblablement par A′,B′,C′ les trois angles du triangle AB′C′, je dis qu'on aura l'angle C′=B+C, et l'angle A=A′+B′, d'où résulte A+B+C=A′+B′+C′, c'est-à-dire que la somme des trois angles est la même dans les deux triangles.

Pour le prouver, faites AK=AI et joignez C′K, vous aurez le triangle C′AK égal au triangle BAI. Car dans ces deux triangles, l'angle commun A est compris entre côtés égaux chacun à chacun, savoir : AC, =AB, et AK=AI. Donc le troisième côté C′K est égal au troisième BI ; donc aussi l'angle AC′K=ABC, et l'angle AKC=AIB.

Je dis maintenant que le triangle B′C′K est égal au triangle ACI, car la somme des deux angles adjacens AKC′+C′KB′ est égale à deux angles droits* ainsi que

* pr. 2.

_____

(1) Cette supposition n'exclut pas le cas où le côté moyen AC serait égal à l'un des extrêmes AB ou BC.

la somme des deux angles AIC+AIB; retranchant de part et d'autre les angles égaux AKC′, AIB, il restera l'angle C′KB′=AIC. Ces angles égaux dans les deux triangles sont compris entre côtés égaux chacun à chacun, savoir C′K=IB=CI, et KB′=AK=AI, puisqu'on a supposé AB′=2AI=2AK. Donc les deux triangles B′C′K, ACI, sont égaux *; donc le côté C′B′ =AC, l'angle B′C′K=ACB, et l'angle KB′C′=CAI.

*pr. 6.

Il suit de là 1° que l'angle AC′B′ désigné par C′ est composé de deux angles égaux aux angles B et C du triangle ABC, et qu'ainsi on a C′=B+C; 2° que l'angle A du triangle ABC est composé de l'angle A′ ou C′AB′ qui appartient au triangle AB′C′ et de l'angle CAI égal à l'angle B′ du même triangle, ce qui donne A=A′+B′; donc A+B+C=A′+B′+C′. D'ailleurs puisqu'on a par hypothèse AC < AB et par conséquent C′B′ < AC′, on voit que dans le triangle AC′B l'angle en A, désigné par A′, est moindre que B′, et comme la somme des deux est égale à l'angle A du triangle proposé, il s'ensuit qu'on a l'angle A < ½ A.

Si on applique la même construction au triangle AB′C′, pour former un troisième triangle AC″B″ dont les angles seront désignés par A″, B″, C″, on aura semblablement les deux égalités C″=C′+B′. A′=A″+B″, d'où résulte A′+B′+C′=A″+B″+C″, Ainsi la somme des trois angles est la même dans ces trois triangles: on aura en même tems l'angle A″ < ½A′, et par conséquent A″ < ¼A.

Continuant indéfiniment la suite des triangles AC′B′ AC″B″, etc. on parviendra à un triangle abc dans lequel la somme des trois angles sera toujours la même que dans le triangle proposé ABC et qui aura l'angle a plus petit que tel terme qu'on voudra de la progression décroissante ½A, ¼A, ⅛A, etc.

On peut donc supposer cette suite de triangles

prolongée jusqu'à ce que l'angle a soit moindre que
tout angle donné.

Et si au moyen du triangle abc on construit
le triangle suivant $a'b'c'$, la somme des angles
$a'+b'$ de celui-ci sera égale à l'angle a, et sera par
conséquent moindre que tout angle donné ; d'où l'on
voit que la somme des trois angles du triangle $a'b'c'$
se réduit presque au seul angle c'.

Pour avoir la mesure précise de cette somme, prolongeons le côté $a'c'$ vers d', et appelons x' l'angle
extérieur $b'c'd'$; cet angle x', joint à l'angle c' du
triangle $a'b'c'$, fait une somme égale à deux angles
droits* ; ainsi en désignant l'angle droit par D, on aura
$c'= 2\,\mathrm{D} - x'$; donc la somme des angles du triangle
$a'c'b'$ sera

$$2\,\mathrm{D} + a' + b' - x'.$$

Mais on peut concevoir que le triangle $a'c'b'$ varie
dans ses angles et ses côtés, de manière à représenter
les triangles successifs qui naissent ultérieurement de
la même construction et s'approchent de plus en
plus de la limite où les angles a' et b' seraient nuls. Dans
cette limite la droite $a'c'd'$ se confondant avec $a'b'$,
les trois points a', c', b', finissent par être exactement
en ligne droite ; alors les angles b' et x' deviennent
nuls en même tems que a', et la quantité $2\,\mathrm{D}+a'+b'$
$-x$, qui mesure la somme des trois angles du triangle
$a'c'b'$, se réduit à $2\,\mathrm{D}$, donc *dans tout triangle la
somme des trois angles est égale à deux angles droits.*

Corollaire I. Deux angles d'un triangle étant donnés,
ou seulement leur somme, on connaîtra le troisième
en retranchant la somme de ces angles de deux angles
droits.

II. Si deux angles d'un triangle sont égaux à deux
angles d'un autre triangle, chacun à chacun, le troi-

*pl. 2.

sième de l'un sera égal au troisième de l'autre, et les deux triangles seront équiangles entre eux.

III. Dans un triangle il ne peut y avoir qu'un seul angle droit; car s'il y en avait deux, le troisième devrait être nul; à plus forte raison un triangle ne peut-il avoir qu'un seul angle obtus.

IV. Dans un triangle rectangle la somme des deux angles aigus est égale à un angle droit.

V. Dans un triangle équilatéral chaque angle est le tiers de deux angles droits ou les deux tiers d'un angle droit. Donc si l'angle droit est exprimé par 1, l'angle du triangle équilatéral le sera par $\frac{2}{3}$.

VI. Dans tout triangle ABC si on prolonge le côté AB vers D, l'angle extérieur CBD sera égal à la somme des deux intérieurs opposés A et C; car en ajoutant de part et d'autre ABC, les deux sommes sont égales à deux angles droits.

PROPOSITION XX.

THÉORÊME.

La somme de tous les angles intérieurs d'un polygone est égale à autant de fois deux angles droits qu'il y a d'unités dans le nombre des côtés moins deux.

Soit ABCD etc. le polygone proposé; si du sommet d'un même angle A, on mène à tous les sommets des angles opposés les diagonales AC, AD, AE, etc., il est aisé de voir que le polygone sera partagé en cinq triangles, s'il a sept côtés; en six triangles, s'il avait huit côtés; et en général, en autant de triangles que le polygone a de côtés moins deux; car ces triangles peuvent être considérés comme ayant pour sommet

fig. 42.

commun le point A, et pour bases les différents côtés des polygones, excepté les deux qui forment l'angle A. On voit en même temps que la somme des angles de tous ces triangles ne diffère point de la somme des angles du polygone; donc cette dernière somme est égale à autant de fois deux angles droits qu'il y a de triangles, c'est-à-dire, qu'il y a d'unités dans le nombre des côtés du polygone moins deux.

Corollaire I. La somme des angles d'un quadrilatère est égale à deux angles droits multipliés par $4-2$, ce qui fait quatre angles droits. Donc si tous les angles d'un quadrilatère sont égaux, chacun d'eux sera un angle droit : ce qui justifie la définition xvii où l'on a supposé que les quatre angles d'un quadrilatère sont droits, dans le cas du rectangle et du quarré.

II. La somme des angles d'un pentagone est égale à deux angles droits multipliés par $5-2$, ce qui fait 6 angles droits. Donc lorsqu'un pentagone est *équiangle*, c'est-à-dire lorsque ses angles sont égaux les uns aux autres, chacun d'eux est égal au cinquième de six angles droits, ou aux $\frac{6}{5}$ d'un angle droit.

III. La somme des angles d'un hexagone est de $2 \times (6-2)$ ou 8 angles droits; donc dans l'hexagone équiangle, chaque angle est $\frac{8}{6}$ ou $\frac{4}{3}$ d'angle droit.

fig. 43.   *Scholie.* Si on voulait appliquer cette proposition à un polygone dans lequel il y aurait un ou plusieurs *angles rentrants*, il faudrait considérer chaque angle rentrant comme étant plus grand que deux angles droits. Mais, pour éviter tout embarras, nous ne considérerons ici et dans la suite, que les polygones à angles *saillants*, qu'on peut appeler autrement *polygones convexes*. Tout polygone convexe est tel, qu'une ligne droite, menée comme on voudra, ne peut rencontrer le contour de ce polygone qu'en deux points.

PROPOSITION XXI.

THÉORÊME.

Si deux lignes droites AB, CD, *sont perpendi-*   fig. 36.
culaires à une troisième FG, *ces deux lignes seront*
parallèles, c'est-à-dire qu'elles ne pourront se
rencontrer à quelque distance qu'on les prolonge.

Car si elles se rencontraient en un point O, il y aurait
deux perpendiculaires OF, OG, abaissées d'un même
point O sur une même ligne FG, ce qui est impossible.*   * pr. 15.

PROPOSITION XXII.

THÉORÊME.

Si deux lignes droites AB, CD, *font avec une*   fig. 36.
troisième EF, *deux angles intérieurs* BEF, DFE,
dont la somme soit égale à deux angles droits,
les lignes AB, CD, *seront parallèles.*

Si les angles BEF, DFE, étaient égaux, ils seraient
droits l'un et l'autre, et on tomberait dans le cas de
la proposition précédente; supposons donc qu'ils sont
inégaux et par le point F, sommet du plus grand, abaissons FG perpendiculaire sur AB.

Dans le triangle EFG, la somme des deux angles
aigus FEG+EFG est égale à un angle droit *; cette   * pr. 19.
somme étant retranchée de la somme BEF + DFE   cor. 4.
égale par hypothèse à deux angles droits, il restera
l'angle DFG égal à un angle droit. Donc les deux lignes AB, CD, sont perpendiculaires à une même ligne
FG, donc elles sont parallèles *.   * pr. 21.

PROPOSITION XXIII.

THÉORÊME.

fig. 37.

Si deux lignes droites AB, CD, font avec une troisième EF, deux angles intérieurs d'un même côté, dont la somme soit plus petite ou plus grande que deux angles droits, les lignes AB, CD, prolongées suffisamment, devront se rencontrer.

Soit 1° La somme BEF+EFD plus petite que deux angles droits, menez FG de manière que l'angle EFG = AEF, vous aurez la somme BEF+EFG égale à la somme BEF+AEF et par conséquent égale à deux angles droits, et puisque BEF + EFD est plus petite que deux angles droits, la droite DF sera comprise dans l'angle EFG.

Par le point F tirez une oblique FM qui rencontre AB en M, l'angle AMF sera égal à GFM, puisqu'en ajoutant de part et d'autre une même quantité EFM +FEM, les deux sommes sont égales chacune à deux angles droits. Prenez ensuite MN=FM et joignez FN; l'angle AMF, extérieur au triangle FMN, est égal à la somme des deux intérieurs opposés MFN, MNF[*];

ceux-ci sont égaux entre eux, puisqu'ils sont opposés à des côtés égaux MN, FM; donc l'angle AMF ou son égal MFG est double de MFN; donc la droite FN divise en deux parties égales l'angle GFM et rencontre la ligne AB en un point N situé à la distance MN = FM.

Il suit de la même démonstration que si on prend NP = FN, on déterminera sur la ligne AB le point P où aboutit la droite FP qui fait l'angle GFP égal à la moitié de l'angle GFN, ou au quart de l'angle GFM,

On peut donc prendre ainsi successivement la moitié le quart, le huitième, etc. de l'angle GFM, et les lignes qui opèrent ces divisions, rencontreront la ligne

AB en des points de plus en plus éloignes, mais faciles
à déterminer, puisque MN=FM, NP=FN, PQ=
PF, etc. On peut même observer que chaque distance
d'un de ces points d'intersection au point fixe F, n'est
pas tout à fait double de la distance du point d'intersection précédent, car FN par exemple est moindre que
FM+MN ou 2 FM; on a pareillement FP < 2FN,
FQ < 2FP, etc.

Mais en continuant de sous-diviser l'angle GFM en
raison double, on parviendra bientôt à un angle GFZ
plus petit que l'angle donné GFD, et il sera encore
vrai que FZ prolongée rencontre AB en un point déterminé : donc à plus forte raison la droite FD comprise dans l'angle EFZ, rencontrera AB.

Supposons 2° que la somme des deux angles intérieurs AEF+CFE est plus grande que deux angles
droits, si l'on prolonge AE vers B et CF vers D, la
somme des quatre angles AEF, BEF, CFE, EFD, sera
égale à quatre angles droits; donc si de cette somme
on retranche AEF+CFE plus grande que deux
angles droits, il restera la somme BEF+EFD plus
petite que deux angles droits. Donc suivant le premier
cas les lignes EB, FD, prolongées suffisamment, doivent
se rencontrer.

Corollaire. Par un point donné F on ne peut mener
qu'une seule parallèle à la ligne donnée AB ; car ayant
tiré FE à volonté, il n'y a qu'une ligne FG qui fasse
la somme des deux angles BEF+EFG, égale à deux
angles droits; toute autre droite FD ferait la somme
des deux angles BEF+EFD plus petite ou plus grande
que deux droits; et rencontrerait par conséquent
la ligne AB.

PROPOSITION XXIV.

THÉORÈME.

Si deux lignes parallèles AB, CD, *sont ren-* fig. 38.
contrées par une sécante EF, *la somme des*

angles intérieurs AGO, GOC, *sera égale à deux angles droits.*

Car si elle était plus grande ou plus petite, les deux droites AB, CD, se rencontreraient d'un côté ou de l'autre* et ne seraient pas parallèles.

*pr. 23.

Corollaire I. Si l'angle GOC est droit, l'angle AGO sera aussi un angle droit ; donc toute ligne perpendiculaire à l'une des parallèles est perpendiculaire à l'autre.

Corollaire II. Puisque la somme AGO + GOC est égale à deux angles droits, et que la somme GOD + GOC est aussi égale à deux angles droits ; si on retranche de part et d'autre GOC, on aura l'angle AGO = GOD. D'ailleurs AGO = BGE, et GOD = COF* ; donc les quatre angles aigus AGO, BGE, GOD, COF, sont égaux entre eux ; il en est de même des quatre angles obtus AGE, BGO, GOC, DOF. On peut observer de plus qu'en ajoutant l'un des quatre angles aigus à l'un des quatre obtus, la somme sera toujours égale à deux angles droits.

*pr. 5.

Scholie. Les angles dont on vient de parler, comparés deux à deux, prennent différents noms. Nous avons déja appelé les angles AGO, GOC, *intérieurs d'un même côté;* les angles BGO, GOD, ont le même nom ; les angles AGO, GOD, s'appellent *alternes-internes,* ou simplement *alternes*; il en est de même des angles BGO, GOC. Enfin on appelle *internes-externes* les angles EGB, GOD, ou EGA, GOC, et *alternes-externes* les angles EGB, COF, ou AGE, DOF. Cela posé on peut regarder les propositions suivantes comme étant déja démontrées.

1º Les angles intérieurs d'un même côté, pris ensemble, valent deux angles droits.

2º Les angles alternes-internes sont égaux, ainsi que

les angles internes-externes, et les angles alternes-externes.

Réciproquement si dans ce second cas, deux angles de même nom sont égaux, on peut conclure que les lignes auxquelles ils se rapportent sont parallèles. Soit, par exemple, l'angle AGO = GOD; puisque GOC + GOD est égal à deux droits, on aura aussi AGO + GOC égal à deux droits, donc * les lignes AG, CO, sont parallèles. *pr. 22.

PROPOSITION XXV.

THÉORÈME.

Deux lignes AB, CD, parallèles à une troi- fig. 39. *sième EF, sont parallèles entre elles.*

Menez la sécante PQR perpendiculaire à EF. Puisque AB est parallèle à EF, la sécante PR sera perpendiculaire à AB*; de même puisque CD est pa- *cor. 1. rallèle à EF, la sécante PR sera perpendiculaire à pr. 24. CD. Donc AB et CD sont perpendiculaires à la même droite PQ; donc elles sont parallèles *. *pr. 21.

PROPOSITION XXVI.

THÉORÈME.

Deux parallèles sont partout également dis-tantes.

Étant données les deux parallèles AB, CD, si par fig. 40. deux points pris à volonté, on élève sur AB les deux perpendiculaires EG, FH; les droites EG, FH, seront en même temps perpendiculaires à CD*; je dis de plus *pr. 24. que ces droites seront égales entre elles.

Car en tirant GF, les angles GFE, FGH, considérés par rapport aux parallèles AB, CD, seront égaux comme alternes - internes*; de même puisque les *sch. droites EG, FH, sont perpendiculaires à une même pr. 24.

droite AB, et par conséquent parallèles entre elles,
les angles EGF, GFH, considérés par rapport aux
parallèles GE, FH, seront égaux comme alternes-
internes. Donc les deux triangles EFG, FGH, ont un
côté commun FG adjacent à deux angles égaux,
chacun à chacun ; donc ces deux triangles sont
égaux* ; donc le côté EG qui mesure la distance des
parallèles AB, CD, au point E, est égal au côté FH,
qui mesure la distance de ces mêmes parallèles au
point F.

*pr. 7.

PROPOSITION XXVII.

THÉORÈME.

fig. 41. *Si deux angles* BAC, DEF, *ont les côtés pa-*
rallèles, chacun à chacun, et dirigés dans le
même sens, ces deux angles seront égaux.

Prolongez, s'il est nécessaire, DE jusqu'à la rencontre de AC en G ; l'angle DEF est égal à DGC,
parce que EF est parallèle à GC* ; l'angle DGC est
égal à BAC, parce que DG est parallèle à AB ; donc
l'angle DEF est égal à BAC.

*pr. 24.

Scholie. On met dans cette proposition la restriction
que le côté EF soit dirigé dans le même sens que AC
et ED dans le même sens que AB ; la raison en est que
si on prolonge FE vers H, l'angle DEH aurait ses
côtés parallèles à ceux de l'angle BAC, mais ne
lui serait pas égal. Dans ce cas, l'angle DE et
l'angle BAC feraient ensemble deux angles droits.

PROPOSITION XXVIII.

THÉORÈME.

Les côtés opposés d'un parallélogramme sont
égaux, ainsi que les angles opposés.

fig. 44. Tirez la diagonale BD, les deux triangles ADB,

DBC, ont le côté commun BD; de plus, à cause des parallèles AD, BC, l'angle ADB=DBC*, et à cause *pr. 24. des parallèles AB, CD, l'angle ABD=BDC; donc les deux triangles ADB, DBC, sont égaux*; donc le *pr. 7. côté AB opposé à l'angle ADB est égal au côté DC opposé à l'angle égal DBC, et pareillement le troisième côté AD est égal au troisième BC; donc les côtés opposés d'un parallélogramme sont égaux.

En second lieu, de l'égalité des mêmes triangles il s'ensuit que l'angle A est égal à l'angle C, et aussi que l'angle ADC, composé des deux angles ADB, BDC, est égal à l'angle ABC, composé des deux angles DBC, ABD, donc les angles opposés d'un parallélogramme sont égaux.

Corollaire. Donc deux parallèles AB, CD, comprises entre deux autres parallèles AD, BC, sont égale .

PROPOSITION XXIX.

THÉORÊME.

Si dans un quadrilatère ABCD *les côtés op-* fig. 44. *posés sont égaux, en sorte qu'on ait* AB=CD, *et* AD=BC, *les côtés égaux seront parallèles, et la figure sera un parallélogramme.*

Car, en tirant la diagonale BD, les deux triangles ABD, BDC, auront les trois côtés égaux chacun à chacun; donc ils seront égaux; donc l'angle ADB opposé au côté AB, est égal à l'angle DBC opposé au côté CD; donc* le côté AD est parallèle à BC. Par *pr. 24. une semblable raison, AB est parallèle à CD; donc le quadrilatère ABCD est un parallélogramme.

PROPOSITION XXX.

THÉORÊME.

fig. 44. *Si deux côtés opposés* AB, CD, *d'un quadrilatère sont égaux et parallèles, les deux autres côtés seront pareillement égaux et parallèles, et la figure* ABCD *sera un parallélogramme.*

Soit tirée la diagonale BD; puisque AB est parallèle à CD, les angles alternes ABD, BDC, sont
* pr. 24. égaux * : d'ailleurs le côté AB = DC, le côté DB est commun; donc le triangle ABD est égal au triangle
* pr. 6. DBC *; donc le côté AD = BC, l'angle ADB = DBC, et par conséquent AD est parallèle à BC; donc la figure ABCD est un parallélogramme.

PROPOSITION XXXI.

THÉORÊME.

fig. 45. *Les deux diagonales* AC, DB, *d'un parallélogramme se coupent mutuellement en deux parties égales.*

Car, en comparant le triangle ADO au triangle COB, on trouve le côté AD=CB; l'angle ADO=
* pr. 24. CBO *; et l'angle DAO=OCB, donc ces deux trian-
* pr. 27. gles sont égaux *; donc AO, côté opposé à l'angle ADO, est égal à OC, côté opposé à l'angle OBC; donc aussi DO=OB.

Scholie. Dans le cas du losange, les côtés AB, BC, étant égaux, les triangles AOB, OBC, ont les trois côtés égaux chacun à chacun, et sont par conséquent égaux; d'où il suit que l'angle AOB=BOC, et qu'ainsi les deux diagonales d'un losange se coupent mutuellement à angles droits.

LIVRE II.

LE CERCLE ET LA MESURE DES ANGLES.

DÉFINITIONS.

I. La *circonférence du cercle* est une ligne courbe, fig. 46. dont tous les points sont également distants d'un point intérieur qu'on appelle *centre*.

Le *cercle* est l'espace terminé par cette ligne courbe.

N. B. Quelquefois dans le discours on confond le cercle avec sa circonférence; mais il sera toujours facile de rétablir l'exactitude des expressions, en se souvenant que le cercle est une surface qui a longueur et largeur, tandis que la circonférence n'est qu'une ligne.

II. Toute ligne droite CA, CE, CD, etc., menée du centre à la circonférence, s'appelle *rayon* ou *demi-diamètre;* toute ligne, comme AB, qui passe par le centre, et qui est terminée de part et d'autre à la circonférence, s'appelle *diamètre*.

En vertu de la définition du cercle, tous les rayons sont égaux; tous les diamètres sont égaux aussi, et doubles du rayon.

III. On appelle *arc* une portion de circonférence telle que FHG.

La *corde* ou *sous-tendante* de l'arc est la ligne droite FG qui joint ses deux extrémités.

IV. *Segment* est la surface ou portion de cercle comprise entre l'arc et la corde.

N. B. A la même corde FG répondent toujours deux arcs FHG, FEG, et par conséquent aussi deux segments; mais c'est toujours le plus petit dont on entend parler, à moins qu'on n'exprime le contraire.

V. *Secteur* est la partie du cercle comprise entre un arc DE et les deux rayons CD, CE, menés aux extrémités de cet arc.

fig. 47. VI. On appelle *ligne inscrite dans le cercle*, celle dont les extrémités sont à la circonférence, comme AB;

Angle inscrit, un angle tel que BAC, dont le sommet est à la circonférence, et qui est formé par deux cordes;

Triangle inscrit, un triangle tel que BAC, dont les trois angles ont leurs sommets à la circonférence;

Et en général *figure inscrite*, celle dont tous les angles ont leurs sommets à la circonférence: en même temps on dit que le cercle est *circonscrit* à cette figure.

fig. 48. VII. On appelle *sécante* une ligne qui rencontre la circonférence en deux points: telle est AB.

VIII. *Tangente* est une ligne qui n'a qu'un point de commun avec la circonférence: telle est CD.

Le point commun M s'appelle *point de contact*.

IX. Pareillement deux circonférences sont *tangentes* l'une à l'autre, lorsqu'elles n'ont qu'un point de commun.

fig. 160. X. Un polygone est *circonscrit à un cercle*, lorsque tous ses côtés sont des tangentes à la circonférence; dans le même cas on dit que le cercle est *inscrit* dans le polygone.

PROPOSITION PREMIÈRE.

THÉORÈME.

fig. 49. *Tout diamètre* AB *divise le cercle et sa circonférence en deux parties égales.*

Car si on applique la figure AEB sur AFB, en conservant la base commune AB, il faudra que la ligne courbe AEB tombe exactement sur la ligne courbe AFB, sans quoi il y aurait dans l'une ou dans l'autre des points inégalement éloignés du centre, ce qui est contre la définition du cercle.

PROPOSITION II.

THÉORÈME.

Toute corde est plus petite que le diamètre.

Car si aux extrémités de la corde AD on mène les rayons AC, CD, on aura la ligne droite AD < AC + CD, ou AD < AB.

Corollaire. Donc la plus grande ligne droite qu'on puisse inscrire dans un cercle est égale à son diamètre.

PROPOSITION III.

THÉORÈME.

Une ligne droite ne peut rencontrer une circonférence en plus de deux points.

Car si elle la rencontrait en trois, ces trois points seraient également distants du centre; il y aurait donc trois droites égales menées d'un même point sur une même ligne droite, ce qui est impossible *.

*pr. 16, liv. 1.

PROPOSITION IV.

THÉORÈME.

Dans un même cercle ou dans des cercles égaux, les arcs égaux sont sous-tendus par des cordes égales, et réciproquement les cordes égales sous-tendent des arcs égaux.

Le rayon AC étant égal au rayon EO, et l'arc AMD égal à l'arc ENG, je dis que la corde AD sera égale à la corde EG.

3.

. Car le diamètre AB étant égal au diamètre EF, le demi-cercle AMDB pourra s'appliquer exactement sur le demi-cercle ENGF, et la ligne courbe AMDB coïncidera entièrement avec la ligne courbe ENGF. Mais on suppose la portion AMD égale à la portion ENG ; donc le point D tombera sur le point G ; donc la corde AD est égale à la corde EG.

Réciproquement, en supposant toujours le rayon AC=EO, si la corde AD=EG, je dis que l'arc AMD sera égal à l'arc ENG.

Car en tirant les rayons CD, OG, les deux triangles ACD, EOG, auront les trois côtés égaux chacun à chacun, savoir, AC=EO, CD=OG, et AD=

11, 1. EG ; donc ces triangles sont égaux ; donc l'angle ACD=EOG. Mais en posant le demi-cercle ADB sur son égal EGF, puisque l'angle ACD=EOG, il est clair que le rayon CD tombera sur le rayon OG, et le point D sur le point G ; donc l'arc AMD est égal à l'arc ENG.

PROPOSITION V.

THÉORÊME.

Dans le même cercle ou dans des cercles égaux, un plus grand arc est sous-tendu par une plus grande corde, et réciproquement, si toutefois les arcs dont il s'agit sont moindres qu'une demi-circonférence.

fig. 50. Car soit l'arc AH plus grand que AD, et soient menées les cordes AD, AH, et les rayons CD, CH : les deux côtés AC, CH, du triangle ACH sont égaux aux deux côtés AC, CD, du triangle ACD : l'angle

*10, 1. ACH est plus grand que ACD ; donc * le troisième côté AH est plus grand que le troisième AD ; donc la corde qui sous-tend le plus grand arc est la plus grande.

Réciproquement, si la corde AH est supposée plus grande que AD, on conclura des mêmes triangles que l'angle ACH est plus grand que ACD, et qu'ainsi l'arc AH est plus grand que AD.

Scholie. Nous supposons que les arcs dont il s'agit sont plus petits que la demi - circonférence. S'ils étaient plus grands, la propriété contraire aurait lieu; l'arc augmentant, la corde diminuerait, et réciproquement : ainsi l'arc AKBD étant plus grand que AKBH, la corde AD du premier est plus petite que la corde AH du second.

PROPOSITION VI.

THÉORÊME.

Le rayon CG, *perpendiculaire à une corde* AB, *divise cette corde et l'arc sous-tendu* AGB, *chacun en deux parties égales.*   fig. 51.

Menez les rayons CA, CB; ces rayons sont, par rapport à la perpendiculaire CD, deux obliques égales; donc ils s'écartent également de la perpendiculaire*; * 16, 1. donc AD=DB.

En second lieu, puisque AD=DB, CG est une per- pendiculaire élevée sur le milieu de AB donc * tout * 17, 1. point de cette perpendiculaire doit être également distant des deux extrémités A et B. Le point G est un de ces points; donc la distance AG=BG. Mais si la corde AG est égale à la corde GB, l'arc AG sera égal à l'arc GB*; donc le rayon CG, perpendiculaire à la * pr. 4. corde AB, divise l'arc sous-tendu par cette corde en deux parties égales au point G.

Scholie. Le centre C, le milieu D de la corde AB, et le milieu G de l'arc sous-tendu par cette corde, sont trois points situés sur une même ligne perpen- diculaire à la corde. Or il suffit de deux points pour

déterminer la position d'une ligne droite; donc toute
ligne droite qui passe par deux des points mention-
nés, passera nécessairement par le troisième, et sera
perpendiculaire à la corde.

Il s'ensuit aussi que *la perpendiculaire élevée sur
le milieu d'une corde passe par le centre et par le
milieu de l'arc sous-tendu par cette corde.* .

Car cette perpendiculaire n'est autre que celle qui
serait abaissée du centre sur la même corde, puisqu'elles passent toutes deux par le milieu de la corde.

PROPOSITION VII.

THÉORÊME.

fig. 52.   *Par trois points donnés,* A, B, C, *non en
ligne droite, on peut toujours faire passer une
circonférence, mais on n'en peut faire passer
qu'une.*

Joignez AB, BC, et divisez ces deux droites en deux
parties égales par les perpendiculaires DE, FG; je dis
d'abord que ces perpendiculaires se rencontreront en
un point O.

Car les lignes DE, FG, se couperont nécessairement si elles ne sont pas parallèles. Or supposons
qu'elles fussent parallèles; la ligne AB, perpendicu-
24, 1. laire à DE, serait perpendiculaire à FG*, et l'angle
K serait droit; mais BK, prolongement de BD, est
différente de BF, puisque les trois points A, B, C,
ne sont pas en ligne droite; donc il y aurait deux
perpendiculaires BF, BK, abaissées d'un même point
15, 1. sur la même ligne, ce qui est impossible*; donc les
perpendiculaires DE, FG, se couperont toujours en
un point O.

Maintenant le point O, comme appartenant à la
perpendiculaire DE, est à égale distance des deux
17, 1. points A et B*; le même point O, comme appartenant

à la perpendiculaire FG, est à égale distance des deux points B, C; donc les trois distances OA, OB, OC, sont égales; donc la circonférence décrite du centre O et du rayon OB passera par les trois points donnés A, B, C.

Il est prouvé par-là qu'on peut toujours faire passer une circonférence· par trois points donnés, non en ligne droite; je dis de plus qu'on n'en peut faire passer qu'une.

Car s'il y avait une seconde circonférence qui passât par les trois points donnés A, B, C, son centre ne pourrait être hors de la ligne DE*, puisqu'alors il serait inégalement éloigné de A et de B; il ne pourrait être non plus hors de la ligne FG par une raison semblable; donc il serait à-la-fois sur les deux lignes DE, FG. Or deux lignes droites ne peuvent se couper en plus d'un point; donc il n'y a qu'une circonférence qui puisse passer par trois points donnés.

*17,1.

Corollaire. Deux circonférences ne peuvent se rencontrer en plus de deux points; car si elles avaient trois points communs, elles auraient le même centre, et ne feraient qu'une seule et même circonférence.

PROPOSITION VIII.

THÉORÊME.

Deux cordes égales sont également éloignées du centre; et de deux cordes inégales, la plus petite est la plus éloignée du centre.

1º Soit la corde AB=DE: divisez ces cordes en deux également par les perpendiculaires CF, CG, et tirez les rayons CA, CD.

fig. 53.

Les triangles rectangles CAF, DCG, ont les hypoténuses CA, CD, égales; de plus le côté AF

moitié de AB, est égal au côté DG, moitié de DE;
donc ces triangles sont égaux*, et le troisième côté
CF est égal au troisième CG; donc, 1° les deux
cordes égales AB, DE, sont également éloignées du
centre.

2° Soit la corde AH plus grande que DE, l'arc
AKH sera plus grand que l'arc DME*: sur l'arc
AKH prenez la partie ANB=DME, tirez la corde
AB, et abaissez CF, perpendiculaire sur cette corde,
et CI, perpendiculaire sur AH; il est clair que CF
est plus grand que CO, et CO plus grand que CI*;
donc à plus forte raison CF > CI. Mais CF=CG,
puisque les cordes AB, DE, sont égales; donc on a
CG > CI; donc de deux cordes inégales la plus petite
est la plus éloignée du centre.

PROPOSITION IX.

THÉORÈME.

fig. 54. *La perpendiculaire* BD, *menée à l'extrémité
du rayon* CA, *est une tangente à la circonférence.*

Car toute oblique CE est plus longue que la perpendiculaire CA*; donc le point E est hors du cercle;
donc la ligne BD n'a que le point A commun avec la
circonférence; donc BD est une tangente*.

Scholie. On ne peut mener par un point donné A
qu'une seule tangente AD à la circonférence; car si
on en pouvait mener une autre, celle-ci ne serait plus
perpendiculaire au rayon CA; donc, par rapport à
cette nouvelle tangente, le rayon CA serait une oblique,
et la perpendiculaire, abaissée du centre sur cette
tangente, serait plus courte que CA; donc cette pré-
tendue tangente entrerait dans le cercle, et serait une
sécante.

PROPOSITION X.

THÉORÈME.

Deux parallèles AB, DE, *interceptent sur la* fig. 55. *circonférence des arcs égaux* MN, PQ.

Il peut arriver trois cas.

1° Si les deux parallèles sont sécantes, menez le rayon CH perpendiculaire à la corde MP, il sera en même temps perpendiculaire à sa parallèle NQ*; donc * 24, 1. le point H sera à-la-fois le milieu de l'arc MHP et celui de l'arc NHQ*; on aura donc l'arc MH=HP * 6. et l'arc NH=HQ; de là résulte MH—NH=HP —HQ, c'est-à-dire MN=PQ.

2° Si des deux parallèles AB, DE, l'une est sé- fig. 56. cante, l'autre tangente; au point de contact H menez le rayon CH; ce rayon sera perpendiculaire à la tan- gente DE*, et aussi à sa parallèle MP. Mais puisque * 9. CH est perpendiculaire à la corde MP, le point H est le milieu de l'arc MHP; donc les arcs MH, HP, com- pris entre les parallèles AB, DE, sont égaux.

3" Enfin si les deux parallèles DE, IL, sont tan- gentes, l'une en H, l'autre en K, menez la sécante parallèle AB, vous aurez, par ce qui vient d'être dé- montré, MH=HP et MK=KP; donc l'arc entier HMK=HPK, et de plus on voit que chacun de ces arcs est une demi-circonférence.

PROPOSITION XI.

THÉORÈME.

Si deux circonférences se coupent en deux points, la ligne qui passe par leurs centres sera perpendiculaire à la corde qui joint les points d'intersection, et la divisera en deux parties égales.

fig. 57
et 58.

Car la ligne AB, qui joint les points d'intersection, est une corde commune aux deux cercles. Or, si sur le milieu de cette corde on élève une perpendiculaire, elle doit passer par chacun des deux centres C et D*. Mais par deux points donnés on ne peut mener qu'une seule ligne droite; donc la ligne droite, qui passe par les centres, sera perpendiculaire sur le milieu de la corde commune.

PROPOSITION XII.

THÉORÊME.

Si la distance des deux centres est plus courte que la somme des rayons, et si en même temps le plus grand rayon est moindre que la somme du plus petit et de la distance des centres, les deux cercles se couperont.

fig. 57
et 58.

fig. 57.

fig. 58.

Car pour qu'il y ait lieu à intersection, il faut que le triangle CAD soit possible : il faut donc non seulement que CD soit $<$ AC + AD, mais aussi que le plus grand rayon AD soit $<$ AC + CD. Or, toutes les fois que le triangle CAD pourra être construit, il est clair que les circonférences décrites des centres C et D, se couperont en A et B.

PROPOSITION XIII.

THÉORÊME.

Si la distance CD des centres de deux cercles est égale à la somme de leurs rayons CA, AD, ces deux cercles se toucheront extérieurement.

Il est clair qu'ils auront le point A commun; mais ils n'auront que ce point; car, pour qu'ils eussent deux points communs, il faudrait que la distance des centres fût plus petite que la somme des rayons.

PROPOSITION XIV.

THÉORÊME.

Si la distance CD des centres de deux cercles est égale à la différence de leurs rayons CA, AD, ces deux cercles se toucheront intérieurement.

D'abord il est clair qu'ils ont le point A commun: ils n'en peuvent avoir d'autre; car pour cela il faudrait que le plus grand rayon AD fût plus petit que la somme faite du rayon AC et de la distance des centres CD*, ce qui n'a pas lieu.

* 12.

Corollaire. Donc, si deux cercles se touchent, soit intérieurement, soit extérieurement, les centres et le point de contact sont sur la même ligne droite.

Scholie. Tous les cercles qui ont leurs centres sur la droite CD, et qui passent par le point A, sont tangents les uns aux autres; ils n'ont entre eux que le seul point A de commun. Et si par le point A on mène AE perpendiculaire à CD, la droite AE sera une tangente commune à tous ces cercles.

fig. 59 et 60.

PROPOSITION XV.

THÉORÊME.

Dans le même cercle ou dans des cercles égaux, les angles égaux ACB, DCE, dont le sommet est au centre, interceptent sur la circonférence des arcs égaux AB, DE.

fig. 61.

Réciproquement, si les arcs AB, DE, sont égaux, les angles ACB, DCE, seront aussi égaux.

Car, 1° si l'angle ACB est égal à l'angle DCE, ces deux angles pourront se placer l'un sur l'autre; et comme leurs côtés sont égaux, il est clair que le point A tombera en D, et le point B en E. Mais alors

l'arc AB doit aussi tomber sur l'arc DE ; car si les
deux arcs n'étaient pas confondus en un seul, il y
aurait dans l'un ou dans l'autre des points inégalement éloignés du centre, ce qui est impossible ; donc
l'arc AB=DE.

2° Si on suppose AB=DE, je dis que l'angle
ACB sera égal à DCE ; car si ces angles ne sont pas
égaux, soit ACB le plus grand, et soit pris ACI=
DCE ; on aura, par ce qui vient d'être démontré, AI
=DE : mais, par hypothèse, l'arc AB=DE ; donc
on aurait AI=AB, ou la partie égale au tout, ce qui
est impossible ; donc l'angle ACB=DCE.

PROPOSITION XVI.

THÉORÈME.

fig. 62.　　　*Dans le même cercle ou dans des cercles égaux,
si deux angles au centre ACB, DCE, sont entre
eux comme deux nombres entiers, les arcs interceptés AB, DE, seront entre eux comme les
mêmes nombres, et on aura cette proportion :
Angle ACB : angle DCE :: arc AB : arc DE.*

Supposons, par exemple, que les angles ACB,
DCE, soient entre eux comme 7 est à 4 ; ou, ce qui
revient au même, supposons que l'angle M, qui servira de commune mesure, soit contenu sept fois dans
l'angle ACB, et quatre dans l'angle DCE. Les angles
partiels AC*m*, *m*C*n*, *n*C*p*, etc. DC*x*, *x*C*y*, etc.,
étant égaux entre eux, les arcs partiels A*m*, *mn*,
* 15.　　*np*, etc., D*x*, *xy*, etc., seront aussi égaux entre eux[*] ;
donc l'arc entier AB sera à l'arc entier DE comme
7 est à 4. Or il est évident que le même raisonnement aurait toujours lieu, quand à la place de 7 et 4
on aurait d'autres nombres quelconques ; donc, si le
rapport des angles ACB, DCE, peut être exprimé

en nombres entiers, les arcs AB, DE, seront entre eux comme les angles ACB, DCE.

Scholie. Réciproquement, si les arcs AB, DE, étaient entre eux comme deux nombres entiers, les angles ACB, DCE, seraient entre eux comme le mêmes nombres, et on aurait toujours ACB:DCE :: AB:DE ; car les arcs partiels A*m*, *mn*, etc., D*x*, *xy*, etc., étant égaux, les angles partiels AC*m*, *m*C*n*, etc., DC*x*, *x*C*y*, etc., sont aussi égaux.

PROPOSITION XVII.

THÉORÊME.

Quel que soit le rapport des deux angles ACB, fig. 36. *ACD, ces deux angles seront toujours entre eux comme les arcs AB, AD, interceptés entre leurs côtés et décrits de leurs sommets comme centres avec des rayons égaux.*

Supposons le plus petit angle placé dans le plus grand : si la proposition énoncée n'a pas lieu, l'angle ACB sera à l'angle ACD comme l'arc AB est à un arc plus grand ou plus petit que AD. Supposons cet arc plus grand, et représentons-le par AO, nous aurons ainsi :

Angle ACB : angle ACD :: arc AB : arc AO.

Imaginons maintenant que l'arc AB soit divisé en parties égales dont chacune soit plus petite que DO, il y aura au moins un point de division entre D et O : soit I ce point, et joignons CI ; les arcs AB, AI, seront entre eux comme deux nombres entiers, et on aura en vertu du théorème précédent :

Angle ACB : angle ACI :: arc AB : arc AI.

Rapprochant ces deux proportions l'une de l'autre, et observant que les antécédents sont les mêmes, on en conclura que les conséquents sont proportionnels, et qu'ainsi

Angle ACD : angle ACI :: arc AO : arc AI.

Mais l'arc AO est plus grand que l'arc AI : il faudrait donc, pour que la proportion subsistàt, que l'angle ACD fût plus grand que l'angle ACI; or au contraire il est plus petit; donc il est impossible que l'angle ACB soit à l'angle ACD comme l'arc AB est à un arc plus grand que AD.

On démontrerait par un raisonnement entièrement semblable que le quatrième terme de la proportion ne peut être plus petit que AD ; donc il est exactement AD; donc on a la proportion :

Angle ACB : angle ACD :: arc AB : arc AD.

Corollaire. Puisque l'angle au centre du cercle et l'arc intercepté entre ses côtés ont une telle liaison que quand l'un augmente ou diminue dans un rapport quelconque, l'autre augmente ou diminue dans le même rapport, on est en droit d'établir l'une de ces grandeurs pour la mesure de l'autre : ainsi nous prendrons· désormais l'arc AB pour la mesure de l'angle ACB. Il faut seulement observer, dans la comparaison des angles entre eux, que les arcs qui leur servent de mesure doivent être décrits avec des rayons égaux; car c'est ce que supposent toutes les propositions précédentes.

Scholie I. Il paraît plus naturel de mesurer une quantité par une quantité de la même espèce, et sur ce principe il conviendrait de rapporter tous les angles à l'angle droit : ainsi l'angle droit étant l'unité de mesure, un angle aigu serait exprimé par un nombre compris entre 0 et 1, et un angle obtus par un nombre entre 1 et 2. Mais cette manière d'exprimer les angles ne serait pas la plus commode dans l'usage.; on a trouvé beaucoup plus simple de les mesurer par des arcs de cercle, à cause de la facilité de faire des arcs égaux à des arcs donnés, et pour beaucoup d'autres raisons. Au reste, si la mesure des

angles par les arcs de cercle est en quelque sorte
indirecte, il n'en est pas moins facile d'obtenir par
leur moyen la mesure directe et absolue ; car si vous
comparez l'arc qui sert de mesure à un angle avec le
quart de la circonférence, vous aurez le rapport de
l'angle donné à l'angle droit, ce qui est la mesure
absolue.

Scholie II. Tout ce qui a été démontré dans les
trois propositions précédentes pour la comparaison
des angles avec les arcs, a lieu également pour la comparaison des secteurs avec les arcs : car les secteurs
sont égaux lorsque les angles le sont, et en général ils
sont proportionnels aux angles ; donc *deux secteurs*
ACB , ACD, *pris dans le même cercle ou dans des
cercles égaux, sont entre eux comme les arcs* AB ,
AD , *bases de ces mêmes secteurs.*

On voit par-là que les arcs de cercle qui servent
de mesure aux angles peuvent aussi servir de mesure
aux différents secteurs d'un même cercle ou de cercles
égaux.

PROPOSITION XVIII.

THÉORÈME.

L'angle inscrit BAD *a pour mesure la moitié*   fig.64
de l'arc BD *compris entre ses côtés.*   et 65.

Supposons d'abord que le centre du cercle soit
situé dans l'angle BAD ; on mènera le diamètre AE   fig. 64.
et les rayons CB, CD. L'angle BCE, extérieur au
triangle ABC, est égal à la somme des deux intérieurs
CAB, ABC * : mais le triangle BAC étant isoscèle,   * 19, 1.
'angle CAB=ABC ; donc l'angle BCE est double
de BAC. L'angle BCE, comme angle au centre, a
pour mesure l'arc BE ; donc l'angle BAC aura pour
mesure la moitié de BE. Par une raison semblable,

l'angle CAD aura pour mesure la moitié de ED; donc
BAC+CAD ou BAD aura pour mesure la moitié de
BE+ED ou la moitié de BD.

fig. 65. Supposons en second lieu que le centre C soit situé
hors de l'angle BAD, alors menant le diamètre AE,
l'angle BAE aura pour mesure la moitié de BE, l'ange
DAE la moitié de DE; donc leur différence BAD aura
pour mesure la moitié de BE moins la moitié de ED,
ou la moitié de BD.

Donc tout angle inscrit a pour mesure la moitié de
l'arc compris entre ses côtés.

fig. 66. *Corollaire* I. Tous les angles BAC, BDC, etc., inscrits dans le même segment sont égaux; car ils ont
pour mesure la moitié du même arc BOC.

fig. 67. II. Tout angle BAD inscrit dans le demi-cercle
est un angle droit; car il a pour mesure la moitié
de la demi-circonférence BOD, ou le quart de la
circonférence.

Pour démontrer la même chose d'une autre manière, tirez le rayon AC; le triangle BAC est isoscèle, ainsi l'angle BAC = ABC; le triangle CAD est
pareillement isoscèle; donc l'angle CAD = ADC;
donc BAC + CAD ou BAD = ABD + ADB. Mais
si les deux angles B et D du triangle ABD valent ensemble le troisième BAD, les trois angles du triangle
vaudront deux fois l'angle BAD; ils valent d'ailleurs
deux angles droits; donc l'angle BAD est un angle
droit.

fig. 66. III. Tout angle BAC inscrit dans un segment plus
grand que le demi-cercle, est un angle aigu; car il a
pour mesure la moitié de l'arc BOC moindre qu'une
emi-circonférence.

Et tout angle BOC, inscrit dans un segment plus
petit que le demi-cercle, est un angle obtus; car il a
pour mesure la moitié de l'arc BAC plus grande qu'une
demi-circonférence.

IV. Les angles opposés A et C d'un quadrilatère fig. 68.
inscrit ABCD, valent ensemble deux angles droits ;
car l'angle BAD a pour mesure la moitié de l'arc BCD,
l'angle BCD a pour mesure la moitié de l'arc BAD ;
donc les deux angles BAD, BCD, pris ensemble, ont
pour mesure la moitié de la circonférence ; donc leur
somme équivaut à deux angles droits.

PROPOSITION XIX.

THÉORÊME.

L'angle BAC, *formé par une tangente et une* fig. 69.
corde, a pour mesure la moitié de l'arc AMDC
compris entre ses côtés.

Au point de contact A menez le diamètre AD ;
l'angle BAD est droit *, il a pour mesure la moitié de * 9.
la demi-circonférence AMD, l'angle DAC a pour mesure la moitié de DC ; donc BAD + DAC ou BAC a
pour mesure la moitié de AMD, plus la moitié de DC,
ou la moitié de l'arc entier AMDC.

On démontrerait de même que l'angle CAE a
pour mesure la moitié de l'arc AC compris entre ses
côtés.

Problémes relatifs aux deux premiers livres.

PROBLÊME PREMIER.

Diviser la droite donnée AB *en deux parties* fig. 70.
égales.

Des points A et B, comme centres, avec un rayon
plus grand que la moitié de AB, décrivez deux arcs
qui se coupent en D ; le point D sera également éloigné des points A et B : marquez de même au-dessus

4

ou au-dessous de la ligne AB un second point E également éloigné des points A et B, par les deux points D, E, tirez la ligne DE; je dis que DE coupera la ligne AB en deux parties égales au point C.

Car les deux points D et E étant chacun également éloignés des extrémités A et B, ils doivent se trouver tous deux dans la perpendiculaire élevée sur le milieu de AB. Mais par deux points donnés il ne peut passer qu'une seule ligne droite; donc la ligne DE sera cette perpendiculaire elle-même qui coupe la ligne AB en deux parties égales au point C.

PROBLÊME II.

fig. 71.   *Par un point A, donné sur la ligne BC, élever une perpendiculaire à cette ligne.*

Prenez les points B et C à égale distance de A, ensuite des points B et C, comme centres, et d'un rayon plus grand que BA, décrivez deux arcs qui se coupent en D; tirez AD qui sera la perpendiculaire demandée.

Car le point D étant également éloigné de B et de C, appartient à la perpendiculaire élevée sur le milieu de BC; donc AD est cette perpendiculaire.

Scholie. La même construction sert à faire un angle droit BAD en un point donné A sur une ligne donnée BC.

PROBLÊME III.

fig. 72.   *D'un point A, donné hors de la droite BD, abaisser une perpendiculaire sur cette droite.*

Du point A, comme centre, et d'un rayon suffisamment grand, décrivez un arc qui coupe la ligne BD aux deux points B et D; marquez ensuite un point E également distant des points B et D, et tirez AE qui sera la perpendiculaire demandée.

Car les deux points A et E sont chacun également

distants des points B et D; donc la ligne AE est perpendiculaire sur le milieu de BD.

PROBLÈME IV.

Au point A *de la ligne* AB, *faire un angle* fig. 73. *égal à l'angle donné* K.

Du sommet K, comme centre, et d'un rayon à volonté, décrivez l'arc IL terminé aux deux côtés de l'angle; du point A, comme centre, et d'un rayon AB égal à KI, décrivez l'arc indéfini BO; prenez ensuite un rayon égal à la corde LI; du point B, comme centre, et de ce rayon, décrivez un arc qui coupe en D l'arc indéfini BO; tirez AD, et l'angle DAB sera égal à l'angle donné K.

Car les deux arcs BD, LI, ont des rayons égaux et des cordes égales; donc ils sont égaux *; donc l'angle *4, 2. BAD = IKL.

PROBLÈME V.

Diviser un angle ou un arc donné en deux fig. 74. *parties égales.*

1° S'il faut diviser l'arc AB en deux parties égales, des points A et B, comme centres, et avec un même rayon, décrivez deux arcs qui se coupent en D; par le point D et par le centre C tirez CD qui coupera l'arc AB en deux parties égales au point E.

Car les deux points C et D sont chacun également distants des extrémités A et B de la corde AB; donc la ligne CD est perpendiculaire sur le milieu de cette corde; donc elle divise l'arc AB en deux parties égales au point E *. *6, 2.

2° S'il faut diviser en deux parties égales l'angle ACB, on commencera par décrire du sommet C, comme centre, l'arc AB, et le reste comme il vient d'être dit. Il est clair que la ligne CD divisera en deux parties égales l'angle ACB.

4.

Scholie. On peut, par la même construction, diviser chacune des moitiés AE, EB, en deux parties égales; ainsi, par des sous-divisions successives, on divisera un angle ou un arc donné en quatre parties égales, en huit, en seize, etc.

PROBLÊME VI.

fig. 75.　　　*Par un point donné* A, *mener une parallèle à la ligne donnée* BC.

Du point A, comme centre, et d'un rayon suffisamment grand, décrivez l'arc indéfini EO; du point E, comme centre, et du même rayon, décrivez l'arc AF, prenez ED = AF, et tirez AD qui sera la parallèle demandée.

Car en joignant AE, on voit que les angles alternes AEF, EAD, sont égaux; donc les lignes AD, EF, sont

* 24, 1.　　parallèles *.

PROBLÊME VII.

fig. 76.　　　*Deux angles* A *et* B *d'un triangle étant donnés, trouver le troisième.*

Tirez la ligne indéfinie DEF, faites au point E l'angle DEC = A, et l'angle CEH = B : l'angle restant HEF sera le troisième angle requis; car ces trois angles pris ensemble valent deux angles droits.

PROBLÊME VIII.

fig. 77.　　　*Étant donnés deux côtés* B *et* C *d'un triangle et l'angle* A *qu'ils comprennent, décrire le triangle.*

Ayant tiré la ligne indéfinie DE, faites au point D l'angle EDF égal à l'angle donné A; prenez ensuite DG = B, DH = C, et tirez GH; DGH sera le triangle demandé.

PROBLÊME IX.

Étant donnés un côté et deux angles d'un triangle, décrire le triangle.

Les deux angles donnés seront ou tous deux adjacents au côté donné, ou l'un adjacent, l'autre opposé : dans ce dernier cas, cherchez le troisième *, vous *prob. 7. aurez ainsi les deux angles adjacents. Cela posé, tirez la droite DE égale au côté donné, faites au point D fig. 78. l'angle EDF égal à l'un des angles adjacents, et au point E l'angle DEG égal à l'autre ; les deux lignes DF, EG, se couperont en H, et DEH sera le triangle requis.

PROBLÊME X.

Les trois côtés A, B, C, d'un triangle étant fig. 79. *donnés, décrire le triangle.*

Tirez DE égal au côté A ; du point E, comme centre, et d'un rayon égal au second côté B, décrivez un arc ; du point D, comme centre, et d'un rayon égal au troisième côté C, décrivez un autre arc qui coupera le premier en F ; tirez DF, EF, et DEF sera le triangle requis.

Scholie. Si l'un des côtés était plus grand que la somme des deux autres, les arcs ne se couperaient pas ; mais la solution sera toujours possible, si la somme de deux côtés, pris comme on voudra, est plus grande que le troisième.

PROBLÊME XI.

Étant donnés deux côtés A et B d'un triangle, avec l'angle C opposé au côté B, décrire le triangle.

Il y a deux cas : 1° si l'angle C est droit ou obtus, fig. 80. faites l'angle EDF égal à l'angle C ; prenez DE=A, du point E, comme centre, et d'un rayon égal au côté donné B, décrivez un arc qui coupe en F la ligne DF; tirez EF, et DEF sera le triangle demandé.

Il faut, dans ce premier cas, que le côté B soit plus grand que A, car l'angle C étant droit ou obtus, est le plus grand des angles du triangle; donc le côté opposé doit être aussi le plus grand.

fig. 81. 2° Si l'angle C est aigu, et que B soit plus grand que A, la même construction a toujours lieu, et DEF est le triangle requis.

fig. 82. Mais si, l'angle C étant aigu, le côté B est moindre que A, alors l'arc décrit du centre E avec le rayon EF=B, coupera le côté DF en deux points F et G, situés du même côté de D; donc il y aura deux triangles DEF, DEG, qui satisferont également au problème.

Scholie. Le problème serait impossible dans tous les cas, si le côté B était plus petit que la perpendiculaire abaissée de E sur la ligne DF.

PROBLÈME XII.

fig. 83. *Les côtés adjacents* A *et* B *d'un parallélogramme étant donnés avec l'angle* C *qu'ils comprennent, décrire le parallélogramme.*

Tirez la ligne DE=A, faites au point D l'angle FDE=C, prenez DF=B; décrivez deux arcs, l'un du point F comme centre, et d'un rayon FG = DE, l'autre du point E comme centre, et d'un rayon EG=DF : au point G, où ces deux arcs se coupent, tirez FG, EG; et DEGF sera le parallélogramme demandé.

Car, par construction, les côtés opposés sont égaux,

30, 1. donc la figure décrite est un parallélogramme, et ce parallélogramme est formé avec les côtés donnés et l'angle donné.

Corollaire. Si l'angle donné est droit, la figure sert

un rectangle; si, de plus, les côtés sont égaux, ce sera un quarré.

PROBLÊME XIII.

Trouver le centre d'un cercle ou d'un arc donné.

Prenez à volonté dans la circonférence ou dans l'arc trois points A, B, C; joignez ou imaginez qu'on joigne AB et BC, divisez ces deux lignes en deux parties égales par les perpendiculaires DE, FG; le point O, où ces perpendiculaires se rencontrent, sera le centre cherché.

Scholie. La même construction sert à faire passer une circonférence par les trois points donnés A, B, C, et aussi à décrire une circonférence dans laquelle le triangle donné ABC soit inscrit.

PROBLÊME XIV.

Par un point donné mener une tangente à un cercle donné.

Si le point donné A est sur la circonférence, tirez le rayon CA, et menez AD perpendiculaire à CA; AD sera la tangente demandée *.

Si le point A est hors du cercle, joignez le point A et le centre par la ligne droite CA; divisez CA en deux également au point O; du point O, comme centre, et du rayon OC, décrivez une circonférence qui coupera la circonférence donnée au point B; tirez AB, et AB sera la tangente demandée.

Car en menant CB, l'angle CBA, inscrit dans le demi-cercle, est un angle droit *; donc AB est perpendiculaire à l'extrémité du rayon CB, donc elle est tangente.

Scholie. Le point A étant hors du cercle, on voit qu'il y a toujours deux tangentes égales AB, AD, qui passent par le point A : elles sont égales, car les triangles rectangles CBA, CDA ont l'hypoténuse CA

fig. 84.

* 9, 2.
fig. 85.
fig. 86.

* 18, 2.

commune ; et le côté CB = CD ; donc ils sont

* 18, 1. égaux * ; donc AD = AB, et en même temps l'angle
CAD = CAB.

PROBLÈME XV.

fig. 87. *Inscrire un cercle dans un triangle donné* ABC.

Divisez les angles A et B en deux également par
les lignes AO et BO qui se rencontreront en O ; du
point O abaissez les perpendiculaires OD, OE, OF,
sur les trois côtés du triangle ; je dis que ces perpendiculaires seront égales entre elles ; car, par construction, l'angle DAO = OAF, l'angle droit ADO = AFO ;
donc le troisième angle AOD est égal au troisième
AOF. D'ailleurs le côté AO est commun aux deux
triangles AOD, AOF, et les angles adjacents au côté
égal sont égaux ; donc ces deux triangles sont égaux ;
donc DO = OF. On prouvera de même que les deux
triangles BOD, BOE, sont égaux ; donc OD = OE,
donc les trois perpendiculaires OD, OE, OF, sont
égales entre elles.

Maintenant si du point O, comme centre, et du
rayon OD, on décrit une circonférence, il est clair
que cette circonférence sera inscrite dans le triangle
ABC ; car le côté AB, perpendiculaire à l'extrémité
du rayon OD, est une tangente : il en est de même des
côtés BC, AC.

Scholie. Les trois lignes qui divisent en deux également les trois angles d'un triangle, concourent en un
même point.

PROBLÈME XVI.

fig. 88
et 89. *Sur une droite donnée* AB, *décrire un segment
capable de l'angle donné* C, *c'est-à-dire , un segment tel que tous les angles qui y sont inscrits
soient égaux à l'angle donné* C.

Prolongez AB vers D, faites au point B l'angle
DBE = C, tirez BO perpendiculaire à BE, et GO per-

pendiculaire sur le milieu de AB; du point de rencontre O, comme centre, et du rayon OB, décrivez
un cercle, le segment demandé sera AMB.

Car puisque BF est perpendiculaire à l'extrémité
du rayon OB, BF est une tangente, et l'angle ABF a
pour mesure la moitié de l'arc AKB*; d'ailleurs l'angle AMB, comme angle inscrit, a aussi pour mesure
la moitié de l'arc AKB, donc l'angle AMB = ABF =
EBD = C; donc tous les angles inscrits dans le segment AMB sont égaux à l'angle donné C.

*19,2.

Scholie. Si l'angle donné était droit, le segment cherché serait le demi-cercle décrit sur le diamètre AB.

PROBLÊME XVII.

*Trouver le rapport numérique de deux lignes
droites données* AB, CD, *si toutefois ces deux
lignes ont entre elles une mesure commune.*

fig. 90.

Portez la plus petite CD sur la plus grande AB autant de fois qu'elle peut y être contenue; par exemple,
deux fois, avec le reste BE.

Portez le reste BE sur la ligne CD, autant de fois
qu'il peut y être contenu, une fois, par exemple, avec
le reste DF.

Portez le second reste DF sur le premier BE, autant de fois qu'il peut y être contenu, une fois, par
exemple, avec le reste BG.

Portez le troisième reste BG sur le second DF, autant de fois qu'il peut y être contenu.

Continuez ainsi jusqu'à ce que vous ayez un reste
qui soit contenu un nombre de fois juste dans le précédent.

Alors ce dernier reste sera la commune mesure des
lignes proposées, et, en le regardant comme l'unité,
on trouvera aisément les valeurs des restes précédents
et enfin celles des deux lignes proposées, d'où l'on
conclura leur rapport en nombres.

Par exemple, si l'on trouve que GB est contenu deux fois juste dans FD, BG sera la commune mesure des deux lignes proposées. Soit BG $= 1$, on aura FD $= 2$; mais EB contient une fois FD plus GB; donc EB $= 3$; CD contient une fois EB plus FD; donc CD $= 5$; enfin AB contient deux fois CD plus EB; donc AB $= 13$; donc le rapport des deux lignes AB, CD, est celui de 13 à 5. Si la ligne CD était prise pour unité, la ligne AB serait $\frac{13}{5}$, et si la ligne AB était prise pour unité, la ligne CD serait $\frac{5}{13}$.

Scholie. La méthode qu'on vient d'expliquer est la même que prescrit l'arithmétique pour trouver le commun diviseur de deux nombres; ainsi elle n'a pas besoin d'une autre démonstration.

Il est possible que, quelque loin qu'on continue l'opération, on ne trouve jamais un reste qui soit contenu un nombre de fois juste dans le précédent. Alors les deux lignes n'ont point de commune mesure, et sont ce qu'on appelle *incommensurables* : on en verra ci-après un exemple dans le rapport de la diagonale au côté du quarré. On ne peut donc alors trouver le rapport exact en nombres : mais en négligeant le dernier reste, on trouvera un rapport plus ou moins approché, selon que l'opération aura été poussée plus ou moins loin.

PROBLÈME XVIII.

fig. 91.

Deux angles A *et* B *étant donnés, trouver leur commune mesure, s'ils en ont une, et de là leur rapport en nombres.*

Décrivez avec des rayons égaux les arcs CD, EF, qui servent de mesure à ces angles; procédez ensuite pour la comparaison des arcs CD, EF, comme dans le problème précédent; car un arc peut être porté sur un arc de même rayon, comme une ligne droite sur une ligne droite. Vous parviendrez ainsi à la commune mesure des arcs CD, EF, s'ils en ont une, et à leur rapport en nombres. Ce rapport sera le même que celui des angles donnés *; et si DO est la commune *17, 2. mesure des arcs, DAO sera celle des angles.

Scholie. On peut ainsi trouver la valeur absolue d'un angle en comparant l'arc qui lui sert de mesure à toute la circonférence : par exemple, si l'arc CD est à la circonférence comme 3 est à 25, l'angle A sera les $\frac{3}{25}$ de quatre angles droits, ou $\frac{12}{25}$ d'un angle droit.

Il pourra arriver aussi que les arcs comparés n'aient pas de commune mesure; alors on n'aura pour les angles que des rapports en nombres plus ou moins approchés, selon que l'opération aura été poussée plus ou moins loin.

LIVRE III.

LES PROPORTIONS DES FIGURES.

DÉFINITIONS.

I. J'APPELLERAI *figures équivalentes* celles dont les surfaces sont égales.

Deux figures peuvent être équivalentes, quoique très-dissemblables : par exemple, un cercle peut être équivalent à un quarré, un triangle à un rectangle, etc.

La dénomination de figures égales sera conservée à celles qui étant appliquées l'une sur l'autre, coïncident dans tous leurs points : tels sont deux cercles dont les rayons sont égaux, deux triangles dont les trois côtés sont égaux chacun à chacun, etc.

II. Deux figures sont *semblables*, lorsqu'elles ont les angles égaux chacun à chacun et les *côtés homologues* proportionnels. Par côtés homologues on entend ceux qui ont la même position dans les deux figures, ou qui sont adjacents à des angles égaux. Ces angles eux-mêmes s'appellent *angles homologues.*

Deux figures égales sont toujours semblables; mais deux figures semblables peuvent être fort inégales.

III. Dans deux cercles différents, on appelle *arcs semblables*, *secteurs semblables*, *segments semblables*, ceux qui répondent à des angles au centre égaux.

fig. 92. Ainsi l'angle A étant égal à l'angle O, l'arc BC est semblable à l'arc DE, le secteur ABC au secteur ODE, etc.

IV. La *hauteur* d'un parallélogramme est la per-

pendiculaire EF qui mesure la distance des deux côtés fig. 93.
opposés AB, CD, pris pour bases.

V. La *hauteur* d'un triangle est la perpendiculaire
AD abaissée du sommet d'un angle A sur le côté op- fig. 94.
posé BC pris pour base. fig. 95.

VI. La *hauteur* du trapèze est la perpendiculaire
EF menée entre ses deux côtés parallèles AB, CD.

VII. L'*aire* ou la surface d'une figure sont des termes à-peu-près synonymes. L'aire désigne plus particulièrement la quantité superficielle de la figure en
tant qu'elle est mesurée ou comparée à d'autres surfaces.

N. B. Pour l'intelligence de ce livre et des suivants, il
faut avoir présente la théorie des proportions, pour laquelle
nous renvoyons aux traités ordinaires d'arithmétique et
d'algèbre. Nous ferons seulement une observation, qui est
très-importante pour fixer le vrai sens des propositions, et
dissiper toute obscurité, soit dans l'énoncé, soit dans les
démonstrations.

Si on a la proportion A : B :: C : D, on sait que le produit
des extrêmes A $\times$ D est égal au produit des moyens B $\times$ C.

Cette vérité est incontestable pour les nombres; elle l'est
aussi pour des grandeurs quelconques, pourvu qu'elles s'expriment ou qu'on les imagine exprimées en nombres; et c'est
ce qu'on peut toujours supposer : par exemple, si A, B, C, D,
sont des lignes, on peut imaginer qu'une de ces quatre lignes,
ou une cinquième, si l'on veut, serve à toutes de commune
mesure et soit prise pour unité; alors A, B, C, D, représentent
chacune un certain nombre d'unités, entier ou rompu, commensurable ou incommensurable, et la proportion entre les
lignes A, B, C, D, devient une proportion de nombres.

Le produit des lignes A et D, qu'on appelle aussi leur
rectangle, n'est donc autre chose que le nombre d'unités
linéaires contenues dans A, multiplié par le nombre d'unités linéaires contenues dans B; et on conçoit facilement que
ce produit peut et doit être égal à celui qui résulte semblablement des lignes B et C.

Les grandeurs A et B peuvent être d'une espèce, par exemple, des lignes, et les grandeurs C et D d'une autre espèce, par exemple, des surfaces; alors il faut toujours regarder ces grandeurs comme des nombres : A et B s'exprimeront en unités linéaires, C et D en unités superficielles, et le produit $A \times D$ sera un nombre comme le produit $B \times C$.

En général, dans toutes les opérations qu'on fera sur les proportions, il faut toujours regarder les termes de ces proportions comme autant de nombres, chacun de l'espèce qui lui convient, et on n'aura aucune peine à concevoir ces opérations et les conséquences qui en résultent.

Nous devons avertir aussi que plusieurs de nos démonstrations sont fondées sur quelques-unes des règles les plus simples de l'algèbre, lesquelles s'appuient elles-mêmes sur les axiomes connus : ainsi si l'on a $A = B + C$, et qu'on multiplie chaque membre par une même quantité M, on en conclut $A \times M = B \times M + C \times M$; pareillement si l'on a $A = B + C$ et $D = E - C$, et qu'on ajoute les quantités égales, en effaçant $+ C$ et $- C$ qui se détruisent, on en conclura $A + D = B + E$, et ainsi des autres. Tout cela est assez évident par soi-même; mais, en cas de difficulté, il sera bon de consulter les livres d'algèbre, et d'entre-mêler ainsi l'étude des deux sciences.

PROPOSITION PREMIÈRE.

THÉORÈME.

Les parallélogrammes qui ont des bases égales et des hauteurs égales, sont équivalents.

fig. 96.   Soit AB la base commune des deux parallélogrammes ABCD, ABEF, puisqu'ils sont supposés avoir la même hauteur, les bases supérieures DC, FE, seront situées sur une même ligne parallèle à AB. Or on a par la nature des parallélogrammes $AD = BC$, et $AF = BE$; par la même raison on a $DC = AB$, et $FE = AB$; donc $DC = FE$; donc, retranchant DC et FE de la même ligne DE, les restes CE et DF seront égaux.

Il suit de là que les triangles DAF, CBE, sont équilatéraux entre eux, et par conséquent égaux.

Mais si du quadrilatère ABED on retranche le triangle ADF, il reste le parallélogramme ABEF; et si du même quadrilatère ABED on retranche le triangle CBE, il reste le parallélogramme ABCD; donc les deux parallélogrammes ABCD, ABEF, qui ont même base et même hauteur, sont équivalents.

fig. 96.

Corollaire. Tout parallélogramme ABCD est équivalent au rectangle ABEF de même base et de même hauteur.

fig. 97.

PROPOSITION II.

THÉORÈME.

Tout triangle ABC est la moitié du parallélogramme ABCD qui a même base et même hauteur.

fig. 98.

Car les triangles ABC, ACD, sont égaux *.

* 28, 1.

Corollaire I. Donc un triangle ABC est la moitié du rectangle BCEF qui a même base BC et même hauteur AO; car le rectangle BCEF est équivalent au parallélogramme ABCD.

Corollaire II. Tous les triangles qui ont des bases égales et des hauteurs égales, sont équivalents.

PROPOSITION III.

THÉORÈME.

Deux rectangles de même hauteur sont entre eux comme leurs bases.

Soient ABCD, AEFD, deux rectangles qui ont pour hauteur commune AD; je dis qu'ils sont entre eux comme leurs bases AB, AE.

fig. 99.

Supposons d'abord que les bases AB, AE, soient

commensurables entre elles, et qu'elles soient, par exemple, comme les nombres 7 et 4 : si on divise AB en 7 parties égales, AE contiendra 4 de ces parties, élevez à chaque point de division une perpendiculaire à la base, vous formerez ainsi sept rectangles partiels, qui seront égaux entre eux, puisqu'ils auront même base et même hauteur. Le rectangle ABCD contiendra sept rectangles partiels, tandis que AEFD en contiendra quatre ; donc le rectangle ABCD est au rectangle AEFD comme 7 est à 4, ou comme AB est à AE. Le même raisonnement peut être appliqué à tout autre rapport que celui de 7 à 4 ; donc, quel que soit ce rapport, pourvu qu'il soit commensurable, on aura,

$$ABCD : AEFD :: AB : AE.$$

fig. 100.

Supposons, en second lieu, que les bases AB, AE, soient incommensurables entre elles ; je dis qu'on n'en aura pas moins,

$$ABCD : AEFD :: AB : AE.$$

Car si cette proportion n'est pas vraie, les trois premiers termes demeurant les mêmes, le quatrième sera plus grand ou plus petit que AE. Supposons qu'il soit plus grand et qu'on ait,

$$ABCD : AEFD :: AB : AO.$$

Divisez la ligne AB en parties égales plus petites que EO, il y aura au moins un point de division I entre E et O : par ce point élevez sur AI la perpendiculaire IK ; les bases AB, AI, seront commensurables entre elles, et ainsi on aura, par ce qui vient d'être démontré,

$$ABCD : AIKD :: AB : AI.$$

Mais on a, par hypothèse,

$$ABCD : AEFD :: AB : AO.$$

Dans ces deux proportions les antécédents sont égaux ; donc les conséquents sont proportionnels, et il en résulte,

$$AIKD : AEFD :: AI : AO.$$

Mais AO est plus grand que AI; donc, pour que cette proportion subsistât, il faudrait que le rectangle AEFD fût plus grand que AIKD; or, au contraire, il est plus petit; donc la proportion est impossible; donc ABCD ne peut être à AEFD comme AB est à une ligne plus grande que AE.

Par un raisonnement entièrement semblable, on prouverait que le quatrième terme de la proportion ne peut être plus petit que AE; donc il est égal à AE.

Donc, quel que soit le rapport des bases, deux rectangles de même hauteur ABCD, AEFD, sont entre eux comme leurs bases AB, AE.

PROPOSITION IV.

THÉORÊME.

Deux rectangles quelconques ABCD, AEGF, fig. 101. *sont entre eux comme les produits des bases multipliées par les hauteurs, de sorte qu'on a* ABCD:AEGF::AB×AD:AE×AF.

Ayant disposé les deux rectangles de manière que les angles en A soient opposés au sommet, prolongez les côtés GE, CD, jusqu'à leur rencontre en H; les deux rectangles ABCD, AEHD, ont même hauteur AD; ils sont donc entre eux comme leurs bases AB, AE : de même les deux rectangles AEHD, AEGF, ont même hauteur AE, ils sont donc entre eux comme leurs bases AD, AF ainsi on aura les deux proportions,

ABCD:AEHD::AB:AE.
AEHD:AEGF::AD:AF.

Multipliant ces proportions par ordre, et observant que le moyen terme AEHD peut être omis

.5

comme multiplicateur commun à l'antécédent et au
conséquent, on aura,

$$ABCD : AEGF :: AB \times AD : AE \times AF.$$

Scholie. Donc on peut prendre pour mesure d'un
rectangle le produit de sa base par sa hauteur, pourvu
qu'on entende par ce produit celui de deux nombres,
qui sont le nombre d'unités linéaires contenues dans
la base, et le nombre d'unités linéaires contenues dans
la hauteur.

Cette mesure, d'ailleurs, n'est pas absolue, mais
seulement relative; elle suppose qu'on évalue semblablement un autre rectangle en mesurant ses côtés
par la même unité linéaire; on obtient ainsi un second
produit, et le rapport des deux produits est égal à
celui des rectangles, conformément à la proposition
qu'on vient de démontrer.

Par exemple, si la base du rectangle A est de trois
unités et sa hauteur de dix, le rectangle sera représenté
par le nombre 3×10, ou 30, nombre qui ainsi isolé
ne signifie rien; mais si on a un second rectangle B
dont la base soit de douze unités et la hauteur de sept,
le second rectangle sera représenté par le nombre 7
$\times$ 12, ou 84 : de-là on conclura que les deux rectangles A et B sont entre eux comme 30 est à 84;
donc, si on convenait de prendre le rectangle A pour
l'unité de mesure dans les surfaces, le rectangle B aurait alors pour mesure absolue $\frac{84}{30}$, c'est-à-dire qu'il
serait égal à $\frac{84}{30}$ d'unités superficielles.

Il est plus ordinaire et plus simple de prendre le
quarré pour l'unité de surface, et on choisit le quarré
dont le côté est l'unité de longueur; alors la mesure
que nous avons regardée simplement comme relative
devient absolue : par exemple le nombre 30, par lequel nous avons mesuré le rectangle A, représente 30
fig. 102. unités superficielles, ou 30 de ces quarrés dont le côté
est égal à l'unité : c'est ce que la fig. 102 rend sensible.

On confond assez souvent en géométrie le produit
de deux lignes avec leur *rectangle*, et cette expression a même passé en arithmétique pour désigner le
produit de deux nombres inégaux, comme on emploie
celle de *quarré* pour exprimer le produit d'un nombre
multiplié par lui-même.

Les quarrés des nombres 1, 2, 3, etc., sont 1, 4,
9, etc. Aussi voit-on que le quarré fait sur une ligne
double est quadruple; sur une ligne triple, il est neuf
fois plus grand, et ainsi de suite.

fig. 103.

PROPOSITION V.

THÉORÊME.

*L'aire d'un parallélogramme quelconque est
égale au produit de sa base par sa hauteur.*

Car le parallélogramme ABCD est équivalent au
rectangle ABEF, qui a même base AB et même hauteur BE*; or celui-ci a pour mesure AB × BE **,
donc AB × BE est égal à l'aire du parallélogramme
ABCD.

fig. 97.

*1. ** 4.

Corollaire. Les parallélogrammes de même base
sont entre eux comme leurs hauteurs, et les parallélogrammes de même hauteur sont entre eux comme
leurs bases; car A, B, C, étant trois grandeurs quelconques, on a généralement A × C : B × C :: A : B.

PROPOSITION VI.

THÉORÊME.

*L'aire d'un triangle est égale au produit de
sa base par la moitié de sa hauteur.*

Car le triangle ABC est la moitié du parallélogramme ABCE, qui a même base BC et même
hauteur AD*: or, la surface du parallélogramme

fig. 104.

* 2.

5.

* 5.　　= BC × AD*; donc celle du triangle = ½ BC × AD,
ou BC × ½ AD.

Corollaire. Deux triangles de même hauteur sont
entre eux comme leurs bases; et deux triangles de
même base sont entre eux comme leurs hauteurs.

PROPOSITION VII.

THÉORÈME.

fig. 105.　　*L'aire du trapèze* ABCD *est égale à sa hau-*
teur EF, *multipliée par la demi-somme des*
bases parallèles, AB, CD.

Par le point I, milieu du côté CB, menez KL parallèle au côté opposé AD, et prolongez DC jusqu'à
la rencontre de KL.

Dans les triangles IBL, ICK, on a le côté IB = IC
par construction, l'angle LIB = CIK, et l'angle

* 24. 1.　IBL = ICK, puisque CK et BL sont parallèles*;
* 7, 1.　donc ces triangles sont égaux*; donc le trapèze
ABCD est équivalent au parallélogramme ADKL, et
il a pour mesure EF × AL.

Mais on a AL = DK, et puisque le triangle IBL
est égal au triangle KCI, le côté BL = CK; donc
AB + CD = AL + DK = 2 AL, et ainsi AL est la
demi-somme des bases AB, CD; donc enfin l'aire
du trapèze ABCD est égale à la hauteur EF multipliée par la demi-somme des bases AB, CD, ce qui

s'exprime ainsi : ABCD = EF × $\left(\dfrac{AB + CD}{2} \right)$.

Scholie. Si par le point I, milieu de BC, on mène
IH, parallèle à la base AB, le point H sera aussi le
milieu de AD, car la figure AHIL est un parallélogramme, ainsi que DHIK, puisque les côtés opposés
sont parallèles : on a donc AH = IL et DH = IK; or,
IL = IK, puisque les triangles BIL, CIK, sont égaux;
donc AH = DH.

On peut remarquer que la ligne HI = AL = $\frac{AB+CD}{2}$; donc l'aire du trapèze peut s'exprimer aussi par EF × HI : elle est donc égale à la hauteur du trapèze multipliée par la ligne qui joint les milieux des côtés non parallèles.

PROPOSITION VIII.

THÉORÊME.

Si une ligne AC est divisée en deux parties AB, *BC, le quarré fait sur la ligne entière* AC *contiendra le quarré fait sur une partie* AB, *plus le quarré fait sur l'autre partie* BC, *plus deux fois le rectangle compris sous les deux parties* AB, BC, *ce qu'on exprime ainsi,* $\overline{AC}^2$ *ou* (AB + BC) $= \overline{AB}^2 + \overline{BC}^2 + 2\,AB \times BC.$

fig. 106,

Construisez le quarré ACDE, prenez AF = AB, menez FG parallèle à AC, et BH parallèle à AE.

Le quarré ABCD est divisé en quatre parties : la première ABIF est le quarré fait sur AB, puisqu'on a pris AF = AB : la seconde IGDH est le quarré fait sur BC; car puisqu'on a AC = AE, et AB = AF, la différence AC — AB est égale à la différence AE — AF, ce qui donne BC = EF; mais à cause des parallèles IG = BC, et DG = EF, donc HIGD est égal au quarré fait sur BC. Ces deux parties étant retranchées du quarré total, il reste les deux rectangles BCGI, EFIH, qui ont chacun pour mesure AB × BC; donc le quarré fait sur AC, etc.

Scholie. Cette proposition revient à celle qu'on démontre en algèbre pour la formation du quarré d'un binôme, et qui est ainsi exprimée :

$$(a+b)^2 = a^2 + 2ab + b^2.$$

PROPOSITION IX.

THÉORÊME.

fig. 107. *Si la ligne* AC *est la différence des deux lignes* AB, BC, *le quarré fait sur* AC *contiendra le quarré de* AB, *plus le quarré de* BC, *moins deux fois le rectangle fait sur* AB *et* BC; *c'est-à-dire qu'on aura* $\overline{AC}^2$ *ou* $(AB-BC)^2 = \overline{AB}^2 + \overline{BC}^2 - 2\,AB \times BC$.

Construisez le quarré ABIF, prenez AE = AC, menez CG parallèle à BI, HK parallèle à AB, et achevez le quarré EFLK.

Les deux rectangles CBIG, GLKD, ont chacun pour mesure AB × BC : si on les retranche de la figure entière ABILKEA, qui a pour valeur $\overline{AB}^2 + \overline{BC}^2$, il est clair qu'il restera le quarré ACDE, donc, etc.

Scholie. Cette proposition revient à la formule d'algèbre $(a-b)^2 = a^2 + b^2 - 2\,ab$.

PROPOSITION X.

THÉORÊME.

fig. 108. *Le rectangle fait sur la somme et la différence de deux lignes, est égal à la différence des quarrés de ces lignes : ainsi on a* $(AB+BC) \times (AB-BC) = \overline{AB}^2 - \overline{BC}^2$.

Construisez sur AB et AC les quarrés ABIF, ACDE; prolongez AB d'une quantité BK = BC, et achevez le rectangle AKLE.

La base AK du rectangle est la somme des deux lignes AB, BC, sa hauteur AE est la différence de ces mêmes lignes; donc le rectangle AKLE = (AB + BC) × (AB — BC). Mais ce même rectangle est composé des deux parties ABHE + BHLK; et la partie BHLK est égale au rectangle EDGF, car BH=DE et BK=EF; donc AKLE=ABHE+EDGF. Or, ces deux parties forment le quarré ABIF moins le quarré DHIG, qui est le quarré fait sur BC; donc enfin $(AB+BC) \times (AB-BC) = \overline{AB}^2 - \overline{BC}^2$.

Scholie. Cette proposition revient à la formule d'algèbre $(a+b)(a-b) = a^2 - b^2$.

PROPOSITION XI.

THÉORÊME.

Le quarré fait sur l'hypoténuse d'un triangle rectangle est égal à la somme des quarrés faits sur les deux autres côtés.

Soit ABC un triangle rectangle en A : ayant formé des quarrés sur les trois côtés, abaissez de l'angle droit sur l'hypoténuse la perpendiculaire AD que vous prolongerez jusqu'en E; tirez ensuite les diagonales AF, CH.

fg. 109.

L'angle ABF est composé de l'angle ABC plus l'angle droit CBF : l'angle CBH est composé du même angle ABC plus l'angle droit ABH; donc l'angle ABF =HBC. Mais AB=BH comme côtés d'un même quarré, et BF=BC par la même raison; donc les triangles ABF, HBC, ont un angle égal compris entre côtés égaux; donc ils sont égaux*.

* 6, 1.

Le triangle ABF est la moitié du rectangle BDEF, (ou pour abréger BE) qui a même base BF et même hauteur BD *. Le triangle HBC est pareillement la moitié du quarré AH; car l'angle BAC étant droit ainsi que BAL, AC et AL ne font qu'une même ligne droite parallèle à HB; donc le triangle HBC et le quarré AH, qui ont la base commune BH, ont aussi la hauteur commune AB; donc le triangle est la moitié du quarré.

* pr. 2.

On a déja prouvé que le triangle ABF est égal au triangle HBC; donc le rectangle BDEF, double du triangle ABF, est équivalent au quarré AH, double du triangle HBC. On démontrera de même que le rectangle CDEG est équivalent au quarré AI; mais les deux rectangles BDEF, CDEG, pris ensemble, font le quarré BCGF; donc le quarré BCGF, fait sur l'hypoténuse, est égal à la somme des quarrés ABHL, ACIK, faits sur les deux autres côtés; ou, en d'autres termes,

$$\overline{BC}^2 = \overline{AB}^2 + \overline{AC}^2.$$

Corollaire I. Donc le quarré d'un des côtés de l'angle droit est égal au quarré de l'hypoténuse moins le quarré de l'autre côté, ce qu'on exprime ainsi :

$$\overline{AB}^2 = \overline{BC}^2 - \overline{AC}^2.$$

fig. 118.   *Corollaire* II. Soit ABCD un quarré, AC sa diagonale; le triangle ABC étant rectangle et isoscèle, on aura $\overline{AC}^2 = \overline{AB}^2 + \overline{BC}^2 = 2\overline{AB}^2$; donc *le quarré fait sur la diagonale AC est double du quarré fait sur le côté AB.*

On peut rendre sensible cette propriété en menant par les points A et C des parallèles à BD, et par les points B et D des parallèles à AC : on formera ainsi un nouveau quarré EFGH qui sera le quarré de AC. Or, on voit que EFGH contient huit triangles égaux à ABE, et que ABCD en contient quatre; donc le quarré EFGH est double de ABCD.

Puisque $\overline{AC}^2 : \overline{AB}^2 :: 2 : 1$, on a, en extrayant la racine quarrée, AC : AB :: √2 : 1; donc *la diagonale d'un quarré est incommensurable avec son côté.*

C'est ce qu'on développera davantage dans une autre occasion.

fig. 109.   *Corollaire* III. On a démontré que le quarré AH est équivalent au rectangle BDEF; or, à cause de la hauteur commune BF, le quarré BCGF est au rectangle BDEF comme la base BC est à la base BD ; donc,

$$\overline{BC}^2 : \overline{AB}^2 :: BC : BD.$$

Donc *le quarré de l'hypoténuse est au quarré d'un des côtés de l'angle droit comme l'hypoténuse est au segment adjacent à ce côté.* On appelle ici *segment* la partie de l'hypoténuse déterminée par la perpendiculaire abaissée de l'angle droit ; ainsi BD est le segment adjacent au côté AB, et DC est le segment adjacent au côté AC. On aurait semblablement,

$$\overline{BC}^2 : \overline{AC}^2 :: BC : CD.$$

Corollaire IV. Les rectangles BDEF, DCGE, ayant aussi la même hauteur, sont entre eux comme leurs bases BD, CD. Or, ces rectangles sont équivalents aux quarrés $\overline{AB}^2$, $\overline{AC}^2$; donc,

$$\overline{AB}^2 : \overline{AC}^2 :: BD : DC.$$

Donc *les quarrés des deux côtés de l'angle droit sont entre eux comme les segments de l'hypoténuse adjacents à ces côtés.*

PROPOSITION XII.

THÉORÈME.

Dans un triangle ABC, *si l'angle* C *est aigu,* fig. 110. *le quarré du côté opposé sera plus petit que la somme des quarrés des côtés qui comprennent l'angle* C; *et si l'on abaisse* AD *perpendiculaire sur* BC, *la différence sera égale au double du rectangle* BC × CD; *de sorte qu'on aura,*

$$\overline{AB}^2 = \overline{AC}^2 + \overline{BC}^2 - 2\,BC \times CD.$$

Il y a deux cas. 1° Si la perpendiculaire tombe au-dedans du triangle ABC, on aura BD = BC — CD, et par conséquent * $\overline{BD}^2 = \overline{BC}^2 + \overline{CD}^2 - 2\,BC \times CD.$ ⋅9.

Ajoutant de part et d'autre $\overline{AD}^2$, et observant que les triangles rectangles ABD, ADC, donnent $\overline{AD}^2 +$ $\overline{BD}^2 = \overline{AB}^2$ et $\overline{AD}^2 + \overline{DC}^2 = \overline{AC}^2$, on aura $\overline{AB}^2 = \overline{BC}^2 +$ $\overline{AC}^2 - 2\,BC \times CD$.

2° Si la perpendiculaire AD tombe hors du triangle ABC, on aura $BD = CD - BC$, et par conséquent * $\overline{BD}^2 = \overline{CD}^2 + \overline{BC}^2 - 2\,CD \times BC$. Ajoutant de part et d'autre $\overline{AD}^2$, on en conclura de même,

$$\overline{AB}^2 = \overline{BC}^2 + \overline{AC}^2 - 2\,BC \times CD.$$

PROPOSITION XIII.

THÉORÊME.

fig. 111.

Dans un triangle ABC, *si l'angle* C *est obtus, le quarré du côté opposé* AB *sera plus grand que la somme des quarrés des côtés qui comprennent l'angle* C, *et si on abaisse* AD *perpendiculaire sur* BC ; *la différence sera égale au double du rectangle* BC × CD, *de sorte qu'on aura,*

$$\overline{AB}^2 = \overline{AC}^2 + \overline{BC}^2 + 2\,BC \times CD.$$

La perpendiculaire ne peut pas tomber au-dedans du triangle ; car si elle tombait, par exemple, en E, le triangle ACE aurait à la fois l'angle droit E et l'angle obtus C, ce qui est impossible* ; donc elle tombe au dehors, et on a $BD = BC + CD$. De là résulte * $\overline{BD}^2 = \overline{BC}^2 + \overline{CD}^2 + 2\,BC \times CD$. Ajoutant de part et d'autre $\overline{AD}^2$ et faisant les réductions comme dans le théorême précédent, on en conclura $\overline{AB}^2 = \overline{BC}^2 + \overline{AC}^2 + 2\,BC \times CD$.

Scholie. Le triangle rectangle est le seul dans lequel la somme des quarrés de deux côtés soit égale au quarré du troisième ; car si l'angle compris par ces côtés est aigu, la somme de leurs quarrés sera plus grande que le quarré du côté opposé ; s'il est obtus, elle sera moindre.

PROPOSITION XIV.

THÉORÊME.

Dans un triangle quelconque ABC, *si on mène* fig. 112. *du sommet au milieu de la base la ligne* AE, *je dis qu'on aura* $\overline{AB}^2 + \overline{AC}^2 = 2\overline{AE}^2 + 2\overline{BE}^2$.

Abaissez la perpendiculaire AD sur la base BC, le triangle AEC donnera par le théorême XII,

$$\overline{AC}^2 = \overline{AE}^2 + \overline{EC}^2 - 2\,EC \times ED.$$

Le triangle ABE donnera par le théorême XIII,

$$\overline{AB}^2 = \overline{AE}^2 + \overline{EB}^2 + 2\,EB \times ED.$$

Donc, en ajoutant et observant que EB=EC, on aura,

$$\overline{AB}^2 + \overline{AC}^2 = 2\overline{AE}^2 + 2\overline{EB}^2.$$

Corollaire. Donc, *dans tout parallélogramme, la somme des quarrés des côtés est égale à la somme des quarrés des diagonales.*

Car les diagonales AC, BD, se coupent mutuelle- fig. 113. ment en deux parties égales au point E* ; ainsi le *31, 1. triangle ABC donne,

$$\overline{AB}^2 + \overline{BC}^2 = 2\overline{AE}^2 + 2\overline{BE}^2.$$

Le triangle ADC donne pareillement,

$$\overline{AD}^2 + \overline{DC}^2 = 2\overline{AE}^2 + 2\overline{DE}^2.$$

Ajoutant membre à membre, en observant que BE= DE, on aura,

$$\overline{AB}^2 + \overline{AD}^2 + \overline{DC}^2 + \overline{BC}^2 = 4\overline{AE}^2 + 4\overline{DE}^2.$$

Mais $4\overline{AE}^2$ est le quarré de 2 AE ou de AC ; $4\overline{DE}^2$ est le quarré de BD ; donc la somme des quarrés des côtés est égale à la somme des quarrés des diagonales.

PROPOSITION XV.

THÉORÊME.

fig. 114.

La ligne DE, *menée parallèlement à la base d'un triangle* ABC, *divise les côtés* AB, AC, *proportionnellement; de sorte qu'on a* AD : DB :: AE : EC.

Joignez BE et DC; les deux triangles BDE, DEC, ont même base DE; ils ont aussi même hauteur, puisque les sommets B et C sont situés sur une parallèle à la base; donc ces triangles sont équivalents*.

* 2.

Les triangles ADE, BDE, dont le sommet commun est E, ont même hauteur et sont entre eux comme leurs bases AD, DB*; ainsi on a,

* 6.

$$ADE : BDE :: AD : DB.$$

Les triangles ADE, DEC, dont le sommet commun est D, ont aussi même hauteur, et sont entre eux comme leurs bases AE, EC; donc,

$$ADE : DEC :: AE : EC.$$

Mais le triangle BDE = DEC; donc, à cause du rapport commun dans ces deux proportions, on en conclura AD : DB :: AE : EC.

Corollaire I. De là résulte *componendo* AD + DB : AD :: AE + EC : AE, ou AB : AD :: AC : AE, et aussi AB : BD :: AC : CE.

fig. 115.

Corollaire II. *Si entre deux droites* AB, CD, *on mène tant de parallèles qu'on voudra* AC, EF, GH, BD, *etc.*, *ces droites seront coupées proportionnellement*, *et on aura* AE : CF :: EG : FH :: GB : HD.

Car soit O le point de concours des droites AB, CD; dans le triangle OEF, où la ligne AC est menée parallèlement à la base EF, on aura OE : AE :: OF : CF, ou OE : OF :: AE : CF. Dans le triangle OGH, on aura semblablement OE : EG :: OF : FH, ou OE : OF :: EG : FH; donc, à cause du rapport commun :

OE:OF, ces deux proportions donnent AE : CF ::
EG : FH. On démontrera de la même manière que EG :
FH :: GB:HD, et ainsi de suite; donc les lignes AB,
CD, sont coupées proportionnellement par les paral-
lèles EF, GH, etc.

PROPOSITION XVI.

THÉORÊME.

Réciproquement si les côtés AB, AC, *sont cou-* fig. 116.
pés proportionnellement par la ligne DE, *en
sorte qu'on ait* AD : DB :: AE : EC, *je dis que la
ligne* DE *sera parallèle à la base* BC.

Car si DE n'est pas parallèle à BC, supposons que
DO en soit une; alors, suivant le théorême précédent, on aura AD:BD::AO:OC. Mais, par hypothèse, AD : DB :: AE : EC; donc on aurait AO:OC::
AE:EC; proportion impossible, puisque d'une part
l'antécédent AE est plus grand que AO, et que de
l'autre le conséquent EC est plus petit que OC; donc
la parallèle à BC menée par le point D ne peut différer de DE; donc DE est cette parallèle.

Scholie. La même conclusion aurait lieu si on supposait la proportion AB:AD::AC:AE. Car cette proportion donnerait AB—AD:AD::AC—AE:AE, ou
BD:AD::CE:AE.

PROPOSITION XVII.

THÉORÊME.

La ligne AD, *qui divise en deux parties égales* fig. 117.
l'angle BAC *d'un triangle, divisera la base* BC
en deux segments BD, DC, *proportionnels aux
côtés adjacents* AB, AC; *de sorte qu'on aura*
BD:DC:: AB:AC.

Par le point C menez CE parallèle à AD jusqu'à la rencontre de BA prolongé.

Dans le triangle BCE, la ligne AD est parallèle à la base CE; ainsi on a la proportion *,

*15.

$$BD:DC::AB:AE.$$

Mais le triangle ACE est isoscèle; car, à cause des parallèles AD, CE, l'angle ACE=DAC, et l'angle

*24, 1.

AEC=BAD * : or, par hypothèse, DAC=BAD ;

13, 1.

donc l'angle ACE=AEC, et par suite AE=AC * ; substituant donc AC à la place de AE dans la proportion précédente, on aura,

$$BD:DC::AB:AC.$$

PROPOSITION XVIII.

THÉORÈME.

Deux triangles équiangles ont les côtés homo-logues proportionnels et sont semblables.

fig. 119.

Soient ABC, CDE, deux triangles qui ont les angles égaux chacun à chacun, savoir BAC=CDE, ABC=DCE, et ACB=DEC; je dis que les côtés homologues ou adjacents aux angles égaux, seront proportionnels, de sorte qu'on aura BC:CE::AB:CD::AC:DE.

Placez les côtés homologues BC, CE, dans la même direction, et prolongez les côtés BA, ED, jusqu'à ce qu'ils se rencontrent en F.

Puisque BCE est une ligne droite, et que l'angle

*24, 1.

BCA=CED, il s'ensuit que AC est parallèle à DE *. Pareillement, puisque l'angle ABC=DCE, la ligne AB est parallèle à DC; donc la figure ACDF est un parallélogramme.

*15.

Dans le triangle BFE la ligne AC est parallèle à la base FE, ainsi on a BC:CE::BA:AF*. A la place de AF mettant son égale CD, on aura,

$$BC:CE::BA:CD.$$

Dans le même triangle BFE, si on regarde BF comme la base, CD est une parallèle à cette base, et on a la proportion BC:CE::FD:DE. A la place de FD mettant son égale AC, on aura,

BC:CE::AC:DE.

Enfin de ces deux proportions qui contiennent le même rapport, BC:CE, on peut conclure aussi,

AC:DE::BA:CD.

Donc les triangles équiangles BAC, CDE, ont les côtés homologues proportionnels : mais, suivant la définition II, deux figures sont semblables, lorsque elles ont à la fois les angles égaux chacun à chacun, et les côtés homologues proportionnels; donc les triangles équiangles BAC, CDE, sont deux figures semblables.

Corollaire. Pour que deux triangles soient semblables, il suffit qu'ils aient deux angles égaux chacun à chacun, car alors le troisième sera égal de part et d'autre, et les deux triangles seront équiangles.

Scholie. Remarquez que, dans les triangles semblables, les côtés homologues sont opposés à des angles égaux; ainsi l'angle ACB étant égal à DEC, le côté AB est homologue à DC ; de même AC et DE sont homologues comme étant opposés aux angles égaux ABC, DCE : les côtés homologues étant reconnus, on forme aussitôt les proportions :

AB:DC::AC:DE::BC:CE.

PROPOSITION XIX.

THÉORÊME.

Deux triangles qui ont les côtés homologues proportionnels, sont équiangles et semblables.

Supposons qu'on ait BC:EF::AB:DE::AC:DF, fig. 120. je dis que les triangles ABC, DEF, auront les angles égaux, savoir, A=D, B=E, C=F.

Faites au point E l'angle FEG=B et au point F l'angle EFG=C, le troisième G sera égal au troisième A, et les deux triangles ABC, EFG, seront équiangles; donc on aura par le théorême précédent BC:EF::AB:EG : mais, par hypothèse, BC:EF:: AB:DE; donc EG=DE. On aura encore, par le même théorême, BC:EF::AC:FG; or on a, par hypothèse, BC:EF::AC:DF, donc FG=DF; donc les triangles EGF, DEF, ont les trois côtés égaux chacun à chacun; donc ils sont égaux *. Mais, par construction, le triangle EGF est équiangle au triangle ABC; donc aussi les triangles DEF, ABC, sont équiangles et semblables.

*11, 1

Scholie I. On voit par ces deux dernières propositions, que dans les triangles, l'égalité des angles est une suite de la proportionnalité dés côtés, et réciproquement, de sorte qu'une de ces conditions suffit pour assurer la similitude des triangles. Il n'en est pas de même dans les figures de plus de trois côtés; car, dès qu'il s'agit seulement des quadrilatères, on peut, sans changer les angles, altérer la proportion des côtés, ou, sans altérer les côtés, changer les angles; ainsi la proportionnalité des côtés ne peut être une suite de l'égalité des angles, ni vice versâ. On voit, par exemple, qu'en menant EF parallèle à BC, les angles du quadrilatère AEFD sont égaux à ceux du quadrilatère ABCD; mais la proportion des côtés est différente : de même, sans changer les quatre côtés AB, BC, CD, AD, on peut rapprocher ou éloigner le point B du point D, ce qui altérera les angles.

fig. 121.

Scholie II. Les deux propositions précédentes qui n'en font proprement qu'une, jointes à celle du quarré de l'hypoténuse, sont les propositions les plus importantes et les plus fécondes de la géométrie; elles suffisent presque seules à toutes les applications et à la résolution de tous les problèmes : la raison en est que toutes les figures peuvent se partager en triangles, et un triangle quelconque en deux triangles rectangles. Ainsi les propriétés générales des triangles renferment implicitement celles de toutes les figures.

PROPOSITION XX.

THÉORÊME.

Deux triangles qui ont un angle égal compris entre côtés proportionnels, sont semblables.

Soit l'angle A = D, et supposons qu'on a AB : DE : : AC : DF ; je dis que le triangle ABC est semblable à DEF.   *fig. 121.*

Prenez AG = DE et menez GH parallèle à BC l'angle AGH sera égal à l'angle ABC* ; et le triangle *24. 1.* AGH sera équiangle au triangle ABC ; on aura donc AB : AG : : AC : AH : mais, par hypothèse, AB : DE : : AC : DF, et par construction AG = DE ; donc AH = DF. Les deux triangles AGH, DEF, ont donc un angle égal compris entre côtés égaux ; donc ils sont égaux. Or le triangle AGH est semblable à ABC ; donc DEF est aussi semblable à ABC.

PROPOSITION XXI.

THÉORÊME.

Deux triangles qui ont les côtés homologues parallèles, ou qui les ont perpendiculaires chacun à chacun, sont semblables.

Car, 1° si le côté AB est parallèle à DE, et BC à *fig. 123.* EF, l'angle ABC sera égal à DEF* ; si de plus AC est *27. 1.* parallèle à DF, l'angle ACB sera égal à DFE, et aussi

BAC à EDF : donc les triangles ABC, DEF, sont équiangles ; donc ils sont semblables.

2° Soit le côté DE perpendiculaire à AB, et le côté DF à AC ; dans le quadrilatère AIDH les deux angles I et H seront droits ; les quatre angles valent ensemble quatre angles droits *; donc les deux restants IAH, IDH, valent deux angles droits. Mais les deux angles EDF, IDH, valent aussi deux angles droits ; donc l'angle EDF est égal à IAH ou BAC : pareillement si le troisième côté EF est perpendiculaire au troisième BC, on démontrera que l'angle DFE=C, et DEF=B ; donc les deux triangles ABC, DEF, qui ont les côtés perpendiculaires chacun à chacun, sont équiangles et semblables.

Scholie. Dans le cas des côtés parallèles, les côtés homologues sont les côtés parallèles, et, dans celui des côtés perpendiculaires, ce sont les côtés perpendiculaires. Ainsi, dans ce dernier cas, DE est homologue à AB, DF à AC, et EF à BC.

Le cas des côtés perpendiculaires pourrait offrir une situation relative des deux triangles, différente de celle qui est supposée dans la fig. 124; mais l'égalité des angles respectifs se démontrerait toujours, soit par des quadrilatères tels que AIDH, dont deux angles sont droits, soit par la comparaison de deux triangles qui, avec des angles opposés au sommet, auraient chacun un angle droit : d'ailleurs, on pourrait toujours supposer qu'on a construit au-dedans du triangle ABC un triangle DEF, dont les côtés seraient parallèles à ceux du triangle comparé à ABC, et alors la démonstration rentrerait dans le cas de la fig. 124.

fig. 24.

*20, 1.

PROPOSITION XXII.

THÉORÊME.

Les lignes AF, AG, etc., *menées comme on vou-* fig. 125.
dra par le sommet d'un triangle, divisent propo-
tionnellement la base BC *et sa parallèle* DE, *de*
sorte qu'on a DI : BF :: IK : FG :: KL : GH, *etc.*

Car, puisque DI est parallèle à BF, le triangle
ADI est équiangle à ABF, et on a la proportion
DI : BF :: AI : AF ; de même IK étant parallèle à FG,
on a AI : AF :: IK : FG ; donc, à cause du rapport
commun AI : AF, on aura DI : BF :: IK : FG. On trouvera semblablement IK : FG :: KL : GH, etc. ; donc la
ligne DE est divisée aux points I, K, L, comme la
base BC l'est aux points F, G, H.

Corollaire. Donc, si BC était divisée en parties
égales aux points F, G, H, la parallèle DE serait divisée de même en parties égales aux points I, K, L.

PROPOSITION XXIII.

THÉORÊME.

Si de l'angle droit A *d'un triangle rectangle on* fig. 126.
abaisse la perpendiculaire AD *sur l'hypoténuse,*

1° *Les deux triangles partiels* ABD, ADC,
seront semblables entre eux et au triangle total
ABC ;

2° *Chaque côté* AB *ou* AC *sera moyen pro-*
portionnel entre l'hypoténuse BC *et le segment*
adjacent BD *ou* DC ;

3° *La perpendiculaire* AD *sera moyenne pro-*
portionnelle entre les deux segments BD, DC.

Car, 1° le triangle BAD et le triangle BAC ont
l'angle commun B ; de plus l'angle droit BDA est
égal à l'angle droit BAC ; donc le troisième angle
BAD de l'un est égal au troisième C de l'autre ; donc

6.

ces deux triangles sont équiangles et semblables. On démontrera de même que le triangle DAC est semblable au triangle BAC; donc les trois triangles sont équiangles et semblables entre eux.

2º Puisque le triangle BAD est semblable au triangle BAC, leurs côtés homologues sont proportionnels. Or, le côté BD dans le petit triangle est homologue à BA dans le grand, parce qu'ils sont opposés à des angles égaux, BAD, BCA; l'hypoténuse BA du petit est homologue à l'hypoténuse BC du grand; donc on peut former la proportion BD : BA :: BA : BC. On aurait de la même manière DC:AC :: AC:BC; donc, 2º chacun des côtés AB, AC, est moyen proportionnel entre l'hypoténuse et le segment adjacent à ce côté.

3º Enfin, la similitude des triangles ABD, ADC, donne, en comparant les côtés homologues, BD: AD :: AD:DC ; donc, 3º la perpendiculaire AD est moyenne proportionnelle entre les segments BD, DC de l'hypoténuse.

Scholie. La proportion BD:AB :: AB:BC donne, en égalant le produit des extrêmes à celui des moyens, $\overline{AB}^2 = BD \times BC$. On a de même $\overline{AC}^2 = DC \times BC$, donc $\overline{AB}^2 + \overline{AC}^2 = BD \times BC + DC \times BC$; le second membre est la même chose que $(BD + DC) \times BC$, et il se réduit à $BC \times BC$ ou $\overline{BC}^2$; donc on a $\overline{AB}^2 + \overline{AC}^2 = \overline{BC}^2$; donc le quarré fait sur l'hypoténuse BC est égal à la somme des quarrés faits sur les deux autres côtés AB, AC. Nous retombons ainsi sur la proposition du quarré de l'hypoténuse par une voie très-différente de celle que nous avions suivie ; d'où l'on voit qu'à proprement parler, la proposition du quarré de l'hypoténuse est une suite de la proportionnalité des côtés dans les triangles équiangles.

Ainsi les propositions fondamentales de la géométrie se réduisent, pour ainsi dire, à celle-ci seule, que les triangles équiangles ont leurs côtés homologues proportionnels.

Il arrive souvent, comme on vient d'en voir un exemple, qu'en tirant des conséquences d'une ou de plusieurs propositions, on retombe sur des propositions déja démontrées. En général, ce qui caractérise particulièrement les théorêmes de géométrie, et ce qui est une preuve invincible de leur certitude, c'est qu'en les combinant ensemble d'une manière quelconque, pourvu qu'on raisonne juste, on tombe toujours sur des résultats exacts. Il n'en serait pas de même si quelque proposition était fausse, ou n'était vraie qu'à-peu-près ; il arriverait souvent que, par la combinaison des propositions entre elles, l'erreur s'accroîtrait et deviendrait sensible. C'est ce dont on voit des exemples dans toutes les démonstrations où nous nous servons de la *réduction à l'absurde*. Ces démonstrations, où l'on a pour but de prouver que deux quantités sont égales, consistent à faire voir que, s'il y avait entre elles la moindre inégalité, on serait conduit par la suite des raisonnements à une absurdité manifeste et palpable ; d'où l'on est obligé de conclure que ces deux quantités sont égales.

Corollaire. Si d'un point A de la circonférence on mène les deux cordes AB, AC, aux extrémités du diamètre BC, le triangle BAC sera rectangle en A * ; donc, 1° *la perpendiculaire AD est moyenne proportionnelle entre les deux segments* BD, DC, *du diamètre*, ou, ce qui revient au même, le quarré $\overline{AD}$ est égal au rectangle BD × DC.

2° *La corde AB est moyenne proportionnelle entre le diamètre* BC *et le segment adjacent* BD, ou, ce qui revient au même, $\overline{AB}^2 =$ BD × BC. On a sem-

fig. 127.

* 18, 2.

bablement $\overline{AC}^2 = CD \times BC$; donc $\overline{AB}^2 : \overline{AC}^2 :: BD : DC$;
et si on compare $\overline{AB}^2$ à $\overline{BC}^2$, on aura $\overline{AB}^2 : \overline{BC}^2 :: BD : BC$;
on aurait de même $\overline{AC}^2 : \overline{BC}^2 :: DC : BC$. Ces rapports
des quarrés des côtés, soit entre eux, soit avec le
quarré de l'hypoténuse, ont été déjà donnés dans les
corol. iii et iv de la prop. xi.

PROPOSITION XXIV.

THÉORÊME.

*Deux triangles qui ont un angle égal sont
entre eux comme les rectangles des côtés qui*
fig. 128. *comprennent l'angle égal. Ainsi le triangle* ABC
est au triangle ADE *comme le rectangle* AB × AC
est au rectangle AD × AE.

Tirez BE ; les deux triangles ABE, ADE, dont le
sommet commun est E, ont même hauteur, et sont
*6. entre eux comme leurs bases AB, AD * ; donc,

$$ABE : ADE :: AB : AD.$$

On a de même,

$$ABC : ABE :: AC : AE.$$

Multipliant ces deux proportions par ordre, et omettant le commun terme ABE, on aura,

$$ABC : ADE :: AB \times AC : AD \times AE.$$

Corollaire. Donc les deux triangles seraient équivalents, si le rectangle AB × AC était égal au rectangle AD × AE, ou si on avait AB : AD :: AE : AC, ce
qui aurait lieu si la ligne DC était parallèle à BE.

PROPOSITION XXV.

THÉORÊME.

Deux triangles semblables sont entre eux
comme les quarrés des côtés homologues.

Soit l'angle A=D et l'angle B=E ; d'abord à cause fig. 122. des angles égaux A et D, on aura, par la proposition précédente,

$$ABC : DEF :: AB \times AC : DE \times DF.$$

On a d'ailleurs, à cause de la similitude des triangles,

$$AB : DE :: AC : DF.$$

Et si on multiplie cette proportion terme à terme par la proportion identique,

$$AC : DF :: AC : DF,$$

il en résultera,

$$AB \times AC \cdot DE \times DF :: \overline{AC}^2 : \overline{DF}^2.$$

Donc,

$$ABC : DEF \cdot : \overline{AC}^2 : \overline{DF}^2.$$

Donc deux triangles semblables ABC, DEF, sont entre eux comme les quarrés des côtés homologues AC, DF, ou comme les quarrés de deux autres côtés homologues quelconques.

PROPOSITION XXVI.

THÉORÈME.

Deux polygones semblables sont composés d'un même nombre de triangles semblables chacun à chacun et semblablement disposés.

Dans le polygone ABCDE, menez d'un même angle fig. 129. A les diagonales AC, AD aux autres angles. Dans l'autre polygone FGHIK, menez semblablement de l'angle F homologue à A, les diagonales FH, FI aux autres angles.

Puisque les polygones sont semblables, l'angle ABC est égal à son homologue FGH *, et de plus les côtés *déf. 2. AB, BC, sont proportionnels aux côtés FG, GH ; de sorte qu'on a AB : FG :: BC : GH. Il suit de là que les triangles ABC, FGH, ont un angle égal compris entre côtés proportionnels ; donc ils sont sembla-

* 20. bles * ; donc l'angle BCA est égal à GHF. Ces angles
égaux étant retranchés des angles égaux BCD, GHI,
les restes ACD, FHI seront égaux : mais puisque les
triangles ABC, FGH sont semblables, on a AC :
FH :: BC : GH; d'ailleurs, à cause de la similitude des

déf. 2. polygones *, BC : GH :: CD : HI; donc AC : FH ::
CD : HI : mais on a déjà vu que l'angle ACD=FHI ;
donc les triangles ACD, FHI, ont un angle égal compris entre côtés proportionnels, donc ils sont semblables. On continuerait de même à démontrer la
similitude des triangles suivants, quel que fût le nombre des côtés des polygones proposés ; donc deux
polygones semblables sont composés d'un même
nombre de triangles semblables et semblablement
disposés.

Scholie. La proposition inverse est également vraie :
*Si deux polygones sont composés d'un même nombre
de triangles semblables et semblablement disposés, ces
deux polygones seront semblables.*

Car la similitude des triangles respectifs donnera
l'angle ABC=FGH, BCA=GHF, ACD=FHI ; donc
BCD=GHI, de même CDE=HIK, etc. De plus, on
aura AB : FG :: BC : GH :: AC : FH :: CD : HI, etc. ; donc
les deux polygones ont les angles égaux et les côtés
proportionnels ; donc ils sont semblables.

PROPOSITION XXVII.

THÉORÈME.

*Les contours ou périmètres des polygones sem-
blables sont comme les côtés homologues, et leurs
surfaces sont comme les quarrés de ces mêmes
côtés.*

fig. 129. Car, 1° puisqu'on a, par la nature des figures
semblables, AB : FG :: BC : GH :: CD : HI, etc., on

peut conclure de cette suite de rapports égaux : La somme des antécédents AB + BC + CD, etc., périmètre de la première figure, est à la somme des conséquents FG + GH + HI, etc., périmètre de la seconde figure, comme un antécédent est à son conséquent, ou comme le côté AB est à son homologue FG.

2° Puisque les triangles ABC, FGH sont semblables, on a * ABC : FGH :: $\overline{AC}^2 : \overline{FH}^2$; de même les [*] 25. triangles semblables ACD, FHI, donnent ACD : FHI :: $\overline{AC}^2 : \overline{FH}^2$; donc, à cause du rapport commun $\overline{AC}^2 : \overline{FH}^2$, on a,

$$ABC : FGH :: ACD : FHI.$$

Par un raisonnement semblable on trouverait,

$$ACD : FHI :: ADE : FIK ;$$

et ainsi de suite, s'il y avait un plus grand nombre de triangles. De cette suite de rapports égaux on conclura : La somme des antécédents ABC + ACD + ADE, ou le polygone ABCDE, est à la somme des conséquents FGH + FHI + FIK, ou au polygone FGHIK, comme un antécédent ABC est à son conséquent FGH, ou comme $\overline{AB}^2$ est à $\overline{FG}^2$; donc les surfaces des polygones semblables sont entre elles comme les quarrés des côtés homologues.

Corollaire. Si on construit trois figures semblables dont les côtés homologues soient égaux aux trois côtés d'un triangle rectangle, la figure faite sur le grand côté sera égale à la somme des deux autres : car ces trois figures sont proportionnelles aux quarrés de leurs côtés homologues ; or, le quarré de l'hypoténuse est égal à la somme des quarrés des deux autres côtés ; donc, etc.

PROPOSITION XXVIII.

THÉORÊME.

fig. 130.   *Les parties de deux cordes* AB, CD, *qui se coupent dans un cercle, sont réciproquement proportionnelles, c'est-à-dire qu'on a* AO : DO :: CO : OB.

Joignez AC et BD : dans les triangles ACO, BOD, les angles en O sont égaux comme opposés au sommet ; l'angle A est égal à l'angle D, parce qu'ils sont * 18, 2. inscrits dans le même segment * ; par la même raison l'angle C=B ; donc ces triangles sont semblables, et les côtés homologues donnent la proportion AO:DO :: CO:OB.

Corollaire. On tire de là AO×OB=DO×CO : donc le rectangle des deux parties de l'une des cordes est égal au rectangle des deux parties de l'autre.

PROPOSITION XXIX.

THÉORÊME.

fig. 131.   *Si d'un même point* O, *pris hors du cercle, on mène les sécantes* OB, OC, *terminées à l'arc concave* BC, *les sécantes entières seront réciproquement proportionnelles à leurs parties extérieures, c'est-à-dire qu'on aura* OB : OC :: OD : OA.

Car, en joignant AC, BD, les triangles OAC, OBD, * 18, 2. ont l'angle O commun ; de plus l'angle B=C * ; donc ces triangles sont semblables ; et les côtés homologues donnent la proportion ,

$$OB.OC :: OD:OA.$$

Corollaire. Donc le rectangle OA×OB, est égal au rectangle OC×OD.

Scholie. On peut remarquer que cette proposition a beaucoup d'analogie avec la précédente, et qu'elle n'en diffère qu'en ce que les deux cordes AB, CD, au lieu de se couper dans le cercle, se coupent au dehors. La proposition suivante peut encore être regardée comme un cas particulier de celle-ci.

PROPOSITION XXX.

THÉORÈME.

Si d'un même point O pris hors du cercle on fig. 132. *mène une tangente OA et une sécante OC, la tangente sera moyenne proportionnelle entre la sécante et sa partie extérieure; de sorte qu'on aura* OC : OA : : OA : OD; *ou, ce qui revient au même,* $\overline{OA}^2 = OC \times OD$.

Car, en joignant AD et AC, les triangles OAD, OAC, ont l'angle O commun; de plus l'angle OAD, formé par une tangente et une corde *, a pour mesure * 19, 2. la moitié de l'arc AD, et l'angle C a la même mesure; donc l'angle OAD=C; donc les deux triangles sont semblables, et on a la proportion,

OC : OA : : OA : OD,

qui donne $\overline{OA}^2 = OC \times OD$.

PROPOSITION XXX.

THÉORÈME.

Dans un triangle ABC, si on divise l'angle A en deux fig. 133. *parties égales par la ligne AD, le rectangle des côtés AB, AC, sera égal au rectangle des segments BD, DC, plus au quarré de la sécante AD.*

Faites passer une circonférence par les trois points A, B, C, prolongez AD jusqu'à la circonférence, et joignez CE.

Le triangle BAD est semblable au triangle EAC; car, par hypothèse, l'angle BAD = EAC; de plus l'angle B = E, puisqu'ils ont tous deux pour mesure la moitié de l'arc AC; donc ces triangles sont semblables, et les côtés homologues donnent la proportion BA : AE : : AD : AC : de là résulte

$BA \times AC = AE \times AD$; mais $AE = AD + DE$, et en multipliant de part et d'autre par AD, on a $AE \times AD = \overline{AD}^2 + AD \times DE$; d'ailleurs $AD \times DE = BD \times DC$ *; donc enfin

$$BA \times AC = \overline{AD}^2 + BD \times DC.$$

PROPOSITION XXXII.

THÉORÊME.

Dans tout triangle ABC, le rectangle des deux côtés AB, AC, est égal au rectangle compris par le diamètre CE du cercle circonscrit et la perpendiculaire AD abaissée sur le troisième côté BC.

Car, en joignant AE, les triangles ABD, AEC, sont rectangles, l'un en D, l'autre en A; de plus l'angle $B = E$; donc ces triangles sont semblables, et ils donnent la proportion $AB : CE :: AD : AC$; d'où résulte $AB \times AC = CE \times AD$.

Corollaire. Si on multiplie ces quantités égales par la même quantité BC, on aura $AB \times AC \times BC = CE \times AD \times BC$. Or, $AD \times BC$ est le double de la surface du triangle *; donc *le produit des trois côtés d'un triangle est égal à sa surface multipliée par le double du diamètre du cercle circonscrit.*

Le produit de trois lignes s'appelle quelquefois un *solide,* par une raison qu'on verra ci-après. Sa valeur se conçoit aisément, en imaginant que les lignes sont réduites en nombres, et multipliant les nombres dont il s'agit.

Scholie. On peut démontrer aussi que *la surface d'un triangle est égale à son périmètre multiplié par la moitié du rayon du cercle inscrit.*

Car les triangles AOB, BOC, AOC, qui ont leur sommet commun en O, ont pour hauteur commune le rayon du cercle inscrit; donc la somme de ces triangles sera égale à la somme des bases AB, BC, AC, multipliée par la moitié du rayon OD; donc la surface du triangle ABC est égale à son périmètre multiplié par la moitié du rayon du cercle inscrit.

PROPOSITION XXXIII.

THÉORÊME.

Dans tout quadrilatère inscrit ABCD, *le rectangle des* fig. 135. *deux diagonales* AC, BD, *est égal à la somme des rectan- gles des côtés opposés, de sorte qu'on a*

$$AC \times BD = AB \times CD + AD \times BC.$$

Prenez l'arc CO=AD, et tirez BO qui rencontre la dia- gonale AC en I.

L'angle ABD=CBI, puisque l'un a pour mesure la moitié de AD, et l'autre la moitié de CO égal à AD. L'angle ADB= BCI, parce qu'ils sont inscrits dans le même segment AOB; donc le triangle ABD est semblable au triangle IBC, et on a la proportion AD:CI::BD:BC ; d'où résulte $AD \times BC=$ CI $\times$ BD. Je dis maintenant que le triangle ABI est semblable au triangle BDC; car l'arc AD étant égal à CO, si on ajoute de part et d'autre OD, on aura l'arc AO=DC; donc l'angle ABI=DBC; de plus l'angle BAI=BDC, parce qu'ils sont inscrits dans le même segment; donc les triangles ABI,DBC, sont semblables, et les côtés homologues donnent la propor- tion AB:BD::AI:CD; d'où résulte $AB \times CD = AI \times BD$.

Ajoutant les deux résultats trouvés, et observant que. $AI \times BD + CI \times BD = (AI + CI) \times BD = AC \times BD$, on aura $AD \times BC + AB \times CD = AC \times BD$.

Scholie. On peut démontrer de la même manière un au- tre théorême sur le quadrilatère inscrit.

Le triangle ABD semblable à BIC, donne la proportion BD:BC::AB:BI, d'où résulte $BI \times BD = BC \times AB$. Si on joint CO, le triangle ICO, semblable à ABI, sera semblable à BDC, et donnera la proportion BD:CO::DC.OI; d'où résulte $OI \times BD = CO \times DC$, ou, à cause de CO=AD, $OI \times BD = AD \times DC$. Ajoutant les deux résultats, et obser- vant que $BI \times BD + OI \times BD$ se réduit à $BO \times BD$, on aura

$$BO \times BD = AB \times BC + AD \times DC.$$

Si on eût pris BP=AD, et qu'on eût tiré CKP, on au- rait trouvé par des raisonnements semblables,

$$CP \times CA = AB \times AD + BC \times CD.$$

Mais l'arc BP étant égal à CO, si on ajoute de part et d'autre BC, on aura l'arc CBP=BCO ; donc la corde CP est égale à la corde BO, et par conséquent les rectangles BO×BD et CP×CA sont entré eux comme BD est à CA ; donc,

$$BD:CA :: AB×BC+AD×DC : AD×AB+BC×CD.$$

Donc *les deux diagonales d'un quadrilatère inscrit sont entre elles comme les sommes des rectangles des côtés qui aboutissent à leurs extrémités.*

Ces deux théorêmes peuvent servir à trouver les diagonales quand on connaît les côtés.

PROPOSITION XXXIV.

THÉORÈME.

fig. 136. 　*Soit P un point donné au dedans du cercle sur le rayon AC, et soit pris un point Q au dehors sur le prolongement du même rayon, de sorte qu'on ait CP:CA :: CA:CQ ; si d'un point quelconque M de la circonférence on mène aux deux points P et Q les droites MP, MQ, je dis que ces droites seront partout dans un même rapport, et qu'on aura* MP:MQ :: AP:AQ

Car on a, par hypothèse, CP:CA :: CA:CQ ; mettant CM à la place de CA, on aura CP:CM :: CM:CQ ; donc les triangles CPM, CQM, ont un angle égal C compris entre * 20, 3. côtés proportionnels ; donc ils sont semblables* ; donc le troisième côté MP est au troisième MQ comme CP est à CM ou CA. Mais la proportion CP:CA :: CA:CQ donne, *dividendo,* CP:CA :: CA—CP:CQ—CA, ou CP:CA :: AP:AQ, donc MP:MQ :: AP:AQ.

Problêmes relatifs au Livre III.

PROBLÊME PREMIER.

Diviser une ligne droite donnée en tant de parties égales qu'on voudra, ou en parties proportionnelles à des lignes données.

1° Soit proposé de diviser la ligne AB en cinq   fig. 137. parties égales ; par l'extrémité A on mènera la droite indéfinie AG, et prenant AC d'une grandeur quelconque, on portera AC cinq fois sur AG. On joindra le dernier point de division G et l'extrémité B par la ligne GB, puis on mènera CI parallèle à GB ; je dis que AI sera la cinquième partie de la ligne AB, et qu'ainsi en portant AI cinq fois sur AB, la ligne AB sera divisée en cinq parties égales.

Car, puisque CI est parallèle à GB, les côtés AG,   * 15. AB, sont coupés proportionnellement en C et I *. Mais AC est la cinquième partie de AG ; donc AI est la cinquième partie de AB.

2° Soit proposé de diviser la ligne AB en parties   fig. 138. proportionnelles aux lignes données P, Q, R. Par l'extrémité A on tirera l'indéfinie AG, on prendra AC=P, CD=Q, DE=R, on joindra les extrémités E et B, et par les points C, D, on mènera CI, DK, parallèles à EB ; je dis que la ligne AB sera divisée en parties AI, IK, KB, proportionnelles aux lignes données P, Q, R.

Car, à cause des parallèles CI, DK, EB, les parties AI, IK, KB, sont proportionnelles aux parties AC, CD, DE * ; et par construction celles-ci sont égales   * 15. aux lignes données P, Q, R.

PROBLÊME II.

Trouver une quatrième proportionnelle à trois lignes données A, B, C.

fig. 139.　　Tirez les deux lignes indéfinies DE, DF, sous un angle quelconque. Sur DE prenez DA = A et DB = B, sur DF prenez DC = C, joignez AC, et par le point B menez BX parallèle à AC; je dis que DX sera la quatrième proportionnelle demandée : car, puisque BX est parallèle à AC, on a la proportion DA : DB :: DC : DX; or, les trois premiers termes de cette proportion sont égaux aux trois lignes données ; donc DX est la quatrième proportionnelle demandée.

Corollaire. On trouvera de même une troisième proportionnelle aux deux lignes données A, B, car elle sera la même que la quatrième proportionnelle aux trois lignes A, B, B.

PROBLÊME III.

Trouver une moyenne proportionnelle entre deux lignes données A et B.

fig. 140.　　Sur la ligne indéfinie DF prenez DE = A, et EF = B; sur la ligne totale DF comme diamètre, décrivez la demi - circonférence DGF ; au point E élevez sur le diamètre la perpendiculaire EG, qui rencontre la circonférence en G ; je dis que EG sera la moyenne proportionnelle cherchée.

Car la perpendiculaire GE, abaissée d'un point de la circonférence sur le diamètre , est moyenne proportionnelle entre les deux segments du diamètre DF,

* 23.　EF * : or, ces segments sont égaux aux lignes données A et B.

PROBLÊME IV.

fig. 141.　　*Diviser la ligne donnée AB en deux parties, de manière que la plus grande soit moyenne proportionnelle entre la ligne entière et l'autre partie.*

À l'extrémité B de la ligne AB élevez la perpendiculaire BC égale à la moitié de AB; du point C comme centre, et du rayon CB décrivez une circonférence, tirez AC, qui coupera la circonférence en D, et prenez AF=AD; je dis que la ligne AB sera divisée au point F de la manière demandée, c'est-à-dire qu'on aura AB:AF :: AF:FB.

Car AB étant perpendiculaire à l'extrémité du rayon CB, est une tangente; et si on prolonge AC jusqu'à ce qu'elle rencontre de nouveau la circonférence en E, on aura * AE:AB :: AB:AD; donc, *dividendo*, AE —AB:AB :: AB—AD:AD. Mais, puisque le rayon BC est la moitié de AB, le diamètre DE est égal à AB, et par conséquent AE—AB=AD=AF; on a aussi, à cause de AF=AD, AB—AD=FB; donc AF:AB :: FB:AD ou AF; donc, *invertendo*, AB:AF :: AF:FB.

Scholie. Cette sorte de division de la ligne AB s'appelle division en *moyenne et extrême raison* : on en verra des usages. On peut remarquer que la sécante AE est divisée en moyenne et extrême raison au point D; car, puisque AB=DE, on a AE:DE :: DE:AD.

PROBLÊME V.

Par un point donné A dans l'angle donné BCD, *tirer la ligne* BD *de manière que les parties* AB, AD, *comprises entre le point A et les deux côtés de l'angle, soient égales.*

Par le point A menez AE parallèle à CD, prenez BE=CE, et par les points B et A tirez BAD, qui sera la ligne demandée.

Car, AE étant parallèle à CD, on a BE:EC :: BA:AD; or BE=EC; donc BA=AD.

PROBLÊME VI.

Faire un quarré équivalent à un parallélogramme ou à un triangle donné.

7

fig. 143. 1° Soit ABCD le parallélogramme donné, AB sa base, DE sa hauteur : entre AB et DE cherchez une moyenne proportionnelle XY *; je dis que le quarré fait sur XY sera équivalent au parallélogramme ABCD : Car on a, par construction, AB:XY :: XY:DE ; donc $\overline{XY}^2 = AB \times DE$: or $AB \times DE$ est la mesure du parallélogramme, et $\overline{XY}^2$ celle du quarré, donc ils sont équivalents.

fig. 144. 2° Soit ABC le triangle donné, BC sa base, AD sa hauteur : prenez une moyenne proportionnelle entre BC et la moitié de AD, et soit XY cette moyenne ; je dis que le quarré fait sur XY sera équivalent au triangle ABC.

Car, puisqu'on a $BC:XY :: XY : \frac{1}{2} AD$, il en résulte $\overline{XY}^2 = BC \times \frac{1}{2}AD$, donc le quarré fait sur XY est équivalent au triangle ABC.

PROBLÈME VII.

fig. 145. *Faire sur la ligne donnée* AD *un rectangle* ADEX *équivalent au rectangle donné* ABFC.

Cherchez une quatrième proportionnelle aux trois lignes AD, AB, AC, et soit AX cette quatrième proportionnelle, je dis que le rectangle fait sur AD et AX sera équivalent au rectangle ABFC.

Car, puisqu'on a $AD:AB :: AC:AX$, il en résulte $AD \times AX = AB \times AC$; donc le rectangle ADEX est équivalent au rectangle ABFC.

PROBLÈME VIII.

fig. 148 *Trouver en lignes le rapport du rectangle des deux lignes données* A *et* B *au rectangle des deux lignes données* C *et* D.

Soit X une quatrième proportionnelle aux trois lignes B, C, D ; je dis que le rapport des deux lignes

A et X sera égal à celui des deux rectangles A × B, C × D.

Car, puisqu'on a B:C::D:X, il en résulte C × D = B × X ; donc A × B : C × D :: A × B : B × X :: A : X.

Corollaire. Donc, pour avoir le rapport des quarrés faits sur les lignes données A et C, cherchez une troisième proportionnelle X aux lignes A et C, en sorte qu'on ait A:C::C:X, et vous aurez A² : C² :: A : X.

PROBLÊME IX.

Trouver en lignes le rapport du produit des fig. 149. *trois lignes données* A, B, C, *au produit des trois lignes données* P, Q, R.

Aux trois lignes données P, A, B, cherchez une quatrième proportionnelle X : aux trois lignes données C, Q, R, cherchez une quatrième proportionnelle Y. Les deux lignes X, Y, seront entre elles comme les produits A × B × C, P × Q × R.

Car, puisque P:A::B:X , on a A × B = P × X ; et, en multipliant de part et d'autre par C, A × B × C = C × P × X. De même, puisque C:Q::R:Y, il en résulte Q × R = C × Y; et, multipliant de part et d'autre par P, on a P × Q × R = P × C × Y, donc le produit A × B × C est au produit P × Q × R comme C × P × X est à P × C × Y, ou comme X est à Y.

PROBLÊME X.

Faire un triangle équivalent à un polygone donné. fig. 146.

Soit ABCDE le polygone donné. Tirez d'abord a diagonale CE, qui retranche le triangle CDE; par le point D menez DF parallèle à CE jusqu'à la rencontre de AE prolongé; joignez CF, et le polygone ABCDE sera équivalent au polygone ABCF qui a un côté de moins.

Car les triangles CDE, CFE, ont la base commune CE ; ils ont aussi même hauteur, puisque leurs sommets D, F, sont situés sur une ligne DF parallèle à la base ; donc ces triangles sont équivalents. Ajoutant de part et d'autre la figure ABCE, on aura d'un côté le polygone ABCDE, et de l'autre le polygone ABCF, qui seront équivalents.

On peut pareillement retrancher l'angle B en substituant au triangle ABC le triangle équivalent AGC, et ainsi le pentagone ABDE sera changé en un triangle équivalent GCF.

Le même procédé s'appliquera à toute autre figure ; car en diminuant d'un à chaque fois le nombre des côtés, on finira par tomber sur le triangle équivalent.

*pr. 6. *Scholie*. On a déjà vu que tout triangle peut être changé en un quarré équivalent *, ainsi on trouvera toujours un quarré équivalent à une figure rectiligne donnée ; c'est ce qu'on appelle *quarrer* la figure rectiligne, ou en trouver la *quadrature*.

Le problême de *la quadrature du cercle* consiste à trouver un quarré équivalent à un cercle dont le diamètre est donné.

PROBLÊME XI.

Faire un quarré qui soit égal à la somme ou à la différence de deux quarrés donnés.

Soient A et B les côtés des quarrés donnés :

fig. 147. 1º S'il faut trouver un quarré égal à la somme de ces quarrés, tirez les deux lignes indéfinies ED, EF à angle droit ; prenez ED = A et EG = B, joignez DG, et DG sera le côté du quarré cherché.

Car le triangle DEG étant rectangle, le quarré fait sur DG est égal à la somme des quarrés faits sur ED et EG.

2º S'il faut trouver un quarré égal à la différence des quarrés donnés, formez de même l'angle droit

FEH, prenez GE égal au plus petit de côtés A et B ; du point G, comme centre, et d'un rayon GH égal à l'autre côté, décrivez un arc qui coupe EH en H ; je dis que le quarré fait sur EH sera égal à la différence des quarrés faits sur les lignes A et B.

Car le triangle GEH est rectangle, l'hypoténuse GH = A, et le côté GE = B ; donc le quarré fait sur EH, etc.

Scholie. On peut trouver ainsi un quarré égal à la somme de tant de quarrés qu'on voudra ; car la construction qui en réduit deux à un seul, en réduira trois à deux, et ces deux-ci à un, ainsi des autres. Il en serait de même si quelques-uns des quarrés devaient être soustraits de la somme des autres.

PROBLÈME XII.

Construire un quarré qui soit au quarré donné ABCD, *comme la ligne* M *est à la ligne* N. Fig. 150.

Sur la ligne indéfinie EG, prenez EF = M, et FG = N ; sur EG, comme diamètre, décrivez une demi-circonférence, et au point F élevez sur le diamètre la perpendiculaire FH. Du point H menez les cordes HG, HE, que vous prolongerez indéfiniment : sur la première prenez HK égale au côté AB du quarré donné, et par le point K menez KI parallèle à EG ; je dis que HI sera le côté du quarré cherché.

Car, à cause des parallèles KI, GE, on a HI : HK :: HE : HG ; donc $\overline{HI}^2 : \overline{HK}^2 :: \overline{HE}^2 : \overline{HG}^2$: mais dans le triangle rectangle EHG *, le quarré de HE est au quarré de HG comme le segment EF est au segment FG, ou comme M est à N, donc $\overline{HI}^2 : \overline{HK}^2 ::$ M:N. Mais HK = AB ; donc le quarré fait sur HI est au quarré fait sur AB comme M est à N. * 23.

PROBLÊME XIII.

fig. 129. *Sur le côté* FG, *homologue à* AB, *décrire un polygone semblable au polygone donné* ABCDE.

Dans le polygone donné tirez les diagonales AC, AD : au point F faites l'angle GFH = BAC, et au point G l'angle FGH = ABC; les lignes FH, GH, se couperont en H, et FGH sera un triangle semblable à ABC : de même sur FH, homologüe à AC, construisez le triangle FIH semblable à ADC, et sur FI, homologue à AD, construisez le triangle FIK, semblable à ADE. Le polygone FGHIK sera le polygone demandé, semblable à ABCDE.

Car ces deux polygones sont composés d'un même nombre de triangles semblables et semblablement * 26. placés *.

PROBLÊME XIV.

Deux figures semblables étant données, construire une figure semblable qui soit égale à leur somme ou à leur différence.

Soient A et B deux côtés homologues des figures données, cherchez un quarré égal à la somme ou à la différence des quarrés faits sur A et B ; soit X le côté de ce quarré, X sera dans la figure cherchée le côté homologue à A et B dans les figures données. On construira ensuite la figure elle-même par le problème précédent.

Car les figures semblables sont comme les quarrés des côtés homologues ; or le quarré du côté X est égal à la somme ou à la différence des quarrés faits sur les côtés homologues A et B ; donc la figure faite sur le côté X est égale à la somme ou à la différence des figures semblables faites sur les côtés A et B.

PROBLÊME XV.

Construire une figure semblable à une figure donnée, et qui soit à cette figure dans le rapport donné de M *à* N.

Soit A un côté de la figure donnée, X le côté homologue dans la figure cherchée; il faudra que le quarré de X soit au quarré de A comme M est à N *. On trouvera donc X par le problême xii; connaissant X, le reste s'achèvera par le problême xiii.

* 27.

PROBLÊME XVI.

Construire une figure semblable à la figure P *et équivalente à la figure* Q.

fig. 151.

Cherchez le côté M du quarré équivalent à la figure P, et le côté N du quarré équivalent à la figure Q. Soit ensuite X une quatrième proportionnelle aux trois lignes données M, N, AB; sur le côté X, homologue à AB, décrivez une figure semblable à la figure P; je dis qu'elle sera de plus équivalente à la figure Q.

Car en appelant Y la figure faite sur le côté X, on aura $P:Y::\overline{AB}^2:\overline{X}^2$; mais, par construction, $AB:X::M:N$, ou $\overline{AB}^2:\overline{X}^2::\overline{M}^2:\overline{N}^2$; donc $P:Y::\overline{M}^2:\overline{N}^2$. Mais on a aussi, par construction, $\overline{M}^2=P$ et $\overline{N}^2=Q$; donc $P:Y::P:Q$; donc $Y=Q$; donc la figure Y est semblable à la figure P, et équivalente à la figure Q.

PROBLÊME XVII.

Construire un rectangle équivalent à un quarré donné C, *et dont les côtés adjacents fassent une somme donnée* AB.

fig. 152.

Sur AB, comme diamètre, décrivez une demi-circonférence, menez parallèlement au diamètre la ligne ED à une distance AD égale au côté du quarré donné C.

Du point E, où la parallèle coupe la circonférence, abaissez sur le diamètre la perpendiculaire EF ; je dis que AF et FB seront les côtés du rectangle cherché.

Car leur somme est égale à AB ; et leur rectangle AF × FB est égal au quarré de EF *, ou au quarré de AD ; donc ce rectangle est équivalent au quarré donné C.

* 23.

Scholie. Il faut, pour que le problème soit possible, que la distance AD n'excède pas le rayon, c'est-à-dire que le côté du quarré C n'excède pas la moitié de la ligne AB.

PROBLÊME XVIII.

fig. 153.

Construire un rectangle équivalent à un quarré C, et dont les côtés adjacents aient entre eux la différence donnée AB.

Sur la ligne donnée AB, comme diamètre, décrivez une circonférence ; à l'extrémité du diamètre, menez la tangente AD égale au côté du quarré C : par le point D et le centre O tirez la sécante DE ; je dis que DE et DF seront les côtés adjacents du rectangle demandé.

Car 1° la différence de ces côtés est égale au diamètre EF ou AB ; 2° le rectangle DE × DF est égal à $\overline{AD}$ * ; donc ce rectangle sera équivalent au quarré donné C.

* 30.

PROBLÊME XIX.

Trouver la commune mesure, s'il y en a une, entre la diagonale et le côté du quarré.

fig. 154.

Soit ABCG un quarré quelconque, AC sa diagonale.

Il faut d'abord porter CB sur CA autant de fois qu'il peut y être contenu *, et pour cela soit décrit du centre C et du rayon CB le demi-cercle DBE : on voit que CB est contenu une fois dans AC avec le reste AD, le résultat de la première opération est donc

* pr. 17.
liv. 2.

le quotient 1 avec le reste AD, qu'il faut comparer avec BC ou son égale AB.

On peut prendre AF = AD, et porter réellement AF sur AB; on trouverait qu'il y est contenu deux fois avec un reste : mais comme ce reste et les suivants vont en diminuant, et que bientôt ils échapperaient par leur petitesse, ce ne serait là qu'un moyen mécanique imparfait, d'où l'on ne pourrait rien conclure pour décider si les lignes AC, CB, ont entre elles ou n'ont pas une commune mesure : or il est un moyen très-simple d'éviter les lignes décroissantes, et de n'avoir à opérer que sur des lignes qui restent toujours de la même grandeur.

En effet, l'angle ABC étant droit, AB est une tangente, et AE une sécante menée du même point, de sorte qu'on a * AD : AB :: AB : AE. Ainsi dans la seconde opération, où il s'agit de comparer AD avec AB, on peut, au lieu du rapport de AD à AB, prendre celui de AB à AE : or AB ou son égale CD est contenue deux fois dans AE avec le reste AD; donc le résultat de la seconde opération est le quotient 2 avec le reste AD qu'il faut comparer à AB.   * 3o.

La troisième opération, qui consiste à comparer AD avec AB, se réduira de même à comparer AB ou son égale CD avec AE, et on aura encore 2 pour quotient et AD pour reste.

De là on voit que l'opération ne sera jamais terminée, et qu'ainsi il n'y a pas de commune mesure entre la diagonale et le côté du quarré : vérité qui était déjà connue par l'arithmétique (puisque ces deux lignes sont entre elles :: $\sqrt{2} : 1$)*, mais qui acquiert un plus grand degré de clarté par la résolution géométrique.   * 11.

Scholie. Il n'est donc pas possible non plus de trouver en nombres le rapport exact de la diagonale au côté du quarré; mais on peut en approcher tant

qu'on voudra au moyen de la fraction continue qui
est égale à ce rapport. La première opération a
donné pour quotient 1 ; la seconde et toutes les autres
à l'infini donnent 2 : ainsi la fraction dont il s'agit
est $1 + \frac{1}{2} + \frac{1}{2} +$

$$\frac{1}{2} + \frac{1}{2} + \frac{1}{2} + \text{etc. à l'infini.}$$

Par exemple , si on calculé cette fraction jusqu'au
quatrième terme inclusivement, on trouve que sa
valeur est $1\frac{12}{29}$ ou $\frac{41}{29}$; de sorte que le rapport approché de la diagonale au côté du quarré est :: 41 : 29.
On trouverait un rapport plus approché en calculant
un plus grand nombre de termes.

LIVRE IV.

LES POLYGONES RÉGULIERS,
ET LA MESURE DU CERCLE.

DÉFINITION.

Un polygone qui est à la fois équiangle et équilatéral, s'appelle *polygone régulier*.

Il y a des polygones réguliers de tout nombre de côtés. Le triangle équilatéral est celui de trois côtés ; et le quarré, celui de quatre.

PROPOSITION PREMIÈRE.

THÉORÊME.

Deux polygones réguliers d'un même nombre de côtés sont deux figures semblables.

Soient, par exemple, les deux hexagones réguliers ABCDEF, *abcdef ;* la somme des angles est la même dans l'une et dans l'autre figure ; elle est égale à huit angles droits *. L'angle A est la sixième partie de cette somme aussi bien que l'angle *a ;* donc les deux angles A et *a* sont égaux ; il en est par conséquent de même des angles B et *b*, des angles C et *c*, etc.

De plus, puisque par la nature de ces polygones les côtés AB, BC, CD, etc., sont égaux, ainsi que *ab*, *bc*, *cd*, etc., il est clair qu'on a les proportions AB : *ab* :: BC : *bc* :: CD : *cd*, etc. ; donc les deux figures dont il s'agit ont les angles égaux et les côtés homologues proportionnels ; donc elles sont semblables *.

fig. 155.

* 28, 1.

* déf. 7, liv. 3.

Corollaire. Les périmètres de deux polygones réguliers d'un même nombre de côtés sont entre eux
comme les côtés homologues, et leurs surfaces sont
comme les quarrés de ces mêmes côtés *.

*27, 3.

Scholie. L'angle d'un polygone régulier se détermine par le nombre de ses côtés comme celui d'un
polygone équiangle *.

* 20, 1.

PROPOSITION II.

THÉORÊME.

*Tout polygone régulier peut être inscrit dans
le cercle, et peut lui être circonscrit.*

fig. 156.   Soit ABCDE, etc., le polygone dont il s'agit, imaginez qu'on fasse passer une circonférence par les
trois points A, B, C; soit O son centre, et OP la perpendiculaire abaissée sur le milieu du côté BC; joignez
AO et OD.

Le quadrilatère OPCD et le quadrilatère OPBA
peuvent être superposés : en effet le côté OP est commun, l'angle OPC=OPB, puisqu'ils sont droits;
donc le côté PC s'appliquera sur son égal PB, et le
point C tombera en B. De plus, par la nature du
polygone, l'angle PCD=PBA, donc CD prendra la
direction BA, et puisque CD = BA, le point D tombera en A, et les deux quadrilatères coïncideront entièrement l'un avec l'autre. La distance OD est donc
égale à AO, et par conséquent la circonférence qui
passe par les trois points A, B, C, passera aussi par
le point D : mais, par un raisonnement semblable,
on prouvera que la circonférence qui passe par les
trois sommets B, C, D, passera par le sommet suivant E, et ainsi de suite; donc la même circonférence qui passe par les points A, B, C, passe par tous
les sommets des angles du polygone, et le polygone
est inscrit dans cette circonférence.

En second lieu, par rapport à cette circonférence, tous les côtés AB, BC, CD, etc., sont des cordes égales; elles sont donc également éloignées du centre*; donc *8, 2. si du point O, comme centre, et du rayon OP, on décrit une circonférence, cette circonférence touchera le côté BC et tous les autres côtés du polygone, chacun dans son milieu, et la circonférence sera inscrite dans le polygone, ou le polygone circonscrit à la circonférence.

Scholie I. Le point O, centre commun du cercle inscrit et du cercle circonscrit, peut être regardé aussi comme le centre du polygone, et par cette raison on appelle *angle au centre*, l'angle AOB formé par les deux rayons menés aux extrémités d'un même côté AB.

Puisque toutes les cordes AB, BC, etc., sont égales, il est clair que tous les angles au centre sont égaux, et qu'ainsi la valeur de chacun se trouve en divisant quatre angles droits par le nombre des côtés du polygone.

Scholie II. Pour inscrire un polygone régulier d'un certain nombre de côtés dans une circonférence donnée, il ne s'agit que de diviser la circonférence en autant de parties égales que le polygone doit avoir de côtés; car, les arcs étant égaux, les cordes AB, BC, fig. 158. CD, etc., seront égales; les triangles ABO, BOC, COD, etc., seront égaux aussi, parce qu'ils sont équilatéraux entre eux; donc tous les angles ABC, BCD, CDE, etc., seront égaux; donc la figure ABCDE, etc., sera un polygone régulier.

PROPOSITION III.

PROBLÈME.

Inscrire un quarré dans une circonférence donnée.

fig. 157. Tirez deux diamètres AC, BD, qui se coupent à angles droits; joignez les extrémités A, B, C, D, et la figure ABCD sera le quarré inscrit : car les angles AOB, BOC, etc., étant égaux, les cordes AB, BC, etc., sont égales.

Scholie. Le triangle BOC étant rectangle et isoscèle, *11,3. on a * BC:BO :: $\sqrt{2}$:1 ; donc *le côté du quarré inscrit est au rayon comme la racine quarrée de 2 est à l'unité.*

PROPOSITION IV.

PROBLÈME.

Inscrire un hexagone régulier et un triangle équilatéral dans une circonférence donnée.

fig. 158. Supposons le problême résolu, et soit AB un côté de l'hexagone inscrit; si on mène les rayons AO, OB, je dis que le triangle AOB sera équilatéral.

Car l'angle AOB est la sixième partie de quatre angles droits; ainsi en prenant l'angle droit pour unité, on aura AOB $= \frac{4}{6} = \frac{2}{3}$: les deux autres angles ABO, BAO, du même triangle valent ensemble $2 - \frac{2}{3}$ ou $\frac{4}{3}$, et comme ils sont égaux, chacun d'eux $= \frac{2}{3}$; donc le triangle ABO est équilatéral; donc le côté de l'hexagone inscrit est égal au rayon.

Il suit de là que pour inscrire un hexagone régulier dans une circonférence donnée, il faut porter le rayon six fois sur la circonférence, ce qui ramènera au même point d'où on était parti.

L'hexagone ABCDEF étant inscrit, si l'on joint les sommets des angles alternativement, on formera le triangle équilatéral ACE.

Scholie. La figure ABCO est un parallélogramme et même un losange, puisque AB = BC = CO = AO; *14,3. donc * la somme des quarrés des diagonales $\overline{AC}^2 + \overline{BO}^2$, est égale à la somme des quarrés des côtés, laquelle est $4\,\overline{AB}^2$ ou $4\,\overline{BO}^2$; retranchant de part et d'autre $\overline{BO}^2$, il restera $\overline{AC}^2 = 3\,\overline{BO}^2$; donc $\overline{AC}^2 : \overline{BO}^2$.: 3 : 1, ou AC : BO :: $\sqrt{}\,3 : 1$; donc *le côté du triangle équilatéral inscrit est au rayon comme la racine quarrée de 3 est à l'unité.*

PROPOSITION V.

PROBLÊME.

Inscrire dans un cercle donné un décagone régulier, ensuite un pentagone et un pentédécagone.

Divisez le rayon AO en moyenne et extrême raison au point M*, prenez la corde AB égale au plus grand segment OM, et AB sera le côté du décagone régulier qu'il faudra porter dix fois sur la circonférence.

fig. 159.
*prob.4.
liv. 3.

Car en joignant MB, on a par construction AO : OM :: OM : AM; ou, à cause de AB = OM, AO : AB :: AB : AM; donc les triangles ABO, AMB, ont un angle commun A compris entre côtés proportionnels; donc ils sont semblables *. Le triangle OAB est isoscèle, donc le triangle AMB l'est aussi, et on a AB = BM : d'ailleurs AB = OM; donc aussi MB = OM; donc le triangle BMO est isoscèle.

*20, 3.

L'angle AMB, extérieur au triangle isoscèle BMO, est double de l'intérieur O*; or l'angle AMB = MAB; donc le triangle OAB est tel que chacun des angles à la base, OAB ou OBA, est double de l'angle au sommet O; donc les trois angles du triangle valent cinq fois l'angle O, et ainsi l'angle O est la cinquième partie de deux angles droits, ou la dixième de quatre : donc l'arc AB est la dixième partie de la circonférence, et la corde AB est le côté du décagone régulier.

* 19, 1.

Corollaire I. Si on joint de deux en deux les sommets du décagone régulier, on formera le pentagone régulier ACEGI.

Corollaire II. AB étant toujours le côté du décagone, soit AL le côté de l'hexagone; alors l'arc BL sera, par rapport à la circonférence, $\frac{1}{6}$ — $\frac{1}{10}$ ou $\frac{1}{15}$; donc la corde BL sera le côté du pentédécagone ou polygone régulier de 15 côtés. On voit en même temps que l'arc CL est le tiers de CB.

Scholie. Un polygone régulier étant inscrit, si on divise les arcs sous-tendus par ses côtés en deux parties égales, et qu'on tire les cordes des demi-arcs, celles-ci formeront un nouveau polygone régulier d'un nombre de côtés double : ainsi on voit que le quarré peut servir à inscrire successivement les polygones réguliers de 8, 16, 32, etc., côtés. De même hexagone servira à inscrire les polygones réguliers de 12, 24, 48, etc., côtés; le décagone, des polygones de 20, 40, 80, etc., côtés; le pentédécagone, des polygones de 30, 60, 120, etc., côtés (1).

PROPOSITION VI.

PROBLÊME.

Étant donné le polygone régulier inscrit ABCD, etc., circonscrire à la même circonférence un polygone semblable.

fig. 160.

---

(1) On a cru long-temps que ces polygones étaient les seuls qui pussent être inscrits par les procédés de la géométrie élémentaire, ou, ce qui revient au même, par la résolution des équations du premier et du second degré : mais M. Gauss a prouvé, dans un ouvrage intitulé *Disquisitiones Arithmeticæ*, *Lipsiæ*, 1801, qu'on peut inscrire par de semblables moyens le polygone régulier de dix-sept côtés, et en général celui de $2^n + 1$ côtés, pourvu que $2^n + 1$ soit un nombre premier.

Au point T, milieu de l'arc AB, menez la tangente GH, qui sera parallèle à AB *; faites la même chose au milieu de chacun des autres arcs BC, CD, etc.; ces tangentes formeront par leurs intersections le polygone régulier circonscrit GHIK, etc., semblable au polygone inscrit.

Il est aisé de voir d'abord que les trois points O, B, H, sont en ligne droite, car les triangles rectangles OTH, OHN, ont l'hypoténuse commune OH, et le côté OT = ON; donc ils sont égaux *; donc l'angle TOH = HON, et par conséquent la ligne OH passe par le point B milieu de l'arc TN : par la même raison le point I est sur le prolongement de OC, etc. Mais, puisque GH est parallèle à AB et HI à BC, l'angle GHI = ABC *; de même HIK = BCD, etc.; donc les angles du polygone circonscrit sont égaux à ceux du polygone inscrit. De plus, à cause de ces mêmes parallèles, on a GH:AB::OH:OB, et HI: BC::OH:OB ; donc GH:AB::HI:BC. Mais AB = BC, donc GH = HI. Par la même raison HI = IK, etc.; donc les côtés du polygone circonscrit sont égaux entre eux; donc ce polygone est régulier et semblable au polygone inscrit.

Corollaire I. Réciproquement, si on donnait le polygone circonscrit GHIK, etc., et qu'il fallût tracer par son moyen le polygone inscrit ABC, etc., on voit qu'il suffirait de mener aux sommets G, H, I, etc., du polygone donné les lignes OG, OH, etc., qui rencontreraient la circonférence aux points A, B, C, etc.; on joindrait ensuite ces points par les cordes AB, BC, etc., qui formeraient le polygone inscrit. On pourrait aussi, dans le même cas, joindre tout simplement les points de contact, T, N, P, etc., par les cordes TN, NP, etc., ce qui formerait également un polygone inscrit semblable au circonscrit.

Corollaire II. Donc on peut circonscrire à un

8

cercle donné tous les polygones réguliers qu'on sait inscrire dans ce cercle, et réciproquement.

PROPOSITION VII.

THÉORÊME.

L'aire d'un polygone régulier est égale à son périmètre multiplié par la moitié du rayon du cercle inscrit.

fig. 160. Soit, par exemple, le polygone régulier GHIK., etc., le triangle GOH a pour mesure GH × ½OT, le triangle OHI a pour mesure HI × ½ON : mais ON = OT.; donc les deux triangles réunis ont pour mesure (GH + HI) × ½OT. En continuant ainsi pour les autres triangles, on verra que la somme de tous les triangles, ou le polygone entier a pour mesure la somme des bases GH, HI, IK, etc., ou le périmètre du polygone, multiplié par ½OT, moitié du rayon du cercle inscrit.

Scholie. Le rayon du cercle inscrit OT n'est autre chose que la perpendiculaire abaissée du centre sur un des côtés; on l'appelle quelquefois l'*apothème* du polygone.

PROPOSITION VIII.

THÉORÊME.

Les périmètres des polygones réguliers d'un même nombre de côtés sont comme les rayons des cercles circonscrits, et aussi comme les rayons des cercles inscrits; leurs surfaces sont comme les quarrés de ces mêmes rayons.

fig. 161. Soit AB un côté de l'un des polygones dont il s'agit, O son centre, et par conséquent OA le rayon du cercle circonscrit, et OD, perpendiculaire sur AB, le rayon du cercle inscrit; soit pareillement *ab* le côté d'un autre polygone semblable, *o* son centre, *oa* et *od* les rayons des cercles circonscrit et inscrit. Les périmètres des deux polygones sont entre eux comme les côtés AB et *ab*; mais les angles A et *a* sont égaux comme étant chacun moitié de l'angle du polygone; il en est de même des angles B et *b*; donc les triangles ABO, *abo*, sont semblables, ainsi que les triangles rectangles ADO, *ado*; donc AB:*ab*::AO: *ao*::DO:*do*; donc les périmètres des polygones sont entre eux comme les rayons AO, *ao*, des cercles circonscrits, et aussi comme les rayons DO, *do*, des cercles inscrits.

Les surfaces de ces mêmes polygones sont entre elles comme les quarrés des côtés homologues AB *ab*; elles sont par conséquent aussi comme les quarrés des rayons des cercles circonscrits AO, *ao*, ou comme les quarrés des rayons des cercles inscrits OD, *od*.

PROPOSITION IX.

LEMME.

Toute ligne courbe ou polygone qui enveloppe d'une extrémité à l'autre la ligne convexe AMB est plus longue que la ligne enveloppée AMB.

Nous avons déjà dit que par ligne convexe nous fig. 162. entendons une ligne courbe ou polygone, ou en partie courbe et en partie polygone, telle qu'une ligne droite ne peut la couper en plus de deux points. Si la ligne AMB avait des parties rentrantes ou des sinuosités, elle cesserait d'être convexe, parce qu'il est aisé de voir qu'une ligne droite pourrait la couper en plus de deux points. Les arcs de cercle sont essentiellement convexes; mais la proposition dont il s'agit maintenant s'étend à une ligne quelconque qui remplit la condition exigée.

8.

Cela posé; si la ligne AMB n'est pas plus petite que toutes celles qui l'enveloppent, il existera parmi ces dernières une ligne plus courte que toutes les autres, laquelle sera plus petite que AMB, ou tout au plus égale à AMB. Soit ACDEB cette ligne enveloppante; entre les deux lignes menez par-tout où vous voudrez la droite PQ, qui ne rencontre point la ligne AMB, ou du moins qui ne fasse que la toucher; la droite PQ est plus courte que PCDEQ; donc, si à la partie PCDEQ on substitue la ligne droite PQ, on aura la ligne enveloppante APQB plus courte que APDQB. Mais, par hypothèse, celle-ci doit être la plus courte de toutes; donc cette hypothèse ne saurait subsister; donc toutes les lignes enveloppantes sont plus longues que AMB.

fig. 163. *Scholie.* On démontrera absolument de la même manière qu'une ligne convexe et rentrante sur elle-même AMB, est plus courte que toute ligne qui l'envelopperait de toutes parts, soit que la ligne enveloppante FHG touche AMB en un ou plusieurs points, soit qu'elle l'environne sans la toucher.

PROPOSITION X.

LEMME.

Deux circonférences concentriques étant données, on peut toujours inscrire dans la plus grande un polygone régulier dont les côtés ne rencontrent pas la plus petite, et on peut aussi circonscrire à la plus petite un polygone régulier dont les côtés ne rencontrent pas la grande; de sorte que dans l'un et dans l'autre cas les côtés du polygone décrit seront renfermés entre les deux circonférences.

fig. 164. Soient CA, CB, les rayons des deux circonférences données. Au point A menez la tangente DE terminée à la grande circonférence en D et E : inscrivez dans la grande circonférence l'un des polygones réguliers qu'on peut inscrire par les problêmes précédents, divisez ensuite les arcs sous-tendus par les côtés en deux parties égales, et menez les cordes des demi-arcs; vous aurez un polygone régulier d'un nombre de côtés double. Continuez la bissection des arcs jusqu'à ce que vous parveniez à un arc plus petit que DBE. Soit MBN cet arc (dont le milieu est supposé en B); il est clair que la corde MN sera plus éloignée du centre que DE, et qu'ainsi le polygone régulier dont MN est le côté ne saurait rencontrer la circonférence dont CA est le rayon.

Les mêmes choses étant posées, joignez CM et CN qui rencontrent la tangente DE en P et Q; PQ sera le côté d'un polygone circonscrit à la petite circonférence, semblable au polygone inscrit dans la grande, dont le côté est MN. Or il est clair que le polygone circonscrit qui a pour côté PQ, ne saurait rencontrer la grande circonférence, puisque CP est moindre que CM.

Donc, par la même construction, on peut décrire un polygone régulier inscrit dans la grande circonférence, et un polygone semblable circonscrit à la petite, lesquels auront leurs côtés compris entre les deux circonférences.

Scholie. Si on a deux secteurs concentriques FCG, ICH, on pourra de même inscrire dans le plus grand une *portion de polygone régulier*, ou circonscrire au plus petit une portion de polygone semblable, de sorte que les contours des deux polygones soient compris entre les deux circonférences : il suffira de diviser l'arc FBG successivement en 2, 4, 8, 16, etc., parties égales, jusqu'à ce qu'on parvienne à une partie plus petite que DBE.

Nous appelons ici *portion de polygone régulier* la figure terminée par une suite de cordes égales inscrites dans l'arc FG d'une extrémité à l'autre. Cette portion a les propriétés principales des polygones réguliers, elle a les angles égaux et les côtés égaux, elle est à la fois inscriptible et circonscriptible au cercle; cependant elle ne ferait partie d'un polygone régulier proprement dit, qu'autant que l'arc sous-tendu par un de ses côtés serait une partie aliquote de la circonférence.

PROPOSITION XI.

THÉORÊME.

Les circonférences des cercles sont entre elles comme les rayons, et leurs surfaces comme les quarrés des rayons.

fig. 165.

Désignons, pour abréger, par *circ.* CA la circonférence qui a pour rayon CA; je dis qu'on aura *circ.* CA : *circ.* OB :: CA : OB.

Car, si cette proportion n'a pas lieu, CA sera à OB comme *circ.* CA est à un quatrième terme plus grand ou plus petit que *circ.* OB : supposons-le plus petit, et soit, s'il est possible, CA : OB :: *circ.* CA : *circ.* OD.

Inscrivez dans la circonférence dont OB est le rayon un polygone régulier EFGKLE, dont les côtés ne rencontrent point la circonférence dont OD est le rayon *; inscrivez un polygone semblable MNPTSM dans la circonférence dont CA est le rayon.

* 10.

Cela posé, puisque ces polygones sont semblables, leurs périmètres MNPSM, EFGKE sont entre eux comme les rayons CA, OB, des cercles circonscrits *,

* 8.

et on aura MNPSM : EFGKE :: CA : OB; mais, par hypothèse, CA : OB :: *circ.* CA : *circ.* OD; donc MNPSM : EFGKE :: *circ.* CA : *circ.* OD. Or, cette proportion est impossible, car le contour MNPSM est moindre que *circ.* CA *, et au contraire EFGKE

* 9.

est plus grand que *circ*. OD; donc il est impossible que CA soit à OB comme *circ*. CA est à une circonférence plus petite que *circ*. OB, ou, en termes plus généraux, il est impossible qu'un rayon soit à un rayon comme la circonférence décrite du premier rayon est à une circonférence plus petite que la circonférence décrite du second rayon.

De là je conclus qu'on ne peut avoir non plus, CA est à OB comme *circ*. CA est à une circonférence plus grande que *circ*. OB; car si cela était, on aurait, en renversant les rapports : OB est à CA comme une circonférence plus grande que *circ*. OB est à *circ*. CA, ou, ce qui est la même chose, comme *circ*. OB est à une circonférence plus petite que *circ*. CA; donc un rayon serait à un rayon comme la circonférence décrite du premier rayon est à une circonférence plus petite que la circonférence décrite du second rayon, ce qui a été démontré impossible.

Puisque le quatrième terme de la proportion CA: OB :: *circ*. CA:X ne peut être ni plus petit ni plus grand que *circ*. OB, il faut qu'il soit égal à *circ*. OB; donc les circonférences des cercles sont entre elles comme les rayons.

Un raisonnement et une construction entièrement semblables serviront à démontrer que les surfaces des cercles sont comme les quarrés de leurs rayons.

Nous n'entrerons pas dans d'autres détails sur cette proposition, qui d'ailleurs est un corollaire de la suivante.

Corollaire. Les arcs semblables AB, DE, sont fig. 166. comme leurs rayons AC, DO, et les secteurs semblables ACB, DOE, sont comme les quarrés de ces mêmes rayons.

Car, puisque les arcs sont semblables, l'angle C est égal à l'angle O*; or l'angle C est à quatre angles droits comme l'arc AB est à la circonférence entière

* déf. 3. liv. 3.

* 17, 2. décrite du rayon AC*, et l'angle O est à quatre angles droits comme l'arc DE est à la circonférence décrite du rayon OD; donc les arcs AB, DE, sont entre eux comme les circonférences dont ils font partie : ces circonférences sont comme les rayons AC, DO, donc arc AB : arc DE :: AC : DO.

Par la même raison les secteurs ACB, DOE, sont comme les cercles entiers, ceux-ci sont comme les quarrés des rayons; donc *sect.* ACB : *sect.* DOE :: $\overline{AC}$: $\overline{DO}$.

PROPOSITION XII.

THÉORÊME.

L'aire du cercle est égale au produit de sa circonférence par la moitié du rayon.

Désignons par *surf.* CA la surface du cercle dont le rayon est CA; je dis qu'on aura *surf.* CA $= \frac{1}{2}$ CA × *circ.* CA.

fig. 176. Car si $\frac{1}{2}$ CA × *circ.* CA n'est pas l'aire du cercle dont CA est le rayon, cette quantité sera la mesure d'un cercle plus grand ou plus petit. Supposons d'abord qu'elle est la mesure d'un cercle plus grand, et soit, s'il est possible, $\frac{1}{2}$ CA × *circ.* CA $=$ *surf.* CB.

Au cercle dont le rayon est CA circonscrivez un polygone régulier DEFG, etc., dont les côtés ne ren- * 10. contrent pas la circonférence qui a CB pour rayon *; la surface de ce polygone sera égale à son contour * 7. DE + EF + FG + etc. multiplié par $\frac{1}{2}$ AC * : mais le contour du polygone est plus grand que la circonférence inscrite, puisqu'il l'enveloppe de toutes parts; donc la surface du polygone DEFG, etc., est plus grande que $\frac{1}{2}$ AC × *circ.* AC, qui, par hypothèse, est la mesure du cercle dont CB est le rayon; donc le polygone serait plus grand que le cercle. Or au contraire;

il est plus petit, puisqu'il y est contenu; donc il est impossible que $\frac{1}{2}$ CA × *circ.* CA soit plus grand que *surf.* CA, ou, en d'autres termes, il est impossible que la circonférence d'un cercle multipliée par la moitié de son rayon soit la mesure d'un cercle plus grand.

Je dis en second lieu que le même produit ne peut être la mesure d'un cercle plus petit; et, pour ne pas changer de figure, je supposerai qu'il s'agit du cercle dont CB est le rayon; il faut donc prouver que $\frac{1}{2}$ CB × *circ.* CB ne peut être la mesure d'un cercle plus petit, par exemple, du cercle dont le rayon est CA. En effet, soit, s'il est possible, $\frac{1}{2}$ CB × *circ.* CB = *surf.* CA.

Ayant fait la même construction que ci-dessus, la surface du polygone DEFG, etc., aura pour mesure (DE + EF + FG + etc.) × $\frac{1}{2}$ CA; mais le contour DE + EF + FG + etc., est moindre que *circ.* CB qui l'enveloppe de toutes parts; donc l'aire du polygone est moindre que $\frac{1}{2}$ CA × *circ.* CB, et à plus forte raison moindre que $\frac{1}{2}$ CB × *circ.* CB. Cette dernière quantité est, par hypothèse, la mesure du cercle dont CA est le rayon; donc le polygone serait moindre que le cercle inscrit, ce qui est absurde; donc il est impossible que la circonférence d'un cercle, multipliée par la moitié de son rayon, soit la mesure d'un cercle plus petit.

Donc enfin la circonférence d'un cercle multipliée par la moitié de son rayon est la mesure de ce même cercle.

Corollaire I. La surface d'un secteur est égale à l'arc de ce secteur multiplié par la moitié du rayon.

Car le secteur ACB est au cercle entier comme l'arc AMB est à la circonférence entière ABD[*], ou comme AMB × $\frac{1}{2}$ AC est à ABD × $\frac{1}{2}$ AC. Mais le cercle entier = ABD × $\frac{1}{2}$ AC; donc le secteur ACB a pour mesure AMB × $\frac{1}{2}$ AC.

fig. 168.

[*] 17, 2.

Corollaire II. Appelons π la circonférence dont le diamètre est l'unité; puisque les circonférences son comme les rayons ou comme les diamètres, on pourra faire cette proportion : le diamètre 1 est à sa circonférence π comme le diamètre 2CA est à la circonférence qui a pour rayon CA; de sorte qu'on aura

fig. 165. $1 : \pi :: 2CA : circ.$ CA; donc $circ.$ CA $= 2\pi \times$ CA. Multipliant de part et d'autre par $\frac{1}{2}$ CA, on aura $\frac{1}{2}$CA $\times$ *circ.* CA $= \pi \times \overline{CA}^2$, ou *surf.* CA $= \pi. \overline{CA}^2$; donc *la surface d'un cercle est égale au produit du quarré de son rayon par le nombre constant π, qui représente la circonférence dont le diamètre est* 1, *ou le rapport de la circonférence au diamètre.*

Pareillement la surface du cercle qui a pour rayon OB sera égale à $\pi \times \overline{OB}^2$; or $\pi \times \overline{CA}^2 : \pi \times \overline{OB}^2 :: \overline{CA}^2 : \overline{OB}^2$; *donc les surfaces des cercles sont entre elles comme les quarrés de leurs rayons*, ce qui s'accorde avec le théorême précédent.

Scholie. Nous avons déja dit que le problême de la quadrature du cercle consiste à trouver un quarré égal en surface à un cercle dont le rayon est connu; or on vient de prouver que le cercle est équivalent au rectangle fait sur la circonférence et la moitié du rayon,

* pr. 6, liv. 3. et ce rectangle se change en quarré en prenant une moyenne proportionnelle entre ses deux dimensions*: ainsi le problême de la quadrature du cercle se réduit à trouver la circonférence quand on connaît le rayon, et pour cela il suffit de connaître le rapport de la circonférence au rayon ou au diamètre.

Jusqu'à présent on n'a pu déterminer ce rapport que d'une manière approchée; mais l'approximation a été poussée si loin, que la connaissance du rapport exact n'aurait aucun avantage réel sur celle du rapport approché. Aussi cette question, qui a beaucoup occupé les géomètres lorsque les méthodes d'approxi-

mation étaient moins connues, est maintenant relé-
guée parmi les questions oiseuses dont il n'est permis
de s'occuper qu'à ceux qui ont à peine les premières
notions de géométrie.

Archimède a prouvé que le rapport de la circon-
férence au diamètre est compris entre $3\frac{10}{70}$ et $3\frac{10}{71}$;
ainsi $3\frac{1}{7}$ ou $\frac{22}{7}$ est une valeur déja fort approchée du
nombre que nous avons représenté par π, et cette
première approximation est fort en usage à cause de
sa simplicité. *Métius* a trouvé pour le même nombre
la valeur beaucoup plus approchée $\frac{355}{113}$. Enfin la valeur de π, développée jusqu'à un certain ordre de
décimales, a été trouvée par d'autres calculateurs
3,1415926535897932, etc., et on a eu la patience de
prolonger ces décimales jusqu'à la cent vingt-septième
ou même jusqu'à la cent-quarantième. Il est évident
qu'une telle approximation équivaut à la vérité, et
qu'on ne connaît pas mieux les racines des puissances
imparfaites.

On expliquera, dans les problêmes suivants, deux
des méthodes élémentaires les plus simples pour obtenir ces approximations.

PROPOSITION XIII.

PROBLÊME.

*Étant données les surfaces d'un polygone ré-
gulier inscrit et d'un polygone semblable circonscrit, trouver les surfaces des polygones réguliers inscrit et circonscrit d'un nombre de côtés
double.*

Soit AB le côté du polygone donné inscrit, EF fig. 169.
parallèle à AB, celui du polygone semblable circonscrit, C le centre du cercle; si on tire la corde AM et
les tangentes AP, BQ, la corde AM sera le côté du

polygone inscrit d'un nombre de côtés double, et PQ double de PM sera celui du polygone semblable circonscrit *. Cela posé, comme la même construction aura lieu dans les différents angles égaux à ACM, il suffit de considérer l'angle ACM seul, et les triangles qui y sont contenus seront entre eux comme les polygones entiers. Soit A la surface du polygone inscrit dont AB est un côté, B la surface du polygone semblable circonscrit, A′ la surface du polygone dont AM est un côté, B′ la surface du polygone semblable circonscrit; A et B sont connus, il s'agit de trouver A′ et B′.

1º Les triangles ACD, ACM, dont le sommet commun est A, sont entre eux comme leurs bases CD, CM; d'ailleurs ces triangles sont comme les polygones A et A′ dont ils font partie; donc $A:A′::CD:CM$. Les triangles CAM, CME, dont le sommet commun est M, sont entre eux comme leurs bases CA, CE; ces mêmes triangles sont comme les polygones A′ et B dont ils font partie; donc $A′:B::CA:CE$. Mais à cause des parallèles AD, ME, on a $CD:CM::CA:CE$; donc $A:A′::A′:B$; donc le polygone A′, l'un de ceux que l'on cherche, est moyen proportionnel entre les deux polygones connus A et B, et on

a par conséquent $A′=\sqrt{A\times B}$.

2º A cause de la hauteur commune CM, le triangle CPM est au triangle CPE comme PM est à PE; mais la ligne CP divisant en deux parties égales l'angle MCE, on a* $PM:PE::CM:CE::CD:CA::A:A′$; donc $CPM:CPE::A:A′$, et par suite, $CPM:CPM+CPE$, ou $CME::A:A+A′$. Mais CMPA ou 2CMP et CME sont entre eux comme les polygones B′ et B dont ils font partie; donc $B′:B::2A:A+A′$. On a déjà déterminé A′; cette nouvelle proportion déterminera B′, et on aura B′=

$\frac{2A \times B}{A + A'}$; donc, au moyen des polygones A et B, il est facile de trouver les polygones A′ et B′ qui ont deux fois plus de côtés.

PROPOSITION XIV.

PROBLÊME.

Trouver le rapport approché de la circonférence au diamètre.

Soit le rayon du cercle $= 1$, le côté du quarré inscrit sera $\sqrt{2}$*, celui du quarré circonscrit sera *3. égal au diamètre 2; donc la surface du quarré inscrit $= 2$, et celle du quarré circonscrit $= 4$. Maintenant, si on fait $A = 2$ et $B = 4$, on trouvera par le problême précédent l'octogone inscrit $A' = \sqrt{8} = 2,8284271$, et l'octogone circonscrit $B' = \frac{16}{2 + \sqrt{8}} = 3,3137085$. Connaissant ainsi les octogones inscrit et circonscrit, on trouvera par leur moyen les polygones d'un nombre de côtés double; il faudra de nouveau supposer $A = 2,8284271$, $B = 3,3137085$, et on aura $A' = \sqrt{A \times B} = 3,0614674$, et $B' = \frac{2A \times B}{A + A'}$ $= 3,1825979$. Ensuite ces polygones de 16 côtés serviront à connaître ceux de 32, et on continuera ainsi jusqu'à ce que le calcul ne donne plus de différence entre les polygones inscrit et circonscrit, au moins dans l'ordre de décimales auquel on s'est arrêté, qui est le septième dans cet exemple. Arrivé à ce point, on conclura que le cercle est égal au dernier résultat, car le cercle doit toujours être compris entre le polygone inscrit et le polygone circonscrit; donc si ceux-ci ne diffèrent point entre eux jusqu'à un certain ordre de décimales, le cercle n'en différera pas non plus jusqu'au même ordre.

Voici le calcul de ces polygones prolongé jusqu'à ce qu'ils ne diffèrent plus dans le septième ordre de décimales.

Nombre des côtés.	Polygone inscrit.	Polygone circonscrit.
4	2,0000000	4,0000000
8	2,8284271	3,3137085
16	3,0614674	3,1825979
32	3,1214451	3,1517249
64	3,1365485	3,1441184
128	3,1403311	3,1422236
256	3,1412772	3,1417504
512	3,1415138	3,1416321
1024	3,1415729	3,1416025
2048	3,1415877	3,1415951
4096	3,1415914	3,1415933
8192	3,1415923	3,1415928
16384	3,1415925	3,1415927
32768	3,1415926	3,1415926

De là je conclus que la surface du cercle = 3,1415926. On pourrait avoir du doute sur la dernière décimale à cause des erreurs qui viennent des parties négligées; mais le calcul a été fait avec une décimale de plus, pour être sûr du résultat que nous venons de trouver jusque dans la dernière décimale.

Puisque la surface du cercle est égale à la demi-circonférence multipliée par le rayon, le rayon étant 1, la demi-circonférence est 3,1415926; ou bien le diamètre étant 1, la circonférence est 3,1415926; donc le rapport de la circonférence au diamètre désigné ci-dessus par $\pi = 3,1415926$.

PROPOSITION XV.

LEMME.

Le triangle CAB *est équivalent au triangle isocèle* DCE, fig. 170.
qui a le même angle C, *et dont le côté* CE *égal à* CD *est
moyen proportionnel entre* CA *et* CB. *De plus, si l'angle*
CAB *est droit, la perpendiculaire* CF *abaissée sur la base
du triangle isocèle, sera moyenne proportionnelle entre le
côté* CA *et la demi-somme des côtés* CA, CB.

Car, 1° à cause de l'angle commun C, le triangle ABC est
au triangle isocèle DCE comme AC × CB est à DC × CE, ou

$\overline{DC}^2$; donc ces triangles seront équivalents, si $\overline{DC}^2 = AC$ * 24, 3.
× CB, ou si DC est moyenne proportionnelle entre AC
et CB.

2° La perpendiculaire CGF coupant en deux parties égales
l'angle ACB, on a* AG : GB :: AC : CB, d'où résulte, *compo-*   * 17, 3.
nendo, AG : AG + GB ou AB :: AC : AC + CB; mais AG
est à AB comme le triangle ACG est au triangle ACB ou
2CDF; d'ailleurs, si l'angle A est droit, les triangles rectangles ACG, CDF, seront semblables, et donneront ACG :
CDF :: $\overline{AC}^2$: $\overline{CF}^2$, donc

$$\overline{AC}^2 : 2\,\overline{CF}^2 :: AC : AC + CB.$$

Multipliant le second rapport par AC, les antécédents de-
viendront égaux, et on aura par conséquent $2\,\overline{CF}^2 = AC \times$

$(AC + CB)$, ou $\overline{CF}^2 = AC \times \left(\dfrac{AC + CB}{2}\right)$; donc 2° si l'angle
A est droit, la perpendiculaire CF sera moyenne propor-
tionnelle entre le côté AC et la demi-somme des côtés
AC, CB.

PROPOSITION XVI.

PROBLÈME.

*Trouver un cercle qui diffère aussi peu qu'on voudra d'un
polygone régulier donné.*

Soit proposé, par exemple, le quarré BMNP; abaissez du   fig. 171.

centre C la perpendiculaire CA sur le côté MB, et joignez CB

Le cercle décrit du rayon CA est inscrit dans le quarré, et le cercle décrit du rayon CB est circonscrit à ce même quarré; le premier sera plus petit que le quarré, le second sera plus grand; mais il s'agit de resserrer ces limites.

Prenez CD et CE égales chacune à la moyenne proportionnelle entre CA et CB, et joignez ED; le triangle isoscèle CDE sera équivalent au triangle CAB[*]; faites de même pour chacun des huit triangles qui composent le quarré, vous formerez ainsi un octogone régulier équivalent au quarré BMNP. Le cercle décrit du rayon CF, moyen proportionnel entre CA et $\dfrac{\text{CA+CB}}{2}$, sera inscrit dans l'octogone, et le cercle décrit du rayon CD lui sera circonscrit. Ainsi le premier sera plus petit que le quarré donné et le second plus grand.

Si on change de la même manière le triangle rectangle CDF en un triangle isoscèle équivalent, on formera par ce moyen un polygone régulier de seize côtés, équivalent au quarré proposé. Le cercle inscrit dans ce polygone sera plus petit que le quarré, et le cercle circonscrit sera plus grand.

On peut continuer ainsi jusqu'à ce que le rapport entre le rayon du cercle inscrit et le rayon du cercle circonscrit diffère aussi peu qu'on voudra de l'égalité. Alors l'un et l'autre cercle pourront être regardés comme équivalents au quarré proposé.

Scholie. Voici à quoi se réduit la recherche des rayons successifs. Soit a le rayon du cercle inscrit dans l'un des polygones trouvés, b le rayon du cercle circonscrit au même polygone; soient a' et b' les rayons semblables pour le polygone suivant qui a un nombre de côtés double. Suivant ce que nous avons démontré, b' est une moyenne proportionnelle entre a et b, et a' est une moyenne proportionnelle entre a et $\dfrac{a+b}{2}$; de sorte qu'on aura $b'=\sqrt{a\times b}$, et $a'=\sqrt{a\times\dfrac{a+b}{2}}$; donc les rayons a et b d'un polygone étant connus, on en conclut facilement les rayons a' et b' du polygone suivant : et on continuera ainsi jusqu'à ce que la différence entre les deux rayons soit devenue insensible; alors l'un ou l'autre de ces rayons sera le rayon du cercle équivalent au quarré ou au polygone proposé.

Cette méthode est facile à pratiquer en lignes, puisque elle se réduit à trouver des moyennes proportionnelles successives entre des lignes connues ; mais elle réussit encore mieux en nombres, et c'est une des plus commodes que la géométrie élémentaire puisse fournir pour trouver promptement le rapport approché de la circonférence au diamètre. Soit le côté du quarré $= 2$, le premier rayon inscrit CA sera 1, et le premier rayon circonscrit CB sera $\sqrt{2}$ ou $1,4142136$. Faisant donc $a = 1$, $b = 1,4142136$, on trouvera $b' = 1,1892071$, et $a' = 1,0986841$. Ces nombres serviront à calculer les suivants d'après la loi de continuation.

Voici le résultat du calcul fait jusqu'à sept ou huit chiffres par les tables de logarithmes ordinaires.

Rayons des cercles circonscrits.	Rayons des cercles inscrits.
1,4142136 · · · · · · · · · · · · · · ·	1,0000000.
1,1892071 · · · · · · · · · · · · · · ·	1,0986841.
1,1430500 · · · · · · · · · · · · · · ·	1,1210863.
1,1320149 · · · · · · · · · · · · · · ·	1,1265639.
1,1292862 · · · · · · · · · · · · · · ·	1,1279257.
1,1286063 · · · · · · · · · · · · · · ·	1,1282657.

Maintenant que la première moitié des chiffres est la même des deux côtés, on pourra, au lieu des moyens géométriques, prendre les moyens arithmétiques, qui n'en diffèrent que dans les décimales ultérieures. De cette manière l'opération s'abrège beaucoup, et les résultats sont :

1,1284360 · · · · · · · · · · · · · · ·	1,1283508.
1,1283934 · · · · · · · · · · · · · · ·	1,1283721.
1,1283827 · · · · · · · · · · · · · · ·	1,1283774.
1,1283801 · · · · · · · · · · · · · · ·	1,1283787.
1,1283794 · · · · · · · · · · · · · · ·	1,1283791.
1,1283792 · · · · · · · · · · · · · · ·	1,1283792.

Donc 1,1283792 est à très-peu près le rayon du cercle
égal en surface au quarré dont le côté est 2. Dé là il est facile de trouver le rapport de la circonférence au diamètre :
car on a démontré que la surface du cercle est égale au
quarré de son rayon multiplié par le nombre π ; donc, si
on divise la surface 4 par le quarré de 1,1283792, on aura
la valeur de π, qui se trouve par ce calcul de 3,1415926, etc.,
comme on l'a trouvée par une autre méthode.

APPENDICE AU LIVRE IV.

DÉFINITIONS.

I. On appelle *maximum* la quantité la plus grande entre
toutes celles de la même espèce; *minimum* la plus petite.

Ainsi le diamètre du cercle est un *maximum* entre toutes
les lignes qui joignent deux points de la circonférence, et
la perpendiculaire est un *minimum* entre toutes les droites
menées d'un point donné à une ligne donnée.

II. On appelle figures *isopérimètres* celles qui ont des périmètres égaux.

PROPOSITION PREMIÈRE.

THÉORÈME.

Entre tous les triangles de même base et de même péri-
mètre, le triangle maximum *est celui dans lequel les deux*
côtés non déterminés sont égaux.

fig. 172. Soit $AC = CB$, et $AM + MB = AC + CB$; je dis que le
triangle isocèle ACB est plus grand que le triangle AMB
qui a même base et même périmètre.

Du point C, comme centre, et du rayon $CA = CB$, décrivez une circonférence qui rencontre CA prolongé en D;
joignez DB; et l'angle DBA, inscrit dans le demi-cercle,
*15, 2. sera un angle droit *. Prolongez la perpendiculaire DB vers
N, faites $MN = MB$, et joignez AN. Enfin des points M et C
baissez MP et CG, perpendiculaires sur DN. Puisque $CB =$

CD et MN = MB, on a AC + CB = AD, et AM + MB = AM + MN. Mais AC + CB = AM + MB; donc AD = AM + MN; donc AD > AN : or si l'oblique AD est plus grande que l'oblique AN, elle doit être plus éloignée de la perpendiculaire AB; donc DB > BN; donc BG, qui est moitié de BD *, sera plus grande que BP moitié de BN. Mais les triangles ABC, ABM, qui ont même base AB, sont entre eux comme leurs hauteurs BG, BP; donc, puisqu'on a BG > BP, le triangle isoscèle ABC est plus grand que le non-isoscèle ABM de même base et de même périmètre.

* 12, 1.

PROPOSITION II.

THÉORÈME.

Entre tous les polygones isopérimètres et d'un même nombre de côtés, celui qui est un maximum a ses côtés égaux.

Car soit ABCDEF le polygone *maximum;* si le côté BC n'est pas égal à CD, faites sur la base BD un triangle isoscèle BOD qui soit isopérimètre à BCD, le triangle BOD sera plus grand que BCD *, et par conséquent le polygone ABODEF sera plus grand que ABCDEF; donc ce dernier ne serait pas le *maximum* entre tous ceux qui ont le même périmètre et le même nombre de côtés, ce qui est contre la supposition. On doit donc avoir BC = CD : on aura par la même raison CD = DE, DE = EF, etc.; donc tous les côtés du polygone *maximum* sont égaux entre eux.

fig. 173.

* pr. 1.

PROPOSITION III.

THÉORÈME.

De tous les triangles formés avec deux côtés donnés faisant entre eux un angle à volonté, le maximum est celui dans lequel les deux côtés donnés font un angle droit.

Soient les deux triangles BAC, BAD, qui ont le côté AB commun, et le côté AC = AD; si l'angle BAC est droit, je dis que le triangle BAC sera plus grand que le triangle BAD, dans lequel l'angle en A est aigu ou obtus.

fig. 174.

9.

Car la base AB étant la même, les deux triangles BAC, BAD, sont comme les hauteurs AC, DE : mais la perpendiculaire DE est plus courte que l'oblique AD ou son égale AC ; donc le triangle BAD est plus petit que BAC.

PROPOSITION IV.

THÉORÈME.

De tous les polygones formés avec des côtés donnés et un dernier à volonté, le maximum doit être tel que tous ses angles soient inscrits dans une demi-circonférence dont le côté inconnu sera le diamètre.

fig. 175.   Soit ABCDEF le plus grand des polygones formés avec les côtés donnés AB, BC, CD, DE, EF, et un dernier AF à volonté ; tirez les diagonales AD, DF. Si l'angle ADF n'était pas droit, on pourrait, en conservant les parties ABCD, DEF, telles qu'elles sont, augmenter le triangle ADF, et par conséquent le polygone entier, en rendant l'angle ADF droit, conformément à la proposition précédente ; mais ce polygone ne peut plus être augmenté, puisqu'il est supposé parvenu à son *maximum* ; donc l'angle ADF est déja un angle droit. Il en est de même des angles ABF, ACF, AEF ; donc tous les angles A, B, C, D, E, F, du polygone *maximum* sont inscrits dans une demi-circonférence dont le côté indéterminé AF est le diamètre.

Scholie. Cette proposition donne lieu à une question ; savoir, s'il y a plusieurs manières de former un polygone avec des côtés donnés, et un dernier inconnu qui sera le diamètre de la demi-circonférence dans laquelle les autres côtés sont inscrits. Avant de décider cette question, il faut observer que si une même corde AB sous-tend des arcs décrits de fig. 176.   différents rayons AC, AD, l'angle au centre appuyé sur cette corde sera le plus petit dans le cercle dont le rayon est le plus grand ; ainsi $ACB < ADB$. En effet l'angle ADO * 27, 1. $= ACD + CAD$*; donc $ACD < ADO$, et en doublant de part et d'autre on aura $ACB < ADB$.

PROPOSITION V.

THÉORÊME.

Il n'y a qu'une manière de former le polygone ABCDEF, *avec des côtés donnés et un dernier inconnu qui soit le dia- mètre de la demi-circonférence dans laquelle les autres côtés sont inscrits.*

Car, supposons qu'on a trouvé un cercle qui satisfasse à la question; si on prend un cercle plus grand, les cordes AB, BC, CD, etc., répondront à des angles au centre plus petits. La somme de ces angles au centre sera donc moindre que deux angles droits; ainsi les extrémités des côtés donnés n'aboutiront plus aux extrémités d'un diamètre. L'inconvénient contraire aura lieu si on prend un cercle plus petit; donc le polygone dont il s'agit ne peut être inscrit que dans un seul cercle.   fig. 175.

Scholie. On peut changer à volonté l'ordre des côtés AB, BC, CD, etc., et le diamètre du cercle circonscrit sera tou- jours le même, ainsi que la surface du polygone; car, quel que soit l'ordre des arcs AB, BC, etc., il suffit que leur somme fasse la demi-circonférence, et le polygone aura toujours la même surface, puisqu'il sera égal au demi- cercle moins les segments AB, BC, etc., dont la somme est toujours la même.

PROPOSITION VI.

THÉORÊME.

De tous les polygones formés avec des côtés donnés, le maximum *est celui qu'on peut inscrire dans un cercle.*

Soit ABCDEFG le polygone inscrit, et *abcdefg* le non- inscriptible formé avec des côtés égaux, en sorte qu'on a AB = *ab*, BC = *bc*, etc.; je dis que le polygone inscrit est plus grand que l'autre.   fig. 177.

Tirez le diamètre EM; joignez AM, MB; sur *ab* = AB faites le triangle *abm* égal à ABM, et joignez *em*.

En vertu de la proposition IV, le polygone EFGAM est

plus grand que *efgam*, à moins que celui-ci ne puisse être
pareillement inscrit dans une demi-circonférence dont le
côté *em* serait le diamètre, auquel cas les deux polygones
seraient égaux en vertu de la proposition V. Par la même
raison le polygone EDCBM est plus grand que *edcbm*, sauf
la même exception où il y aurait égalité. Donc le polygone
entier EFGAMBCDE est plus grand que *efgambcde*, à moins
qu'ils ne soient entièrement égaux : mais ils ne le sont pas,
puisque l'un est inscrit dans le cercle, et que l'autre est
supposé non-inscriptible; donc le polygone inscrit est le
plus grand. Retranchant de part et d'autre les triangles
égaux ABM, *abm*, il restera le polygone inscrit ABCDEFG
plus grand que le non-inscriptible *abcdefg*.

Scholie. On démontrera, comme dans la proposition V,
qu'il ne peut y avoir qu'un seul cercle, et par conséquent
qu'un seul polygone *maximum* qui satisfasse à la question;
et ce polygone serait encore de même surface, de quelque
manière qu'on changeât l'ordre de ses côtés.

PROPOSITION VII.

THÉORÊME.

Le *polygone régulier est un* maximum *entre tous les polygones isopérimètres et d'un même nombre de côtés.*

Car, suivant le théorème II, le polygone *maximum* a tous
ses côtés égaux; et, suivant le théorème précédent, il est inscriptible dans le cercle; donc ce polygone est régulier.

PROPOSITION VIII.

LEMME.

*Deux angles au centre, mesurés dans deux cercles diffé-
rents, sont entre eux comme les arcs compris divisés par
leurs rayons.*

fig. 178.   Ainsi l'angle C est à l'angle O comme le rapport $\dfrac{AB}{AC}$ est

en rapport $\dfrac{DE}{DO}$

D'un rayon OF égal à AC décrivez l'arc FG compris entre

les côtés OD, OE, prolongés; à cause des rayons égaux AC, OF, on aura d'abord C:O :: AB:FG *, ou :: $\dfrac{ABCFG}{AC:FO}$. Mais * 17. à cause des arcs semblables FG, DE, on a * FG:DE::FO: * 11. DO; donc le rapport $\dfrac{FG}{FO}$ est égal au rapport $\dfrac{DE}{DO}$, et on a par conséquent C:O :: $\dfrac{AB}{AC} : \dfrac{DE}{DO}$.

PROPOSITION IX.

THÉORÊME.

De deux polygones réguliers isopérimètres, celui qui a le plus grand nombre de côtés est le plus grand.

Soit DE le demi-côté de l'un des polygones, O son centre, fig. 170. OE son apothême; soit AB le demi-côté de l'autre polygone, C son centre, CB son apothême. On suppose les centres O et C situés à une distance quelconque OC, et les apothêmes, OE, CB, dans la direction OC : ainsi DOE et ACB seront les demi-angles au centre des polygones, et comme ces angles ne sont pas égaux, les lignes CA, OD, prolongées, se rencontreront en un point F; de ce point abaissez sur OC la perpendiculaire FG; des points O et C, comme centres, décrivez les arcs GI, GH, terminés aux côtés OF, CF.

Cela posé, on aura par le lemme précédent O:C :: $\dfrac{GI}{OG} : \dfrac{GH}{CG}$; mais DE est au périmètre du premier polygone comme l'angle O est à quatre angles droits, et AB est au périmètre du second comme l'angle C est à quatre angles droits; donc, puisque les périmètres des polygones sont égaux, DE : AB :: O:C, ou DE:AB :: $\dfrac{GI}{OG} : \dfrac{GH}{CG}$. Multipliant les antécédents par OG et les conséquents par CG, on aura DE × OG : AB × CG :: GI : GH. Mais les triangles semblables ODE, OFG, donnent OE : OG :: DE : FG, d'où résulte DE × OG = OE × FG; on aura de même AB × CG = CB × FG; donc OE × FG : CB × FG :: GI : GH, ou OE : CB :: GI : GH. Si donc on fait voir que l'arc GI est plus grand que l'arc GH, il s'en suivra que l'apothême OE est plus grand que CB.

De l'autre côté de CF soit faite la figure CK*x* entièrement égale à la figure CG*x*, de sorte qu'on ait CK = CG, l'angle HCK = HCG, et l'arc K*x* = *x*G; la courbe K*x*G enveloppera l'arc KHG, et sera plus grande que cet arc*. Donc G*x*, moitié de la courbe, est plus grande que GH moitié de l'arc; donc, à plus forte raison, GI est plus grand que GH.

Il résulte de là que l'apothême OE est plus grand que CB: mais les deux polygones ayant même périmètre sont entre eux comme leurs apothêmes*; donc le polygone qui a pour demi-côté DE est plus grand que celui qui a pour demi-côté AB: le premier a le plus de côtés, puisque son angle au centre est le plus petit; donc de deux polygones réguliers isopérimètres, celui qui a le plus de côtés est le plus grand.

PROPOSITION X.

THÉORÈME.

Le cercle est plus grand que tout polygone isopérimètre.

Il est déja prouvé que de tous les polygones isopérimètres et d'un même nombre de côtés le polygone régulier est le plus grand; ainsi il ne s'agit plus que de comparer le cercle à un polygone régulier quelconque isopérimètre. Soit AI le demi-côté de ce polygone, C son centre. Soit dans le cercle isopérimètre l'angle DOE = ACI, et conséquemment l'arc DE égal au demi-côté AI. Le polygone P est au cercle C comme le triangle ACI est au secteur ODE; ainsi on aura P : C : : $\frac{1}{2}$AI × CI : $\frac{1}{2}$DE × OE : : CI : OE. Soit menée au point E la tangente EG qui rencontre OD prolongé en G; les triangles semblables ACI, GOE, donneront la proportion CI : OE : : AI ou DE : GE; donc P : C : : DE : GE, ou comme DE × $\frac{1}{2}$OE qui est la mesure du secteur DOE est à GE × $\frac{1}{2}$OE qui est la mesure du triangle GOE: or le secteur est plus petit que le triangle; donc P est plus petit que C, donc le cercle est plus grand que tout polygone isopérimètre.

*9.

*7.

fig. 180.

LIVRE V.

LES PLANS ET LES ANGLES SOLIDES.

DÉFINITIONS.

I. Une ligne droite est *perpendiculaire à un plan*, lorsqu'elle est perpendiculaire à toutes les droites qui passent par son *pied* dans le plan *. Réciproquement *pr. 4. le plan est perpendiculaire à la ligne.

Le *pied* de la perpendiculaire est le point où cette ligne rencontre le plan.

II. Une ligne est *parallèle à un plan*, lorsqu'elle ne peut le rencontrer à quelque distance qu'on les prolonge l'un et l'autre. Réciproquement le plan est parallèle à la ligne.

III. Deux *plans* sont *parallèles* entre eux, lorsqu'ils ne peuvent se rencontrer à quelque distance qu'on les prolonge l'un et l'autre.

IV. Il sera démontré * que l'intersection commune *pr. 3. de deux plans qui se rencontrent est une ligne droite : cela posé, *l'angle* ou *l'inclinaison* mutuelle *de deux plans* est la quantité plus ou moins grande dont ils sont écartés l'un de l'autre ; cette quantité se mesure * par l'angle que font entre elles les deux per- *pr. 7. pendiculaires menées dans chacun de ces plans au même point de l'intersection commune.

Cet angle peut être aigu, droit, ou obtus.

V. S'il est droit, les deux *plans* sont *perpendiculaires* entre eux.

VI. *Angle solide* est l'espace angulaire compris entre plusieurs plans qui se réunissent en un même point.

fig. 199. Ainsi l'angle solide S est formé par la réunion des plans ASB, BSC, CSB, DSA.

Il faut au moins trois plans pour former un angle solide.

PROPOSITION PREMIÈRE.

THÉORÊME.

Une ligne droite ne peut être en partie dans un plan, en partie au dehors.

Car, suivant la définition du plan, dès qu'une ligne droite a deux points communs avec un plan, elle est tout entière dans ce plan.

Scholie. Pour reconnaître si une surface est plane, il faut appliquer une ligne droite en différents sens sur cette surface, et voir si elle touche la surface dans toute son étendue.

PROPOSITION II.

THÉORÊME.

Deux lignes droites qui se coupent sont dans un même plan, et en déterminent la position.

fig. 181. Soient AB, AC, deux lignes droites qui se coupent en A : on peut concevoir un plan où se trouve la ligne droite AB ; si ensuite on fait tourner ce plan autour de AB, jusqu'à ce qu'il passe par le point C, alors la ligne AC, qui a deux de ses points A et C dans ce plan, y sera tout entière, donc la position de ce plan est déterminée par la seule condition de renfermer les deux droites AB, AC.

Corollaire I. Un triangle ABC, ou trois points A, B, C, non en ligne droite, déterminent la position d'un plan.

fig. 182. *Corollaire* II. Donc aussi deux parallèles AB, CD, déterminent la position d'un plan ; car si on mène la sécante EF, le plan des deux droites AE, EF, sera celui des parallèles AB, CD.

PROPOSITION III.

THÉORÊME.

Si deux plans se coupent, leur intersection commune sera une ligne droite.

Car, si dans les points communs aux deux plans on en trouvait trois qui ne fussent pas en ligne droite, les deux plans dont il s'agit, passant chacun par ces trois points, ne feraient qu'un seul et même plan *, ce qui est contre la supposition. * 2.

PROPOSITION IV.

THÉORÊME.

Si une ligne droite AP *est perpendiculaire à* fig. 183. *deux autres* PB, PC, *qui se croisent à son pied dans le plan* MN, *elle sera perpendiculaire à une droite quelconque* PQ *menée par son pied dans le même plan, et ainsi elle sera perpendiculaire au plan* MN.

Par un point Q, pris à volonté sur PQ, tirez la droite BC dans l'angle BPC, de manière que BQ= QC*, joignez AB, AQ, AC. *prob.5, liv. 3.

La base BC étant divisée en deux parties égales au point Q, le triangle BPC donnera*, * 14, 3.

$$\overline{PC}^2 + \overline{PB}^2 = 2\overline{PQ}^2 + 2\overline{QC}^2.$$

Le triangle BAC donnera pareillement,

$$\overline{AC}^2 + \overline{AB}^2 = 2\overline{AQ}^2 + 2\overline{QC}^2.$$

Retranchant la première égalité de la seconde, et observant que les triangles APC, APB, tous deux rectangles en P, donnent $\overline{AC}^2 - \overline{PC}^2 = \overline{AP}^2$, et $\overline{AB}^2 - \overline{PB}^2 = \overline{AP}^2$; on aura,

$$\overline{AP}^2 + \overline{AP}^2 = 2\overline{AQ}^2 - 2\overline{PQ}^2.$$

Donc, en prenant les moitiés de part et d'autre, on a $\overline{AP}^2 = \overline{AQ}^2 - \overline{PQ}^2$, ou $\overline{AQ}^2 = \overline{AP}^2 + \overline{PQ}^2$, donc le triangle APQ est rectangle en P*; donc AP est perpendiculaire à PQ.

*13, 3.

Scholie. On voit par là, non-seulement qu'il est possible qu'une ligne droite soit perpendiculaire à toutes celles qui passent par son pied dans un plan, mais que cela arrive toutes les fois que cette ligne est perpendiculaire à deux droites menées dans le plan; c'est ce qui démontre la légitimité de la définition I.

Corollaire I. La perpendiculaire AP est plus courte qu'une oblique quelconque AQ; donc elle mesure la vraie distance du point A au plan PQ.

Corollaire II. Par un point P donné sur un plan, on ne peut élever qu'une seule perpendiculaire à ce plan; car si on pouvait élever deux perpendiculaires par le même point P, conduisez, suivant ces deux perpendiculaires, un plan dont l'intersection avec le plan MN soit PQ; alors les deux perpendiculaires dont il s'agit seraient perpendiculaires à la ligne PQ, au même point et dans le même plan, ce qui est impossible.

Il est pareillement impossible d'abaisser d'un point donné hors d'un plan deux perpendiculaires à ce plan; car soient AP, AQ, ces deux perpendiculaires, alors le triangle APQ aurait deux angles droits APQ, AQP, ce qui est impossible.

PROPOSITION V.

THÉORÊME.

Les obliques également éloignées de la perpendiculaire sont égales; et, de deux obliques inégalement éloignées de la perpendiculaire, celle qui s'en éloigne le plus est la plus longue.

Car les angles APB, APC, APD étant droits, si on fig. 184. suppose les distances PB, PC, PD, égales entre elles, les triangles APB, APC, APD, auront un angle égal compris entre côtés égaux ; donc ils seront égaux ; donc les hypoténuses ou les obliques AB, AC, AD, seront égales entre elles. Pareillement, si la distance PE est plus grande que PD ou son égale PB, il est clair que l'oblique AE sera plus grande que AB, ou son égale AD.

Corollaire. Toutes les obliques égales AB, AC, AD, etc., aboutissent à la circonférence BCD, décrite du pied de la perpendiculaire P comme centre ; donc étant donné un point A hors d'un plan, si on veut trouver sur ce plan le point P où tomberait la perpendiculaire abaissée de A, il faut marquer sur ce plan trois points B, C, D, également éloignés du point A, et chercher ensuite le centre du cercle qui passe par ces points ; ce centre sera le point cherché P.

Scholie. L'angle ABP est ce qu'on appelle l'*inclinaison de l'oblique* AB *sur le plan* MN ; on voit que cette inclinaison est égale pour toutes les obliques AB, AC, AD, etc., qui s'écartent également de la perpendiculaire ; car tous les triangles ABP, ACP, ADP, etc., sont égaux entre eux.

PROPOSITION VI.

THÉORÊME.

Soit AP *une perpendiculaire au plan* MN *et* fig. 185. BC *une ligne située dans ce plan ; si du pied* P *de la perpendiculaire on abaisse* PD *perpendiculaire sur* BC, *et qu'on joigne* AD, *je dis que* AD *sera perpendiculaire à* BC.

Prenez DB=DC, et joignez PB, PC, AB, AC : puisque DB=DC, l'oblique PB=PC ; et par rapport à la perpendiculaire AP, puisque PB=PC,

*5. l'oblique AB = AC *; donc la ligne AD a deux de ses points A et D également distants des extrémités B et C ; donc AD est perpendiculaire sur le milieu de BC.

Corollaire. On voit en même temps que BC est perpendiculaire au plan APD, puisque BC est perpendiculaire à-la-fois aux deux droites AD, PD.

Scholie. Les deux lignes AE, BC, offrent l'exemple de deux lignes qui ne se rencontrent point, parce que elles ne sont pas situées dans un même plan. La plus courte distance de ces lignes est la droite PD, qui est à-la-fois perpendiculaire à la ligne AP et à la ligne BC. La distance PD est la plus courte entre ces deux lignes ; car si on joint deux autres points, comme A et B, on aura AB > AD, AD > PD ; donc, à plus forte raison, AB > PD.

Les deux lignes AE, CB, quoique non situées dans un même plan, sont censées faire entre elles un angle droit, parce que AD et la parallèle menée par un de ses points à la ligne BC feraient entre elles un angle droit. De même la ligne AB et la ligne PD, qui représentent deux droites quelconques non situées dans le même plan, sont censées faire entre elles le même angle que ferait avec AB la parallèle à PD menée par un des points de AB.

PROPOSITION VII.

THÉORÊME.

fig. 186. *Si la ligne* AP *est perpendiculaire au plan* MN, *toute ligne* DE *parallèle à* AP *sera perpendiculaire au même plan.*

Suivant les parallèles AP, DE, conduisez un plan dont l'intersection avec le plan MN sera PD ; dans le plan MN menez BC perpendiculaire à PD, et joignez AD.

Suivant le corollaire du théorème précédent, BC est perpendiculaire au plan APDE; donc l'angle BDE est droit : mais l'angle EDP est droit aussi, puisque AP est perpendiculaire à PD, et que DE est parallèle à AP; donc la ligne DE est perpendiculaire aux deux droites DP, DB; donc elle est perpendiculaire à leur plan MN.

Corollaire I. Réciproquement si les droites AP, DE sont perpendiculaires au même plan MN, elles seront parallèles; car si elles ne l'étaient pas, conduisez par le point D une parallèle à AP, cette parallèle sera perpendiculaire au plan MN; donc on pourrait, par un même point D, élever deux perpendiculaires à un même plan, ce qui est impossible *.

4.

Corollaire II. Deux lignes A et B, parallèles à une troisième C, sont parallèles entre elles; car imaginez un plan perpendiculaire à la ligne C, les lignes A et B, parallèles à cette perpendiculaire, seront perpendiculaires au même plan; donc, par le corollaire précédent, elles seront parallèles entre elles.

Il est entendu que les trois lignes ne sont pas dans le même plan, sans quoi la proposition serait déjà connue *.

* 25, 1.

PROPOSITION VIII.

THÉORÊME.

Si la ligne AB est parallèle à une droite CD menée dans le plan MN, elle sera parallèle à ce plan.

fig. 187.

Car si la ligne AB, qui est dans le plan ABCD, rencontrait le plan MN, ce ne pourrait être qu'en quelque point de la ligne CD, intersection commune des deux plans : or, AB ne peut rencontrer CD, puisqu'elle lui est parallèle; donc elle ne rencontrera pas non plus le plan MN; donc elle est parallèle à ce plan *.

* déf 2.

PROPOSITION IX.

THÉORÊME.

fig. 188. *Deux plans* MN , PQ , *perpendiculaires à une même droite* AB , *sont parallèles entre eux.*

Car s'ils se rencontraient quelque part, soit O un de leurs points communs, et joignez OA, OB ; la ligne AB, perpendiculaire au plan MN, est perpendiculaire à la droite OA menée par son pied dans ce plan ; par la même raison AB est perpendiculaire à BO ; donc OA et OB seraient deux perpendiculaires abaissées du même point O sur la même ligne droite, ce qui est impossible ; donc les plans MN, PQ, ne peuvent se rencontrer ; donc ils sont parallèles.

PROPOSITION X.

THÉORÊME.

fig. 189. *Les intersections* EF, GH, *de deux plans parallèles* MN , PQ , *par un troisième plan* FG , *sont parallèles.*

Car si les lignes EF, GH, situées dans un même plan , ne sont pas parallèles, prolongées elles se rencontreront ; donc les plans MN, PQ, dans lesquels elles sont, se rencontreraient aussi ; donc ils ne seraient pas parallèles.

PROPOSITION XI.

THÉORÊME.

fig. 188. *La ligne* AB , *perpendiculaire au plan* MN , *est perpendiculaire au plan* PQ *parallèle à* MN.

Ayant tiré à volonté la ligne BC dans le plan PQ, suivant AB et BC, conduisez un plan ABC dont

l'intersection avec le plan MN soit AD, l'intersection
AD sera parallèle à BC*; mais la ligne AB perpendi-   *10.
culaire au plan MN est perpendiculaire à la droite
AD; donc elle sera aussi perpendiculaire à sa parallèle BC; et puisque la ligne AB est perpendiculaire à
toute ligne BC menée par son pied dans le plan PQ,
il s'ensuit qu'elle est perpendiculaire au plan PQ.

PROPOSITION XII.

THÉORÊME.

Les parallèles EG, FH, comprises entre deux   fig. 189.
plans parallèles MN, PQ, sont égales.

Par les parallèles EG, FH, faites passer le plan
EGHF, qui rencontrera les plans parallèles suivant
EF et GH. Les intersections EF, GH, sont parallèles
entre elles*, ainsi que EG, FH; donc la figure EGHF   *10.
est un parallélogramme; donc EG = FH.

Corollaire. Il suit de là que *deux plans parallèles*
sont partout à égale distance; car si EG et FH sont
perpendiculaires aux deux plans MN, PQ, elles seront
parallèles entre elles*; donc elles sont égales.   *7.

PROPOSITION XIII.

THÉORÊME.

Si deux angles CAE, DBF, non situés dans le   fig. 190.
même plan, ont leurs côtés parallèles et dirigés   *7.
dans le même sens, ces angles seront égaux et
leurs plans seront parallèles.

Prenez AC = BD, AE = BF, et joignez CE, DF
AB, CD, EF. Puisque AC est égale et parallèle à BD
la figure ABDC est un parallélogramme*; donc CD   *11, 3.
est égale et parallèle à AB. Par une raison semblable

DEF est égale et parallèle à AB ; donc aussi C est
égale et parallèle à EF, la figure CEFD est donc
un parallélogramme, et ainsi le côté CE est égal
et parallèle à DF ; donc les triangles CAE, DBF,
sont équilatéraux entre eux ; donc l'angle CAE =
DBF.

En second lieu je dis que le plan ACE est parallèle
au plan BDF ; car, supposons que le plan parallèle à
BDF, mené par le point A, rencontre les lignes CD,
EF, en d'autres points que C et E, par exemple en
G et H ; alors, suivant la proposition xii, les trois
lignes AB, GD, FH, seront.égales : mais les trois AB,
CD, EF, le sont déja ; donc on aurait CD = GD, et
FH = EF, ce qui est absurde ; donc le plan ACE est
parallèle à BDF.

Corollaire. Si deux plans parallèles MN, PQ, sont
rencontrés par deux autres plans CABD, EABF, les
angles CAE, DBF, formés par les intersections des
plans parallèles, seront égaux ; car l'intersection AC
est parallèle à BD*, AE l'est à BF, donc l'angle
CAE = DBF.

* 10.

PROPOSITION XIV.

THÉORÈME.

fig. 190.

Si trois droites AB, CD, EF, *non situées dans
le même plan, sont égales et parallèles, les
triangles* ACE, BDF, *formés de part et d'autre
en joignant les extrémités de ces droites, seront
égaux, et leurs plans seront parallèles.*

Car, puisque AB est égale et parallèle à CD, la
figure ABDC est un parallélogramme ; donc le côté
AC est égal et parallèle à BD. Par une raison semblable les côtés AE, BF, sont égaux et parallèles
ainsi que CE, DF ; donc les deux triangles ACE

BDF, sont égaux : on prouvera d'ailleurs, comme dans la proposition précédente, que leurs plans sont parallèles.

PROPOSITION XV.

THÉORÊME.

Deux droites comprises entre trois plans parallèles, sont coupées en parties proportionnelles.

Supposons que la ligne AB rencontre les plans parallèles MN, PQ, RS, en A, E, B, et que la ligne CD rencontre les mêmes plans en C, F, D; je dis qu'on aura AE : EB : : CF : FD. *fig. 191.*

Tirez AD qui rencontre le plan PQ en G, et joignez AC, EG, GF, BD; les intersections EG, BD, des plans parallèles PQ, RS, par le plan ABD, sont parallèles *; donc AE:EB::AG:GD; pareillement les intersections AC, GF, étant parallèles, on a AG:GD:: CF:FD; donc, à cause du rapport commun, AG: GD, on aura AE : EB : : CF . FD. ** 10.*

PROPOSITION XVI.

THÉORÊME.

Soit ABCD un quadrilatère quelconque situé ou non situé *fig. 192.* *dans un même plan; si on coupe les côtés opposés proportionnellement par deux droites EF, GH, de sorte qu'on ait* AE:EB::DF:FC, *et* BG:GC::AH:HD; *je dis que les droites* EF, GH, *se couperont en un point* M, *de manière qu'on aura* HM:MG::AE:EB, *et* EM:MF::AH:HD.

Conduisez suivant AD un plan quelconque A*b*H*c*D qui ne passe pas suivant GH; par les points E, B, C, F, menez à GH les parallèles E*e*, B*b*, C*c*, F*f*, qui rencontrent ce plan en *e*, *b*, *c*, *f*. A cause des parallèles B*b*, GH, C*c**, on aura ** 15, 3.* *b*H:H*c*::BG:GC::AH:HD; donc * les triangles AH*b*, DH*c*, ** 20, 3.* sont semblables. On aura ensuite A*e*:*eb*:: AE:EB, et D*f*:

$c :: DF : FC$; donc $Ac : cb :: Df : fc$, ou, *componendo*, $Ac :$
$Df :: Ab : Dc$; mais, à cause des triangles semblables AHb,
DHc, on a $Ah : Dc :: AH : HD$; donc $Ac : Df :: AH : HD$: d'ailleurs les triangles AHb, cHD, étant semblables, l'angle HAc
$=$HDf ; donc les triangles AHe, DHf, sont semblables [20, 3],
donc l'angle AH$e =$ DHf. Il s'ensuit d'abord que eHf est une
ligne droite, et qu'ainsi les trois parallèles Ee, GH, Ff,
sont situées dans un même plan, lequel contiendra les deux
droites EF, GH ; donc *celles-ci doivent se couper en un*
point M. Ensuite, à cause des parallèles Ee, MH, Ff, on
aura EM : MF :: eH : Hf :: AH : HD.

Par une construction semblable, rapportée au côté AB,
on démontrerait que HM : MG :: AE : EB.

PROPOSITION XVII.

THÉORÊME.

L'angle compris entre les deux plans MAN,
MAP, *peut être mesuré, conformément à la dé-*
finition, par l'angle NAP *que font entre elles*
les deux perpendiculaires AN, AP, *menées dans*
chacun de ces plans à l'intersection commune
AM.

Pour démontrer la légitimité de cette mesure, il
faut prouver, 1° qu'elle est constante, ou qu'elle serait
la même en quelque point de l'intersection commune
qu'on menât les deux perpendiculaires.

En effet, si on prend un autre point M, et qu'on
mene MC dans le plan MN, et MB dans le plan MP,
perpendiculaires à l'intersection commune AM ; puisque MB et AP sont perpendiculaires à une même ligne
AM, elles sont parallèles entre elles. Par la même
raison MC est parallèle à AN : donc l'angle BMC $=$
PAN [13] ; donc il est indifférent de mener les perpendiculaires au point M ou au point A ; l'angle compris
sera toujours le même.

2° Il faut prouver que si l'angle des deux plans augmente ou diminue dans un certain rapport, l'angle PAN augmentera ou diminuera dans le même rapport.

Dans le plan PAN décrivez du centre A et d'un rayon à volonté l'arc NDP, du centre M et d'un rayon égal décrivez l'arc CEB, tirez AD à volonté ; les deux plans PAN, BMC, étant perpendiculaires à une même droite MA, seront parallèles*; donc les intersections AD, ME, de ces deux plans par un troisième AMD, seront parallèles ; donc l'angle BME sera égal à PAD*

*9.

*13.

Appelons pour un moment *coin* l'angle formé par deux plans MP, MN ; cela posé, si l'angle DAP était égal à DAN, il est clair que le coin DAMP serait égal au coin DAMN ; car la base PAD se placerait exactement sur son égale DAN, la hauteur AM serait toujours la même ; donc les deux coins coïncideraient l'un avec l'autre. On voit de même que si l'angle DAP était contenu un certain nombre de fois juste dans l'angle PAN, le coin DAMP serait contenu autant de fois dans le coin PAMN. D'ailleurs, du rapport en nombre entier à un rapport quelconque la conclusion est légitime, et a été démontrée dans une circonstance tout-à-fait semblable * ; donc quel que soit le rapport de l'angle DAP à l'angle PAN, le coin DAMP sera dans ce même rapport avec le coin PAMN; donc l'angle NAP peut être pris pour la mesure du coin PAMN, ou de l'angle que font entre eux les deux plans MAP, MAN.

*17.

Scholie. Il en est des angles formés par deux plans comme des angles formés par deux droites. Ainsi, lorsque deux plans se traversent mutuellement, les angles opposés au sommet sont égaux, et les angles adjacents valent ensemble deux angles droits ; donc si un plan est perpendiculaire à un autre, celui-ci est perpendiculaire au premier. Pareillement dans la rencontre des

plans parallèles par un troisième plan, il existe les
mêmes égalités et les mêmes propriétés que dans la
rencontre de deux lignes parallèles par une troisième
ligne.

PROPOSITION XVIII.

THÉORÊME.

fig. 194. *La ligne* AP *étant perpendiculaire au plan*
MN, *tout plan* APB, *conduit suivant* AP, *sera*
perpendiculaire au plan MN.

Soit BC l'intersection des plans AB, MN; si dans
le plan MN on mène DE perpendiculaire à BP, la ligne
AP, étant perpendiculaire au plan MN, sera perpendiculaire à chacune des deux droites BC, DE : mais
l'angle APD, formé par les deux perpendiculaires PA,
PD, à l'intersection commune BP, mesure l'angle des
deux plans AB, MN; donc, puisque cet angle est droit,
* déf. 5. les deux plans sont perpendiculaires entre eux*.

Scholie. Lorsque trois droites, telles que AP, BP,
DP, sont perpendiculaires entre elles, chacune de ces
droites est perpendiculaire au plan des deux autres
et les trois plans sont perpendiculaires entre eux.

PROPOSITION XIX.

THÉORÊME.

fig. 194. *Si le plan* AB *est perpendiculaire au plan* MN,
et que dans le plan AB *on mène la ligne* PA *per-*
pendiculaire à l'intersection commune PB, *je dis*
que PA *sera perpendiculaire au plan* MN.

Car si dans le plan MN on mène PD perpendiculaire à PB, l'angle APD sera droit, puisque les plans
sont perpendiculaires entre eux ; donc la ligne AP
est perpendiculaire aux deux droites PB, PD ; donc
elle est perpendiculaire à leur plan MN.

Corollaire. Si le plan AB est perpendiculaire au plan MN, et que par un point P de l'intersection commune on élève une perpendiculaire au plan MN, je dis que cette perpendiculaire sera dans le plan AB, car, si elle n'y était pas, on pourrait mener dans le plan AB une perpendiculaire AP à l'intersection commune BP, laquelle serait en même temps perpendiculaire au plan MN; donc au même point P il y aurait deux perpendiculaires au plan MN; ce qui est impossible *.

* 4.

PROPOSITION XX.

THÉORÊME.

Si deux plans AB, AD, *sont perpendiculaires* fig. 194. *à un troisième* MN, *leur intersection commune* AP *sera perpendiculaire à ce troisième plan.*

Car si par le point P on élève une perpendiculaire au plan MN, cette perpendiculaire doit se trouver à-la-fois dans le plan AB et dans le plan AD *; donc elle est leur intersection commune AP.

* cor. 19.

PROPOSITION XXI.

THÉORÊME.

Si un angle solide est formé par trois angles fig. 195. *plans, la somme de deux quelconques de ces angles sera plus grande que le troisième.*

Il n'y a lieu à démontrer la proposition que lorsque l'angle plan qu'on compare à la somme des deux autres est plus grand que chacun de ceux-ci. Soit donc l'angle solide S formé par trois angles plans ASB, ASC, BSC, et supposons que l'angle ASB soit le plus grand des trois; je dis qu'on aura ASB < ASC + BSC.

Dans le plan ASB faites l'angle BSD = BSC, tirez

à volonté la droite ADB; et, ayant pris SC = SD,
joignez AC, BC.

Les deux côtés BS, SD, sont égaux aux deux BS,
SC, l'angle BSD = BSC; donc les deux triangles BSD,
BSC sont égaux; donc BD = BC. Mais on a AB <
AC + BC; retranchant d'un côté BD, et de l'autre
son égale BC, il restera AD < AC. Les deux côtés AS,
SD, sont égaux aux deux AS, SC, le troisième AD
10, 1. est plus petit que le troisième AC; donc l'angle ASD
< ASC. Ajoutant BSD = BSC, on aura ASD + BSD
ou ASB < ASC + BSC.

PROPOSITION XXII.

THÉORÊME.

*La somme des angles plans qui forment un
angle solide, est toujours moindre que quatre
angles droits.*

fig. 196. Coupez l'angle solide S par un plan quelconque
ABCDE; d'un point O pris dans ce plan menez à
tous les angles les lignes OA, OB, OC, OD, OE.

La somme des angles des triangles ASB, BSC, etc.,
formés autour du sommet S, équivaut à la somme
des angles d'un pareil nombre de triangles AOB,
BOC, etc., formés autour du sommet O. Mais au
point B les angles ABO, OBC, pris ensemble, font
l'angle ABC plus petit que la somme des angles ABS,
21.   SBC; de même au point C on a BCO + OCD <
BCS + SCD; et ainsi à tous les angles du polygone
ABCDE. Il suit de là que dans les triangles dont le
sommet est en O, la somme des angles à la base est
plus petite que la somme des angles à la base dans
les triangles dont le sommet est en S; donc, par compensation, la somme des angles formés autour du
point O est plus grande que la somme des angles autour du point S. Mais la somme des angles autour

du point O est égale à quatre angles droits*; donc la   * 5, 1.
somme des angles plans qui forment l'angle solide S
est moindre que quatre angles droits.

Scholie. Cette démonstration suppose que l'angle
solide est convexe, ou que le plan d'une face prolongée ne peut jamais couper l'angle solide; s'il en était
autrement, la somme des angles plans n'aurait plus de
bornes et pourrait être d'une grandeur quelconque.

PROPOSITION XXIII.

THÉORÈME.

*Si deux angles solides sont composés de trois
angles plans égaux chacun à chacun, les plans
dans lesquels sont les angles égaux seront également inclinés entre eux.*

Soit l'angle ASC=DTF, l'angle ASB=DTE, et
l'angle BSC=ETF; je dis que les deux plans ASC,   fig. 197.
ASB, auront entre eux une inclinaison égale à celle
des plans DTF, DTE.

Ayant pris SB à volonté, menez BO, perpendiculaire au plan ASC; du point O, où cette perpendiculaire rencontre le plan, menez OA, OC, perpendiculaires sur SA, SC; joignez AB, BC; prenez ensuite
TE=SB; menez EP perpendiculaire sur le plan
DTF; du point P menez PD, PF, perpendiculaires
sur TD, TF; enfin joignez DE, EF.

Le triangle SAB est rectangle en A, et le triangle
TDE en D*, et puisque l'angle ASB=DTE, on a   * 6.
aussi SBA=TED. D'ailleurs SB=TE; donc le
triangle SAB est égal au triangle TDE*; donc SA=   * 5, 1.
TD, et AB=DE. On démontrera semblablement
que SC=TF, et BC=EF. Cela posé, le quadrilatère SAOC est égal au quadrilatère TDPF; car
posant l'angle ASC sur son égal DTF, à cause de

SA $=$ TD et SC $=$ TF, le point A tombera en D et le point C en F. En même temps AO, perpendiculaire à SA, tombera sur DP perpendiculaire à TD, et pareillement OC sur PF; donc le point O tombera sur le point P, et on aura AO $=$ DP. Mais les triangles AOB, DPE, sont rectangles en O et P, l'hypoténuse AB $=$ DE, et le côté AO $=$ DP; donc ces triangles sont égaux*; donc l'angle OAB $=$ PDE. L'angle OAB est l'inclinaison des deux plans ASB, ASC; l'angle PDE est celle des deux plans DTE, DTF; donc ces deux inclinaisons sont égales entre elles.

*18, 1.

Il faut observer cependant que l'angle A du triangle rectangle OAB n'est proprement l'inclinaison des deux plans ASB, ASC, que lorsque la perpendiculaire BO tombe, par rapport à SA, du même côté que SC; si elle tombait de l'autre côté, alors l'angle des deux plans serait obtus, et, joint à l'angle A du triangle OAB, il ferait deux angles droits. Mais dans le même cas l'angle des deux plans TDE, TDF, serait pareillement obtus, et, jointe à l'angle D du triangle DPE, il ferait deux angles droits; donc, comme l'angle A serait toujours égal à D, on conclurait de même que l'inclinaison des deux plans ASB, ASC, est égale à celle des deux plans TDE, TDF.

Scholie. Si deux angles solides sont composés de trois angles plans égaux chacun à chacun, et qu'en même temps les angles égaux ou homologues soient *disposés de la même manière* dans les deux angles solides, alors ces angles seront égaux, et posés l'un sur l'autre ils coïncideront. En effet on a déjà vu que le quadrilatère SAOC peut être placé sur son égal TDPF; ainsi en plaçant SA sur TD, SC tombe sur TF, et le point O sur le point P. Mais, à cause de l'égalité des triangles AOB, DPE, la perpendiculaire OB au plan ASC est égale à la perpendiculaire

PE au plan TDF; de plus ces perpendiculaires sont
dirigées dans le même sens; donc le point B tombera
sur le point E, la ligne SB sur TE, et les deux angles
solides coïncideront entièrement l'un avec l'autre.

Cette coïncidence cependant n'a lieu qu'en supposant que les angles plans égaux sont *disposés de la
même manière* dans les deux angles solides; car si
les angles plans égaux étaient *disposés dans un ordre
inverse,* ou, ce qui revient au même, si les perpendiculaires OB, PE, au lieu d'être dirigées dans le
même sens par rapport aux plans ASC, DTF, étaient
dirigées en sens contraires, alors il serait impossible
de faire coïncider les deux angles solides l'un avec
l'autre. Il n'en serait cependant pas moins vrai, conformément au théorême, que les plans dans lesquels
sont les angles égaux seraient également inclinés
entre eux; de sorte que les deux angles solides seraient égaux dans toutes leurs parties constituantes,
sans néanmoins pouvoir être superposés. Cette sorte
d'égalité, qui n'est pas absolue ou de superposition,
mérite d'être distinguée par une dénomination parti-
culière : nous l'appellerons *égalité par symétrie.*

Ainsi les deux angles solides dont il s'agit, qui sont
formés par trois angles plans égaux chacun à chacun,
mais disposés dans un ordre inverse, s'appelleront
angles égaux par symétrie, ou simplement *angles
symétriques.*

La même remarque s'applique aux angles solides
formés de plus de trois angles plans : ainsi un angle
solide formé par les angles plans A, B, C, D, E, et
un autre angle solide formé par les mêmes angles
dans un ordre inverse A, E, D, C, B, peuvent être
tels que les plans dans lesquels sont les angles égaux
soient également inclinés entre eux. Ces deux angles
solides, qui seraient égaux sans que la superposition

fût possible, s'appelleront *angles solides égaux par symétrie*, ou *angles solides symétriques*.

Dans les figures planes il n'y a point proprement d'égalité par symétrie, et toutes celles qu'on voudrait appeler ainsi seraient des égalités absolues ou de superposition : la raison en est qu'on peut renverser une figure plane, et prendre indifféremment le dessus pour le dessous. Il en est autrement dans les solides, où la troisième dimension peut être prise dans deux sens différents.

PROPOSITION XXIV.

PROBLÈME.

Etant donnés les trois angles plans qui forment un angle solide, trouver par une construction plane l'angle que deux de ces plans font entre eux.

fig. 198. Soit S l'angle solide proposé, dans lequel on connaît les trois angles plans ASB, ASC, BSC ; on demande l'angle que font entre eux deux de ces plans, par exemple les plans ASB, ASC.

Imaginons qu'on ait fait la même construction que dans le théorême précédent, l'angle OAB serait l'angle requis. Il s'agit donc de trouver le même angle par une construction plane ou tracée sur un plan.

Pour cela faites sur un plan les angles B′SA, ASC, B″SC, égaux aux angles BSA, ASC, BSC, dans la figure solide ; prenez B′S et B″S égaux chacun à BS de la figure solide ; des points B′ et B″ abaissez B′A et B″C perpendiculaires sur SA et SC, lesquelles se rencontreront en un point O. Du point A comme centre et du rayon AB′ décrivez la demi-circonférence B′*b*E ; au point O élevez sur B′E la perpendiculaire O*b*, qui rencontre la circonférence en *b*, joignez A*b*, et l'angle EAb sera l'inclinaison cherchée des deux plans ASC, ASB, dans l'angle solide.

Tout se réduit à faire voir que le triangle AOb de la figure plane est égal au triangle AOB de la figure solide. Or les deux triangles B'SA, BSA, sont rectangles en A, les angles en S sont égaux; donc les angles en B et B' sont pareillement égaux. Mais l'hypoténuse SB' est égale à l'hypoténuse SB; donc ces triangles sont égaux; donc SA de la figure plane est égale à SA de la figure solide, et aussi AB', ou son égale Ab dans la figure plane est égale à AB dans la figure solide. On démontrera de même que SC est égal de part et d'autre; d'où il suit que le quadrilatère SAOC est égal dans l'une et dans l'autre figure, et qu'ainsi AO de la figure plane est égal à AO de la figure solide; donc dans l'une et dans l'autre les triangles rectangles AOb, AOB, ont l'hypoténuse égale et un côté égal; donc ils sont égaux, et l'angle EAb, trouvé par la construction plane, est égal à l'inclinaison des deux plans SAB, SAC, dans l'angle solide.

Lorsque le point O tombe entre A et B' dans la figure plane, l'angle EAb devient obtus, et mesure toujours la vraie inclinaison des plans : c'est pour cela que l'on a désigné par EAb, et non par OAb, l'inclinaison demandée; afin que la même solution convienne à tous les cas sans exception.

Scholie. On peut demander si, en prenant trois angles plans à volonté, on pourra former avec ces trois angles plans un angle solide.

D'abord il faut que la somme des trois angles donnés soit plus petite que quatre angles droits, sans quoi l'angle solide ne peut être formé[*]; il faut de plus • 22. qu'après avoir pris deux des angles à volonté B'SA, ASC, le troisième CSB″ soit tel, que la perpendiculaire B″C au côté SC rencontre le diamètre B'E entre ses extrémités B′ et E. Ainsi les limites de la grandeur de l'angle CSB″ sont celles qui font aboutir la perpendiculaire B″C aux points B′ et E. De ces points abaissez sur CS les perpendiculaires B′I, EK, qui rencontrent en I et K la circonférence décrite du rayon SB″, et les limites de l'angle CSB″ seront CSI et CSK.

Mais dans le triangle isoscèle B′SI, la ligne CS prolongée étant perpendiculaire à la base B′I, on a l'angle CSI = CSB′ = ASC + ASB′. Et dans le triangle isoscèle ESK, la ligne SC étant perpendiculaire à EK, on a l'angle CSK = CSE. D'ailleurs, à cause des triangles égaux ASE, ASB′, l'angle ASE = ASB′; donc CSE ou CSK = ASC — ASB′.

Il résulte de là que le problème sera possible toutes les fois que le troisième angle CSB″ sera plus petit que la somme des deux autres ASC, ASB′, et plus grand que leur différence : condition qui s'accorde avec le théorème XXI; car, en vertu de ce théorème, il faut qu'on ait CSB″ < ASC + ASB′; il faut aussi qu'on ait ASC < CSB″ + ASB′, ou CSB″ > ASC — ASB′.

PROPOSITION XXV.

PROBLÊME.

Étant donnés deux des trois angles plans qui forment un angle solide, avec l'angle que leurs plans font entre eux, trouver le troisième angle plan.

fig. 198. Soient ASC, ASB′, les deux angles plans donnés, et supposons pour un moment que CSB″ soit le troisième angle que l'on cherche, alors, en faisant la même construction que dans le problème précédent, l'angle compris entre les plans des deux premiers serait EA*b*. Or, de même qu'on détermine l'angle

EAb par le moyen de CSB″, les deux autres étant donnés, de même on peut déterminer CSB″ par le moyen de EAb, ce qui résoudra le problème proposé.

Ayant pris SB′ à volonté, abaissez sur SA la perpendiculaire indéfinie B′E, faites l'angle EAb égal à l'angle des deux plans donnés; du point b où le côté Ab rencontre la circonférence décrite du centre A et du rayon AB′, abaissez sur AE la perpendiculaire bO, et du point O abaissez sur SC la perpendiculaire indéfinie OCB″, que vous terminerez en B″ de manière que SB″=SB′; l'angle CSB″ sera le troisième angle plan demandé.

Car si on forme un angle solide avec les trois angles plans B′SA, ASC, CSB″, l'inclinaison des plans où sont les angles donnés ASB′, ASC, sera égale à l'angle donné EAb.

Scholie. Si un angle solide est *quadruple*, ou formé par quatre angles plans ASB, BSC, CSD, DSA, la connaissance de ces angles ne suffit pas pour déterminer les inclinaisons mutuelles de leurs plans; car avec les mêmes angles plans on pourrait former une infinité d'angles solides. Mais si on ajoute une condition, par exemple, si on donne l'inclinaison des deux plans ASB, BSC, alors l'angle solide est entièrement déterminé, et on pourra trouver l'inclinaison de deux de ses plans quelconques. En effet, imaginer un angle solide *triple* formé par les angles plans ASB, BSC, ASC; les deux premiers angles sont donnés, ainsi que l'inclinaison de leurs plans; on pourra donc déterminer, par le problème qu'on vient de résoudre, le troisième angle ASC. Ensuite, si on considère l'angle solide triple formé par les angles plans ASC, ASD, DSC, ces trois angles sont connus; ainsi l'angle solide est entièrement déterminé. Mais l'angle solide quadruple est formé par la réunion des deux angles

fig. 199.

solides triples dont on vient de parler ; donc, puisque ces angles partiels sont connus et déterminés, l'angle total sera pareillement connu et déterminé.

L'angle des deux plans ASD, DSC, se trouverait immédiatement par le moyen du second angle solide partiel. Quant à l'angle des deux plans BSC, CSD, il faudrait dans un angle solide partiel chercher l'angle compris entre les deux plans ASC, DSC, et dans l'autre l'angle compris entre les deux plans ASC, BSC ; la somme de ces deux angles serait l'angle compris entre les plans BSC, DSC.

On trouvera de la même manière que, pour déterminer un angle solide quintuple, il faut connaître, outre les cinq angles plans qui le composent, deux des inclinaisons mutuelles de leurs plans ; il en faudrait trois dans l'angle solide sextuple, et ainsi de suite.

LIVRE VI.

LES POLYÈDRES.

DÉFINITIONS.

I. On appelle *solide polyèdre*, ou simplement *po-*
lyèdre, tout solide terminé par des plans ou des faces
planes. (Ces plans sont nécessairement terminés eux-
mêmes par des lignes droites.) On appelle en particulier *tétraèdre* le solide qui a quatre faces ; *hexaèdre*
celui qui en a six ; *octaèdre* celui qui en a huit ; *do-*
décaèdre celui qui en a douze ; *icosaèdre* celui qui en
a vingt, etc.

Le tétraèdre est le plus simple des polyèdres ; car
il faut au moins trois plans pour former un angle solide, et ces trois plans laissent un vide qui, pour être
fermé, exige au moins un quatrième plan.

II. L'intersection commune de deux faces adjacentes
d'un polyèdre s'appelle *côté* ou *arête* du polyèdre.

III. On appelle *polyèdre régulier* celui dont toutes
les faces sont des polygones réguliers égaux, et dont
tous les angles solides sont égaux entre eux. Ces polyèdres sont au nombre de cinq. *Voyez l'appendice*
aux livres VI et VII.

IV. Le *prisme* est un solide compris sous plusieurs
plans parallélogrammes, terminés de part et d'autre
par deux plans polygones égaux et parallèles.

Pour construire ce solide, soit ABCDE un poly- fig. 200.
gone quelconque ; si dans un plan parallèle à ABC,
on mène les lignes FG, GH, HI, etc., égales et parallèles aux côtés AB, BC, CD, etc., ce qui formera

le polygone FGHIK égal à ABCDE; si ensuite on joint d'un plan à l'autre les sommets des angles homologues par les droites AF, BG, CH, etc., les faces ABGF, BCHG, etc., seront des parallélogrammes, et le solide ainsi formé ABCDEFGHIK sera un prisme.

V. Les polygones égaux et parallèles ABCDE, FGHIK, s'appellent les *bases du prisme;* les autres plans parallélogrammes pris ensemble constituent la *surface latérale* ou *convexe du prisme.* Les droites égales AF, BG, CH, etc., s'appellent les *côtés* du prisme.

VI. La *hauteur d'un prisme* est la distance de ses deux bases, ou la perpendiculaire abaissée d'un point de la base supérieure sur le plan de la base inférieure.

VII. Un *prisme* est *droit* lorsque les côtés AF, BG, etc., sont perpendiculaires aux plans des bases: alors chacun d'eux est égal à la hauteur du prisme. Dans tout autre cas le prisme est *oblique*, et la hauteur est plus petite que le côté.

VIII. Un *prisme* est *triangulaire*, *quadrangulaire*, *pentagonal*, *hexagonal*, etc., selon que la base est un triangle, un quadrilatère, un pentagone, un hexagone, etc.

fig. 206. IX. Le prisme qui a pour base un parallélogramme, a toutes ses faces parallélogrammiques; il s'appelle *parallélipipède.*

Le *parallélipipède* est *rectangle* lorsque toutes ses faces sont des rectangles.

X. Parmi les parallélipipèdes rectangles on distingue le *cube* ou hexaèdre régulier compris sous six quarrés égaux.

fig. 196. XI. La *pyramide* est le solide formé lorsque plusieurs plans triangulaires partent d'un même point S, et sont terminés aux différents côtés d'un même plan polygonal ABCDE.

Le polygone ABCDE s'appelle la *base* de la pyramide, le point S en est le *sommet*, et l'ensemble des triangles ASB, BSC, etc., forme la *surface convexe* ou *latérale* de la pyramide.

XII. La *hauteur* de la pyramide est la perpendiculaire abaissée du sommet sur le plan de la base, prolongé s'il est nécessaire.

XIII. La pyramide est *triangulaire, quadrangulaire*, etc., selon que la base est un triangle, un quadrilatère, etc.

XIV. Une pyramide est *régulière*, lorsque la base est un polygone régulier, et qu'en même temps la perpendiculaire abaissée du sommet sur le plan de la base passe par le centre de cette base : cette ligne s'appelle alors l'*axe* de la pyramide.

XV. *Diagonale* d'un polyèdre est la droite qui joint les sommets de deux angles solides non adjacents.

XVI. J'appellerai *polyèdres symétriques* deux polyèdres qui, ayant une base commune, sont construits semblablement, l'un au-dessus du plan de cette base, l'autre au-dessous, avec cette condition que les sommets des angles solides homologues soient situés à égales distances du plan de la base, sur une même droite perpendiculaire à ce plan.

Par exemple, si la droite ST est perpendiculaire fig. 202. au plan ABC, et qu'au point O, où elle rencontre ce plan, elle soit divisée en deux parties égales, les deux pyramides SABC, TABC, qui ont la base commune ABC, seront deux polyèdres symétriques.

XVII. Deux *pyramides triangulaires* sont *semblables*, lorsqu'elles ont deux faces semblables chacune à chacune, semblablement placées et également inclinées entre elles.

Ainsi, en supposant les angles ABC = DEF, BAC fig. 203. = EDF, ABS = DET, BAS = EDT, si en outre l'inclinaison des plans ABS, ABC, est égale celle de

11.

leurs homologues DTE, DEF, les pyramides SABC, TDEF, seront semblables.

XVIII. Ayant formé un triangle avec les sommets de trois angles pris sur une même face ou base d'un polyèdre, on peut imaginer que les sommets des différents angles solides du polyèdre, situés hors du plan de cette base, soient ceux d'autant de pyramides triangulaires qui ont pour base commune le triangle désigné, et chacune de ces pyramides déterminera la position de chaque angle solide du polyèdre par rapport à la base. Cela posé :

Deux *polyèdres* sont *semblables* lorsqu'ayant des bases semblables, les sommets des angles solides homologues, hors de ces bases, sont déterminés par des pyramides triangulaires semblables chacune à chacune.

XIX. J'appellerai *sommets* d'un polyèdre les points situés aux sommets de ses différents angles solides.

N. B. Tous les polyèdres que nous considérons sont des polyèdres à angles saillants ou polyèdres *convexes.* Nous appelons ainsi ceux dont la surface ne peut être rencontrée par une ligne droite en plus de deux points. Dans ces sortes de polyèdres le plan prolongé d'une face ne peut couper le solide; il est donc impossible que le polyèdre soit en partie au-dessus du plan d'une face, en partie au-dessous; il est tout entier d'un même côté de ce plan.

PROPOSITION PREMIÈRE.

THÉORÈME.

Deux polyèdres ne peuvent avoir les mêmes sommets et en même nombre sans coïncider l'un avec l'autre.

Car supposons l'un des polyèdres déjà construit, si on veut en construire un autre qui ait les mêmes sommets et en même nombre, il faudra que les plans de celui-ci ne passent pas tous par les mêmes points que dans le premier, sans quoi ils ne différeraient pas l'un de l'autre : mais alors il est clair que quelques-uns des nouveaux plans couperaient le premier polyèdre; il y aurait des sommets au-dessus de ces plans, et des sommets au-dessous, ce qui ne peut convenir à un polyèdre convexe : donc, si deux polyèdres ont les mêmes sommets et en même nombre, ils doivent nécessairement coïncider l'un avec l'autre.

Scholie. Etant donnés·de position les points A, B, C, K, etc., qui doivent servir de sommets à un polyèdre, il est facile de décrire le polyèdre.

Choisissez d'abord trois points voisins D, E, H, tels que le plan DEH passe, s'il y a lieu, par de nouveaux points K, C, mais laisse tous les autres d'un même côté, tous au-dessus du plan ou tous au-dessous; le plan DEH ou DEHKC, ainsi déterminé, sera une face du solide. Suivant un de ses côtés EH, conduisez un plan que vous ferez tourner jusqu'à ce qu'il rencontre un nouveau sommet F, ou plusieurs à-la-fois F, I; vous aurez une seconde face qui sera FEH ou FEHI. Continuez ainsi en faisant passer des plans par les côtés trouvés jusqu'à ce que le solide soit terminé de toutes parts : ce solide sera le polyèdre demandé, car il n'y en a pas deux qui puissent avoir les mêmes sommets.

fig. 204.

PROPOSITION II.

THÉORÊME.

Dans deux polyèdres symétriques les faces homologues sont égales chacune à chacune, et l'inclinaison de deux faces adjacentes, dans un de ces solides, est égale à l'inclinaison des faces homologues dans l'autre.

Soit ABCDE la base commune aux deux polyèdres, *fig. 205.*

soient M et N les sommets de deux angles solides quelconques de l'un des polyèdres, M' et N' les sommets homologues de l'autre polyèdre; il faudra, suivant la définition, que les droites MM', NN', soient perpendiculaires au plan ABC, et qu'elles soient divisées en deux parties égales aux points m et n où elles rencontrent ce plan. Cela posé, je dis que la distance MN est égale à M'N'.

Car si on fait tourner le trapèze m M'N'n autour de mn jusqu'à ce que son plan s'applique sur le plan m M N n; à cause des angles droits en m et en n, le côté mM' tombera sur son égal mM, et nN' sur nN; donc les deux trapèzes coïncideront, et on aura MN = M'N'.

Soit P un troisième sommet du polyèdre supérieur, et P' son homologue dans l'autre, on aura de même MP = M'P' et NP = N'P'; donc le *triangle* MNP, *qui joint trois sommets quelconques du polyèdre supérieur, est égal au triangle* M'N'P' *qui joint les trois sommets homologues de l'autre polyèdre.*

Si parmi ces triangles on considère seulement ceux qui sont formés à la surface des polyèdres, on peut déjà conclure que les surfaces des deux polyèdres sont composées d'un même nombre de triangles égaux chacun à chacun.

Je dis maintenant que si des triangles sont dans un même plan sur une surface et forment une même face polygone, les triangles homologues seront dans un même plan sur l'autre surface et formeront une face polygone égale.

En effet, soient MPN, NPQ, deux triangles adjacents qu'on suppose dans un même plan, et soient M'P'N', N'P'Q', leurs homologues. On a l'angle MNP = M'N'P', l'angle PNQ = P'N'Q'; et si on joignait MQ et M'Q', le triangle MNQ serait égal à M'N'Q', ainsi on aurait l'angle MNQ = M'N'Q'.

Mais puisque MPNQ est un seul plan, on a l'angle MNQ=MNP+PNQ; donc on aura aussi M'N'Q' =M'N'P'+P'N'Q'. Or, si les trois plans M'N'P', P'N'Q', M'N'Q', n'étaient pas confondus en un seul, ces trois plans formeraient un angle solide, et ˟ on aurait * l'angle M'N'Q' < M'N'P'+P'N'Q'; ˟20. 5. donc, puisque cette condition n'a pas lieu, les deux triangles M'N'P', P'N'Q', sont dans un même plan.

Il suit de là que chaque face, soit triangulaire, soit polygone, dans un polyèdre, répond à une face égale dans l'autre, et qu'ainsi les deux polyèdres sont compris sous un même nombre de plans égaux, chacun à chacun.

Il reste à prouver que l'inclinaison de deux faces adjacentes quelconques dans l'un des polyèdres est égale à l'inclinaison des deux faces homologues dans l'autre.

Soient MPN, NPQ, deux triangles formés sur l'arête commune NP dans les plans des deux faces adjacentes; soient M'P'N', N'P'Q', leurs homologues; on peut concevoir en N un angle solide formé par les trois angles plans MNQ, MNP, PNQ, et en N' un angle solide formé par les trois M'N'Q', M'N'P', P'N'Q'. Or, on a déja prouvé que ces angles plans sont égaux chacun à chacun; donc l'inclinaison des deux plans MNP, PNQ, est égale à celle de leurs homologues M'N'P', P'N'Q' *. *22,5.

Donc, dans les polyèdres symétriques, les faces sont égales chacune à chacune, et les plans de deux faces quelconques adjacentes d'un des solides, ont entre eux la même inclinaison que les plans des deux faces homologues de l'autre solide.

Scholie. On peut remarquer que *les angles solides d'un polyèdre sont les symétriques des angles solides de l'autre polyèdre;* car si l'angle solide N est formé par les plans MNP, PNQ, QNR, etc., son homolo-

gue N′ est formé par les plans M′N′P′, P′N′Q′,
Q′N′R′, etc. Ceux-ci paraissent disposés dans le
même ordre que les autres; mais comme les deux
angles solides sont dans une situation inverse l'un par
rapport à l'autre, il s'ensuit que la disposition réelle
des plans qui forment l'angle solide N′ est l'inverse
de celle qui a lieu dans l'angle homologue N. D'ailleurs les inclinaisons des plans consécutifs sont égales
dans l'un et dans l'autre angle solide; donc ces angles
solides sont symétriques l'un de l'autre. *Voyez le
scholie de la prop. XXIII, liv. V.*

Cette remarque prouve qu'un *polyèdre quelconque
ne peut avoir qu'un seul polyèdre symétrique.* Car si on
construisait sur une autre base un nouveau polyèdre
symétrique au polyèdre donné, les angles solides
de celui-ci seraient toujours symétriques des angles
du polyèdre donné; donc ils seraient égaux à ceux
du polyèdre symétrique construit sur la première
base. D'ailleurs les faces homologues seraient toujours
égales; donc ces deux polyèdres symétriques construits sur une base ou sur une autre auraient les faces
égales et les angles solides égaux; donc ils coïncideraient par la superposition, et ne feraient qu'un seul
et même polyèdre.

PROPOSITION III.

THÉORÊME.

*Deux prismes sont égaux lorsqu'ils ont un
angle solide compris entre trois plans égaux
chacun à chacun et semblablement placés.*

fig. 200.   Soit la base ABCDE égale à la base *abcde*, le parallélogramme ABGF égal au parallélogramme *abgf*,
et le parallélogramme BCHG égal au parallélogramme
bchg; je dis que le prisme ABCI sera égal au prisme
abci.

Car soit posée la base ABCDE sur son égale *abcde*, ces deux bases coïncideront : mais les trois angles plans qui forment l'angle solide B sont égaux aux trois angles plans qui forment l'angle solide *b*, chacun à chacun, savoir, ABC = *abc*, ABG = *abg*, et GBC = *gbc*; de plus ces angles sont semblablement placés : donc les angles solides B et *b* sont égaux, et par conséquent le côté BG tombera sur son égal *bg*. On voit aussi qu'à cause des parallélogrammes égaux ABGF, *abgf*, le côté GF tombera sur son égal *gf*, et semblablement GH sur *gh*; donc la base supérieure FGHIK coïncidera entièrement avec son égale *fghik*, et les deux solides seront confondus en un seul, puisqu'ils auront les mêmes sommets *.

* 1.

Corollaire. Deux prismes droits qui ont des bases égales et des hauteurs égales sont égaux. Car ayant le côté AB égal à *ab*, et la hauteur BG égale à *bg*, le rectangle ABGF sera égal au rectangle *abgf*; il en sera de même des rectangles BGHC, *bghc*; ainsi les trois plans qui forment l'angle solide B sont égaux aux trois qui forment l'angle solide *b*. Donc les deux prismes sont égaux.

PROPOSITION IV.

THÉORÈME.

Dans tout parallélipipède les plans opposés sont égaux et parallèles.

Suivant la définition de ce solide, les bases ABCD, EFGH, sont des parallélogrammes égaux, et leurs côtés sont parallèles : il reste donc à démontrer que la même chose a lieu pour deux faces latérales opposées, telles que AEHD, BFGC. Or, AD est égale et parallèle à BC, puisque la figure ABCD est un paral-

fig. 206.

lélogramme; par une raison semblable AE est égale
et parallèle à BF : donc l'angle DAE est égal à l'angle
CBF*, et le plan DAE parallèle à CBF; donc aussi le
parallélogramme DAEH est égal au parallélogramme
CBFG. On démontrera de même que les parallélogrammes opposés ABFE, DCGH, sont égaux et parallèles.

Corollaire. Puisque le parallélipipède est un solide
compris sous six plans dont les opposés sont égaux et
parallèles, il s'ensuit qu'une face quelconque et son
opposée peuvent être prises pour les bases du parallélipipède.

Scholie. Etant données trois droites, AB, AE, AD,
passant par un même point A, et faisant entre elles
des angles donnés, on peut sur ces trois droites construire un parallélipipède; il faut pour cela mener
par l'extrémité de chaque droite un plan parallèle
au plan des deux autres; savoir, par le point B un
plan parallèle à DAE, par le point D un plan parallèle à BAE, et par le point E un plan parallèle à BAD.
Les rencontres mutuelles de ces plans formeront le
parallélipipède demandé.

PROPOSITION V.

THÉORÊME.

*Dans tout parallélipipède les angles solides
opposés sont symétriques l'un de l'autre; et
les diagonales menées par les sommets de ces
angles se coupent mutuellement en deux parties
égales.*

Comparons, par exemple, l'angle solide A à son
opposé G; l'angle EAB, égal à EFB, est aussi égal à
HGC, l'angle DAE = DHE = CGF, et l'angle DAB
= DCB = HGF; donc les trois angles plans qui for-

ment l'angle solide A sont égaux aux trois qui forment l'angle solide G, chacun à chacun ; d'ailleurs il est facile de voir que leur disposition est différente dans l'un et dans l'autre ; donc 1° les deux angles solides A et G sont symétriques l'un de l'autre *. * 23, 5.

En second lieu, imaginons deux diagonales EC, AG, menées l'une et l'autre par des sommets opposés : puisque AE est égale et parallèle à CG, la figure AEGC est un parallélogramme ; donc les diagonales EC, AG, se couperont mutuellement en deux parties égales. On démontrera de même que la diagonale EC et une autre DF se couperont aussi en deux parties égales ; donc 2° les quatre diagonales se couperont mutuellement en deux parties égales, dans un même point qu'on peut regarder comme le centre du paralléli-pipède.

PROPOSITION VI.

THÉORÈME.

Le plan BDHF, *qui passe par deux arêtes* fig. 20:. *parallèles opposées* BF, DH, *divise le paral- lélipipède* AG *en deux prismes triangulaires* ABDHEF, GHFBCD, *symétriques l'un de l'autre*.

D'abord ces deux solides sont des prismes ; car les triangles ABD, EFH, ayant leurs côtés égaux et paral- lèles, sont égaux, et en même temps les faces latérales ABFE, ADHE, BDHF, sont des parallélogrammes ; donc le solide ABDHEF est un prisme : il en est de même du solide GHFBCD. Je dis maintenant que ces deux prismes sont symétriques l'un de l'autre.

Sur la base ABD faites le prisme ABDE'F'H' que soit le symétrique du prisme ABDEFH. Suivant ce qui a été démontré *, le plan ABF'E' est égal à * 2.

ABFE, et le plan ADH'E' est égal à ADHE; mais si on compare le prisme GHFBCD au prisme ABDH'E'F', la base GHF est égale à ABD; le parallélogramme GHDC, qui est égal à ABFE, est aussi égal à ABF'E', et le parallélogramme GFBC, qui est égal à ADHE, est aussi égal à ADH'E'; donc les trois plans qui forment l'angle solide G dans le prisme GHFBCD, sont égaux aux trois plans qui forment l'angle solide A dans le prisme ABDH'E'F', chacun à chacun, d'ailleurs ils sont disposés semblablement; donc ces deux prismes sont égaux *, et pourraient être superposés. Mais l'un d'eux ABDH'E'F' est symétrique du prisme ABDHEF; donc l'autre, GHFBCD, est aussi le symétrique de ABDHEF.

* 5.

PROPOSITION VII.

LEMME.

fig. 201. *Dans tout prisme* ABCI, *les sections* NOPQR STVXY, *faites par des plans parallèles, sont des polygones égaux.*

Car les côtés NO, ST, sont parallèles, comme étant les intersections de deux plans parallèles par un troisième plan ABGF; ces mêmes côtés NO, ST, sont compris entre les parallèles NS, OT, qui sont côtés du prisme; donc NO est égal à ST. Par une semblable raison les côtés OP, PQ, QR, etc., de la section NOPQR, sont égaux respectivement aux côtés TV, VX, XY, etc., de la section STVXY. D'ailleurs les côtés égaux étant en même temps parallèles, il s'ensuit que les angles NOP, OPQ, etc., de la première section, sont égaux respectivement aux angles STV, TVX, etc., de la seconde. Donc les deux sections NOPQR, STVXY, sont des polygones égaux.

Corollaire. Toute section faite dans un prisme parallèlement à sa base, est égale à cette base.

PROPOSITION VIII.

THÉORÈME.

Les deux prismes triangulaires symétriques fig. 208. *ABDHEF, BCDFGH, dans lesquels se décompose le parallélipipède AG, sont équivalents entre eux.*

Par les sommets B et F menez perpendiculairement au côté BF, les plans B*adc*, F*ehg*, qui rencontreront, d'une part en *a*, *d*, *c*, de l'autre en *e*, *h*, *g*, les trois autres côtés AE, DH, CG, du même parallélipipède; les sections B*adc*, F*ehg*, seront des parallélogrammes égaux. Ces sections sont égales, parce qu'elles sont faites par des plans perpendiculaires à une même droite et par conséquent parallèles *; elles sont des parallélo- * 7. grammes, parce que deux côtés opposés d'une même section *a*B, *dc*, sont les intersections de deux plans parallèles ABFE, DCGH, par un même plan.

Par une raison semblable, la figure B*ae*F est un parallélogramme, ainsi que les autres faces latérales BF*gc*, *cdhg*, *adhe*, du solide B*adc*F*ehg*; donc ce so- lide est un prisme *; et ce prisme est droit, puisque * déf. 4. le côté BF est perpendiculaire au plan de la base.

Cela posé, si par le plan BFHD on divise le prisme droit B*h* en deux prismes triangulaires droits *a*B*deF h*, B*dc*F*hg*; je dis que le prisme triangulaire oblique ABDEFH, sera équivalent au prisme triangulaire droit *a*B*deF h*.

En effet ces deux prismes ayant une partie com- mune ABD*he*F, il suffira de prouver que les parties restantes, savoir, les solides B*a*AD*d*, F*e*EH*h* sont équivalents entre eux.

Or, à cause des parallélogrammes ABFE, aBFe, les côtés AE, ae, égaux à leur parallèle BF, sont égaux entre eux ; ainsi, en ôtant la partie commune Ae, il restera Aa = Ee. On prouvera de même que Dd = Hh.

Maintenant, pour opérer la superposition des deux solides BaADd, FEEHh, plaçons la base Feh sur son égale Bad ; alors le point e tombant en a, et le point h en d, les côtés eE, hH, tomberont sur leurs égaux aA, dD, puisqu'ils sont perpendiculaires au même plan Bad. Donc les deux solides dont il s'agit coïncideront entièrement l'un avec l'autre ; donc le prisme oblique BADFEH est équivalent au prisme droit BadFeh.

On démontrera semblablement que le prisme oblique BDCFHG est équivalent au prisme droit BdcFhg. Mais les deux prismes droits BadFch, BdcFhg sont égaux entre eux, puisqu'ils ont même hauteur BF, et que leurs bases Bad, Bdc sont moitiés d'un même parallélogramme *. Donc les deux prismes triangulaires BADFEH, BDCFHG, équivalents à des prismes égaux, sont équivalents entre eux.

*3
cor.

Corollaire. Tout prisme triangulaire ABDHEF est la moitié du parallélipipède AG, construit sur le même angle solide A, avec les mêmes arêtes AB, AD, AE.

PROPOSITION IX.

THÉORÊME.

fig. 209.
Si deux parallélipipèdes AG, AL, ont une base commune ABCD, et que leurs bases supérieures EFGH, IKLM, soient comprises dans un même plan et entre les mêmes parallèles EK, HL, ces deux parallélipipèdes seront équivalents entre eux.

Il peut arriver trois cas, selon que EI est plus grand, plus petit ou égal à EF; mais la démonstration est la même pour tous : et d'abord je dis que le prisme triangulaire AEIDHM est égal au prisme triangulaire BFKCGL.

En effet, puisque AE est parallèle à BF et HE à GF, l'angle AEI = BFK, HEI = GFK, et HEA = GFB. De ces six angles les trois premiers forment l'angle solide E, les trois autres forment l'angle solide F; donc, puisque les angles plans sont égaux chacun à chacun, et semblablement disposés, il s'ensuit que les angles solides E et F sont égaux. Maintenant, si on pose le prisme AEM sur le prisme BFL, et d'abord la base AEI sur la base BFK, ces deux bases étant égales coïncideront; et puisque l'angle solide E est égal à l'angle solide F, le côté EH tombera sur son égal FG : il n'en faut pas davantage pour prouver que les deux prismes coïncideront dans toute leur étendue; car la base AEI et l'arête EH déterminent le prisme AEM, comme la base BFK et l'arête FG déterminent le prisme BFL * : donc ces prismes sont égaux. •3.

Mais si du solide AL on retranche le prisme AEM, il restera le parallélipipède AIL; et si du même solide AL on retranche le prisme BFL, il restera le parallélipipède AEG; donc les deux parallélipipèdes AIL, AEG, sont équivalents entre eux.

PROPOSITION X.

THÉORÊME.

Deux parallélipipèdes de même base et de même hauteur sont équivalents entre eux.

Soit ABCD la base commune aux deux paralléli- fig. 210. pipèdes AG, AL; puisqu'ils ont même hauteur, leurs bases supérieures EFGH, IKLM, seront sur le même

plan. De plus les côtés EF et AB sont égaux et parallèles, il en est de même de IK et AB; donc EF est égal
et parallèle à IK : par une raison semblable GF est
égal et parallèle à LK. Soient prolongés les côtés EF,
HG, ainsi que LK, IM, jusqu'à ce que les uns et les
autres forment par leurs intersections le parallélogramme NOPQ, il est clair que ce parallélogramme
sera égal à chacune des bases EFGH, IKLM. Or si
on imagine un troisième parallélipipède qui, avec la
même base inférieure ABCD, ait pour base supérieure
NOPQ, ce troisième parallélipipède serait équivalent
au parallélipipède AG *, puisqu'ayant même base inférieure, les bases supérieures sont comprises dans un
même plan et entre les parallèles GQ, FN. Par la même
raison ce troisième parallélipipède serait équivalent
au parallélipipède AL; donc les deux parallélipipèdes
AG, AL, qui ont même base et même hauteur, sont
équivalents entre eux.

*9.

PROPOSITION XI.

THÉORÊME.

*Tout parallélipipède peut être changé en un
parallélipipède rectangle équivalent qui aura
même hauteur et une base équivalente.*

fig. 210.   Soit AG le parallélipipede proposé; des points A,
B, C, D, menez AI, BK, CL, DM, perpendiculaires
au plan de la base, vous formerez ainsi le parallélipipède AL équivalent au parallélipipe de AG, et dont les
faces latérales AK, BL, etc., seront des rectangles. Si
donc la base ABCD est un rectangle, AL sera le parallélipipède rectangle équivalent au parallélipipède proposé AG. Mais si ABCD n'est pas un rectangle, menez
fig. 211.   AO et BN perpendiculaires sur CD, ensuite OQ et
NP perpendiculaires sur la base, vous aurez le solide
ABNOIKPQ qui sera un parallélipipède rectangle :

en effet, par construction, la base ABNO et son opposée IKPQ sont des rectangles; les faces latérales en
sont aussi, puisque les arêtes AI, OQ, etc., sont perpendiculaires au plan de la base; donc le solide AP
est un parallélipipède rectangle. Mais les deux parallélipipèdes AP, AL, peuvent être censés avoir même
base ABKI et même hauteur AO : donc ils sont équivalents; donc le parallélipipède AG, qu'on avait d'a-
bord changé en un parallélipipède équivalent AL, se
trouve de nouveau changé en un parallélipipède rectangle équivalent AP, qui a la même hauteur AI, et
dont la base ABNO est équivalente à la base ABCD.

fig. 210
et 211.

PROPOSITION XII.

THÉORÊME.

Deux parallélipipèdes rectangles AG, AL,
qui ont la même base ABCD, *sont entre eux
comme leurs hauteurs* AE, AI.

fig. 212.

Supposons d'abord que les hauteurs AE, AI, soient
entre elles comme deux nombres entiers, par exemple,
comme 15 est à 8. On divisera AE en 15 parties égales,
dont AI contiendra 8, et par les points de division *x*,
y, *z*, etc., on mènera des plans parallèles à la base.
Ces plans partageront le solide AG en 15 parallélipipèdes partiels qui seront tous égaux entre eux, comme
ayant des bases égales et des hauteurs égales; des bases
égales, parce que toute section comme MIKL, faite
dans un prisme parallèlement à sa base ABCD, est égale
à cette base*; des hauteurs égales, parce que ces hauteurs sont les divisions mêmes A*x*, *xy*, *xz*, etc. Or,
de ces 15 parallélipipèdes égaux, huit sont contenus
dans AL; donc le solide AG est au solide AL comme
15 est à 8, ou en général comme la hauteur AE est à
la hauteur AI.

* 7.

En second lieu, si le rapport de AE à AI ne peut s'exprimer en nombres, je dis qu'on n'en aura pas moins *solid.* AG : *solid.* AL :: AE : AI. Car, si cette proportion n'a pas lieu, supposons qu'on ait *sol.* AG : *sol.* AL :: AE : AO. Divisez AE en parties égales dont chacune soit plus petite que OI, il y aura au moins un point de division *m* entre O et I. Soit P le parallélipipède qui a pour base ABCD et pour hauteur A*m;* puisque les hauteurs AE, A*m* sont entre elles comme deux nombres entiers, on aura *sol.* AG : P :: AE : A*m.* Mais on a, par hypothèse, *sol.* AG : *sol.* AL :: AE : AO; de là résulte *sol.* AL : P :: AO : A*m.* Mais AO est plus grand que A*m;* donc il faudrait, pour que la proportion eût lieu, que le solide AL fût plus grand que P. Or au contraire il est plus petit : donc il est impossible que le quatrième terme de la proportion *sol.* AG : *sol.* AL :: AE : x, soit une ligne plus grande que AI. Par un raisonnement semblable on démontrerait que le quatrième terme ne peut être plus petit que AI; donc il est égal à AI; donc les parallélipipèdes rectangles de même base sont entre eux comme leurs hauteurs.

PROPOSITION XIII.

THÉORÈME.

fig. 213. *Deux parallélipipèdes rectangles* AG, AK, *qui ont même hauteur* AE, *sont entre eux comme leurs bases* ABCD, AMNO.

Ayant placé les deux solides l'un à côté de l'autre, comme la figure les représente, prolongez le plan ONKL, jusqu'à ce qu'il rencontre le plan DCGH suivant PQ, vous aurez un troisième parallélipipède AQ, qu'on pourra comparer à chacun des parallélipipèdes AG, AK. Les deux solides AG, AQ, ayant même base

AEHD, sont entre eux comme leurs hauteurs AO, AB ; pareillement les deux solides AQ, AK, ayant même base AOLE, sont entre eux comme leurs hauteurs AD, AM. Ainsi on aura les deux proportions,

$$sol. \ AG : sol. \ AQ :: AB : AO,$$
$$sol. \ AQ : sol. \ AK :: AD : AM.$$

Multipliant ces deux proportions par ordre, et omettant, dans le résultat, le multiplicateur commun *sol.* AQ, on aura,

$$sol. \ AG : sol. \ AK :: AB \times AD : AO \times AM.$$

Mais AB × AD représente la base ABCD, et AO × AM représente la base AMNO ; donc deux parallélipipèdes rectangles de même hauteur sont entre eux comme leurs bases.

PROPOSITION XIV.

THÉORÊME.

Deux parallélipipèdes rectangles quelconques sont entre eux comme les produits de leurs bases par leurs hauteurs, ou comme les produits de leurs trois dimensions.

Car ayant placé les deux solides AG, AZ, de manière que leurs surfaces aient l'angle commun BAE, prolongez les plans nécessaires pour former le troisième parallélipipède AK de même hauteur avec le parallélipipède AG. On aura, par la proposition précédente,

$$sol. \ AG : sol. \ AK :: ABCD : AMNO.$$

Mais les deux parallélipipèdes AK, AZ, qui ont même base AMNO, sont entre eux comme leurs hauteurs AE, AX ; ainsi on a,

$$sol. \ AK : sol. \ AZ :: AE : AX.$$

Multipliant ces deux proportions par ordre, et omet-

fig. 213.

12.

tant, dans le résultat, le multiplicateur commun *sol.* AK, on aura

$$sol.\ AG : sol.\ AZ :: ABCD \times AE : AMNO \times AX.$$

A la place des bases ABCD et AMNO, on peut mettre AB × AD et AO × AM, ce qui donnera,

$$sol.\ AG : sol.\ AZ :: AB \times AD \times AE : AO \times AM \times AX.$$

Donc deux parallélipipèdes rectangles quelconques sont entre eux, etc.

Scholie. Il suit de là qu'on peut prendre pour mesure d'un parallélipipède rectangle le produit de sa base par sa hauteur, ou le produit de ses trois dimensions. C'est sur ce principe que nous évaluerons tous les autres solides.

Pour l'intelligence de cette mesure il faut se rappeler qu'on entend par produit de deux ou de plusieurs lignes, le produit des nombres qui représentent ces lignes, et ces nombres dépendent de l'unité linéaire qu'on peut prendre à volonté : cela posé, le produit des trois dimensions d'un parallélipipède est un nombre qui ne signifie rien en lui-même, et qui serait différent si on avait pris une autre unité linéaire. Mais si on multiplie de même les trois dimensions d'un autre parallélipipède, en les évaluant d'après la même unité linéaire, les deux produits seront entre eux comme les solides, et donneront l'idée de leur grandeur relative.

La grandeur d'un solide, son volume ou son étendue constituent ce qu'on appelle sa *solidité*, et le mot de *solidité* est employé particulièrement pour désigner la mesure d'un solide : ainsi on dit que la solidité d'un parallélipipède rectangle est égale au produit de sa base par sa hauteur, ou au produit de ses trois dimensions.

Les trois dimensions du cube étant égales entre elles, si le côté est 1, la solidité sera 1 × 1 + 1, ou 1 ; si le côté est 2, la solidité sera 2 × 2 × 2, ou 8 ; si le côté est 3, la solidité sera $3 \times 3 \times 3$, ou 27, et ainsi de suite; ainsi les côtés des cubes étant comme les nombres 1, 2, 3, etc., les cubes eux-mêmes ou leurs solidités sont comme les nombres 1, 8, 27, etc. De là vient qu'on appelle en arithmétique *cube* d'un nombre le produit qui résulte de trois facteurs égaux à ce nombre.

Si on proposait de faire un cube double d'un cube donné, il faudrait que le côté du cube cherché fût au côté du cube donné comme la racine cube de 2 est à l'unité. Or on trouve facilement, par une construction géométrique, la racine quarrée de 2; mais on ne peut pas trouver de même sa racine cube, du moins par les simples opérations de la géométrie élémentaire, lesquelles consistent à n'employer que des lignes droites dont on connaît deux points, et des cercles dont les centres et les rayons sont déterminés

A raison de cette difficulté le problème de la *duplication du cube* a été célèbre parmi les anciens géomètres, comme celui de la *trisection de l'angle*, qui est à-peu-près du même ordre. Mais on connaît depuis long-temps les solutions dont ces sortes de problêmes sont susceptibles, lesquelles, quoique moins simples que les constructions de la géométrie élémentaire, ne sont cependant ni moins exactes, ni moins rigoureuses.

PROPOSITION XV.

THÉORÊME.

La solidité d'un parallélipipède, et en général la solidité d'un prisme quelconque, est égale au produit de sa base par sa hauteur.

Car 1° un parallélipipède quelconque est équivalent à un parallélipipède rectangle de même hauteur et de base équivalente*. Or la solidité de celui-ci est

égale à sa base multipliée par sa hauteur; donc la
solidité du premier est pareillement égale au produit
de sa base par sa hauteur.

2° Tout prisme triangulaire est la moitié du parallélipipède construit de manière qu'il ait la même hauteur et une base double*. Or la solidité de celui-ci est
égale à sa base multipliée par sa hauteur; donc celle
du prisme triangulaire est égale au produit de sa base,
moitié de celle du parallélipipède, multipliée par sa
hauteur.

3° Un prisme quelconque peut être partagé en autant de prismes triangulaires de même hauteur qu'on
peut former de triangles dans le polygone qui lui sert
de base. Mais la solidité de chaque prisme triangulaire
est égale à sa base multipliée par sa hauteur; et puisque la hauteur est la même pour tous, il s'ensuit que
la somme de tous les prismes partiels sera égale à la
somme de tous les triangles qui leur servent de bases,
multipliée par la hauteur commune. Donc la solidité
d'un prisme polygonal quelconque est égale au produit de sa base par sa hauteur.

Corollaire. Si on compare deux prismes qui ont
même hauteur, les produits des bases par les hauteurs seront comme les bases; donc *deux prismes de
même hauteur sont entre eux comme leurs bases;* par
une raison semblable, *deux prismes de même base sont
entre eux comme leurs hauteurs.*

PROPOSITION XVI.

LEMME.

Si une pyramide SABCDE *est coupée par un
plan* abd *parallèle à sa base,*

1° *Les côtés* SA, SB, SC,.... *et la hauteur* SO, *seront divisés proportionnellement en* a, b, c,.. *et* o,

2° *La section* abcde *sera un polygone semblable à la base* ABCDE.

* 8.
fig. 214.

Car 1° les plans ABC, abc, étant parallèles, leurs intersections AB, ab, par un troisième plan SAB, seront parallèles*; donc les triangles SAB, Sab, sont semblables, et on a la proportion SA : Sa :: SB : Sb; on aurait de même SB : Sb :: SC : Sc, et ainsi de suite. Donc tous les côtés SA, SB, SC, etc., sont coupés proportionnellement en a, b, c, etc. La hauteur SO est coupée dans la même proportion au point o; car BO et bo sont parallèles, et ainsi on a SO : So :: SB : Sb.

*10,5.

2° Puisque ab est parallèle à AB, bc à BC, cd à CD, etc., l'angle $abc=$ABC, l'angle $bcd=$BCD, et ainsi de suite. De plus, à cause des triangles semblables SAB, Sab, on a AB : ab :: SB : Sb; et à cause des triangles semblables SBC, Sbc, on a SB : Sb :: BC : bc; donc AB : ab :: BC : bc; on aurait de même BC : bc :: CD : cd, et ainsi de suite. Donc les polygones ABCDE, $abcde$, ont les angles égaux chacun à chacun et les côtés homologues proportionnels; donc ils sont semblables.

Corollaire. Soient SABCDE, SXYZ, deux pyramides dont le sommet est commun, et qui ont même hauteur, ou dont les bases sont situées dans un même plan; si on coupe ces pyramides par un même plan parallèle au plan des bases, et qu'il en résulte les sections $abcde$, xyz; je dis que *les sections* abcde, xyz, *seront entre elles comme les bases* ABCDE, XYZ.

Car les polygones ABCDE, $abcde$, étant semblables, leurs surfaces sont comme les quarrés des côtés homologues AB, ab; mais AB : ab :: SA : Sa; donc ABCDE : $abcde$ :: $\overline{SA}^2$: $\overline{Sa}^2$. Par la même raison, XYZ : xyz :: $\overline{SX}^2$: $\overline{Sx}^2$. Mais puisque $abcxyz$ n'est qu'un même plan, on a aussi SA : Sa :: SX : Sx; donc ABCDE : $abcde$ :: XYZ : xyz; donc les sections $abcde$, *xyz*, sont entre elles comme les bases ABCDE, XYZ. Donc si les bases ABCDE, XYZ sont équivalentes, les sections faites à égale hauteur sont pareillement équivalentes.

PROPOSITION XVII.

THÉORÈME.

Deux pyramides triangulaires qui ont des bases équivalentes et des hauteurs égales, sont équivalentes.

fig. 215.

Soient SABC, *sabc* les deux pyramides dont les bases ABC, *abc*, que nous supposons placées sur un même plan, sont équivalentes et qui ont même hauteur TA ; si ces pyramides ne sont pas équivalentes, soit *sabc* la plus petite et soit A*x* la hauteur d'un prisme qui étant construit sur la base ABC, serait égal à leur différence.

Divisez la hauteur commune AT en parties égales plus petites que A*x*, et soit *k* une de ces parties ; par les points de division de la hauteur, faites passer des plans parallèles au plan des bases ; les sections faites par chacun de ces plans dans les deux pyramides, seront

*16. cor.

équivalentes *, telles que DEF et *def*, GHI et *ghi*, etc. Cela posé, sur les triangles ABC, DEF, GHI, etc., pris pour bases, construisez des prismes extérieurs qui aient pour arêtes les parties AD, DG, GK, etc. du côté SA ; de même sur les triangles *def*, *ghi*, *klm*, *etc.* pris pour bases, construisez dans la seconde pyramide des prismes intérieurs qui aient pour arêtes les parties correspondantes du côté *sa* ; tous ces prismes partiels auront pour hauteur commune *k*.

La somme des prismes extérieurs de la pyramide SABC est plus grande que cette pyramide, la somme des prismes intérieurs de la pyramide *sabc* est plus petite que cette pyramide; donc par ces deux raisons la différence entre les deux sommes de prismes devra être plus grande que la différence entre les deux pyramides.

Or à partir des bases ABC, *abc*, le second prisme extérieur DEFG est équivalent au premier prisme intérieur *defa*, puisque leurs bases DEF, *def*, sont équivalentes et qu'ils ont une même hauteur k; sont équivalents par la même raison le troisième prisme extérieur GHIK et le second intérieur *ghid*, le quatrième extérieur et le troisième intérieur, ainsi de suite jusqu'au dernier des uns et des autres. Donc tous les prismes extérieurs de la pyramide SABC, à l'exception du premier ABCD, ont leurs équivalents dans les prismes intérieurs de la pyramide *sabc*. Donc le prisme ABCD est la différence entre la somme des prismes extérieurs de la pyramide SABC et la somme des prismes intérieurs de la pyramide *sabc*; mais la différence de ces deux sommes est plus grande que la différence des deux pyramides; donc il faudrait que le prisme ABCD fût plus grand que le prisme ABCX; or au contraire il est plus petit, puisqu'ils ont une même base ABC, et que la hauteur k du premier est moindre que la hauteur Ax du second. Donc l'hypothèse d'où l'on est parti ne saurait avoir lieu; donc les deux pyramides SABC, *sabc*, de bases équivalentes et de hauteurs égales, sont équivalentes.

PROPOSITION XVIII.

THÉORÈME.

Toute pyramide triangulaire est le tiers du prisme triangulaire de même base et de même hauteur.

Soit SABC une pyramide triangulaire, ABCDES un fig. 216.

prisme triangulaire de même base et de même hauteur, je dis que la pyramide est le tiers du prisme.

Retranchez du prisme la pyramide SABC, il restera le solide SACDE, qu'on peut considérer comme une pyramide quadrangulaire dont le sommet est S et qui a pour base le parallélogramme ACDE; tirez la diagonale CE et conduisez le plan SCE qui partagera la pyramide quadrangulaire en deux pyramides triangulaires SACE SDCE. Ces deux pyramides ont pour hauteur commune la perpendiculaire abaissée du sommet S sur le plan ACDE; elles ont des bases égales, puisque les triangles ACE, DCE, sont les deux moitiés du même parallélogramme; donc les deux pyramides SACE, SDCE, sont équivalentes entre elles; mais la pyramide SDCE et la pyramide SABC ont des bases égales ABC, DES; elles ont aussi même hauteur, car cette hauteur est la distance des plans parallèles ABC, DES. Donc les deux pyramides SABC, SDCE, sont équivalentes; mais on a démontré que la pyramide SDCE est équivalente à la pyramide SACE; donc les trois pyramides SABC, SDCE, SACE, qui composent le prisme ABD sont équivalentes entre elles. Donc la pyramide SABC est le tiers du prisme ABD qui a même base et même hauteur.

Corollaire. La solidité d'une pyramide triangulaire est égale au tiers du produit de sa base par sa hauteur.

PROPOSITION XIX.

THÉORÈME.

fig. 214. *Toute pyramide SABCDE a pour mesure le tiers du produit de sa base ABCDE par sa hauteur AO.*

Car en faisant passer les plans SEB, SEC, par les

diagonales EB, EC, on divisera la pyramide polygonale SABCDE en plusieurs pyramides triangulaires
qui auront toutes la même hauteur SO. Mais par le
théorême précédent chacune de ces pyramides se
mesure en multipliant chacune des bases ABE, BCE,
CDE, par le tiers de sa hauteur SO ; donc la somme
des pyramides triangulaires, ou la pyramide polygonale SABCDE, aura pour mesure la somme des triangles ABE, BCE, CDE, ou le polygone ABCDE,
multiplié par $\frac{1}{3}$SO ; donc toute pyramide a pour mesure le tiers du produit de sa base par sa hauteur.

Corollaire I. Toute pyramide est le tiers du prisme
de même base et de même hauteur.

· *Corollaire* II. Deux pyramides de même hauteur
sont entre elles comme leurs bases, et deux pyramides de même base sont entre elles comme leurs
hauteurs.

Scholie. On peut évaluer la solidité de tout corps
polyèdre en le décomposant en pyramides ; et cette
décomposition peut se faire de plusieurs manières :
une des plus simples est de faire passer les plans de
division par le sommet d'un même angle solide ; alors
on aura autant de pyramides partielles qu'il y a de
faces dans le polyèdre, excepté celles qui forment
l'angle solide d'où partent les plans de division.

PROPOSITION XX.

THÉORÊME.

*Deux polyèdres symétriques sont équivalents
entre eux ou égaux en solidité.*

Car 1° deux pyramides triangulaires symétriques, fig. 202.
telles que SABC, TABC, ont pour mesure commune

le produit de la base ABC par le tiers de la hauteur
SO ou TO ; donc ces pyramides sont équivalentes
entre elles.

2° Si on partage d'une manière quelconque l'un des
polyèdres symétriques en pyramides triangulaires,
on pourra partager de même l'autre polyèdre en pyramides triangulaires symétriques ; or les pyramides
triangulaires symétriques sont équivalentes chacune
à chacune ; donc les polyèdres entiers seront équivalents entre eux ou égaux en solidité.

Scholie. Cette proposition semblait résulter immédiatement de la proposition II, où l'on a fait voir que
dans deux polyèdres symétriques, toutes les parties
constituantes d'un solide sont égales aux parties constituantes de l'autre ; mais il n'en était pas moins nécessaire de la démontrer d'une manière rigoureuse.

PROPOSITION XXI.

THÉORÊME.

*Si une pyramide est coupée par un plan pa-
rallèle à sa base, le tronc qui reste en ôtant la
petite pyramide, est égal à la somme de trois
pyramides qui auraient pour hauteur commune
la hauteur du tronc, et dont les bases seraient
la base inférieure du tronc, sa base supérieure,
et une moyenne proportionnelle entre ces deux
bases.*

fig. 217.　Soit ABCDE une pyramide coupée par le plan *abd*
parallèle à la base ; soit TFGH une pyramide triangulaire dont la base et la hauteur soient égales ou équivalentes à celles de la pyramide SABCDE. On peut
supposer les deux bases situées sur un même plan ; et
alors le plan *abd*, prolongé, déterminera dans la py-

ramide triangulaire une section *fgh*, située à la même hauteur au-dessus du plan commun des bases : d'où il résulte que la section *fgh* est à la section *abd* comme la base FGH est à la base ABD ·; et puisque les bases sont équivalentes, les sections le seront aussi. Les pyramides S*abcde*, T*fgh*, sont donc équivalentes, puisqu'elles ont même hauteur et des bases équivalentes. Les pyramides entières SABCDE, TFGH, sont équivalentes par la même raison; donc les troncs ABD*dab*, FGH*hfg*, sont équivalents, et par conséquent il suffira de démontrer la proposition énoncée, pour le seul cas du tronc de pyramide triangulaire.

* 16.

Soit FGH*hfg* un tronc de pyramide triangulaire à bases parallèles : par les trois points F, *g*, H, conduisez le plan F*g*H, qui retranchera du tronc la pyramide triangulaire *g*FGH. Cette pyramide a pour base la base inférieure FGH du tronc, elle a aussi pour hauteur la hauteur du tronc, puisque le sommet *g* est dans le plan de la base supérieure *fgh*.

fig. 2:8.

Après avoir retranché cette pyramide, il restera la pyramide quadrangulaire *gfh*HF, dont le sommet est *g* et la base *fh*HF. Par les trois points *f*, *g*, H; conduisez le plan *fg*H, qui partagera la pyramide quadrangulaire en deux triangulaires *g*F*f*H, *gfh*H. Cette dernière a pour base la base supérieure *gfh* du tronc, et pour hauteur la hauteur du tronc, puisque son sommet H appartient à la base inférieure : ainsi nous avons déjà deux des trois pyramides qui doivent composer le tronc.

Il reste à considérer la troisième *g*F*f*H : or, si on mène *g*K parallèle à *f*F, et qu'on imagine une nouvelle pyramide *f*FHK, dont le sommet est K et la base F*f*H, ces deux pyramides auront même base F*f*H; elles auront aussi même hauteur, puisque les sommets *g* et K sont situés sur une ligne *g*K parallèle à F*f*, et par conséquent parallèle au plan de la base; donc ce pyramides sont équivalentes. Mais la pyramide fFKH peut être considérée comme ayant son sommet en f, et ainsi elle aura même hauteur que le tronc ; quant à sa base FKH, je dis qu'elle est moyenne proportionnelle entre les bases FGH, fgh. En effet les triangles FHK, fgh, ont un angle égal F$=f$, et un côté égal FK$=fg$; on a donc* FHK:fgh::FH:fh. On a aussi FHG:FHK::FG:FK ou fg. Mais les triangles semblables FGH, fgh, donnent FG:fg::FH:fh; donc FGH:FHK::FHK:fgh; et ainsi la base FHK est moyenne proportionnelle entre les deux bases FGH, fgh. Donc un tronc de pyramide triangulaire, à bases parallèles, équivaut à trois pyramides qui ont pour hauteur commune la hauteur du tronc, et dont les bases sont la base inférieure du tronc, sa base supérieure, et une moyenne proportionnelle entre ces deux bases.

*24, 3.

PROPOSITION XXII.

THÉORÊME.

fig. 216.

Si on coupe un prisme triangulaire dont ABC est la base, par un plan DES incliné à cette base, le solide ABCDES, qui résulte de cette section, sera égal à la somme de trois pyramides dont les sommets sont D, E, S, et la base commune ABC.

Par les trois points S, A, C, faites passer le plan SAC, qui retranchera du prisme tronqué ABCDES la pyramide triangulaire SABC : cette pyramide a pour base ABC et pour sommet le point S.

Après avoir retranché cette pyramide, il restera la pyramide quadrangulaire SACDE, dont S est le sommet, et ACDE la base. Par les trois points S, E, C, menez encore un plan SEC, qui divisera la pyramide quadrangulaire en deux pyramides triangulaires SACE, SCDE.

La pyramide SAEC, qui a pour base le triangle AEC et pour sommet le point S, est équivalente à une pyramide EABC, qui aurait pour base AEC et pour sommet le point B. Car ces deux pyramides ont même base; elles ont aussi même hauteur, puisque la ligne BS, étant parallèle à chacune des lignes AE, CD, est parallèle à leur plan ACE; donc la pyramide SAEC est équivalente à la pyramide EABC, laquelle peut être considérée comme ayant pour base ABC et pour sommet le point E.

La troisième pyramide SCDE peut être changée d'abord en ASCD; car ces deux pyramides ont la même base SCD; elles ont aussi la même hauteur, puisque AE est parallèle au plan SCD; donc la pyramide SCDE est équivalente à ASCD. Ensuite la pyramide ASCD peut être changée en ABCD, car ces deux pyramides ont la base commune ACD; elles ont aussi la même hauteur, puisque leurs sommets S et B sont situés sur une parallèle au plan de la base. Donc la pyramide SCDE, équivalente à ASCD, est aussi équivalente à ABCD; or, celle-ci peut être regardée comme ayant pour base ABC et pour sommet le point D.

Donc enfin le prisme tronqué ABCDES est égal à la somme de trois pyramides qui ont pour base commune ABC, et dont les sommets sont respectivement les points D, E, S.

Corollaire. Si les arêtes AE, BS, CD, sont perpendiculaires au plan de la base, elles seront en même temps les hauteurs des trois pyramides qui composent le prisme tronqué; de sorte que la solidité du prisme tronqué sera exprimée par $\frac{1}{3}ABC \times AE + \frac{1}{3}ABC \times BS$

$+ \frac{1}{3} ABC \times CD$, quantité qui se réduit à $\frac{1}{3} ABC \times (AE+$ BS $+$ CD).

PROPOSITION XXIII.

Deux pyramides triangulaires semblables ont les faces homologues semblables, et les angles solides homologues égaux.

Suivant la définition, les deux pyramides triangulaires SABC, TDEF, sont semblables, si les deux triangles SAB, ABC, sont semblables aux deux TDE,
DEF, et semblablement placés, c'est-à-dire, si l'on a
l'angle ABS=DET, BAS=EDT, ABC=DEF, BAC
=EDF, et si en outre l'inclinaison des plans SAB,
ABC, est égale à celle des plans TDE, DEF : cela
posé, je dis que ces pyramides ont toutes les faces
semblables chacune à chacune, et les angles solides
homologues égaux.

Prenez BG=ED, BH=EF, BI=ET, et joignez
GH, GI, IH. La pyramide TDEF est égale à la pyramide IGBH ; car ayant pris les côtés GB, BH, égaux
aux côtés DE, EF, et l'angle GBH étant, par hypothèse, égal à l'angle DEF, le triangle GBH est égal
à DEF ; donc, pour opérer la superposition des deux
pyramides, on peut d'abord placer la base DEF sur
son égale GBH ; ensuite, puisque le plan DTE est incliné sur DEF autant que le plan SAB sur ABC, il est
clair que le plan DET tombera indéfiniment sur le
plan ABS. Mais, par hypothèse, l'angle DET=GBI,
donc ET tombera sur son égale BI ; et puisque les
quatre points D, E, F, T, coïncident avec les quatre
G, B, H, I, il s'ensuit* que la pyramide TDEF coïn-
cide avec la pyramide IGBH.

Or, à cause des triangles égaux DEF, GBH, on a
l'angle BGH = EDF = BAC; donc GH est parallèle à
AC. Par une raison semblable GI est parallèle à AS;
donc le plan IGH est parallèle à SAC*. De là il suit
que le triangle IGH, ou son égal TDF, est semblable
à SAC*, et que le triangle IBH, ou son égal TEF, est
semblable à SBC; donc les deux pyramides triangulaires semblables SABC, TDEF, ont les quatre faces.
semblables chacune à chacune : de plus elles ont les
angles solides homologues égaux.

*13, 5.

* 15.

Car on a déja placé l'angle solide E sur son homologue B, et on pourrait faire de même pour deux autres
angles solides homologues; mais on voit immédiatement que deux angles solides homologues sont égaux,
par exemple, les angles T et S, parce qu'ils sont formés par trois angles plans égaux chacun à chacun,
et semblablement placés.

Donc, deux pyramides triangulaires semblables ont
les faces homologues semblables et les angles solides
homologues égaux.

Corollaire I. Les triangles semblables dans les deux
pyramides fournissent les proportions AB : DE :: BC :
EF :: AC : DF :: AS : DT :: SB : TE :: SC : TF ; donc,
*dans les pyramides triangulaires semblables, les côtés
homologues sont proportionnels.*

II. Et puisque les angles solides homologues sont
égaux, il s'ensuit que *l'inclinaison de deux faces quelconques d'une pyramide est égale à l'inclinaison des
deux faces homologues de la pyramide semblable.*

III. Si on coupe la pyramide triangulaire SABC
par un plan GIH parallèle à l'une des faces SAC, la
pyramide partielle BGIH sera semblable à la pyramide
entière BASC : car les triangles BGI, BGH, sont semblables aux triangles BAS, BAC, chacun à chacun,
et semblablement placés ; l'inclinaison de leurs plans

13

est la même de part et d'autre ; donc les deux pyramides sont semblables.

fig. 214. IV. En général, *si on coupe une pyramide quelconque* SABCDE *par un plan* abcde *parallèle à la base, la pyramide partielle* Sabcde *sera semblable à la pyramide entière* SABCDE. Car les bases ABCDE, abcde, sont semblables, et en joignant AC, ac, on vient de prouver que la pyramide triangulaire SABC est semblable à la pyramide Sabc ; donc le point S est déterminé par rapport à la base ABC comme le point S l'est par rapport à la base abc* ; donc les deux pyramides SABCDE, Sabcde, sont semblables.

Scholie. Au lieu des cinq données requises par la définition pour que deux pyramides triangulaires soient semblables, on pourrait en substituer cinq autres, suivant différentes combinaisons, et il en résulterait autant de théorèmes, parmi lesquels on peut distinguer celui-ci : *Deux pyramides triangulaires sont semblables lorsqu'elles ont les côtés homologues proportionnels.*

fig. 203. Car, si on a les proportions AB:DE :: BC:EF :: AC :DF::AS:DT .:SB:TE::SC:TF, ce qui renferme cinq conditions, les triangles ABS, ABC, seront semblables aux triangles DET, DEF, et semblablement placés. On aura aussi le triangle SBC semblable à TEF ; donc les trois angles plans qui forment l'angle solide B, seront égaux aux angles plans qui forment l'angle solide E, chacun à chacun ; d'où il suit que l'inclinaison des plans SAB, ABC, est égale à celle de leurs homologues TDE, DEF, et qu'ainsi les deux pyramides sont semblables.

PROPOSITION XXIV.

THÉORÊME.

Deux polyèdres semblables ont les faces homologues semblables, et les angles solides homologues égaux.

Soit ABCDE la base d'un polyèdre ; soient M et N $\quad$ fig. 219.
les sommets de deux angles solides, hors de cette base,
déterminés par les pyramides triangulaires MABC,
NABC, dont la base commune est ABC ; soient dans
l'autre polyèdre, *abcde* la base homologue ou semblable à ABCDE, *m* et *n* les sommets homologues à
M et N, déterminés par les pyramides *mabc*, *nabc*,
semblables aux pyramides MABC, NABC ; je dis
d'abord que les distances MN, *mn*, sont proportionnelles aux côtés homologues AB, *ab*.

En effet, les pyramides MABC, *mabc*, étant semblables, l'inclinaison des plans MAC, BAC, est égale
à celle des plans *mac*, *bac* ; pareillement les pyramides
NABC, *nabc*, étant semblables, l'inclinaison des plans
NAC, BAC, est égale à celle des plans *nac*, *bac* : donc,
si on retranche les premières inclinaisons des dernières, il restera l'inclinaison des plans NAC, MAC,
égale à celle des plans *nac*, *mac*. Mais, à cause de la
similitude des mêmes pyramides, le triangle MAC est
semblable à *mac*, et le triangle NAC est semblable à
nac : donc les deux pyramides triangulaires MNAC,
mnac, ont deux faces semblables chacune à chacune,
semblablement placées et également inclinées entre
elles ; donc ces pyramides sont semblables*, et leurs $\quad$ * 21.
côtés homologues donnent la proportion MN : *mn* ::
AM : *am*. D'ailleurs AM : *am* :: AB : *ab* ; donc MN : *mn*
:: AB : *a*.

Soient P et *p* deux autres sommets homologues de
mêmes polyèdres, et on aura semblablement PN : *pn*
:: AB : *ab*, PM : *pm* :: AB : *ab*. Donc MN : *mn* .: PN : *pn*
:: PM : *pm*. Donc *le triangle PNM qui joint trois sommets quelconques d'un polyèdre est semblable au triangle* pnm *qui joint les trois sommets homologues de
l'autre polyèdre.*

Soient encore Q et *q* deux sommets homologues, et
le triangle PQN sera semblable à *pqn*. Je dis de plus

que l'inclinaison des plans PQN, PMN, est égale à celle des plans *pqn*, *pmn*.

Car si on joint QM et *qm*, on aura toujours le triangle QNM semblable a *qnm*, et par conséquent l'angle QNM égal à *qnm*. Concevez en N un angle solide formé par les trois angles plans QNM, QNP, PNM, et en *n* un angle solide formé par les trois angles plans *qnm*, *qnp*, *pnm* : puisque ces angles plans sont égaux chacun à chacun, il s'ensuit que les angles solides son égaux. Donc l'inclinaison des deux plans PNQ, PNM, est égale à celle de leurs homologues *pnq*, *pnm* ; donc, si les deux triangles PNQ, PNM, étaient dans un même plan, auquel cas on aurait l'angle QNM = QNP + PNM, on aurait aussi l'angle *qnm* = *qnp* + *pnm*, et les deux triangles *qnp*, *pnm*, seraient aussi dans un même plan.

Tout ce qui vient d'être démontré a lieu, quels que soient les angles M, N, P, Q, comparés à leurs homologues *m*, *n*, *p*, *q*.

Supposons maintenant que la surface de l'un des polyèdres soit partagée en triangles ABC, ACD, MNP, NPQ, etc., on voit que la surface de l'autre polyèdre contiendra un pareil nombre de triangles *abc*, *acd*, *mnp*, *npq*, etc., semblables et semblablement placés ; et si plusieurs triangles, comme MPN, NPQ, etc., appartiennent à une même face et sont dans un même plan, leurs homologues *mpn*, *npq*, etc., seront pareillement dans un même plan. Donc toute face polygone dans un polyèdre répondra à une face polygone semblable dans l'autre polyèdre ; donc les deux polyèdres seront compris sous un même nombre de plans semblables et semblablement placés. Je dis de plus que les angles solides homologues seront égaux.

Car, si l'angle solide N, par exemple, est formé par les angles plans QNP, PNM, MNR, QNR, l'angle solide homologue *n* sera formé par les angles

plans *qnp*, *pnm*, *mnr*, *qnr*. Or, ces angles plans sont
égaux chacun à chacun, et l'inclinaison de deux plans
adjacents est égale à celle de leurs homologues ; donc
les deux angles solides sont égaux, comme pouvant
être superposés.

Donc enfin deux polyèdres semblables ont les faces
homologues semblables et les angles solides homologues égaux.

Corollaire. Il suit de la démonstration précédente
que si, avec quatre sommets d'un polyèdre, on forme
une pyramide triangulaire, et qu'on en forme une
seconde avec les quatre sommets homologues d'un
polyèdre semblable, ces deux pyramides seront semblables ; car elles auront les côtés homologues proportionnels *.

On voit en même temps que deux diagonales homologues *, par exemple, AN, *an*, sont entre elles
comme deux côtés homologues AB, *ab*.

21,6cb.

*17, 2.

PROPOSITION XXV.

THÉORÈME.

Deux polyèdres semblables peuvent se parta-
ger en un même nombre de pyramides triangu-
laires semblables chacune à chacune, et sem-
blablement placées.

Car on a déja vu que les surfaces de deux polyèdres peuvent se partager en un même nombre de
triangles semblables chacun à chacun, et semblablement placés. Considérez tous les triangles d'un polyèdre, excepté ceux qui forment l'angle solide A,
comme les bases d'autant de pyramides triangulaires
dont le sommet est en A ; ces pyramides prises ensemble composeront le polyèdre : partagez de même
l'autre polyèdre en pyramides qui aient pour sommet

commun celui de l'angle *a* homologue à A ; il est clair
que la pyramide qui joint quatre sommets d'un polyèdre sera semblable à la pyramide qui joint les quatre sommets homologues de l'autre polyèdre. Donc
deux polyèdres semblables, etc.

PROPOSITION XXVI.

THÉORÊME.

*Deux pyramides semblables sont entre elles
comme les cubes des côtés homologues.*

fig. 214.   Car deux pyramides étant semblables, la plus petite
pourra être placée dans la plus grande, de manière
qu'elles aient l'angle solide S commun. Alors les bases
ABCDE, *abcde*, seront parallèles ; car, puisque les
* 22.   faces homologues sont semblables*, l'angle S*ab* est
égal à SAB, ainsi que S*bc* à SBC ; donc le plan *abc*
* 13, 5. est parallèle au plan ABC*. Cela posé, soit SO la
perpendiculaire abaissée du sommet S sur le plan
ABC, et soit *o* le point où cette perpendiculaire rencontre le plan *abc* ; on aura, suivant ce qui a été déja
* 15.   démontré *, SO : S*o* :: SA : S*a* :: AB : *ab* ; et par conséquent

$$\tfrac{1}{3}SO : \tfrac{1}{3}So :: AB : ab.$$

Mais les bases ABCDE, *abcde*, étant des figures semblables, on a,

$$ABCDE : abcde :: \overline{AB}^2 : \overline{ab}^2.$$

Multipliant ces deux proportions terme à terme, il en
résultera la proportion,

$$ABCDE \times \tfrac{1}{3}SO . abcde \times \tfrac{1}{3}So :: \overline{AB}^3 : \overline{ab}^3 ;$$

or, ABCDE $\times \tfrac{1}{3}$SO est la solidité de la pyramide
* 18. SABCDE *, et *abcde* $\times \tfrac{1}{3}$S*o* est celle de la pyramide
S*abcde* ; donc deux pyramides semblables sont entre
elles comme les cubes de leurs côtés homologues.

PROPOSITION XXVII.

THÉORÈME.

Deux polyèdres semblables sont entre eux comme les cubes des côtés homologues.

Car deux polyèdres semblables peuvent être partagés en un même nombre de pyramides triangulaires semblables chacune à chacune*. Or, les deux pyramides semblables APNM, *apnm*, sont entre elles comme les cubes des côtés homologues AM, *am*, ou comme les cubes des côtés homologues AB, *ab*. Le même rapport aura lieu entre deux autres pyramides homologues quelconques; donc la somme de toutes les pyramides qui composent un polyèdre, ou le polyèdre lui-même, est à l'autre polyèdre, comme le cube d'un côté quelconque du premier est au cube du côté homologue du second.

fig. 219.

* 23.

Scholie général.

On peut présenter en termes algébriques, c'est-à-dire, de la manière la plus succincte, la récapitulation des principales propositions de ce livre concernant les solidités des polyèdres.

Soit B la base d'un prisme, H sa hauteur; la solidité du prisme sera $B \times H$ ou BH.

Soit B la base d'une pyramide, H sa hauteur; la solidité de la pyramide sera $B \times \frac{1}{3}H$, ou $H \times \frac{1}{3}B$, ou $\frac{1}{3}BH$.

Soit H la hauteur d'un tronc de pyramide à bases parallèles, soient A et B ses bases; $\sqrt{\overline{AB}}$ sera la moyenne proportionnelle entre elles, et la solidité du tronc sera $\frac{1}{3}H \times (A + B + \sqrt{\overline{AB}}.)$

Soit B la base d'un tronc de prisme triangulaire
H, H′, H″, les hauteurs de ses trois sommets supé-
rieurs, la solidité du prisme tronqué sera $\frac{1}{3}$B × (H +
H′ + H″).

Soient enfin P et p les solidités de deux polyèdres
semblables, A et a deux côtés ou deux diagonales
homologues de ces polyèdres, on aura P : p :: A^3 : a.

LIVRE VII.

LA SPHÈRE.

DÉFINITIONS.

I. La *sphère* est un solide terminé par une surface courbe, dont tous les points sont également distants d'un point intérieur qu'on appelle *centre*.

On peut imaginer que la sphère est produite par la révolution du demi-cercle DAE autour du diamètre DE : car la surface décrite dans ce mouvement par la courbe DAE aura tous ses points à égales distances du centre C.

fig. 220.

II. Le *rayon de la sphère* est une ligne droite menée du centre à un point de la surface ; le *diamètre* ou *axe* est une ligne passant par le centre, et terminée de part et d'autre à la surface.

Tous les rayons de la sphère sont égaux ; tous les diamètres sont égaux et doubles du rayon.

III. Il sera démontré * que toute section de la sphère, faite par un plan, est un cercle : cela posé, on appelle *grand cercle* la section qui passe par le centre, *petit cercle* celle qui n'y passe pas.

pr. 1.

IV. Un *plan* est *tangent* à la sphère lorsqu'il n'a qu'un point commun avec sa surface.

V. Le *pôle d'un cercle* de la sphère est un point de la surface également éloigné de tous les points de la circonférence de ce cercle. On fera voir * que tout cercle, grand ou petit, a toujours deux pôles.

pr. 6.

VI. *Triangle sphérique* est une partie de la surface de la sphère comprise par trois arcs de grands cercles.

Ces arcs, qui s'appellent les *côtes* du triangle, sont toujours supposés plus petits que la demi-circonférence. Les angles que leurs plans font entre eux sont les angles du triangle.

VII. Un triangle sphérique prend le nom de *rectangle, isoscèle, équilatéral*, dans les mêmes cas qu'un triangle rectiligne.

VIII. *Polygone sphérique* est une partie de la surface de la sphère terminée par plusieurs arcs de grands cercles.

IX. *Fuseau* est la partie de la surface de la sphère comprise entre deux demi-grands cercles qui se terminent à un diamètre commun.

X. J'appellerai *coin* ou *onglet sphérique* la partie du solide de la sphère comprise entre les mêmes demi-grands cercles, et à laquelle le fuseau sert de base.

XI. *Pyramide sphérique* est la partie du solide de la sphère comprise entre les plans d'un angle solide dont le sommet est au centre. La *base* de la pyramide est le polygone sphérique intercepté par les mêmes plans.

XII. On appelle *zone* la partie de la surface de la sphère comprise entre deux plans parallèles qui en sont les *bases*. L'un de ces plans peut être tangent à la sphère, alors la zone n'a qu'une base.

XIII. *Segment sphérique* est la portion du solide de la sphère comprise entre deux plans parallèles qui en sont les bases.

L'un de ces plans peut être tangent à la sphère, alors le segment sphérique n'a qu'une base.

fig. 220. XIV. *La hauteur d'une zone* ou *d'un segment* est la distance des deux plans parallèles qui sont les bases de la zone ou du segment.

XV. Tandis que le demi-cercle DAE tournant autour du diamètre DE décrit la sphère, tout secteur circulaire, comme DCF ou FCH, décrit un solide qu'on appelle *secteur sphérique*.

PROPOSITION PREMIERE.

THÉORÊME.

Toute section de la sphère, faite par un plan, est un cercle.

Soit AMB la section faite par un plan dans la sphère dont le centre est C. Du point C menez la perpendiculaire CO sur le plan AMB, et différentes lignes CM, CM, à différents points de la courbe AMB qui termine la section.

fig. 221.

Les obliques CM, CM, CB, sont égales, puisqu'elles sont des rayons de la sphère, elles sont donc également éloignées de la perpendiculaire CO*; donc toutes les lignes OM, OM, OB, sont égales; donc la section AMB est un cercle dont le point O est le centre.

* 5, 5.

Corollaire I. Si la section passe par le centre de la sphère, son rayon sera le rayon de la sphère; donc tous les grands cercles sont égaux entre eux.

II. Deux grands cercles se coupent toujours en deux parties égales; car leur intersection commune, passant par le centre, est un diamètre.

III. Tout grand cercle divise la sphère et sa surface en deux parties égales; car si, après avoir séparé les deux hémisphères, on les applique sur la base commune en tournant leur convexité du même côté, les deux surfaces coïncideront l'une avec l'autre, sans quoi il y aurait des points plus près du centre les uns que les autres.

IV. Le centre d'un petit cercle et celui de la sphère sont sur une même droite perpendiculaire au plan du petit cercle.

fig. 221.

V. Les petits cercles sont d'autant plus petits qu'ils

sont plus éloignés du centre de la sphère; car plus la
distance CO est grande, plus est petite la corde AB,
diamètre du petit cercle AMB.

VI. Par deux points donnés sur la surface d'une
sphère, on peut faire passer un arc de grand cercle;
car les deux points donnés et le centre de la sphère
sont trois points qui déterminent la position d'un plan
Si cependant les deux points donnés étaient aux extrémités d'un diamètre, alors ces deux points et le
centre seraient en ligne droite, et il y aurait une infinité de grands cercles qui pourraient passer par les
deux points donnés.

PROPOSITION II.

THÉORÊME.

fig. 222.   *Dans tout triangle sphérique* ABC , *un côté
quelconque est plus petit que la somme des deux
autres.*

Soit O le centre de la sphère, et soient menés les
rayons OA, OB, OC. Si on imagine les plans AOB,
AOC, COB, ces plans formeront au point O un angle
solide, et les angles AOB, AOC, COB, auront pour
mesure les côtés AB, AC, BC, du triangle sphérique
ABC. Or, chacun des trois angles plans qui composent
l'angle solide est moindre que la somme des deux
21, 5.   autres*; donc un côté quelconque du triangle ABC
est moindre que la somme des deux autres.

PROPOSITION III.

THÉORÊME.

*Le plus court chemin d'un point à un autre,
sur la surface de la sphère, est l'arc de grand
cercle qui joint les deux points donnés.*

fig. 223.   Soit ANB l'arc de grand cercle qui joint les points

A et B, et soit hors de cet arc, s'il est possible, M un point de la ligne la plus courte entre A et B. Par le point M menez les arcs de grands cercles MA, MB, et prenez BN = MB.

Suivant le théorême précédent l'arc ANB est plus court que AM + MB; retranchant de part et d'autre BN = BM, il restera AN < AM. Or, la distance de B en M, soit qu'elle se confonde avec l'arc BM, ou qu'elle soit toute autre ligne, est égale à la distance de B et N; car en faisant tourner le plan du grand cercle BM autour du diamètre qui passe par B, on peut amener le point M sur le point N, et alors la ligne la plus courte de M en B, quelle qu'elle soit, se confondra avec celle de N en B; donc les deux chemins de A en B, l'un en passant par M, l'autre en passant par N, ont une partie égale de M en B et de N en B. Le premier chemin est, par hypothèse, le plus court; donc la distance de A en M est plus courte que la distance de A en N, ce qui serait absurde, puisque l'arc AM est plus grand que AN; donc aucun point de la ligne la plus courte entre A et B ne peut être hors de l'arc ANB; donc cet arc est lui-même la ligne la plus courte entre ses extrémités.

PROPOSITION IV.

THÉORÊME.

La somme des trois côtés d'un triangle sphérique est moindre que la circonférence d'un grand cercle.

Soit ABC un triangle sphérique quelconque; prolongez les côtés AB, AC, jusqu'à ce qu'ils se rencontrent de nouveau en D. Les arcs ABD, ACD, seront des demi-circonférences, puisque deux grands cercles se coupent toujours en deux parties égales*; mais dans le triangle BCD on a le côté BC < BD + CD*; ajoutant

fig. 224.

* 1.

* 2.

de part et d'autre AB + AC, on aura AB + AC + BC < ABD + ACD, c'est-à-dire, plus petit qu'une circonférence.

PROPOSITION V.

THÉORÊME.

La somme des côtés de tout polygone sphérique est moindre que la circonférence d'un grand cercle.

fig. 225.　Soit, par exemple, le pentagone ABCDE : prolongez les côtés AB, DC, jusqu'à leur rencontre en F; puisque BC est plus petit que BF + CF, le contour du pentagone ABCDE est plus petit que celui du quadrilatère AEDF. Prolongez de nouveau les côtés AE, FD, jusqu'à leur rencontre en G, on aura ED < EG + GD; donc le contour du quadrilatère AEDF est plus petit que celui du triangle AFG; celui-ci est plus petit que la circonférence d'un grand cercle; donc *a fortiori* le contour du polygone ABCDE est moindre que cette même circonférence.

Scholie. Cette proposition est au fond la même que la xxiie du livre v; car, si O est le centre de la sphère, on peut imaginer au point O un angle solide formé par les angles plans AOB, BOC, COD, etc., et la somme de ces angles doit être plus petite que quatre angles droits, ce qui ne diffère pas de la proposition présente. La démonstration que nous venons de donner est différente de celle du livre v; l'une et l'autre supposent que le polygone ABCDE est convexe, ou qu'aucun côté prolongé ne coupe la figure.

PROPOSITION VI.

THÉORÊME.

fig. 220.　*Si on mène le diamètre DE perpendiculaire au plan du grand cercle AMB, les extrémités*

D *et* E *de ce diamètre seront les pôles du cercle* AMB, *et de tous les petits cercles, comme* FNG, *qui lui sont parallèles.*

Car DC étant perpendiculaire au plan AMB, est perpendiculaire à toutes les droites CA, CM, CB, etc., menées par son pied dans ce plan ; donc tous les arcs DA, DM, DB, etc., sont des quarts de circonférence : il en est de même des arcs EA, EM, EB, etc. ; donc les points D et E sont chacun également éloignés de tous les points de la circonférence AMB ; donc ils sont les pôles de cette circonférence *.

* déf. 5.

En second lieu, le rayon DC, perpendiculaire au plan AMB, est perpendiculaire à son parallèle FNG ; donc il passe par le centre O du cercle FNG * ; donc si on tire les obliques DF, DN, DG, ces obliques s'écarteront également de la perpendiculaire DO et seront égales. Mais les cordes étant égales, les arcs sont égaux ; donc tous les arcs DF, DN, DG, etc., sont égaux entre eux ; donc le point D est le pôle du petit cercle FNG, et par la même raison le point E est l'autre pôle.

* 1.

Corollaire I. Tout arc DM mené d'un point de l'arc de grand cercle AMB à son pôle est un quart de circonférence, que nous appellerons pour abréger un *quadrans,* ou un quadrant, et ce quadrant fait en même temps un angle droit avec l'arc AM. Car la ligne DC étant perpendiculaire au plan AMC, tout plan DMC qui passe par la ligne DC est perpendiculaire au plan AMC * ; donc l'angle de ces plans, ou, suivant la déf. VI, l'angle AMD, est un angle droit.

* 18, 6.

II. Pour trouver le pôle d'un arc donné AM, menez l'arc indéfini MD perpendiculaire à AM, prenez MD égal à un quadrant, et le point D sera un des pôles de l'arc MD ; ou bien menez aux deux points A et M les arcs AD et MD perpendiculaires à AM, le point de concours D de ces deux arcs sera le pôle demandé.

III. Réciproquement, si la distance du point D à chacun des points A et M est égale à un quadrant, je dis que le point D sera le pôle de l'arc AM, et qu'en même temps les angles DAM, AMD, seront droits.

. Car soit C le centre de la sphère, et soient menés les rayons CA, CD, CM : puisque les angles ACD, MCD, sont droits, la ligne CD est perpendiculaire aux deux droites CA, CM ; donc elle est perpendiculaire à leur plan ; donc le point D est le pôle de l'arc AM ; et par suite les angles DAM, AMD, sont droits.

Scholie. Les propriétés des pôles permettent de tracer sur la surface de la sphère des arcs de cercle avec la même facilité que sur une surface plane. On voit, par exemple, qu'en faisant tourner l'arc DF ou toute autre ligne de même intervalle autour du point D, l'extrémité F décrira le petit cercle FNG ; et si on fait tourner le quadrant DFA autour du point D, l'extrémité A décrira l'arc de grand cercle AM.

S'il faut prolonger l'arc AM, ou si on ne donne que les points A et M par lesquels cet arc doit passer, on déterminera d'abord le pôle D par l'intersection de deux arcs décrits des points A et M comme centres avec un intervalle égal au quadrant. Le pôle D étant trouvé, on décrira du point D, comme centre et avec le même intervalle, l'arc AM et son prolongement.

Enfin, s'il faut du point donné P abaisser un arc perpendiculaire sur l'arc donné AM, on prolongera celui-ci en S jusqu'à ce que l'intervalle PS soit égal à un quadrant ; ensuite du pôle S et du même intervalle on décrira l'arc PM, qui sera l'arc perpendiculaire demandé.

PROPOSITION VII.

THÉORÊME.

Tout plan perpendiculaire à l'extrémité d'un rayon est tangent à la sphère.

Soit FAG un plan perpendiculaire à l'extrémité du fig. 226. rayon OA; si on prend un point quelconque M sur ce plan, et qu'on joigne OM et AM, l'angle OAM sera droit, et ainsi la distance OM sera plus grande que OA. Le point M est donc hors de la sphère; et, comme il en est de même de tout autre point du plan FAG, il s'ensuit que ce plan n'a que le seul point A commun avec la surface de la sphère; donc il est tangent à cette surface *.

* déf. 4.

Scholie. On peut prouver de même que deux sphères n'ont qu'un point commun, et sont par conséquent tangentes l'une à l'autre : lorsque la distance de leurs centres est égale à la somme ou à la différence de leurs rayons, alors les centres et le point de contact sont en ligne droite.

PROPOSITION VIII.

THÉORÊME.

L'angle BAC que font entre eux deux arcs de fig. 226. *grands cercles AB, AC, est égal à l'angle FAG, formé par les tangentes de ces arcs au point A : il a aussi pour mesure l'arc DE, décrit du point A comme pôle entre les côtés AB, AC, prolongés s'il est nécessaire.*

Car la tangente AF, menée dans le plan de l'arc AB, est perpendiculaire au rayon AO; la tangente AG, menée dans le plan de l'arc AC, est perpendiculaire au même rayon AO. Donc l'angle FAG est

14

17,5. égal à l'angle des plans OAB, OAC, qui est celui des arcs AB, AC, et qui se désigne par BAC.

Pareillement, si l'arc AD est égal à un quadrant, ainsi que AE, les lignes OD, OE, seront perpendiculaires à AO, et l'angle DOE sera encore égal à l'angle des plans AOD, AOE ; donc l'arc DE est la mesure de l'angle de ces plans, ou la mesure de l'angle CAB.

Corollaire. Les angles des triangles sphériques peuvent se comparer entre eux par les arcs de grands cercles décrits de leurs sommets comme pôles et compris entre leurs côtés : ainsi il est facile de faire un angle égal à un angle donné.

fig. 238. *Scholie.* Les angles opposés au sommet, tels que ACO et BCN, sont égaux ; car l'un ou l'autre est toujours l'angle formé par les deux plans ACB, OCN.

On voit aussi que dans la rencontre de deux arcs ACB, OCN, les deux angles adjacents ACO, OCB, pris ensemble, valent toujours deux angles droits.

PROPOSITION IX.

THÉORÈME.

fig. 227. *Etant donné le triangle* ABC, *si des points* A, B, C, *comme pôles, on décrit les arcs* EF, FD, DE, *qui forment le triangle* DEF ; *réciproquement les trois points* D, E, F, *seront les pôles des côtés* BC, AC, AB.

Car le point A étant le pôle de l'arc EF, la distance AE est un quadrant ; le point C étant le pôle de l'arc DE, la distance CE est pareillement un quadrant ; donc le point E est éloigné d'un quadrant de chacun

*6, des points A et C ; donc il est le pôle de l'arc AC *.
cor. 3. On démontrera de même que D est le pôle de l'arc BC, et F celui de l'arc AB.

Corollaire. Donc le triangle ABC peut être décrit par le moyen de DEF, comme DEF par le moyen de ABC.

PROPOSITION X.

THÉORÊME.

Les mêmes choses étant posées que dans le théorême précédent, chaque angle de l'un des triangles ABC, DEF, *aura pour mesure la demi-circonférence moins le côté opposé dans l'autre triangle.* fig. 227.

Soient prolongés, s'il est nécessaire, les côtés AB, AC, jusqu'à la rencontre de EF en G et H ; puisque le point A est le pôle de l'arc GH, l'angle A aura pour mesure l'arc GH. Mais l'arc EH est un quadrant ainsi que GF, puisque E est le pôle de AH, et F le pôle de AG ; donc EH + GF vaut une demi-circonférence. Or EH + GF est la même chose que EF + GH ; donc l'arc GH qui mesure l'angle A est égal à une demi-circonférence moins le côté EF ; de même l'angle B aura pour mesure $\frac{1}{2}$ *circ.* — DF et l'angle C, $\frac{1}{2}$ *circ.* — DE.

Cette propriété doit être réciproque entre les deux triangles, puisqu'ils se décrivent de la même manière l'un par le moyen de l'autre. Ainsi on trouvera que les angles D, E, F, du triangle DEF, ont pour mesures respectivement $\frac{1}{2}$ *circ.* — BC, $\frac{1}{2}$ *circ.* — AC, $\frac{1}{2}$ *circ.* — AB. En effet l'angle D, par exemple, a pour mesure l'arc MI ; or MI + BC = MC + BI = $\frac{1}{2}$ *circ.* : donc l'arc MI, mesure de l'angle D, = $\frac{1}{2}$ *circ.* — BC, et ainsi des autres.

Scholie. Il faut remarquer qu'outre le triangle DEF fig. 228. on en pourrait former trois autres par l'intersection des trois arcs DE, EF, DF. Mais la proposition actuelle n'a lieu que pour le triangle central, qui est distingué des trois autres en ce que les deux angles A et D sont situés d'un même côté de BC les deux B fig. 227.

14.

et E d'un même côté de AC, et les deux C et F d'un même côté de AB.

On donne différents noms aux deux triangles ABC, DEF; nous les appellerons *triangles polaires.*

PROPOSITION XI.

LEMME.

Etant donné le triangle ABC, *si du pôle* A *et de l'intervalle* AC *on décrit l'arc de petit cercle* DEC; *si du pôle* B *et de l'intervalle* BC *on décrit pareillement l'arc* DFC, *et que du point* D, *où les arcs* DEC, DFC, *se coupent, on mène les arcs de grands cercles* AD, DB; *je dis que le triangle* ADB *ainsi formé aura ses parties égales à celles du triangle* ACB.

Car par construction le côté AD=AC, DB=BC, AB est commun; donc ces deux triangles ont les côtés égaux chacun à chacun. Je dis maintenant que les angles opposés aux côtés égaux sont égaux.

En effet, si le centre de la sphère est supposé en O, on peut concevoir un angle solide formé au point O par les trois angles plans AOB, AOC, BOC; on peut concevoir de même un second angle solide formé par les trois angles plans AOB, AOD, BOD. Et puisque les côtés du triangle ABC sont égaux à ceux du triangle ADB, il s'ensuit que les angles plans qui forment un de ces angles solides sont égaux aux angles plans qui forment l'autre angle solide, chacun à chacun : mais dans ce cas il a été démontré* que les plans dans lesquels sont les angles égaux sont également inclinés entre eux; donc les angles du triangle sphérique DAB sont égaux à ceux du triangle CAB, savoir DAB=BAC, DBA=ABC, et ADB=ACB; donc les côtés et les angles du triangle ADB sont égaux aux côtés et aux angles du triangle ACB.

fig. 229.

* 23, 5.

Scholie. L'égalité de ces triangles n'est cependant pas une égalité absolue ou de superposition, car il serait impossible de les appliquer l'un sur l'autre exactement, à moins qu'ils ne fussent isoscèles. L'égalité dont il s'agit est ce que nous avons déja appelé une égalité par *symmétrie*, et par cette raison nous appellerons les triangles ACB, ADB, *triangles symmétriques.*

PROPOSITION XII.

THÉORÊME.

Deux triangles situés sur la même sphère, ou sur des sphères égales, sont égaux dans toutes leurs parties, lorsqu'ils ont un angle égal compris entre côtés égaux chacun à chacun.

Soit le côté AB=EF, le côté AC=EG, et l'angle BAC=FEG, le triangle EFG pourra être placé sur le triangle ABC ou sur son symmétrique ABD, de la même manière qu'on superpose deux triangles rectilignes qui ont un angle égal compris entre côtés égaux. Donc toutes les parties du triangle EFG seront égales à celles du triangle ABC, c'est-à-dire qu'outre les trois parties qui sont supposées égales, on aura le côté BC=FG, l'angle ABC=EFG, et l'angle ACB =EGF.

fig. 230.

PROPOSITION XIII.

THÉORÊME.

Deux triangles situés sur la même sphère, ou sur des sphères égales, sont égaux dans toutes leurs parties, lorsqu'ils ont un côté égal adjacent à deux angles égaux chacun à chacun.

Car l'un de ces triangles peut être placé sur l'autre ou sur son symmétrique, comme on le fait dans le cas pareil des triangles rectilignes. *Voyez prop. VII, liv. I.*

PROPOSITION XIV.

THÉORÊME.

Si deux triangles situés sur la même sphère, ou sur des sphères égales, sont équilatéraux entre eux, ils seront aussi équiangles, et les angles égaux seront opposés aux côtés égaux.

fig. 229.

Cela est manifeste par la proposition XI, où l'on a vu qu'avec trois côtés donnés AB, AC, BC, on ne peut faire que deux triangles ACB, ABD, différents quant à la position des parties, mais égaux quant à la grandeur de ces mêmes parties. Donc deux triangles équilatéraux entre eux sont ou absolument égaux, ou au moins égaux par symmétrie ; dans l'un et l'autre cas ils sont équiangles, et les angles égaux sont opposés aux côtés égaux.

PROPOSITION XV.

THÉORÊME.

Dans tout triangle sphérique isoscèle les angles opposés aux côtés égaux sont égaux ; et réciproquement, si deux angles d'un triangle sphérique sont égaux, le triangle sera isoscèle.

fig. 231.

1° Soit le côté AB $=$ AC ; je dis qu'on aura l'angle C $=$ B : car si du sommet A au point D, milieu de la base, on mène l'arc AD, les deux triangles ABD, ADC, auront les trois côtés égaux chacun à chacun ; savoir, AD commun, BD $=$ DC, et AB $=$ AC : donc, par le théorême précédent, ces triangles auront les angles égaux, et on aura B $=$ C.

2° Soit l'angle B $=$ C ; je dis qu'on aura AC $=$ AB : car si le côté AB n'est pas égal à AC, soit AB le plus

grand des deux, prenez BO = AC, et joignez OC.
Les deux côtés BO, BC, sont égaux aux deux AC, BC;
l'angle compris par les premiers OBC est égal à l'angle
compris par les seconds ACB. Donc les deux triangles
BOC, ACB, ont les autres parties égales *, et on a *21.
l'angle OCB = ABC : mais l'angle ABC, par hypothèse
= ACB; donc on aurait OCB = ACB, ce qui est im-
possible; donc on ne peut supposer AB différent de
AC; donc les côtés AB, AC, opposés aux angles égaux
B et C, sont égaux.

Scholie. La même démonstration prouve que l'angle
BAD = DAC, et que l'angle BDA = ADC. Donc ces
deux derniers sont droits; donc *l'arc mené du sommet d'un triangle sphérique isoscèle au milieu de sa base
est perpendiculaire à cette base; et divise l'angle du
sommet en deux parties égales.*

PROPOSITION XVI.

THÉORÊME.

Dans un triangle sphérique ABC, *si l'angle* A fig. 232.
est plus grand que l'angle B, *le côté* BC *opposé
à l'angle* A *sera plus grand que le côté* AC *opposé à l'angle* B; *réciproquement, si le côté* BC
est plus grand que CA, *l'angle* A *sera plus grand
que l'angle* B.

1º Soit l'angle A > B, faites l'angle BAD = B, vous
aurez AD = DB * : mais AD + DC est plus grand que *15.
AC; à la place de AD mettant DB, on aura DB + DC
ou BC > AC.

2º Si on suppose BC > AC, je dis que l'angle BAC
sera plus grand que ABC : car, si BAC était égal à
ABC, on aurait BC = AC; et si on avait BAC < ABC,
il s'ensuivrait, par ce qui vient d'être démontré, qu'on
a BC < AC; ce qui est contre la supposition. Donc
l'angle BAC est plus grand que ABC.

PROPOSITION XVII.

THÉORÈME.

fig. 233.　*Si les deux côtés* AB, AC, *du triangle sphé-rique* ABC *sont égaux aux deux côtés* DE, DF, *du triangle* DEF *tracé sur une sphère égale, si en même temps l'angle* A *est plus grand que l'angle* D, *je dis que le troisième côté* BC *du premier triangle sera plus grand que le troisième* EF *du second.*

La démonstration est absolument semblable à celle de la prop. x, livre i.

PROPOSITION XVIII.

THÉORÈME.

Si deux triangles tracés sur la même sphère ou sur des sphères égales sont équiangles entre eux, ils seront aussi équilatéraux.

Soient A et B les deux triangles donnés, P et Q leurs triangles polaires. Puisque les angles sont égaux dans les triangles A et B, les côtés seront égaux dans les po-

* 10.　laires P et Q *: mais de ce que les triangles P et Q sont équilatéraux entre eux, il s'ensuit qu'ils sont aussi

* 14.　équiangles *; enfin, de ce que les angles sont égaux

* 10.　dans les triangles P et Q, il s'ensuit * que les côtés sont égaux dans leurs polaires A et B. Donc les triangles équiangles A et B sont en même temps équilatéraux entre eux.

On peut encore démontrer la même proposition sans le secours des triangles polaires de la manière suivante.

fig. 234.　Soient ABC, DEF, deux triangles équiangles entre eux, de sorte qu'on ait A=D, B=E, C=F; je dis qu'on aura le côté AB=DE, AC=DF, BC=EF.

Sur le prolongement des côtés AB, AC, prenez AG =DE, et AH=DF; joignez GH et prolongez les arcs BC, GH, jusqu'à ce qu'ils se rencontrent en I et K.

Les deux côtés AG, AH, sont par construction égaux aux deux DF, DE; l'angle compris GAH=BAC =EDF; donc * les triangles AGH, DEF, sont égaux dans toutes leurs parties, donc l'angle AGH=DEF =ABC, et l'angle AHG=DFE=ACB.

* 12.

Dans les triangles IBG, KBG, le côté BG est commun, l'angle IGB=GBK; et puisque IGB+BGK est égal à deux droits, ainsi que GBK+IBG, il s'ensuit que BGK=IBG. Donc les triangles IBG, GBK, sont égaux *, donc IG=BK, et IB=GK.

* 13.

Pareillement, de ce que l'angle AHG=ACB, on conclura que les triangles ICH, HCK, ont un côté égal adjacent à deux angles égaux; donc ils sont égaux; donc IH=CK, et HK=IC.

Maintenant, si des égales BK, IG, on retranche les égales CK, IH, les restes BC, GH, seront égaux. D'ailleurs l'angle BCA=AHG, et l'angle ABC=AGH. Donc les triangles ABC, AHG, ont un côté égal adjacent à deux angles égaux; donc ils sont égaux : mais le triangle DEF est égal dans toutes ses parties au triangle AHG; donc il est égal aussi au triangle ABC, et on aura AB=DE, AC=DF, BC=EF; donc, si deux triangles sphériques sont équiangles entre eux, les côtés opposés aux angles égaux seront égaux.

Scholie. Cette proposition n'a pas lieu dans les triangles rectilignes, où de l'égalité des angles on ne peut conclure que la proportionnalité des côtés. Mais il est aisé de rendre compte de la différence qui se trouve à cet égard entre les triangles rectilignes et les triangles sphériques. Dans la proposition présente, ainsi que dans les prop. xii, xiii, xiv et xvii, où il s'agit de la comparaison des triangles, il est dit expressément que ces triangles sont tracés sur la même sphère ou sur des sphères égales. Or les arcs semblables sont proportionnels aux rayons ; donc, sur des sphères égales, deux triangles ne peuvent être semblables sans être égaux. Il n'est donc pas surprenant que l'égalité des angles entraîne l'égalité des côtés.

Il en serait autrement si les triangles étaient tracés sur des sphères inégales ; alors les angles étant égaux, les triangles seraient semblables, et les côtés homologues seraient entre eux comme les rayons des sphères.

PROPOSITION XIX.

THÉORÊME.

La somme des angles de tout triangle sphérique est moindre que six et plus grande que deux angles droits.

Car 1° chaque angle d'un triangle sphérique est moindre que deux angles droits (*voyez le scholie ci-après*) ; donc la somme des trois angles est moindre que six angles droits.

2° La mesure de chaque angle d'un triangle sphérique est égale à la demi-circonférence moins le côté correspondant du triángle polaire[*10] ; donc la somme des trois angles a pour mesure trois demi-circonférences moins la somme des côtés du triangle polaire. Or cette dernière somme est plus petite qu'une circonférence[*4] ; donc, en la retranchant de trois demi-circonférences, le reste sera plus grand qu'une demi-circonférence, qui est la mesure de deux angles droits ; donc 2° la somme des trois angles d'un triangle sphérique est plus grande que deux angles droits.

Corollaire I. La somme des angles d'un triangle sphérique n'est pas constante comme celle des triangles rectilignes ; elle varie depuis deux angles droits jusqu'à six, sans pouvoir être égale à l'une ni à l'autre limite. Ainsi deux angles donnés ne font pas connaître le troisième.

Corollaire II. Un triangle sphérique peut avoir deux ou trois angles droits, deux ou trois angles obtus.

Si le triangle ABC est *bi-rectangle*, c'est-à-dire fig. 235. s'il a deux angles droits B et C, le sommet A sera le pôle de la base BC*; et les côtés AB, AC, seront des *6. quadrants.

Si en outre l'angle A est droit, le triangle ABC sera *tri-rectangle*, ses angles seront tous droits et ses côtés des quadrants. Le triangle tri-rectangle est contenu huit fois dans la surface de la sphère ; c'est ce que l'on voit par la fig. 236, en supposant l'arc MN égal à un quadrant.

Scholie. Nous avons supposé dans tout ce qui précède, et conformément à la définit. vi, que les triangles sphériques ont leurs côtés toujours plus petits que la demi-circonférence ; alors il s'ensuit que les angles sont toujours plus petits que deux angles droits : car, si le côté AB est moindre que la demi-circonfé- fig. 224. rence, ainsi que AC, ces arcs doivent être prolongés tous deux pour se rencontrer en D. Or les deux angles ABC, CBD, pris ensemble, valent deux angles droits; donc l'angle ABC tout seul est moindre que deux angles droits.

Nous observerons cependant qu'il existe des triangles sphériques dont certains côtés sont plus grands que la demi-circonférence, et certains angles plus grands que deux angles droits. Car, si on prolonge le côté AC en une circonférence entière ACE, ce qui reste, en retranchant de la demi-sphère le triangle ABC, est un nouveau triangle, qu'on peut désigner aussi par ABC, et dont les côtés sont AB, BC, AEDC.

On voit donc que le côté AEDC est plus grand que la demi-circonférence AED ; mais en même temps l'angle opposé en B surpasse deux angles droits de la quantité CBD.

Au reste, si on a exclu de la définition les triangles dont les côtés et les angles sont si grands, c'est que leur résolution ou la détermination de leurs parties se réduit toujours à celle des triangles renfermés dans la définition. En effet, on voit aisément que si on connaît les angles et les côtés du triangle ABC, on connaîtra immédiatement les angles et les côtés du triangle de même nom qui est le reste de la demi-sphère.

PROPOSITION XX.

THÉORÊME.

fig. 236.

Le fuseau AMBNA *est à la surface de la sphère comme l'angle* MAN *de ce fuseau est à quatre angles droits, ou comme l'arc* MN *qui mesure cet angle est à la circonférence.*

Supposons d'abord que l'arc MN soit à la circonférence MNPQ dans un rapport rationnel, par exemple, comme 5 est à 48. On divisera la circonférence MNPQ en 48 parties égales, dont MN contiendra 5 ; joignant ensuite le pôle A et les points de division par autant de quarts de circonférence, on aura 48 triangles dans la demi-sphère AMNPQ, lesquels seront tous égaux entre eux, puisqu'ils auront toutes leurs parties égales. La sphère entière contiendra donc 96 de ces triangles partiels, et le fuseau AMBNA en contiendra 10 ; donc le fuseau est à la sphère comme 10 est à 96, ou comme 5 est à 48, c'est-à-dire comme l'arc MN est à la circonférence.

Si l'arc MN n'est pas commensurable avec la circonférence, on prouvera par le même raisonnement dont on a déja vu beaucoup d'exemples, que le fuseau est toujours à la sphère comme l'arc MN est à la circonférence.

Corollaire I. Deux fuseaux sont entre eux comme leurs angles respectifs.

Corollaire II. On a déja vu que la surface entière de la sphère est égale à huit triangles tri-rectangles*; · 19. donc, si l'aire d'un de ces triangles est prise pour l'unité, la surface de la sphère sera représentée par 8. Cela posé, la surface du fuseau dont l'angle est A sera exprimée par 2A (si toutefois l'angle A est évalué en prenant l'angle droit pour unité); car on a 2A:8 :: A:4. Il y a donc ici deux unités différentes; l'une pour les angles, c'est l'angle droit; l'autre pour les surfaces, c'est le triangle sphérique tri-rectangle, ou celui dont tous les angles sont droits, et les côtés des quarts de circonférence.

Scholie. L'onglet sphérique compris par les plans AMB, ANB, est au solide entier de la sphère comme l'angle A est à quatre angles droits. Car les fuseaux étant égaux, les onglets sphériques seront pareillement égaux : donc deux onglets sphériques sont entre eux comme les angles formés par les plans qui les comprennent.

PROPOSITION XXI.

THÉORÊME.

Deux triangles sphériques symmétriques sont égaux en surface.

Soient ABC, DEF deux triangles symmétriques, c'est-à-dire, deux triangles qui ont les côtés égaux, AB fig. 237. = DE, AC = DF, CB = EF, et qui cependant ne pourraient être superposés; je dis que la surface ABC est égale à la surface DEF.

Soit P le pôle du petit cercle qui passerait par les

*6. rois points A, B, C (1); de ce point soient menés les arcs égaux * PA, PB, PC ; au point F faites l'angle DFQ=ACP, l'arc FQ=CP, et joignez DQ, EQ.

Les côtés DF, FQ, sont égaux aux côtés AC, CP, l'angle DFQ=ACP ; donc les deux triangles DFQ,

* 12. ACP, sont égaux dans toutes leurs parties * ; donc le côté DQ=AP, et l'angle DQF=APC.

Dans les triangles proposés DFE, ABC, les angles DFE, ACB, opposés aux côtés égaux DE, AB, étant

* 11. égaux *, si on en retranche les angles DFQ, ACP, égaux par construction, il restera l'angle QFE égal à PCB. D'ailleurs les côtés QF, FE, sont égaux aux côtés PC, CB ; donc les deux triangles FQE, CPB, sont égaux dans toutes leurs parties ; donc le côté QE=PB, et l'angle FQE=CPB.

Si on observe maintenant que les triangles DFQ, ACP, qui ont les côtés égaux chacun à chacun, sont en même temps isocèles, on verra qu'ils peuvent s'appliquer l'un sur l'autre ; car, ayant placé PA sur son égal QF, le côté PC tombera sur son égal QD, et ainsi les deux triangles seront confondus en un seul : donc ils sont égaux, donc la surface DQF=APC. Par une raison semblable la surface FQE=CPB, et la surface DQE=APB ; donc on a DQF + FQE — DQE=APC + CPB — APB ; ou DFE=ABC ; donc les deux triangles symétriques ABC, DEF, sont égaux en surface.

Scholie. Les pôles P et Q pourraient être situés au-dedans des triangles ABC, DEF ; alors il faudrait ajouter les trois triangles DQF, FQE, DQE, pour

(1) Le cercle qui passe par les trois points A, B, C, ou qui est circonscrit au triangle ABC, ne peut être qu'un petit cercle de la sphère ; car, si c'était un grand cercle, les trois côtés AB, BC, AC, seraient situés dans un même plan, et le triangle ABC se réduirait à un de ses côtés.

en composer le triangle DEF, et pareillement il faudrait ajouter les trois triangles APC, CPB, APB, pour en composer le triangle ABC; d'ailleurs la démonstration et la conclusion seraient toujours les mêmes.

PROPOSITION XXII.

THÉORÊME.

Si deux grands cercles AOB, COD, *se coupent* fig. 238. *comme on voudra dans l'hémisphère* AOCBD, *la somme des triangles opposés* AOC, BOD, *sera égale au fuseau dont l'angle est* BOD.

Car, en prolongeant les arcs OB, OD, dans l'autre hémisphère jusqu'à leur rencontre en N, OBN sera une demi-circonférence, ainsi que AOB; retranchant de part et d'autre OB, on aura BN = AO. Par une raison semblable on a DN = CO, et BD = AC; donc les deux triangles AOC, BDN, ont les trois côtés égaux d'ailleurs leur position est telle qu'ils sont symmétriques l'un de l'autre; donc ils sont égaux en surface * * 21. et la somme des triangles AOC, BOD, est équivalente au fuseau OBNDO dont l'angle est BOD.

Scholie. Il est clair aussi que les deux pyramides sphériques qui ont pour bases les triangles AOC, BOD, prises ensemble, équivalent à l'onglet sphérique dont l'angle est BOD.

PROPOSITION XXIII.

THÉORÊME.

La surface d'un triangle sphérique quelconque a pour mesure l'excès de la somme de ses trois angles sur deux angles droits.

Soit ABC le triangle proposé; prolongez ses côtés fig. 239.

jusqu'à ce qu'ils rencontrent le grand cercle DEFG, mené comme on voudra hors du triangle. En vertu du théorême précédent, les deux triangles ADE, AGH, pris ensemble, équivalent au fuseau dont l'angle est

* 20. A, et qui a pour mesure 2A* : ainsi on aura ADE + AGH = 2A; par une raison semblable BGF + BID = 2B, CIH + CFE = 2C. Mais la somme de ces six triangles excède la demi-sphère de deux fois le triangle ABC, d'ailleurs la demi-sphère est représentée par 4; donc le double du triangle ABC est égal à 2A + 2B + 2C — 4, et par conséquent ABC = A + B + C — 2; donc tout triangle sphérique a pour mesure la somme de ses angles moins deux angles droits.

Corollaire I. Autant il y aura d'angles droits dans cette mesure, autant le triangle proposé contiendra de triangles tri-rectangles ou de huitièmes de sphère

* 20. qui sont l'unité de surface*. Par exemple, si les angles sont égaux chacun aux $\frac{4}{3}$ d'un angle droit, alors les trois angles vaudront 4 angles droits, et le triangle proposé sera représenté par 4 — 2 ou 2; donc il sera égal à deux triangles tri-rectangles ou au quart de la surface de la sphère.

Corollaire II. Le triangle sphérique ABC est équivalent au fuseau dont l'angle est $\frac{A+B+C}{2}$ — 1; de même la pyramide sphérique, dont la base est ABC, équivaut à l'onglet sphérique dont l'angle est $\frac{A+B+C}{2}$ — 1.

Scholie. En même temps qu'on compare le triangle sphérique ABC au triangle tri-rectangle, la pyramide sphérique qui a pour base ABC se compare avec la pyramide tri-rectangle, et il en résulte la même proportion. L'angle solide au sommet de la pyramide se compare de même avec l'angle solide au sommet de la pyramide tri-rectangle : en effet la comparaison s'établit par la coïncidence des parties. Or, si les bases des pyramides coïncident, il est évident que les pyramides elles-mêmes coïncideront, ainsi que les angles solides à leur sommet. De là résultent plusieurs conséquences.

1° Deux pyramides triangulaires sphériques sont entre elles comme leurs bases; et, puisqu'une pyramide polygonale peut se partager en plusieurs pyramides triangulaires, il s'ensuit que deux pyramides sphériques quelconques sont entre elles comme les polygones qui leur servent de bases.

2° Les angles solides au sommet des mêmes pyramides sont également dans la proportion des bases; donc, pour comparer deux angles solides quelconques, il faut placer leurs sommets au centre de deux sphères égales, et ces angles solides seront entre eux comme les polygones sphériques interceptés entre leurs plans ou faces.

L'angle au sommet de la pyramide tri-rectangle est formé par trois plans perpendiculaires entre eux : cet angle, qu'on peut appeler *angle solide droit*, est très-propre à servir d'unité de mesure aux autres angles solides. Cela posé, le même nombre qui donne l'aire d'un polygone sphérique donnera la mesure de l'angle solide correspondant. Par exemple, si l'aire du polygone sphérique est $\frac{3}{4}$, c'est-à-dire, s'il est les $\frac{3}{4}$ du triangle tri-rectangle, l'angle solide correspondant sera aussi les $\frac{3}{4}$ de l'angle solide droit.

PROPOSITION XXIV.

THÉORÊME.

La surface d'un polygone sphérique a pour mesure la somme de ses angles, moins le pro-

15

duit de deux angles droits par le nombre des côtés du polygone moins deux.

fig. 240.

D'un même sommet A soient menées à tous les autres sommets les diagonales AC, AD ; le polygone ABCDE sera partagé en autant de triangles moins deux qu'il a de côtés. Mais la surface de chaque triangle a pour mesure la somme de ses angles moins deux angles droits, et il est clair que la somme de tous les angles des triangles est égale à la somme des angles du polygone : donc la surface du polygone est égale à la somme de ses angles diminuée d'autant de fois deux angles droits qu'il a de côtés moins deux.

Scholie. Soit *s* la somme des angles d'un polygone sphérique, *n* le nombre de ses côtés ; l'angle droit étant supposé l'unité, la surface du polygone aura pour mesure $s - 2(n-2)$ ou $s - 2n + 4$.

PROPOSITION XXV.

THÉORÊME.

Soit S *le nombre des angles solides d'un polyèdre,* H *le nombre de ses faces,* A *le nombre de ses arêtes ; je dis qu'on aura toujours* $S + H = A + 2$.

Prenez au-dedans du polyèdre un point d'où vous menerez des lignes droites aux sommets de tous ses angles ; imaginez ensuite que du même point comme centre on décrive une surface sphérique qui soit rencontrée par toutes ces lignes en autant de points ; joignez ces points par des arcs de grands cercles, de manière à former sur la surface de la sphère des polygones correspondants et en même nombre avec les faces du polyèdre. Soit ABCDE un de ces polygones

fig. 240.

et soit *n* le nombre de ses côtés ; sa surface sera $s - 2n + 4$, *s* étant la somme des angles A, B, C, D, E. Si on évalue semblablement la surface de chacun des autres polygones sphériques, et qu'on les ajoute toutes ensemble, on en conclura que leur somme, ou la surface de la sphère représentée par 8, est égale à la somme de tous les angles des polygones

moins deux fois le nombre de leurs côtés, plus 4 pris autant
de fois qu'il y a de faces. Or, comme tous les angles qui
s'ajustent autour d'un même point A valent quatre angles
droits, la somme de tous les angles des polygones est égale
à 4 pris autant de fois qu'il y a d'angles solides; elle est
donc égale à 4S. Ensuite le double du nombre des côtés AB,
BC, CD, etc. est égal au quadruple du nombre des arêtes
ou $= 4A$, puisque la même arête sert de côté à deux faces:
donc on aura $8 = 4S - 4A + 4H$; ou, en prenant le quart
de chaque membre, $2 = S - A + H$; donc $S + H = A +$.

Corollaire. Il suit de là que *la somme des angles plans
qui forment les angles solides d'un polyèdre est égale à autant de fois quatre angles droits qu'il y a d'unités dans* $S - 2$,
S *étant le nombre des angles solides du polyèdre.*

Car, si on considère une face dont le nombre de côtés
est n, la somme des angles de cette face sera $2n - 4$ angles
droits[*]. Mais la somme de tous les $2n$, ou le double du nombre des côtés de toutes les faces, $= 4A$, et 4 pris autant de
fois qu'il y a de faces $= 4H$; donc la somme des angles de
toutes les faces $= 4A - 4H$. Or, par le théorème qu'on vient
de démontrer, on a $A - H = S - 2$, et par conséquent $4A$
$- 4H = 4 (S - 2)$. Donc *la somme des angles plans*, etc.

*25, 1.

PROPOSITION XXVI.

THÉORÊME.

*De tous les triangles sphériques formés avec deux côtés
donnés* CB, CA, *et un troisième à volonté, le plus grand
ABC est celui dans lequel l'angle* C, *compris par les côtés
donnés, est égal à la somme des deux autres angles* A *et* B.

fig. 272
et 273.

Prolongez les deux côtés AC, AB, jusqu'à leur rencontre
en D, vous aurez un triangle sphérique BCD, dans lequel
l'angle DBC sera aussi égal à la somme des deux autres
angles BDC, BCD : car BCD + BCA étant égal à deux
angles droits, ainsi que CBA + CBD, on a BCD + BCA =
CBA + CBD; ajoutant de part et d'autre BDC = BAC, on
aura BCD + BCA + BDC = CBA + CBD + BAC. Or, par
hypothèse, BCA = CBA + BAC; donc CBD = BCD + BDC.

15.

Menez BI qui fasse l'angle CBI = BCD, et par suite IBD = BDC; les deux triangles IBC, IBD, seront isocèles, et on aura IC = IB = ID. Donc le point I, milieu de DC, est à égale distance des trois points B, C, D : par une raison semblable le point O, milieu de AB, sera également distant des trois points A, B, C.

fig. 272. Soit maintenant CA′ = CA et l'angle BCA′ > BCA ; si l'on joint A′B, et qu'on prolonge les arcs A′C, A′B, jusqu'à leur rencontre en D′, l'arc D′CA′ sera une demi-circonférence ainsi que DCA ; donc puisqu'on a CA′ = CA, on aura aussi CD′ = CD. Mais dans le triangle CID′, on a CI + ID′ > CD′; donc ID′ > CD — CI, ou ID′ > ID.

Dans le triangle isocèle CIB divisons l'angle du sommet I en deux également par l'arc EIF qui sera perpendiculaire sur le milieu de BC. Si on prend un point L entre I et E, la distance BL, égale à LC, sera moindre que BI ; car on peut démontrer, comme dans la prop. ix, liv. i, qu'on a BL + LC < BI + IC ; donc en prenant les moitiés de part et d'autre, on aura BL < BI. Mais dans le triangle D′LC on a D′L > D′C — CL, et à plus forte raison D′L > DC—CI, ou D′L > DI, ou D′L > BI ; donc D′L > BL. Donc si on cherche sur l'arc EIF un point également distant des trois points B, C, D′, ce point ne saurait se trouver que sur le prolongement de EI vers F. Soit I′ le point cherché, en sorte qu'on ait D′ I′ = BI′ = CI′ ; les triangles I′CB, I′CD′, I′BD′, étant isocèles, on aura les angles égaux I′BC = I′CB, I′BD′ = I′D′B, I′CD′, = I′D′C. Mais les angles D′BC + CBA′ valent deux angles droits, ainsi que D′CB + BCA′ ; donc

$$D′BI′ + I′BC + CBA′ = 2,$$
$$BCI′ — I′CD′ + BCA′ = 2.$$

Ajoutant les deux sommes et observant qu'on a I′BC = BCI′ et D′BI′ — I′CD′ = BD′I′ — I′D′C = CD′B = CA′B, on aura

$$2I′BC + CA′B + CBA′ + BCA′ = 4.$$

Donc CA′B + CBA′ + BCA′ — 2 (mesuré de l'aire du triangle A′BC) = 2 — 2I′BC ; de sorte qu'on a *aire* A′BC = 2 — 2 *angle* I′BC ; semblablement dans le triangle ABC, on aurait *aire* ABC = 2 — 2 *angle* IBC. Or, on a démontré que l'angle I′BC est plus grand que IBC ; donc l'aire A′BC est plus petite que ABC.

'La même démonstration et la même conclusion auraient fig. 273.
lieu, si, en prenant toujours l'arc CA' = CA, on faisait
l'angle BCA' < BCA ; donc ABC est le triangle le plus grand
entre tous ceux qui ont deux côtés donnés et le troisième à
volonté.

Scholie I. Le triangle ABC, le plus grand entre tous ceux fig. 241.
qui ont deux côtés donnés CA, CB, peut être inscrit dans
un demi-cercle dont la corde du troisième côté AB sera le
diamètre; car O étant le milieu de AB, on a vu que les distances OC, OB, sont égales; donc la circonférence de petit
cercle décrite du point O comme pôle et de l'intervalle OB
passera par les trois points A, B, C. De plus la ligne droite
BA est un diamètre de ce petit cercle; par le centre qui doit
se trouver à la fois dans le plan du petit cercle et dans le
plan de l'arc de grand cercle* BOA, se trouvera nécessai-   • pr. 1,
rement dans l'intersection de ces deux plans qui est la droite cor. 4.
BA, et ainsi BA sera un diamètre.

II. Dans le triangle ABC, l'angle C étant égal à la somme
des deux autres A et B, il s'ensuit que la somme des trois
angles est double de l'angle C. Mais cette somme est toujours plus grande que deux angles droits* ; donc l'angle C * 19.
est plus grand qu'un droit.

III. Si l'on prolonge les côtés CB, CA, jusqu'à leur rencontre en E, le triangle BAE sera égal au quart de la surface
de la sphère. Car l'angle E = C = ABC + CAB; donc les
trois angles du triangle BAE équivalent aux quatre ABC,
ABE, CAB, BAE, dont la somme est égale à quatre angles
droits; donc la surface du triangle BAE* = 4 — 2 = 2,   * 24.
qui est le quart de la surface de la sphère.

IV. Il n'y aurait pas lieu à *maximum*, si la somme des deux
côtés donnés CA, CB, était égale ou plus grande que la
demi-circonférence d'un grand cercle. Car puisque le triangle ABC doit être inscrit dans un demi-cercle de la sphère,
la somme des deux côtés CA, CB, sera moindre que la
demi-circonférence BCA*, et par conséquent moindre que la * 3.
demi-circonférence d'un grand cercle.

La raison pourquoi il n'y a pas de *maximum*, lorsque la
somme des deux côtés donnés est plus grande que la demi-
circonférence d'un grand cercle, c'est qu'alors le triangle

augmente de plus en plus à mesure que l'angle compris par
les côtés donnés est plus grand ; enfin , lorsque cet angle sera
égal à deux droits , les trois côtés seront dans un même
plan , et formeront une circonférence entière ; le triangle
sphérique deviendra .donc égal à la demi - sphère, mais il
cessera alors d'être triangle.

PROPOSITION XXVII.

THÉORÊME.

*De tous les triangles sphériques formés avec un côté donné
et un périmètre donné , le plus grand est celui dans lequel
les deux côtés non déterminés sont égaux.*

fig. 242.   Soit AB le côté donné commun aux deux triangles ACB ,
ADB , et soit AC + CB = AD + DB ; je dis que le triangle
isocèle ACB , dans lequel AC = CB , est plus grand que le
non-isocèle ADB.

Car ces triangles ayant la partie commune AOB , il suffit
de faire voir que le triangle BOD est plus petit que AOC.
L'angle CBA égal à CAB est plus grand que OAB ; ainsi
21. le côté AO est plus grand que OB ; prenez OI = OB, faites
OK = OD , et joignez KI ; le triangle OKI sera égal à DOB*.
Si on nie maintenant que le triangle DOB ou son égal KOI
soit plus petit que OAC , il faudra qu'il soit égal ou plus
grand ; dans l'un et l'autre cas , puisque le point I est entre
les points A et O , il faudra que le point K soit sur OC prolongé , sans quoi le triangle OKI serait contenu dans le
triangle CAO , et par conséquent plus petit. Cela posé , le
plus court chemin de C en A étant CA , on a CK + KI +
IA > CA. Mais CK = OD — CO, AI = AO — OB, KI = BD;
donc OD — CO + AO — OB + BD > CA , et en réduisant AD
— CB + BD > CA , ou AD + BD > AC + CB. Or cette inégalité est contraire à l'hypothèse AD + BD = AC + CB ;
donc le point K ne peut tomber sur le prolongement de OC ;
donc il tombe entre O et C , et par conséquent le triangle
KOI , ou son égal ODB , est plus petit que ACO donc le
triangle isocèle ACB est plus grand que le non-isocèle ADB
de même base et de même périmètre.

Scholie. Ces deux dernières propositions sont analogues

aux propositions I et III de l'appendice au liv. IV; ainsi on peut en tirer, par rapport aux polygones sphériques, les conséquences qui ont lieu pour les polygones rectilignes.

Voici les principales :

1º *De tous les polygones sphériques isopérimètres et d'un même nombre de côtés, le plus grand est un polygone équilatéral.*

. Même démonstration que pour la prop. II de l'appendice au livre IV.

2º *De tous les polygones sphériques formés avec des côtés donnés et un dernier à volonté, le plus grand est celui qu'on peut inscrire dans un demi-cercle dont la corde du côté non déterminé sera le diamètre.*

La démonstration se déduit de la prop. XXVI, comme on l'a vu dans la prop. IV de l'appendice cité; il faut pour l'existence du *maximum*, que la somme des côtés donnés soit moindre que la demi-circonférence d'un grand cercle.

3º *Le plus grand des polygones sphériques formés avec des côtés donnés, est celui qu'on peut inscrire dans un cercle de la sphère.*

Même démonstration que pour la prop. VI de l'appendice au livre IV.

4º *Le plus grand des polygones sphériques qui ont le même périmètre et le même nombre de côtés, est celui qui a ses angles égaux et ses côtés égaux.*

C'est ce qui résulte des corollaires 1 et 3 qui précèdent.

Nota. Toutes les propositions de *maximum* concernant les polygones sphériques s'appliquent aux angles solides dont ces polygones sont la mesure.

APPENDICE AUX LIVRES VI ET VII.

LES POLYÈDRES RÉGULIERS.

PROPOSITION PREMIÈRE.

THÉORÊME.

Il ne peut y avoir que cinq polyèdres réguliers.

Car on a défini *polyèdres réguliers* ceux dont toutes les faces sont des polygones réguliers égaux, et dont tous les angles solides sont égaux entre eux. Ces conditions ne peuvent avoir lieu que dans un petit nombre de cas.

1° Si les faces sont des triangles équilatéraux, on peut former chaque angle solide du polyèdre avec trois angles de ces triangles, ou avec quatre, ou avec cinq : de là naissent trois corps réguliers, qui sont le tétraèdre, l'octaèdre, et l'icosaèdre. On n'en peut pas former un plus grand nombre avec des triangles équilatéraux, car six angles de ces triangles valent quatre angles droits, et ne peuvent former d'angle solide*.

21, 5.

2° Si les faces sont des quarrés, on peut assembler leurs angles trois à trois ; et de là résulte l'hexaèdre ou cube.

Quatre angles de quarrés valent quatre angles droits, et ne peuvent former d'angle solide.

3° Enfin, si les faces sont des pentagones réguliers, on pourra encore assembler leurs angles trois à trois, et il en résultera le dodécaèdre régulier.

On ne peut aller plus loin ; car trois angles d'hexagones réguliers valent quatre angles droits, et trois d'heptagones encore plus.

Donc il ne peut y avoir que cinq polyèdres réguliers, trois formés avec des triangles équilatéraux, un avec des quarrés, et un avec des pentagones.

Scholie. On va prouver dans la proposition suivante que

ces cinq polyèdres existent réellement, et qu'on peut en déterminer toutes les dimensions lorsqu'on connaît une de leurs faces.

PROPOSITION II.

PROBLÊME.

Etant donnée l'une des faces d'un polyèdre régulier, ou seulement son côté, construire le polyèdre.

Ce problême en présente cinq qui vont être résolus successivement.

Construction du tétraèdre.

Soit ABC le triangle équilatéral qui doit être une des faces fig. 243. du tétraèdre ; au point O, centre de ce triangle, élevez OS perpendiculaire au plan ABC; terminez cette perpendiculaire au point S, de sorte que AS = AB; joignez SB, SC, et la pyramide SABC sera le tétraèdre requis.

Car, à cause des distances égales OA, OB, OC, les obliques SA, SB, SC, s'écartent également de la perpendiculaire SO et sont égales. L'une d'elles SA = AB ; donc les quatre faces de la pyramide SABC sont des triangles égaux au triangle donné ABC. D'ailleurs les angles solides de cette pyramide sont égaux entre eux, puisqu'ils sont formés chacun avec trois angles plans égaux; donc cette pyramide est un tétraèdre régulier.

Construction de l'hexaèdre.

Soit ABCD un quarré donné : sur la base ABCD construi- fig. 244. sez un prisme droit dont la hauteur AE soit égale au côté AB. Il est clair que les faces de ce prisme sont des quarrés égaux, et que ses angles solides sont égaux entre eux comme étant formés chacun avec trois angles droits; donc ce prisme est un hexaèdre régulier ou cube.

Construction de l'octaèdre.

Soit AMB un triangle équilatéral donné : sur le côté AB fig. 245. décrivez le quarré ABCD; au point O, centre de ce quarré, élevez sur son plan la perpendiculaire TS, terminée de part et d'autre en T et S, de manière que OT = OS = AO joignez ensuite SA, SB, TA, etc., vous aurez un solide SABCDT, composé de deux pyramides quadrangulaires SABCD, TABCD, adossées par leur base commune ABCD, ce solide sera l'octaèdre régulier demandé.

En effet, le triangle AOS est rectangle en O, ainsi que le triangle AOD; les côtés AO, OS, OD, sont égaux; donc ces triangles sont égaux, donc AS = AD. On démontrera de même que tous les autres triangles rectangles AOT, BOS, COT, etc., sont égaux au triangle AOD; donc tous les côtés AB, AS, AT, etc. sont égaux entre eux, et par conséquent le solide SABCDT est compris sous huit triangles égaux au triangle équilatéral donné ABM. Je dis de plus que les angles solides du polyèdre sont égaux entre eux : par exemple, l'angle S est égal à l'angle B.

Car il est visible que le triangle SAC est égal au triangle DAC, et qu'ainsi l'angle ASC est droit; donc la figure SATC est un quarré égal au quarré ABCD. Mais si on compare la pyramide BASCT à la pyramide SABCD, la base ASCT de la première peut se placer sur la base ABCD de la seconde; alors le point O étant un centre commun, la hauteur OB de la première coïncidera avec la hauteur OS de la seconde, et les deux pyramides se confondront en une seule; donc l'angle solide S est égal à l'angle solide B; donc le solide SABCDT est un octaèdre régulier.

Scholie. Si trois droites égales, AC, BD, ST, sont perpendiculaires entre elles et se coupent dans leur milieu, les extrémités de ces droites seront les sommets d'un octaèdre régulier.

Construction du dodécaèdre.

fig. 246.   Soit ABCDE un pentagone régulier donné; soient ABP, CBP, deux angles plans égaux à l'angle ABC : avec ces angles plans formez l'angle solide B, et déterminez par la proposition xxiv, livre v, l'inclinaison mutuelle de deux de ces plans, inclinaison que j'appelle K. Formez semblablement aux points C, D, E, A, des angles solides égaux à l'angle solide B, et situés de la même manière : le plan CBP sera le même avec le plan BCG, puisqu'ils sont inclinés l'un et l'autre de la même quantité K sur le plan ABCD. On peut donc dans le plan PBCG décrire le pentagone BCGFP égal au pentagone ABCDE. Si on fait de même dans chacun des autres plans CDI, DEL, etc., on aura une surface convexe PFGH, etc. composée de six pentagones réguliers égaux et inclinés chacun sur son adjacent de la même quantité K. Soit *pfgh*, etc. une seconde surface égale à PFGH, etc., je dis que ces deux surfaces peuvent être réunies de manière à ne former qu'une seule surface convexe continue. En effet, l'angle *opf*, par exemple, peut se joindre aux deux angles OPB, BPF, pour faire un angle solide P égal à l'angle B; et dans cette jonction il ne sera rien changé à l'inclinaison des plans BPF, BPO, puisque cette inclinaison est telle qu'il le faut pour la formation de l'angle solide. Mais en même temps que l'angle solide P se forme, le côté *pf* s'appliquera sur son égal PF, et au point F se trouveront réunis trois angles plans PFG, *pfe*, *efg*, qui formeront un angle solide égal à chacun des angles déja formés; cette jonction se fera sans rien changer ni à l'état de l'angle P, ni à celui de la surface *efgh*, etc.; car les plans PFG, *efp*, déja réunis en P, ont entre eux l'inclinaison convenable K, ainsi que les plans *efg*, *efp*. Continuant ainsi de proche en proche, on voit que les deux surfaces s'ajusteront mutuellement l'une avec l'autre, pour ne former qu'une seule surface continue et rentrante sur elle-même : cette surface sera celle d'un dodécaèdre régulier, puisqu'elle est composée de douze pentagones réguliers égaux, et que tous ses angles solides sont égaux entre eux.

Construction de l'icosaèdre.

Soit ABC une de ses faces; il faut d'abord former un angle solide avec cinq plans égaux au plan ABC et également inclinés chacun sur son adjacent. Pour cela, sur le côté B'C', égal à BC, faites le pentagone régulier B'C'H'I'D'; au centre de ce pentagone élevez sur son plan une perpendiculaire, que vous terminerez en A' de manière que B'A' = B'C'; joignez A'C', A'H', A'I', A'D', et l'angle solide A', formé par les cinq plans B'A'C', C'A'H', etc., sera l'angle solide requis. Car les obliques A'B', A'C', etc. sont égales, et l'une d'elles A'B' est égale au côté B'C'; donc tous les triangles B'A'C', C'A'H', etc. sont égaux entre eux et au triangle donné ABC.

fig. 247.

Il est visible d'ailleurs que les plans B'A'C', C'A'H', etc. sont également inclinés chacun sur son adjacent ; car les angles solides B', C', etc. sont égaux entre eux, puisqu'ils sont formés chacun avec deux angles de triangles équilatéraux et un de pentagone régulier. Appelons K l'inclinaison des deux plans où sont les angles égaux, inclinaison qu'on peut déterminer par la proposition xxiv, liv. v ; l'angle K sera en même temps l'inclinaison de chacun des plans qui composent l'angle solide A' sur son adjacent.

Cela posé, si on fait aux points A, B, C, des angles solides égaux chacun à l'angle A' on aura une surface convexe DEFG, etc. composée de dix triangles équilatéraux, dont chacun sera incliné sur son adjacent de la quantité K ; et les angles D, E, F, etc. de son contour réuniront alternativement trois et deux angles de triangles équilatéraux. Imaginez une seconde surface égale à la surface DEFG, etc. ; ces deux surfaces pourront s'adapter mutuellement, en joignant chaque angle triple de l'une à un angle double de l'autre ; et, comme les plans de ces angles ont déja entre eux l'inclinaison K nécessaire pour former un angle solide quintuple égal à l'angle A, il ne sera rien changé dans cette jonction à l'état de chaque surface en particulier, et les deux ensemble formeront une seule surface continue, composée de vingt triangles équilatéraux. Cette surface sera celle de l'icosaèdre régulier, puisque d'ailleurs tous les angles solides sont gaux entre eux.

PROPOSITION III.

PROBLÊME.

Trouver l'inclinaison de deux faces adjacentes d'un polyèdre régulier.

Cette inclinaison se déduit immédiatement de la construction qui vient d'être donnée des cinq polyèdres réguliers ; à quoi il faut ajouter la proposition xxiv, liv. v, par laquelle étant donnés les trois angles plans qui forment un angle solide, on détermine l'angle que deux de ces plans font entre eux.

fig. 243. *Dans le tétraèdre.* Chaque angle solide est formé de trois angles de triangles équilatéraux : il faut donc chercher par le problème cité l'angle que deux de ces plans font entre eux, cet angle sera l'inclinaison de deux faces adjacentes du tétraèdre.

Dans l'hexaèdre. L'angle de deux faces adjacentes est un angle droit.

Dans l'octaèdre. Formez un angle solide avec deux angles de triangles équilatéraux et un angle droit; l'inclinaison des deux plans où sont les angles des triangles sera celle de deux faces adjacentes de l'octaèdre.

Dans le dodécaèdre. Chaque angle solide est formé avec trois angles de pentagones réguliers; ainsi l'inclinaison des plans de deux de ces angles sera celle de deux faces adjacentes du dodécaèdre.

Dans l'icosaèdre. Formez un angle solide avec deux angles de triangles équilatéraux et un angle de pentagone régulier, l'inclinaison des deux plans où sont les angles des triangles sera celle de deux faces adjacentes de l'icosaèdre.

fig. 244.

fig. 245.

fig. 246.

fig. 247.

PROPOSITION IV.

PROBLÊME.

Étant donné le côté d'un polyèdre régulier, trouver le rayon de la sphère inscrite et celui de la sphère circonscrite au polyèdre.

Il faut d'abord démontrer que tout polyèdre régulier peut être inscrit dans la sphère, et qu'il peut lui être circonscrit.

fig. 248.

Soit AB le côté commun à deux faces adjacentes; soient C et E les centres de ces deux faces, et CD, ED, les perpendiculaires abaissées de ces centres sur le côté commun AB, lesquelles tomberont au point D, milieu de ce côté. Les deux perpendiculaires CD, DE, font entre elles un angle connu, qui est égal à l'inclinaison de deux faces adjacentes, déterminée par le problème précédent. Or si, dans le plan CDE, perpendiculaire à AB, on mène sur CD et ED les perpendiculaires indéfinies CO et EO, qui se rencontrent en O, je dis que le point O sera le centre de la sphère inscrite et celui de la sphère circonscrite; le rayon de la première étant OC, et celui de la seconde OA.

En effet, puisque les apothêmes CD, DE, sont égales, et l'hypoténuse DO commune, le triangle rectangle CDO est égal au triangle rectangle ODE* et la perpendiculaire OC est égale à la perpendiculaire OE. Mais AB étant perpendiculaire au plan CDE, le plan ABC est perpendiculaire à CDE*, ou CDE à ABC; d'ailleurs CO, dans le plan CDE, est perpendiculaire à CD, intersection commune des plans CDE, ABC; donc CO *est perpendiculaire au plan ABC. Par la même raison EO est perpendiculaire au plan ABE; donc les deux perpendiculaires CO, EO, menées aux plans de deux faces adjacentes par les centres de ces faces, se rencontrent en un même point O et sont égales. Supposons maintenant que ABC et ABE représentent deux autres faces adjacentes quelconques, l'apothéme CD restera toujours de la même grandeur, ainsi que l'angle CDO, moitié de CDE; donc le triangle rectangle CDO et son côté CO seront égaux pour toutes les faces du polyèdre; donc, si du point O comme centre et du rayon OC on décrit une sphère, cette sphère touchera toutes les faces du polyèdre dans leurs centres (car les plans ABC, ABE, seront perpendiculaires à l'extrémité d'un rayon), et la sphère sera inscrite dans le polyèdre, ou le polyèdre circonscrit à la sphère.

Joignez OA, OB; à cause de CA = CB, les deux obliques OA, OB, s'écartant également de la perpendiculaire, seront égales; il en sera de même de deux autres lignes quelconques menées du centre O aux extrémités d'un même côté; donc toutes ces lignes sont égales entre elles; donc si du point O comme centre et du rayon OA on décrit une surface sphérique, cette surface passera par les sommets de tous les angles solides du polyèdre, et la sphère sera circonscrite au polyèdre ou le polyèdre inscrit dans la sphère.

Cela posé, la solution du problême proposé n'a plus aucune difficulté, et peut s'effectuer ainsi :

Étant donné le côté d'une face du polyèdre, décrivez cette face, et soit CD son apothéme. Cherchez par le problème précédent l'inclinaison de deux faces adjacentes du polyèdre, et faites l'angle CDE égal à cette inclinaison. Prenez DE égale à CD, menez CO et EO perpendiculaires à CD et ED; ces deux perpendiculaires se rencontreront en un point O, et CO sera le rayon de la sphère inscrit dans le polyèdre.

Sur le prolongement de DC prenez CA égale au rayon du cercle circonscrit à une face du polyèdre, et OA sert le rayon de la sphère circonscrite à ce même polyèdre.

Car les triangles rectangles CDO, CAO, de la fig. 249, sont égaux aux triangles de même nom dans la figure 248 : ainsi, tandis que CD et CA sont les rayons des cercles inscrit et circonscrit à une face du polyèdre, OC et OA sont les rayons des sphères inscrite et circonscrite au même polyèdre.

Scholie. On peut tirer des propositions précédentes plusieurs conséquences.

1° Tout polyèdre régulier peut être partagé en autant de pyramides régulières que le polyèdre a de faces : le sommet commun de ces pyramides sera le centre du polyèdre, qui est en même temps celui des sphères inscrite et circonscrite.

2° La solidité d'un polyèdre régulier est égale à sa surface multipliée par le tiers du rayon de la sphère inscrite.

3° Deux polyèdres réguliers de même nom sont deux solides semblables, et leurs dimensions homologues sont proportionnelles ; donc les rayons des sphères inscrites ou circonscrites sont entre eux comme les côtés de ces polyèdres.

4° Si on inscrit un polyèdre régulier dans une sphère, les plans menés du centre le long des différents côtés partageront la surface de la sphère en autant de polygones sphériques égaux et semblables que le polyèdre a de faces.

LIVRE VIII.

LES TROIS CORPS RONDS.

---

fig. 250. I. On appelle *cylindre* le solide produit par la révolution d'un rectangle ABCD, qu'on imagine tourner autour du côté immobile AB.

Dans ce mouvement les côtés AD, BC, restant toujours perpendiculaires à AB, décrivent des plans circulaires égaux DHP, CGQ, qu'on appelle les *bases du cylindre*, et le côté CD en décrit *la surface convexe*.

La ligne immobile AB s'appelle l'*axe du cylindre*.

Toute section KLM, faite dans le cylindre perpendiculairement à l'axe, est un cercle égal à chacune des bases : car pendant que le rectangle ABCD tourne autour de AB, la ligne IK, perpendiculaire à AB, décrit un plan circulaire égal à la base, et ce plan n'est autre chose que la section faite perpendiculairement à l'axe au point I.

Toute section PQGH, faite suivant l'axe, est un rectangle double du rectangle générateur ABCD.

fig. 251. II. On appelle *cône* le solide produit par la révolution du triangle rectangle SAB, qu'on imagine tourner autour du côté immobile SA.

Dans ce mouvement le côté AB décrit un plan circulaire BDCE, qu'on appelle *la base du cône*, et l'hypoténuse SB en décrit la *surface convexe*.

Le point S s'appelle *le sommet du cône*, SA *l'axe* ou *la hauteur*, et SB *le côté* ou *l'apothême*.

Toute section HKFI, faite perpendiculairement à l'axe, est un cercle; toute section SDE, faite suivant l'axe, est un triangle isoscèle double du triangle générateur SAB.

III. Si du cône SCDB on retranche, par une section parallèle à la base, le cône SFKH, le solide restant CBHF s'appelle *cône tronqué* ou *tronc de cône.*

On peut supposer qu'il est décrit par la révolution du trapèze ABHG, dont les angles A et G sont droits, autour du côté AG. La ligne immobile AG s'appelle *l'axe* ou *la hauteur du tronc*, les cercles BDC, HFK, en sont *les bases*, et BH en est *le côté.*

IV. Deux cylindres ou deux cônes sont *semblables* lorsque leurs axes sont entre eux comme les diamètres de leurs bases.

V. Si, dans le cercle ACD qui sert de base à un **fig. 252.** cylindre, on inscrit un polygone ABCDE, et que sur la base ABCDE on élève un prisme droit égal en hauteur au cylindre, le prisme est dit *inscrit dans le cylindre*, ou le cylindre *circonscrit au prisme.*

Il est clair que les arêtes AF, BG, CH, etc. du prisme, étant perpendiculaires au plan de la base, sont comprises dans la surface convexe du cylindre; donc le prisme et le cylindre se touchent suivant ces arêtes.

VI. Pareillement, si ABCD est un polygone circon- **fig. 253.** scrit à la base d'un cylindre, et que sur la base ABCD on construise un prisme droit égal en hauteur au cylindre, le prisme est dit *circonscrit au cylindre*, ou le cylindre *inscrit dans le prisme.*

Soient M, N, etc. les points de contact des côtés AB, BC, etc. et soient élevées par les points M, N, etc. les perpendiculaires MX, NY, etc. au plan de la base; il est clair que ces perpendiculaires seront à-la-fois dans la surface du cylindre et dans celle du prisme circonscrit; donc elles seront leurs lignes de contact.

N. B. Le cylindre, le cône, et la sphère, sont les *trois corps ronds* dont on s'occupe dans les éléments.

16

Lemmes préliminaires sur les surfaces.

I.

fig. 254.   *Une surface plane* OABCD *est plus petite que toute autre surface* PABCD, *terminée au même contour* ABCD.

Cette proposition est assez évidente pour être rangée au nombre des axiomes; car on pourrait supposer que le plan est parmi les surfaces ce que la ligne droite est parmi les lignes : la ligne droite est la plus courte entre deux points donnés, de même le plan est la surface la plus petite entre toutes celles qui ont un même contour. Cependant comme il convient de réduire les axiomes au plus petit nombre possible, voici un raisonnement qui ne laissera aucun doute sur cette proposition.

Une surface étant une étendue en longueur et en largeur, on ne peut concevoir qu'une surface soit plus grande qu'une autre, à moins que les dimensions de la première n'excèdent dans quelques sens celles de la seconde; et s'il arrive que les dimensions d'une surface soient en tous sens plus petites que les dimensions d'une autre surface, il est évident que la première surface sera la plus petite des deux. Or, dans quelque sens qu'on fasse passer le plan BPD, qui coupera la surface plane suivant BD, et l'autre surface suivant BPD, la ligne droite BD sera toujours plus petite que BPD; donc la surface plane OABCD est plus petite que la surface environnante PABCD.

I I.

fig. 255.   *Toute surface* convexe OABCD *est moindre qu'une autre surface quelconque qui envelopperait la première en s'appuyant sur le même contour* ABCD.

Nous répéterons ici que nous entendons par *sur-face-convexe* une surface qui ne peut être rencontrée par une ligne droite en plus de deux points : et cependant il est possible qu'une ligne droite s'applique exactement dans un certain sens sur une surface convexe ; on en voit des exemples dans les surfaces du cône et du cylindre. Nous observerons aussi que la dénomination de surface convexe n'est pas bornée aux seules surfaces courbes ; elle comprend les surfaces *polyédrales* ou composées de plusieurs plans, et aussi les surfaces en partie courbes, en partie polyédrales.

Cela posé, si la surface OABCD n'est pas plus petite que toutes celles qui l'enveloppent, soit parmi celles-ci PABCD la surface la plus petite qui sera au plus égale à OABCD. Par un point quelconque O, faites passer un plan qui touche la surface OABCD sans la couper ; ce plan rencontrera la surface PABCD, et la partie qu'il en retranchera sera plus grande que le plan terminé à la même surface* : donc, en conservant le reste de la surface PABCD, on pourrait substituer le plan à la partie retranchée, et on aurait une nouvelle surface qui envelopperait toujours la surface OABCD, et qui serait plus petite que PABCD.

> *lem. 1.

Mais celle-ci est la plus petite de toutes par hypothèse ; donc cette hypothèse ne saurait subsister, donc la surface convexe OABCD est plus petite que toute autre surface qui envelopperait OABCD, et qui serait terminée au même contour ABCD.

Scholie. Par un raisonnement entièrement semblable on prouvera,

1° Que, si une surface convexe terminée par deux contours ABC, DEF, est enveloppée par une autre surface quelconque terminée aux mêmes contours, la surface enveloppée sera la plus petite des deux.

> fig. 256.

fig. 257.

2° Que, si une surface convexe AB est enveloppée de toutes parts par une autre surface MN, soit qu'elles aient des points, des lignes ou des plans communs, soit qu'elles n'aient aucun point de commun, la surface enveloppée sera toujours plus petite que la surface enveloppante.

Car parmi celles-ci il ne peut y en avoir aucune qui soit la plus petite de toutes, puisque dans tous les cas on pourrait toujours mener le plan CD tangent à la surface convexe, lequel plan serait plus petit que la surface CMD*; et ainsi la surface CND serait plus petite que MN, ce qui est contraire à l'hypothèse que MN est la plus petite de toutes. Donc la surface convexe AB est plus petite que toutes celles qui l'enveloppent.

*lem. 1.

PROPOSITION PREMIÈRE.

THÉORÊME.

La solidité d'un cylindre est égale au produit de sa base par sa hauteur.

fig. 258.

Soit CA le rayon de la base du cylindre donné, H sa hauteur; représentons par *surf.* CA la surface du cercle dont le rayon est CA ; je dis que la solidité du cylindre sera *surf.* CA × H. Car, si *surf.* CA × H n'est pas la mesure du cylindre donné, ce produit sera la mesure d'un cylindre plus grand ou plus petit. Et d'abord supposons qu'il soit la mesure d'un cylindre plus petit, par exemple, du cylindre dont CD est le rayon de la base et H la hauteur.

Circonscrivez au cercle dont le rayon est CD, un polygone régulier GHIP, dont les côtés ne rencontrent pas la circonférence dont CA est le rayon *; imaginez ensuite un prisme droit qui ait pour base le

*10. 4.

polygone GHIP, et pour hauteur H, lequel prisme sera circonscrit au cylindre dont CD est le rayon de la base. Cela posé, la solidité du prisme* est égale à sa base GHIP, multipliée par la hauteur H; la base GHIP est plus petite que le cercle dont CA est le rayon : donc la solidité du prisme est plus petite que *surf.* CA × H. Mais *surf.* CA × H est, par hypothèse, la solidité du cylindre inscrit dans le prisme ; donc le prisme serait plus petit que le cylindre : or, au contraire, le cylindre est plus petit que le prisme, puisqu'il y est contenu ; donc il est impossible que *surf.* CA × H soit la mesure du cylindre dont CD est le rayon de la base et H la hauteur; ou, en termes plus généraux, *le produit de la base d'un cylindre par sa hauteur ne peut mesurer un cylindre plus petit.*

* 14.

Je dis en second lieu que ce même produit ne peut mesurer un cylindre plus grand : car, pour ne pas multiplier les figures, soit CD le rayon de la base du cylindre donné, et soit, s'il est possible, *surf.* CD × H la mesure d'un cylindre plus grand, par exemple, du cylindre dont CA est le rayon de la base et H la hauteur.

Si on fait la même construction que dans le premier cas, le prisme circonscrit au cylindre donné aura pour mesure GHIP × H : l'aire GHIP est plus grande que *surf.* CD ; donc la solidité du prisme dont il s'agit est plus grande que *surf.* CD × H : le prisme serait donc plus grand que le cylindre de même hauteur qui a pour base *surf.* CA. Or, au contraire, le prisme est plus petit que le cylindre, puisqu'il y est contenu ; donc *il est impossible que la base d'un cylindre multipliée par sa hauteur soit la mesure d'un cylindre plus grand.*

Donc enfin la solidité d'un cylindre est égale au produit de sa base par sa hauteur.

Corollaire I. Les cylindres de même hauteur sont entre eux comme leurs bases, et les cylindres de même base sont entre eux comme leurs hauteurs.

Corollaire II. Les cylindres semblables sont comme les cubes des hauteurs, ou comme les cubes des diamètres des bases. Car les bases sont comme les quarrés de leurs diamètres ; et puisque les cylindres sont semblables, les diamètres des bases sont comme les hauteurs* : donc les bases sont comme les quarrés des hauteurs ; donc les bases multipliées par les hauteurs, ou les cylindres eux-mêmes, sont comme les cubes des hauteurs.

*déf. 4.

Scholie. Soit R le rayon de la base d'un cylindre, H sa hauteur, la surface de la base sera πR^2*, et la solidité du cylindre sera $\pi R^2 \times H$, ou $\pi R^2 H$.

*12, 4.

PROPOSITION II.

LEMME.

La surface convexe d'un prisme droit est égale au périmètre de sa base multiplié par sa hauteur.

fig. 252.　　　Car cette surface est égale à la somme des rectangles AFGB, BGHC, CHID, etc. dont elle est composée : or les hauteurs AF, BG, CH, etc. de ces rectangles sont égales à la hauteur du prisme ; leurs bases AB, BC, CD, etc. prises ensemble, font le périmètre de la base du prisme. Donc la somme de ces rectangles ou la surface convexe du prisme est égale au périmètre de sa base multiplié par sa hauteur.

Corollaire. Si deux prismes droits ont la même hauteur, les surfaces convexes de ces prismes seront entre elles comme les périmètres de leurs bases.

PROPOSITION III.

LEMME.

La surface convexe du cylindre est plus grande que la surface convexe de tout prisme inscrit, et plus petite que la surface convexe de tout prisme circonscrit.

Car la surface convexe du cylindre et celle du fig. 252. prisme inscrit ABCDEF peuvent être considérées comme ayant même longueur, puisque toute section faite dans l'une et dans l'autre parallèlement à AF est égale à AF ; et si pour avoir les largeurs de ces surfaces on les coupe par des plans parallèles à la base ou perpendiculaires à l'arête AF, les sections seront égales, l'une à la circonférence de la base, l'autre au contour du polygone ABCDE plus petit que cette circonférence : donc, puisqu'à longueur égale la largeur de la surface cylindrique est plus grande que celle de la surface prismatique, il s'en-suit que la première surface est plus grande que la seconde.

Par un raisonnement entièrement semblable on fig. 253. prouvera que la surface convexe du cylindre est plus petite que celle de tout prisme circonscrit BCDKLH.

PROPOSITION IV.

THÉORÈME.

La surface convexe d'un cylindre est égale à la circonférence de sa base multipliée par sa hauteur.

Soit CA le rayon de la base du cylindre donné, fig. 258. H sa hauteur ; si on représente par *circ.* CA la circonférence qui a pour rayon CA, je dis que

circ. CA × H sera la surface convexe de ce cylindre.
Car, si on nie cette proposition, il faudra que
circ. CA × H soit la surface d'un cylindre plus grand
ou plus petit; et d'abord supposons qu'elle soit la
surface d'un cylindre plus petit, par exemple, du
cylindre dont CD èst le rayon de la base et H la
hauteur.

Circonscrivez au cercle dont le rayon est CD un
polygone régulier GHIP, dont les côtés ne rencontrent pas la circonférence qui a CA pour rayon; imaginez ensuite un prisme droit qui ait pour hauteur
H, et pour base le polygone GHIP. La surface convexe de ce prisme sera égale au contour du polygone
GHIP multiplié par la hauteur H* : ce contour est
plus petit que la circonférence dont le rayon est
CA; donc la surface convexe du prisme est plus petite
que *circ.* CA × H. Mais *circ.* CA × H est, par hypothèse, la surface convexe du cylindre dont CD est le
rayon de la base, lequel cylindre est inscrit dans le
prisme; donc la surface convexe du prisme serait plus
petite que celle du cylindre inscrit. Or, au contraire,
elle doit être plus grande* ; donc l'hypothèse d'où
l'on est parti est absurde : donc, 1º *la circonférence
de la base d'un cylindre multipliée par sa hauteur
ne peut mesurer la surface convexe d'un cylindre
plus petit.*

Je dis en second lieu que ce même produit ne peut
mesurer la surface d'un cylindre plus grand. Car,
pour ne pas changer de figure, soit CD le rayon de
la base du cylindre donné, et soit, s'il est possible,
circ. CD × H la surface convexe d'un cylindre qui,
avec la même hauteur, aurait pour base un cercle
plus grand, par exemple, le cercle dont le rayon est
CA. On fera la même construction que dans la première hypothèse, et la surface convexe du prisme
sera toujours égale au contour du polygone GHIP

multiplié par la hauteur H. Mais ce contour est plus grand que *circ.* CD; donc la surface du prisme serait plus grande que *circ.* CD·× H, qui, par hypothèse, est la surface du cylindre de même hauteur dont CA est le rayon de la base. Donc la surface du prisme serait plus grande que celle de ce cylindre. Mais, quand même le prisme serait inscrit dans le cylindre, sa surface serait plus petite que celle du cylindre * ; • 3. à plus forte raison est-elle plus petite lorsque le prisme ne s'étend pas jusqu'au cylindre. Donc la seconde hypothèse ne saurait avoir lieu; donc 2° *la circonférence de la base d'un cylindre multipliée par sa hauteur ne peut mesurer la surface d'un cylindre plus grand.*

Donc enfin la surface convexe d'un cylindre est égale à la circonférence de sa base multipliée par sa hauteur.

PROPOSITION V.

THÉORÊME.

La solidité d'un cône est égale au produit de sa base par le tiers de sa hauteur.

Soit SO la hauteur du cône donné, AO le rayon   fig. 259. de la base; si on désigne par *surf.* AO la surface de la base, je dis que la solidité de ce cône sera égale à *surf.* AO × $\frac{1}{3}$ SO.

En effet, supposons 1° que *surf.* AO × $\frac{1}{3}$ SO soit la solidité d'un cône plus grand, par exemple, du cône dont SO est toujours la hauteur, mais dont OB, plus grand que AO, est le rayon de la base.

Au cercle dont le rayon est AO circonscrivez un polygone régulier MNPT qui ne rencontre pas la circonférence dont le rayon est OB * ; imaginez en- * 10, 4. suite une pyramide qui ait pour base le polygone et pour sommet le point S. La solidité de cette py-

* 19, 6. ramide * est égale à l'aire du polygone MNPT multipliée par le tiers de la hauteur SO. Mais le polygone est plus grand que le cercle inscrit représenté par *surf.* AO ; donc la pyramide est plus grande que *surf.* AO × $\frac{1}{3}$ SO, qui, par hypothèse, est la mesure du cône dont S est le sommet et OB le rayon de la base. Or, au contraire, la pyramide est plus petite que le cône, puisqu'elle y est contenue ; donc 1° il est impossible que la base d'un cône multipliée par le tiers de sa hauteur soit la mesure d'un cône plus grand.

Je dis 2° que ce même produit ne peut être la mesure d'un cône plus petit. Car, pour ne pas changer de figure, soit OB le rayon de la base du cône donné, et soit, s'il est possible, *surf.* OB × $\frac{1}{3}$ SO la solidité du cône qui a pour hauteur SO et pour base le cercle dont AO est le rayon. On fera la même construction que ci-dessus, et la pyramide SMNPT aura pour mesure l'aire MNPT multipliée par $\frac{1}{3}$ SO. Mais l'aire MNPT est plus petite que *surf.* OB ; donc la pyramide aurait une mesure plus petite que *surf.* OB × $\frac{1}{3}$ SO, et par conséquent elle serait plus petite que le cône dont AO est le rayon de la base et SO la hauteur. Or, au contraire, la pyramide est plus grande que le cône, puisque le cône y est contenu : donc 2° il est impossible que la base d'un cône multipliée par le tiers de sa hauteur soit la mesure d'un cône plus petit.

Donc enfin la solidité d'un cône est égale au produit de sa base par le tiers de sa hauteur.

Corollaire. Un cône est le tiers d'un cylindre de même base et de même hauteur ; d'où il suit,

1° Que les cônes d'égales hauteurs sont entre eux comme leurs bases ;

2° Que les cônes de bases égales sont entre eux comme leurs hauteurs ;

3º Que les cônes semblables sont comme les cubes des diamètres de leurs bases, ou comme les cubes de leurs hauteurs.

Scholie. Soit R le rayon de la base d'un cône, H sa hauteur; la solidité du cône sera $\pi R^2 \times \frac{1}{3} H$ ou $\frac{1}{3} \pi R^2 H$.

PROPOSITION VI.

THÉORÊME.

Le cône tronqué ADEB, *dont* AO, DP *sont les rayons des bases et* PO *la hauteur, a pour me-sure* $\frac{1}{3}\pi$. OP. $\left(\overline{AO}^2 + \overline{DP}^2 + AO \times DP \right)$.

fig. 260.

Soit TFGH une pyramide triangulaire de même hauteur que le cône SAB, et dont la base FGH soit équivalente à la base du cône. On peut supposer que ces deux bases sont placées sur un même plan; alors les sommets S et T seront à égales distances du plan des bases, et le plan EPD prolongé fera dans la pyramide la section IKL. Or je dis que cette section IKL est équivalente à la base DE; car les bases AB, DE, sont entre elles comme les quarrés des rayons AO, DP*, ou comme les quarrés des hauteurs SO, SP; *11,4. les triangles FGH, IKL, sont entre eux comme les quarrés de ces mêmes hauteurs *; donc les cercles *15,6. AB, DE, sont entre eux comme les triangles FGH, IKL. Mais, par hypothèse, le triangle FGH est équivalent au cercle AB; donc le triangle IKL est équivalent au cercle DE.

Maintenant, la base AB multipliée par $\frac{1}{3}$SO est la solidité du cône SAB, et la base FGH multipliée par $\frac{1}{3}$SO est celle de la pyramide TFGH; donc, à cause des bases équivalentes, la solidité de la pyramide est égale à celle du cône. Par une raison semblable, la pyramide TIKL est équivalente au cône SDE; donc le tronc de cône ADEB est équivalent au tronc de pyramide FGHIKL. Mais la base FGH, équivalente au cercle dont le rayon est, AO, a pour mesure $\pi \times \overline{AO}^2$; de même la base IKL $= \pi \times \overline{DP}^2$, et la moyenne proportionnelle entre $\pi \times \overline{AO}^2$ et $\pi \times \overline{DP}^2$ est $\pi \times AO \times DP$; donc la solidité du tronc de pyramide, ou celle du tronc de cône, a pour mesure $\frac{1}{3}OP \times$

* 20, 6. $\left(\pi \times \overline{AO}^2 + \pi \times \overline{DP}^2 + \pi \times AO \times DP \right)^*$, qui est la même chose que $\frac{1}{3}\pi \times OP \times \left(\overline{AO}^2 + \overline{DP}^2 + AO \times DP \right)$.

PROPOSITION VII.

THÉORÊME.

La surface convexe d'un cône est égale à la circonférence de sa base multipliée par la moitié de son côté.

fig. 259.   Soit AO le rayon de la base du cône donné, S son sommet, et SA son côté; je dis que sa surface sera *circ.* AO $\times \frac{1}{2}$SA. Car soit, s'il est possible, *circ.* AO $\times \frac{1}{2}$SA, la surface d'un cône qui aurait pour sommet le point S et pour base le cercle décrit du rayon OB plus grand que AO.

Circonscrivez au petit cercle un polygone régulier MNPT, dont les côtés ne rencontrent pas la circonférence qui a pour rayon OB; et soit SMNPT la pyramide régulière, qui aurait pour base le polygone, et pour sommet le point S. Le triangle SMN, l'un de ceux qui composent la surface convexe de la pyramide, a pour mesure sa base MN multipliée par la moitié de la hauteur SA, qui est en même temps le côté du cône donné; cette hauteur étant égale dans tous les autres triangles SNP, SPQ, etc. il s'ensuit que la surface convexe de la pyramide est égale au contour MNPTM multiplié par $\frac{1}{2}$SA. Mais

le contour MNPTM, est plus grand que *circ*. AO ;
donc la surface convexe de la pyramide est plus
grande que *circ*. AO × ½ SA, et par conséquent plus
grande que la surface convexe du cône qui avec le
même sommet S aurait pour base le cercle décrit
du rayon OB. Or, au contraire, la surface convexe
du cône est plus grande que celle de la pyramide ;
car si on adosse base à base la pyramide à une pyramide égale, le cône à un cône égal, la surface des
deux cônes enveloppera de toutes parts la surface des
deux pyramides ; donc la première surface sera plus
grande que la seconde *, donc la surface du cône est *lem. 2.
plus grande que celle de la pyramide qui y est comprise. Le contraire était une suite de notre hypothèse ;
donc cette hypothèse ne peut avoir lieu : donc 1° la
circonférence de la base d'un cône multipliée par la
moitié de son côté ne peut mesurer la surface d'un
cône plus grand.

Je dis 2° que le même produit ne peut mesurer
la surface d'un cône plus petit. Car soit BO le rayon
de la base du côté donné, et soit, s'il est possible,
circ. BO × ½ SB la surface du cône dont S est le sommet, et AO, plus petit que OB, le rayon de la base.

Ayant fait la même construction que ci-dessus,
la surface de la pyramide SMNPT sera toujours
égale au contour MNPT multiplié par ½ SA. Or le
contour MNPT est moindre que *circ*. BO, SA est
moindre que SB ; donc par cette double raison la
surface convexe de la pyramide est moindre que *circ*.
BO × ½ SB, qui, par hypothèse, est la surface du cône
dont AO est le rayon de la base ; donc la surface de
la pyramide serait plus petite que celle du cône inscrit. Or, au contraire, elle est plus grande ; car en
adossant base à base la pyramide à une pyramide
égale, le cône à un cône égal, la surface des deux
pyramides enveloppera celle des deux cônes, et par

conséquent sera la plus grande. Donc 2° il est impossible que la circonférence de la base d'un cône donné multipliée par la moitié de son côté mesure la surface d'un cône plus petit.

Donc enfin la surface convexe d'un cône est égale à la circonférence de sa base multipliée par la moitié de son côté.

Scholie. Soit L le côté d'un cône, R le rayon de sa base, la circonférence de cette base sera $2\pi R$, et la surface du cône aura pour mesure $2\pi R \times \frac{1}{2}L$, ou πRL.

PROPOSITION VIII.

THÉORÈME.

fig. 261.
La surface convexe du tronc de cône ADEB est égale à son côté AD multiplié par la demi-somme des circonférences de ses deux bases AB, DE.

Dans le plan SAB qui passe par l'axe SO, menez perpendiculairement à SA la ligne AF, égale à la circonférence qui a pour rayon AO; joignez SF, et menez DH parallèle à AF.

A cause des triangles semblables SAO, SDC, on aura AO : DC :: SA : SD; et à cause des triangles semblables SAF, SDH, on aura AF : DH :: SA : SD; donc AF : DH :: AO : DC, ou :: *circ.* AO : *circ.* DC *. Mais par construction AF = *circ.* AO; donc DH = *circ.* DC. Cela posé, le triangle SAF, qui a pour mesure AF $\times \frac{1}{2}$SA, est égal à la surface du cône SAB qui a pour mesure *circ.* AO $\times \frac{1}{2}$SA. Par une raison semblable le triangle SDH est égal à la surface du cône SDE. Donc la surface du tronc ADEB est égale à celle du trapèze ADHF. Celle-ci a pour mesure * AD $\times \left(\dfrac{AF+DH}{2}\right)$; donc la surface du tronc de cône ADEB est égale à son côté AD mul-

*11, 4.

*7, 3.

tiplié par la demi-somme des circonférences de ses deux bases.

Corollaire. Par le point I, milieu de AD, menez IKL parallèle à AB, et IM parallèle à AF ; on démontrera comme ci-dessus que IM $=$ *circ.* IK. Mais le trapèze ADHF $=$ AD $\times$ IM $=$ AD $\times$ *circ.* IK. Donc on peut dire encore que *la surface d'un tronc de cône est égale à son côté multiplié par la circonférence d'une section faite à égale distance des deux bases.*

Scholie. Si une ligne AD, située tout entière d'un même côté de la ligne OC et dans le même plan, fait une révolution autour de OC, la surface décrite par AD aura pour mesure AD $\times$ $\left(\dfrac{circ.\ \text{AO} + circ.\ \text{DC}}{2} \right)$, ou AD $\times$ *circ.* IK ; les lignes AO, DC, IK, étant des perpendiculaires abaissées des extrémités et du milieu de la ligne AD sur l'axe OC.

Car si on prolonge AD et OC jusqu'à leur rencontre mutuelle en S, il est clair que la surface décrite par AD est celle d'un cône tronqué dont OA et DC sont les rayons des bases, le cône entier ayant pour sommet le point S. Donc cette surface aura la mesure mentionnée.

Cette mesure aurait toujours lieu, quand même le point D tomberait en S, ce qui donnerait un cône entier, et aussi quand la ligne AD serait parallèle à l'axe, ce qui donnerait un cylindre. Dans le premier cas DC serait nulle, dans le second DC serait égale à AO et à IK.

PROPOSITION IX.

LEMME.

Fg. 262. *Soient* AB, BC, CD, *plusieurs côtés successifs d'un polygone régulier, O son centre, et* OI *le rayon du cercle inscrit; si on suppose que la portion de polygone* ABCD, *située tout entière d'un même côté du diamètre* FG, *fasse une révolution autour de ce diamètre, la surface décrite par* ABCD *aura pour mesure* MQ × *circ.* OI, MQ *étant la hauteur de cette surface ou la partie de l'axe comprise entre les perpendiculaires* AM, DQ.

Le point I étant milieu de AB, et IK étant une perpendiculaire à l'axe abaissée du point I, la surface décrite par AB aura pour mesure AB × *circ.* IK[*]. *8. Menez AX parallèle à l'axe, les triangles ABX, OIK, auront les côtés perpendiculaires chacun à chacun, savoir OI à AB, IK à AX, et OK à BX; donc ces triangles sont semblables et donnent la proportion AB : AX ou MN :: OI : IK, ou :: *circ.* OI : *circ.* IK; donc AB × *circ.* IK = MN × *circ.* OI. D'où l'on voit que la surface décrite par AB est égale à sa hauteur MN multipliée par la circonférence du cercle inscrit. De même la surface décrite par BC, = NP × *circ.* OI, la surface décrite par CD, = PQ × *circ.* OI. Donc la surface décrite par la portion de polygone ABCD, a pour mesure (MN + NP + PQ) × *circ.* OI, ou MQ × *circ.* OI; donc elle est égale à sa hauteur multipliée par la circonférence du cercle inscrit.

Corollaire. Si le polygone entier est d'un nombre de côtés pair, et que l'axe FG passe par deux sommets opposés F et G, la surface entière décrite par la révolution du demi-polygone FACG sera égale à son axe FG multiplié par la circonférence du cercle inscrit. Cet axe FG sera en même temps le diamètre du cercle circonscrit.

PROPOSITION X.

THÉORÊME.

La surface de la sphère est égale à son diamètre multiplié par la circonférence d'un grand cercle.

Je dis 1° que le diamètre d'une sphère, multiplié par la circonférence de son grand cercle, ne peut mesurer la surface d'une sphère plus grande. Car soit, s'il est possible, AB × *circ*. AC la surface de la sphère qui a pour rayon CD.

fig. 263.

Au cercle dont le rayon est CA, circonscrivez un polygone régulier d'un nombre pair de côtés qui ne rencontre pas la circonférence dont CD est le rayon ; soient M et S deux sommets opposés de ce polygone ; et autour du diamètre MS faites tourner le demi-polygone MPS. La surface décrite par ce polygone aura pour mesure MS × *circ*. AC* : mais MS est plus grand que AB ; donc la surface décrite par le polygone est plus grande que AB × *circ*. AC, et par conséquent plus grande que la surface de la sphère dont le rayon est CD. Or, au contraire, la surface de la sphère est plus grande que la surface décrite par le polygone, puisque la première enveloppe la seconde de toutes parts. Donc 1° le diamètre d'une sphère multiplié par la circonférence de son grand cercle ne peut mesurer la surface d'une sphère plus grande.

*9.

Je dis 2° que ce même produit ne peut mesurer la surface d'une sphère plus petite. Car soit, s'il est

possible, DE × *circ.* CD la surface de la sphère qui a
pour rayon CA. On fera la même construction que
dans le premier cas, et la surface du solide engendré
par le polygone sera toujours égale à MS × *circ.* AC.
Mais MS est plus petit que DE, et *circ.* AC plus petite
que *circ.* CD; donc, par ces deux raisons, la surface
du solide décrit par le polygone serait plus petite que
DE × *circ.* CD, et par conséquent plus petite que la
surface de la sphère dont le rayon est AC. Or, au
contraire, la surface décrite par le polygone est plus
grande que la surface de la sphère dont le rayon est
AC, puisque la première surface enveloppe la seconde;
donc 2° le diamètre d'une sphère multiplié par la circonférence de son grand cercle ne peut mesurer la
surface d'une sphère plus petite.

Donc la surface de la sphère est égale à son diamètre multiplié par la circonférence de son grand
cercle.

Corollaire. La surface du grand cercle se mesure
en multipliant sa circonférence par la moitié du rayon
ou le quart du diamètre; donc *la surface de la sphère
est quadruple de celle d'un grand cercle.*

Scholie. La surface de la sphère étant ainsi mesurée
et comparée à des surfaces planes, il sera facile d'avoir
la valeur absolue des fuseaux et triangles sphériques
dont on a déterminé. ci-dessus le rapport avec la surface entière de la sphère.

D'abord le fuseau dont l'angle est A, est à la surface
de la sphère comme l'angle A est à quatre angles
* 20, 7. droits *, ou comme l'arc de grand cercle qui mesure
l'angle A est à la circonférence de ce même grand
cercle. Mais la surface de la sphère est égale à cette
circonférence multipliée par le diamètre; donc la
surface du fuseau est égale à l'arc qui mesure l'angle
de ce fuseau multiplié par le diamètre.

En second lieu tout triangle sphérique est équivalent à un fuseau dont l'angle est égal à la moitié de l'excès de la somme de ses trois angles sur deux angles droits*. Soient donc P, Q, R, les arcs de $\quad$ * 23,7. grand cercle qui mesurent les trois angles du triangle ; soit C la circonférence d'un grand cercle et D son diamètre ; le triangle sphérique sera équivalent au fuseau dont l'angle a pour mesure $\frac{P+Q+R-\frac{1}{2}C}{2}$, et par conséquent sa surface sera

$$D \times \left(\frac{P+Q+R-\frac{1}{2}C}{2} \right).$$

Ainsi, dans le cas du triangle tri-rectangle, chacun des arcs P, Q, R, est égal à $\frac{1}{4}C$, leur somme est $\frac{3}{4}C$, l'excès de cette somme sur $\frac{1}{2}C$ est $\frac{1}{4}C$, et la moitié de cet excès $= \frac{1}{8}C$; donc la surface du triangle tri-rectangle $= \frac{1}{8}C \times D$, ce qui est la huitième partie de la surface totale de la sphère.

La mesure des polygones sphériques suit immédiatement celle des triangles, et d'ailleurs elle est entièrement déterminée par la prop. XXIV, liv. VII, puisque l'unité de mesure, qui est le triangle tri-rectangle, vient d'être évaluée en surface plane.

PROPOSITION XI.

THÉORÈME.

La surface d'une zone sphérique quelconque est égale à la hauteur de cette zone multipliée par la circonférence d'un grand cercle.

Soit EF un arc quelconque plus petit ou plus grand $\quad$ fig. 269. que le quart de circonférence, et soit abaissée FG perpendiculaire sur le rayon EC ; je dis que la zone à une

17.

base, décrite par la révolution de l'arc EF autour de EC, aura pour mesure EG × *circ.* EC.

Car supposons d'abord que cette zone ait une mesure plus petite, et soit, s'il est possible, cette mesure = EG × *circ.* CA. Inscrivez dans l'arc EF une portion de polygone régulier EMNOPF dont les côtés n'atteignent pas la circonférence décrite du rayon CA, et abaissez CI perpendiculaire sur EM ; la surface décrite par le polygone EMF tournant autour de EC, aura pour mesure EG × *circ.* CI*. Cette quantité est plus grande que EG × *circ.* AC, qui, par hypothèse, est la mesure de la zone décrite par l'arc EF. Donc la surface décrite par le polygone EMNOPF serait plus grande que la surface décrite par l'arc circonscrit EF ; or, au contraire, cette dernière surface est plus grande que la première, puisqu'elle l'enveloppe de toutes parts ; donc 1° la mesure de toute zone sphérique à une base ne peut être plus petite que la hauteur de cette zone multipliée par la circonférence d'un grand cercle.

Je dis en second lieu que la mesure de la même zone ne peut être plus grande que la hauteur de cette zone multipliée par la circonférence d'un grand cercle. Car supposons qu'il s'agisse de la zone décrite par l'arc AB autour de AC, et soit, s'il est possible, *zone* AB > AD × *circ.* AC. La surface entière de la sphère, composée des deux zones AB, BH, a pour mesure AH × *circ.* AC*, ou AD × *circ.* AC + DH × *circ.* AC ; si donc on a *zone* AB > AD × *circ.* AC, il faudra qu'on ait *zone* BH < DH × *circ.* AC ; ce qui est contraire à la première partie déja démontrée. Donc 2° la mesure d'une zone sphérique à une base ne peut être plus grande que la hauteur de cette zone multipliée par la circonférence d'un grand cercle.

Donc enfin toute zone sphérique à une base a pour

mesure la hauteur de cette zone multipliée par la circonférence d'un grand cercle.

Considérons maintenant une zone quelconque, à
deux bases, décrite par la révolution de l'arc FH fig. 220.
autour du diamètre DE, et soient abaissées les perpendiculaires FO, HQ sur ce diamètre. La zone décrite par l'arc FH est la différence des deux zones décrites par les arcs DH et DF ; celles-ci ont pour
mesures DQ×*circ.* CD et DO×*circ.* CD ; donc la
zone décrite par FH a pour mesure (DQ—DO)×
circ. CD ou OQ×*circ.* CD.

Donc toute zone sphérique à une ou à deux bases
a pour mesure la hauteur de cette zone multipliée
par la circonférence d'un grand cercle.

Corollaire. Deux zones prises dans une même
sphère ou dans des sphères égales, sont entre elles
comme leurs hauteurs, et une zone quelconque est à
la surface de la sphère comme la hauteur de cette
zone est au diamètre.

PROPOSITION XII.

THÉORÊME.

Si le triangle BAC et le rectangle BCEF de fig. 264
même base et de même hauteur tournent simul- et 265.
tanément autour de la base commune BC, le so-
lide décrit par la révolution du triangle sera le
tiers du cylindre décrit par la révolution du
rectangle.

Abaissez sur l'axe la perpendiculaire AD ; le cône fig. 264.
décrit par le triangle ABD est le tiers du cylindre décrit par le rectangle AFBD*, de même le cône décrit *5.

par le triangle ADC est le tiers du cylindre décrit par le rectangle ADCE ; donc la somme des deux cônes ou le solide décrit par ABC est le tiers de la somme des deux cylindres ou du cylindre décrit par le rectangle BCEF.

fig. 265. Si la perpendiculaire AD tombe au-dehors du triangle, alors le solide décrit par ABC sera la différence des cônes décrits par ABD et ACD ; mais en même temps le cylindre décrit par BCEF sera la différence des cylindres décrits par AFBD, AECD. Donc le solide décrit par la révolution du triangle sera toujours le tiers du cylindre décrit par la révolution du rectangle de même base et de même hauteur.

Scholie. Le cercle dont AD est le rayon a pour surface $\pi \times \overline{AD}^2$; donc $\pi \times \overline{AD}^2 \times BC$ est la mesure du cylindre décrit par BCEF, et $\frac{1}{3}\pi \times \overline{AD}^2 \times BC$ est celle du solide décrit par le triangle ABC.

PROPOSITION XIII.

PROBLÈME.

fig. 266. *Le triangle CAB étant supposé faire une révolution autour de la ligne CD, menée comme on voudra hors du triangle par son sommet C, trouver la mesure du solide ainsi engendré.*

Prolongez le côté AB jusqu'à ce qu'il rencontre l'axe CD en D, des points A et B abaissez sur l'axe les perpendiculaires AM, BN.

Le solide décrit par le triangle CAD a pour mesure* $\frac{1}{3}\pi \times \overline{AM}^2 \times CD$ le solide décrit par le triangle CBD a pour mesure $\frac{1}{3}\pi \times \overline{BN}^2 \times CD$; donc la différence de ces solides ou le solide décrit par ABC aura pour mesure $\frac{1}{3}\pi.\left(\overline{AM}^2 - \overline{BN}^2\right) \times CD$.

On peut donner à cette expression une autre forme. Du point I, milieu de AB, menez IK perpendiculaire à CD, et par le point B menez BO parallèle à CD on aura AM + BN = 2IK* et AM — BN = AO; donc *7, 3. -(AM + BN) × (AM — BN), ou $\overline{AM}^2 - \overline{BN}^2 = 2IK \times$ AO*. La mesure du solide dont il s'agit est donc *10, 5. exprimée aussi par $\frac{2}{3}\pi \times IK \times AO \times CD$. Mais si on abaisse CP perpendiculaire sur AB, les triangles ABO, DCP, seront semblables, et donneront la proportion AO : CP :: AB : CD; d'où résulte AO × CD = CP × AB; d'ailleurs CP × AB est le double de l'aire du triangle ABC; ainsi on a AO × CD = 2ABC; donc le solide décrit par le triangle ABC a aussi pour mesure $\frac{4}{3}\pi \times$ ABC × IK, ou, ce qui est la même chose, ABC × $\frac{2}{3}$circ. IK; (car circ. IK = 2π. IK.) *Donc le solide décrit par la révolution du triangle* ABC, *a pour mesure l'aire de ce triangle multipliée par les deux tiers de la circonférence que décrit le point* I *milieu de sa base.*

Corollaire. Si le côté AC = CB, la ligne CI sera fig. 267. perpendiculaire à AB, l'aire ABC sera égale à AB × $\frac{1}{2}$CI, et la solidité $\frac{4}{3}\pi \times$ ABC × IK deviendra $\frac{2}{3}\pi \times$ AB × IK × CI. Mais les triangles ABO, CIK, son semblables et donnent la proportion AB : BO ou MN :: CI : IK; donc AB × IK = MN × CI; donc le solide décrit par le triangle isoscèle ABC aura pour mesure $\frac{2}{3}\pi \times$ MN $\times \overline{CI}^2$.

Scholie. La solution générale paraît supposer que la ligne AB prolongée rencontre l'axe; mais les résultats n'en seraient pas moins vrais, quand la ligne AB serait parallèle à l'axe.

fg. 268.　　En effet, le cylindre décrit par AMNB a pour me-
sure $\pi.\overline{AM}^2.MN$, le cône décrit par $ACM = \frac{1}{3}\pi.\overline{AM}^2$
CM, et le cône décrit par $BCN = \frac{1}{3}\pi.\overline{AM}^2.CN$. Ajoutant les deux premiers solides et retranchant le
troisième, on aura pour le solide décrit par ABC,
$\pi.\overline{AM}^2.(MN + \frac{1}{3}CM - \frac{1}{3}CN)$: et puisque $CN - CM$
$= MN$, cette expression se réduit à $\pi.\overline{AM}^2.\frac{2}{3}MN$, ou
$\frac{2}{3}\pi.\overline{CP}^2.MN$, ce qui s'accorde avec les résultats déja
trouvés.

PROPOSITION XIV.

THÉORÈME.

fg. 262.　　*Soient* AB, BC, CD, *plusieurs côtés successifs
d'un polygone régulier,* O *son centre, et* OI *le
rayon du cercle inscrit; si on imagine que le secteur polygonal* AOD, *situé d'un même côté du
diamètre* FG, *fasse une révolution autour de
ce diamètre, le solide décrit aura pour mesure*
$\frac{2}{3}\pi.\overline{OI}^2.MQ$, MQ *étant la portion de l'axe terminée par les perpendiculaires extrèmes* AM, DQ.

En effet, puisque le polygone est régulier, tous
les triangles AOB, BOC, etc. sont égaux et isoscèles.
Or, suivant le corollaire de la proposition précédente, le solide produit par le triangle isoscèle AOB
a pour mesure $\frac{2}{3}\pi.\overline{OI}^2.MN$, le solide décrit par le
triangle BOC a pour mesure $\frac{2}{3}\pi.\overline{OI}^2.NP$, et le solide
décrit par le triangle COD a pour mesure $\frac{2}{3}\pi.\overline{OI}^2.$
PQ; donc la somme de ces solides, ou le solide entier
décrit par le secteur polygonal AOD, aura pour me-
sure $\frac{2}{3}\pi.OI.(MN + NP + PQ)$ ou $\frac{2}{3}\pi.\overline{OI}^2.MQ.$

PROPOSITION XV.

THÉORÊME.

Tout secteur sphérique a pour mesure la zone qui lui sert de base multipliée par le tiers du rayon, et la sphère entière a pour mesure sa surface multipliée par le tiers du rayon.

Soit ABC le secteur circulaire qui, par sa révo- fig. 269. lution autour de AC, décrit le secteur sphérique; la zone décrite par AB étant AD×*circ.* AC ou 2π. AC. AD[*], je dis que le secteur sphérique aura pour me- *12. sure cette zone multipliée par $\frac{1}{3}$AC, ou $\frac{2}{3}\pi . \overline{AC}^2 . AD$.

En effet, 1° supposons, s'il est possible, que cette quantité $\frac{2}{3}\pi . \overline{AC}^2 . AD$ soit la mesure d'un secteur sphérique plus grand, par exemple, du secteur sphérique décrit par le secteur circulaire ECF semblable à ACB.

Inscrivez dans l'arc EF la portion de polygone régulier EMNF dont les côtés ne rencontrent pas l'arc AB, imaginez ensuite que le secteur polygonal ENFC tourne autour de EC en même temps que le secteur circulaire ECF. Soit CI le rayon du cercle inscrit dans le polygone, et soit abaissée FG perpendiculaire sur EC. Le solide décrit par le secteur *14. polygonal aura pour mesure $\frac{2}{3}\pi . \overline{CI}^2 . EG$[*] : or CI est plus grand que AC par construction, et EG est plus grand que AD : car, joignant AB, EF, les triangles EFG, ABD, qui sont semblables, donnent la proportion EG : AD :: FG : BD :: CF : CB; donc EG > AD.

Par cette double raison $\frac{2}{3}\pi . \overline{CI}^2 . EG$ est plus grand que $\frac{2}{3}\pi . \overline{CA}^2$. AD : la première expression est la mesure du solide décrit par le secteur polygonal, la seconde est par hypothèse celle du secteur sphérique décrit par le secteur circulaire ECF ; donc le solide décrit par le secteur polygonal serait plus grand que le secteur sphérique décrit par le secteur circulaire. Or, au contraire, le solide dont il s'agit est moindre que le secteur sphérique, puisqu'il y est contenu ; donc l'hypothèse d'où on est parti ne saurait subsister ; donc 1° la zone ou base d'un secteur sphérique multipliée par le tiers du rayon ne peut mesurer un secteur sphérique plus grand.

Je dis 2° que le même produit ne peut mesurer un secteur sphérique plus petit. Car, soit CEF le secteur circulaire qui par sa révolution produit le secteur sphérique donné, et supposons, s'il est possible, que $\frac{2}{3}\pi . \overline{CE}^2$. EG soit la mesure d'un secteur sphérique plus petit, par exemple, de celui qui provient du secteur circulaire ACB.

La construction précédente restant la même, le solide décrit par le secteur polygonal aura toujours pour mesure $\frac{2}{3}\pi . \overline{CI}^2$. EG. Mais CI est moindre que CE ; donc le solide est moindre que $\frac{2}{3}\pi . \overline{CE}^2$. EG, qui, par hypothèse, est la mesure du secteur sphérique décrit par le secteur circulaire ACB. Donc le solide décrit par le secteur polygonal serait moindre que le secteur sphérique décrit par ACB. Or, au contraire, le solide dont il s'agit est plus grand que le secteur sphérique, puisque celui-ci est contenu dans l'autre. Donc 2° il est impossible que la zone d'un secteur sphérique multipliée par le tiers du rayon soit la mesure d'un secteur sphérique plus petit.

Donc tout secteur sphérique a pour mesure la zone qui lui sert de base multipliée par le tiers du rayon.

Un secteur circulaire ACB peut augmenter jusqu'à devenir égal au demi-cercle; alors le secteur sphérique décrit par sa révolution est la sphère entière. Donc *la solidité de la sphère est égale à sa surface multipliée par le tiers de son rayon.*

Corollaire. Les surfaces des sphères étant comme les quarrés de leurs rayons, ces surfaces multipliées par les rayons sont comme les cubes des rayons. Donc *les solidités des deux sphères sont comme les cubes de leurs rayons, ou comme les cubes de leurs diamètres.*

Scholie. Soit R le rayon d'une sphère, sa surface sera $4 \pi R^2$, et sa solidité $4 \pi R^2 \times \frac{1}{3} R$, ou $\frac{4}{3} \pi R^3$. Si on appelle D le diamètre, on aura $R = \frac{1}{2} D$, et $R^3 = \frac{1}{8} D^3$; donc la solidité s'exprimera aussi par $\frac{4}{3} \pi \times \frac{1}{8} D^3$, ou $\frac{1}{6} \pi D^3$.

PROPOSITION XVI.

THÉORÊME.

La surface de la sphère est à la surface totale du cylindre circonscrit (en y comprenant ses bases) comme 2 est à 3. Les solidités de ces deux corps sont entre elles dans le même rapport.

Soit MPNQ le grand cercle de la sphère, ABCD fig. 270. le quarré circonscrit; si on fait tourner à la fois le demi-cercle PMQ et le demi-quarré PADQ autour du diamètre PQ, le demi-cercle décrira la sphère, et le demi-quarré décrira le cylindre circonscrit à la sphère.

La hauteur AD de ce cylindre est égale au diamètre PQ, la base du cylindre est égale au grand cercle, puisqu'elle a pour diamètre AB égale à MN; donc la surface convexe du cylindre* est égale à la * 4.

circonférence du grand cercle multipliée par son diamètre. Cette mesure est la même que celle de

*10. la surface de la sphère * : d'où il suit que *la surface de la sphère est égale à la surface convexe du cylindre circonscrit.*

Mais la surface de la sphère est égale à quatre grands cercles ; donc la surface convexe du cylindre circonscrit est égale aussi à quatre grands cercles : si on y joint les deux bases qui valent deux grands cercles, la surface totale du cylindre circonscrit sera égale à six grands cercles ; donc la surface de la sphère est à la surface totale du cylindre circonscrit comme 4 est à 6, ou comme 2 est à 3. C'est le premier point qu'il s'agissait de démontrer.

En second lieu, puisque la base du cylindre circonscrit est égale à un grand cercle et sa hauteur au diamètre, la solidité du cylindre sera égale au grand

*1. cercle multiplié par le diamètre *. Mais la solidité de la sphère est égale à quatre grands cercles multipliés

*16. par le tiers du rayon *, ce qui revient à un grand cercle multiplié par $\frac{4}{3}$ du rayon, ou $\frac{2}{3}$ du diamètre ; donc la sphère est au cylindre circonscrit comme 2 est à 3, et par conséquent les solidités de ces deux corps sont entre elles comme leurs surfaces.

Scholie. Si on imagine un polyèdre dont toutes les faces touchent la sphère, ce polyèdre pourra être considéré comme composé de pyramides qui ont toutes pour sommet le centre de la sphère, et dont les bases sont les différentes faces du polyèdre. Or il est clair que toutes ces pyramides auront pour hauteur commune le rayon de la sphère, de sorte que chaque pyramide sera égale à la face du polyedre qui lui sert de base, multipliée par le tiers du rayon : donc le polyèdre entier sera égal à sa surface multipliée par le tiers du rayon de la sphère inscrite.

On voit par là que les solidités des polyèdres circonscrits à la sphère sont entre elles comme les
surfaces de ces mêmes polyèdres. Ainsi, la propriété que nous avons démontrée pour le cylindre
circonscrit est commune à une infinité d'autres
corps.

On aurait pu remarquer également que les surfaces des polygones circonscrits au cercle sont entre
elles comme leurs contours.

PROPOSITION XVII.

PROBLÊME.

Le segment circulaire BMD étant supposé fig. 271.
faire une révolution autour d'un diamètre ex-
térieur à ce segment, trouver la valeur du solide
engendré.

Abaissez sur l'axe les perpendiculaires BE, DF;
du centre C menez CI perpendiculaire sur la corde
BD, et tirez les rayons CB, CD.

Le solide décrit par le secteur BCA $= \frac{2}{3} \pi . \overline{CB}^2.$
AE*; le solide décrit par le secteur DCA $= \frac{2}{3} \pi .$ *15.
$\overline{CB}^2.AF$; donc la différence de ces deux solides, ou le
solide décrit par le secteur DCB $= \frac{2}{3} \pi . \overline{CB}^2 . (AF -$
AE$) = \frac{2}{3} \pi . CB . EF$. Mais le solide décrit par le triangle isoscèle DCB a pour mesure $\frac{2}{3} \pi . \overline{CI}^2 . EF$*; donc *14.
le solide décrit par le segment BMD $= \frac{2}{3} \pi . EF.$
$\left(\overline{CB}^2 - \overline{CI}^2 \right)$. Or dans le triangle rectangle CIB,
on a $\overline{CB}^2 - \overline{CI}^2 = \overline{BI}^2 = \frac{1}{4} \overline{BD}^2$; donc le solide décrit
par le segment BMD aura pour mesure $\frac{2}{3} \pi . EF . \frac{1}{4} \overline{BD}^2,$
ou $\frac{1}{6} \pi . \overline{BD}^2 . EF.$

Scholie. Le solide décrit par le segment BMD est à la sphère qui a pour diamètre BD, comme $\frac{1}{6}\pi.\overline{BD}^2$ EF est à $\frac{1}{6}\pi.\overline{BD}^3$, ou : : EF : BD.

PROPOSITION XVIII.

THÉORÊME.

Tout segment de sphère, compris entre deux plans parallèles, a pour mesure la demi-somme de ses bases multipliée par sa hauteur, plus la solidité de la sphère dont cette même hauteur est le diamètre.

fig. 271.   Soient BE, DF, les rayons des bases du segment, EF sa hauteur, de sorte que le segment soit produit par la révolution de l'espace circulaire BMDFE autour de l'axe FE. Le solide décrit par le seg-

*17.   ment BMD * $=\frac{1}{6}\pi.\overline{BD}^2.EF$, le tronc de cône décrit

6.   par le trapèze BDFE $=\frac{1}{3}\pi.EF.(\overline{BE}^2+\overline{DF}^2+BE.DF)$; donc le segment de sphère qui est la somme de ces deux solides $=\frac{1}{6}\pi.EF.(2\overline{BE}^2+2\overline{DF}^2+2BE.BF+\overline{BD}^2)$. Mais, en menant BO parallèle à EF, on aura DO $=$ DF$-$BE, $\overline{DO}^2=\overline{DF}^2-2DF.BE+\overline{BE}^2$, et par consé-

*9,3.   quent $\overline{BD}^2=\overline{BO}^2+\overline{DO}^2=\overline{EF}^2+\overline{DF}^2-2$ DF $\times$ BE$+\overline{BE}^2$. Mettant cette valeur à la place de $\overline{BD}^2$ dans l'expression du segment, et effaçant ce qui se détruit, on aura pour la solidité du segment,

$$\tfrac{1}{6}\pi.EF.(3\overline{BE}^2+3\overline{DF}^2+\overline{EF}^2),$$

expression qui se décompose en deux parties ; l'une

$$\tfrac{1}{6}\pi.EF.(3\overline{BE}^2+3\overline{DF}^2),\text{ ou } EF.\left(\frac{\pi.\overline{BE}^2+\pi.\overline{DF}^2}{2}\right)$$

est la demi-somme des bases multipliée par la hauteur ;

l'autre $\frac{1}{6}\pi . \overline{EF}^3$ représente la sphère dont EF est le diamètre * : donc tout segment de sphère, etc.

Corollaire. Si l'une des bases est nulle, le segment dont il s'agit devient un segment sphérique à une seule base ; donc *tout segment sphérique à une base équivaut à la moitié du cylindre de même base et de même hauteur, plus la sphère dont cette hauteur est le diamètre.*

Scholie général.

Soit R le rayon de la base d'un cylindre, H sa hauteur ; la solidité du cylindre sera $\pi R^2 \times H$, ou $\pi R^2 H$.

Soit R le rayon de la base d'un cône, H sa hauteur ; la solidité du cône sera $\pi R^2 . \frac{1}{3}H$, ou $\frac{1}{3}\pi R^2 H$.

Soient A et B les rayons des bases d'un cône tronqué, H sa hauteur ; la solidité du tronc de cône sera $\frac{1}{3}\pi H (A^2 + B^2 + AB)$.

Soit R le rayon d'une sphère ; sa solidité sera $\frac{4}{3}\pi R^3$.

Soit R le rayon d'un secteur sphérique, H la hauteur de la zone qui lui sert de base ; la solidité du secteur sera $\frac{2}{3}\pi R^2 H$.

Soient P et Q les deux bases d'un segment sphérique, H sa hauteur, la solidité de ce segment sera $\left(\frac{P+Q}{2}\right) . H + \frac{1}{6} H^3$.

Si le segment sphérique n'a qu'une base P, l'autre étant nulle, sa solidité sera $\frac{1}{2}PH + \frac{1}{6}\pi H^3$.

FIN DES ÉLÉMENTS DE GÉOMÉTRIE.

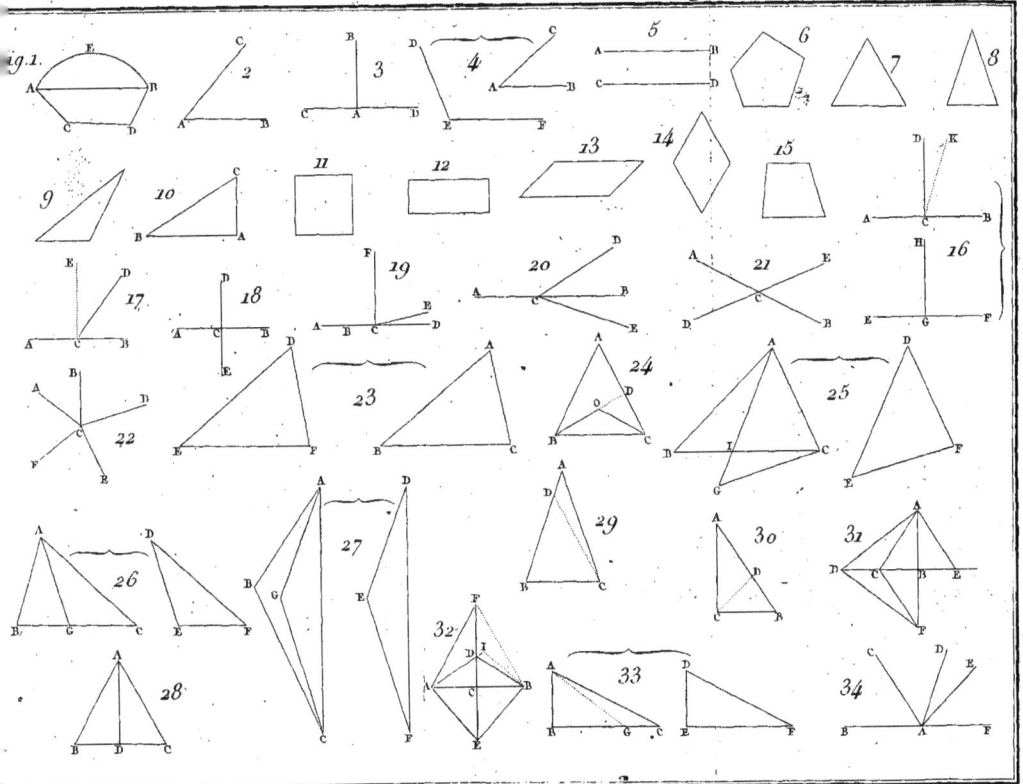

ig.1.

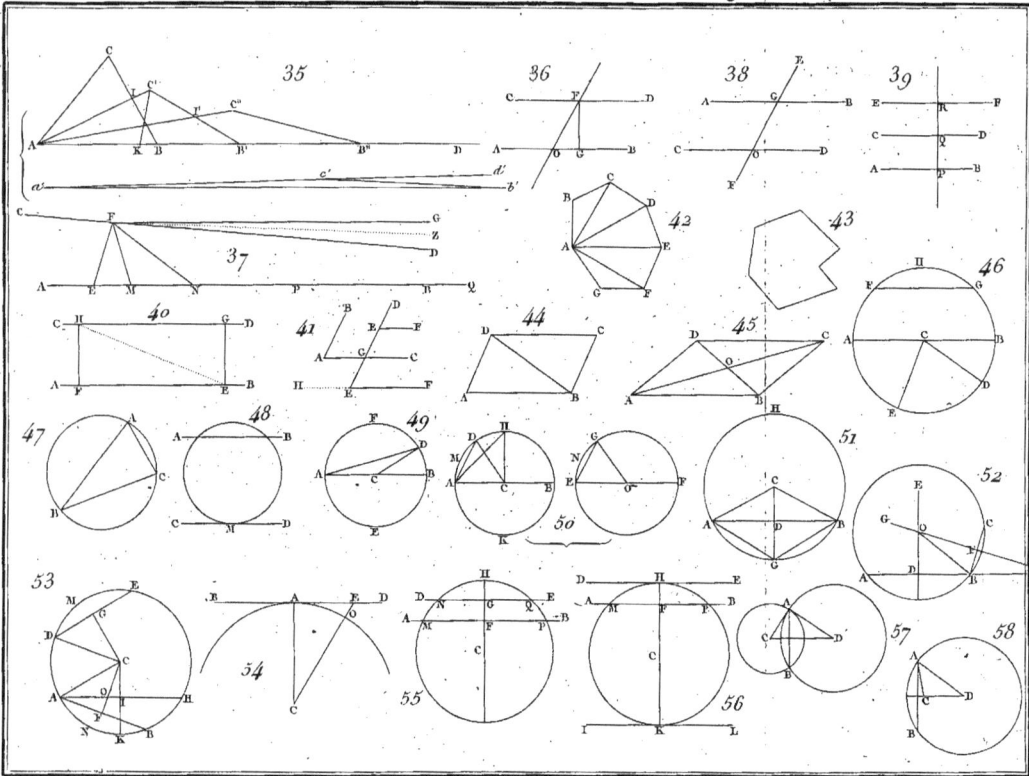

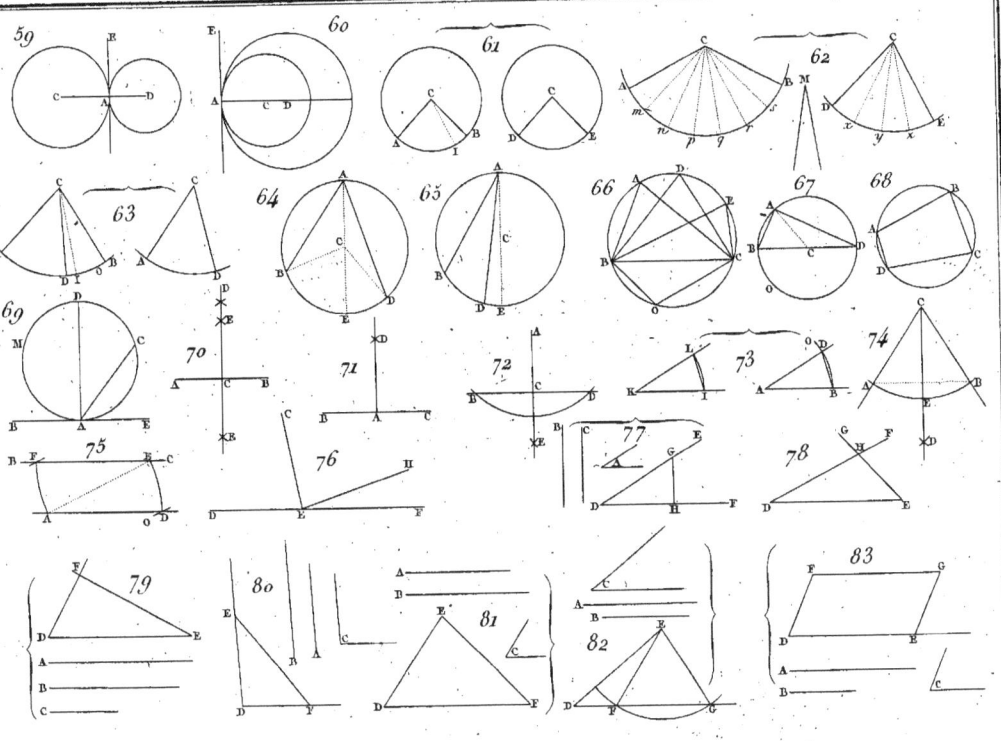

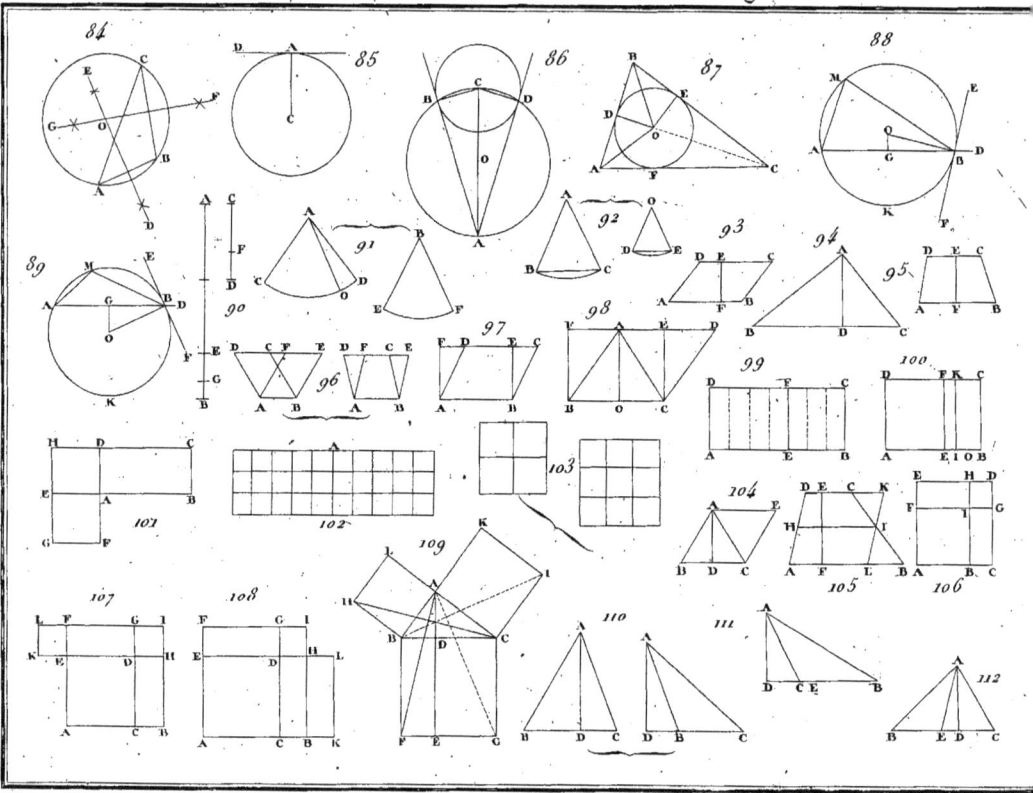

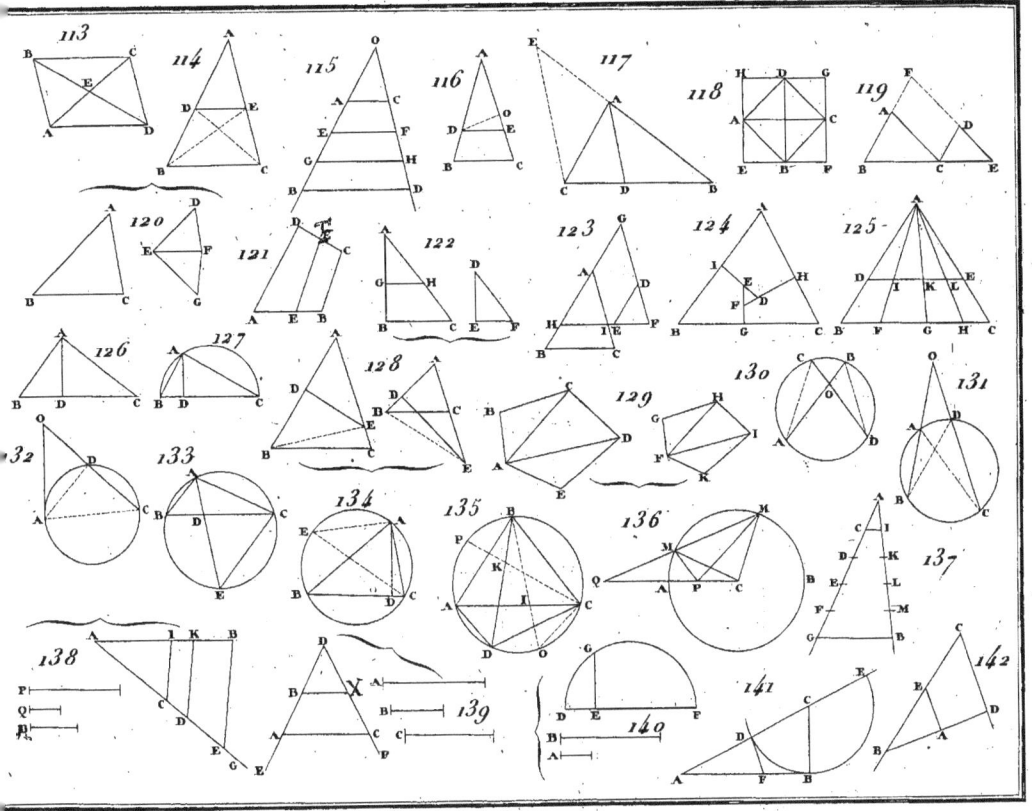

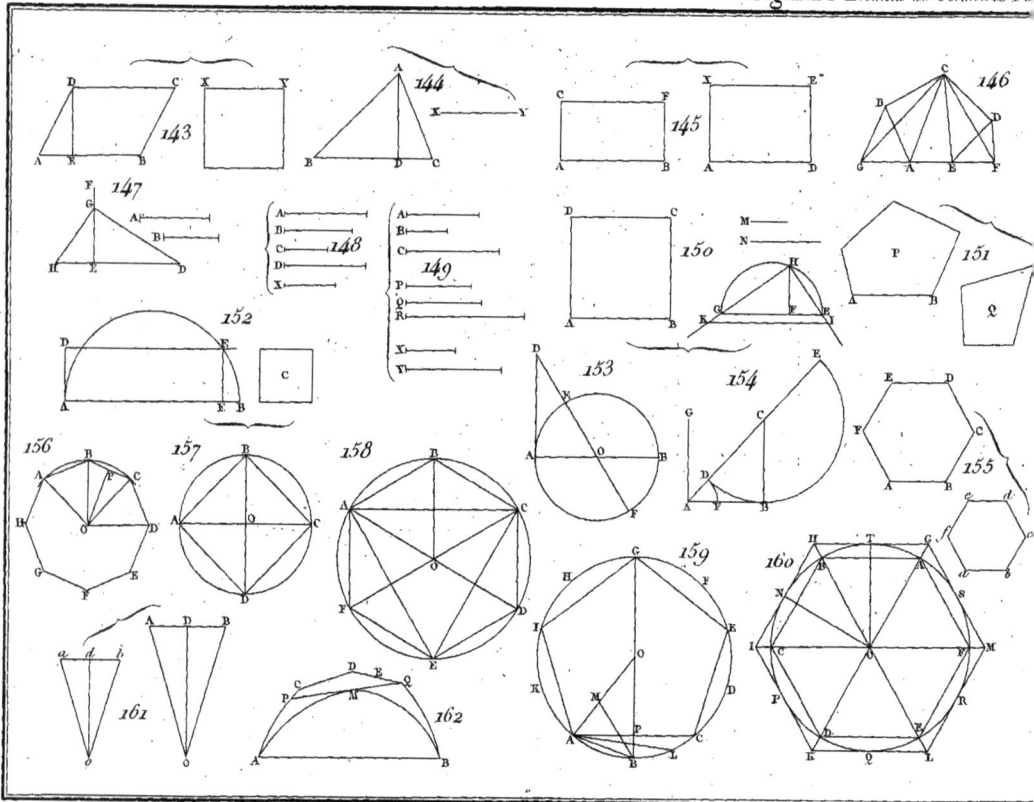

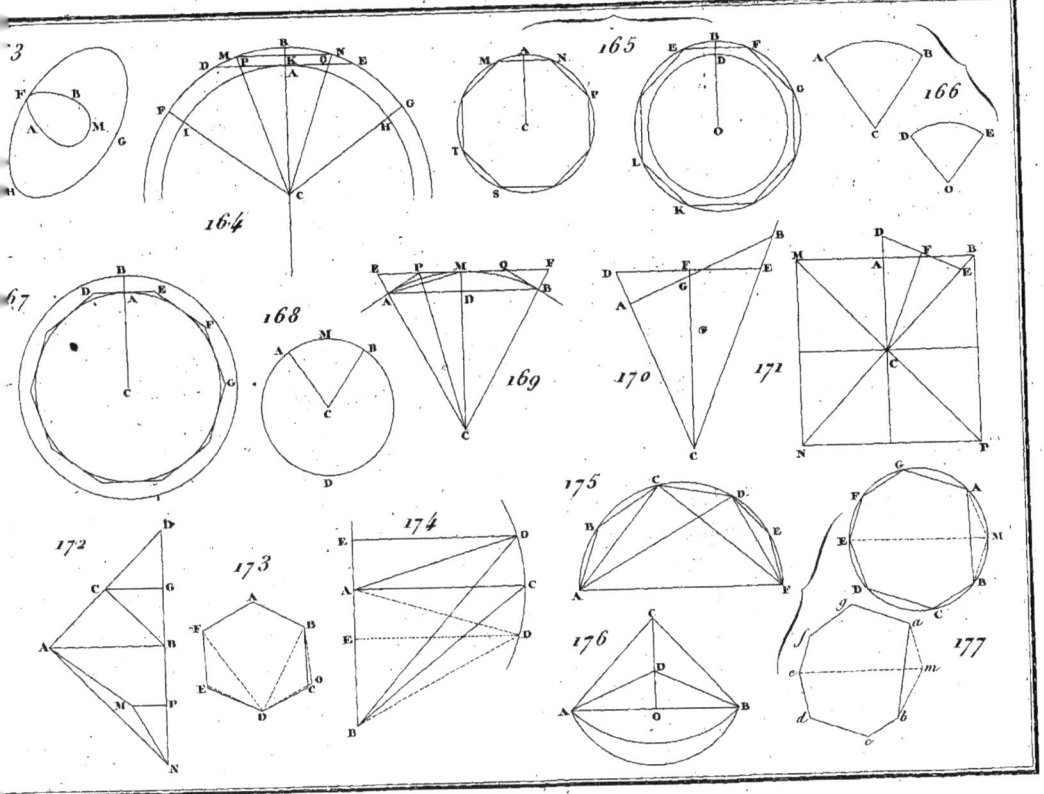

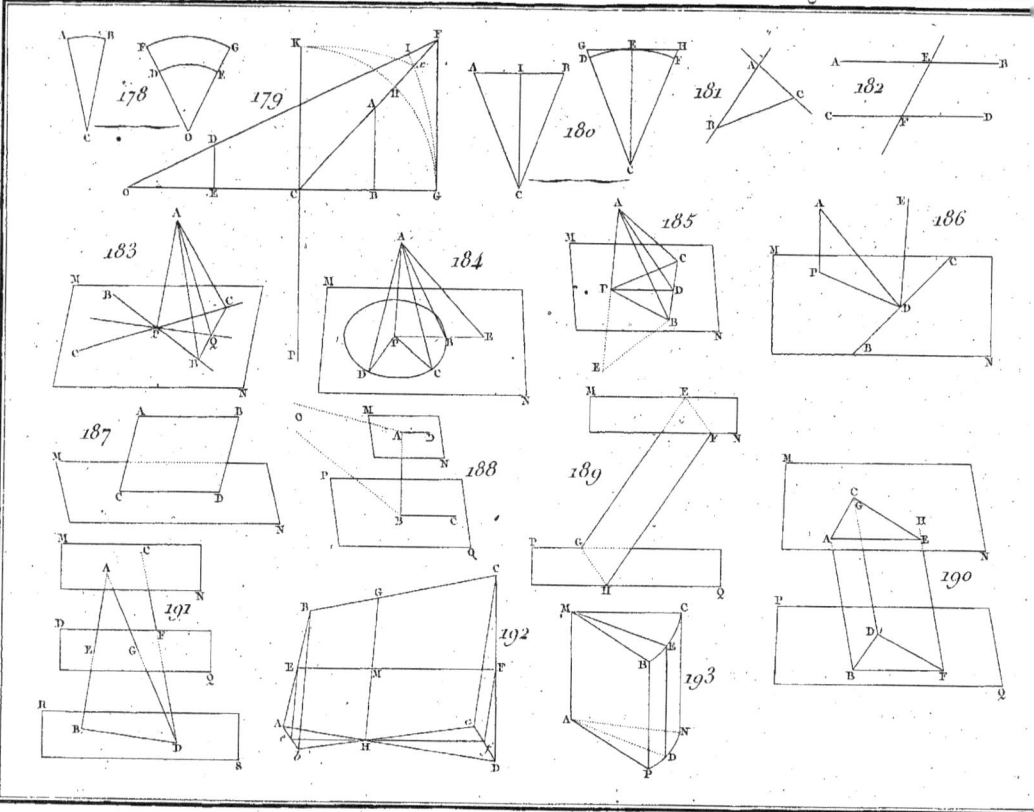

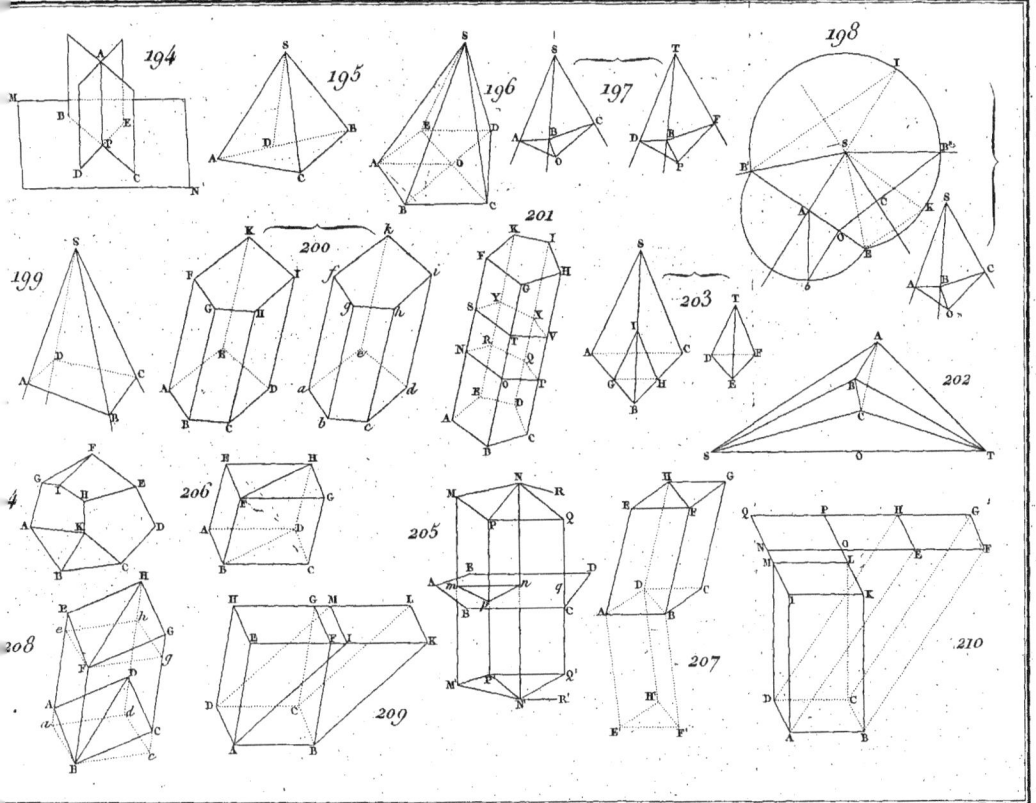

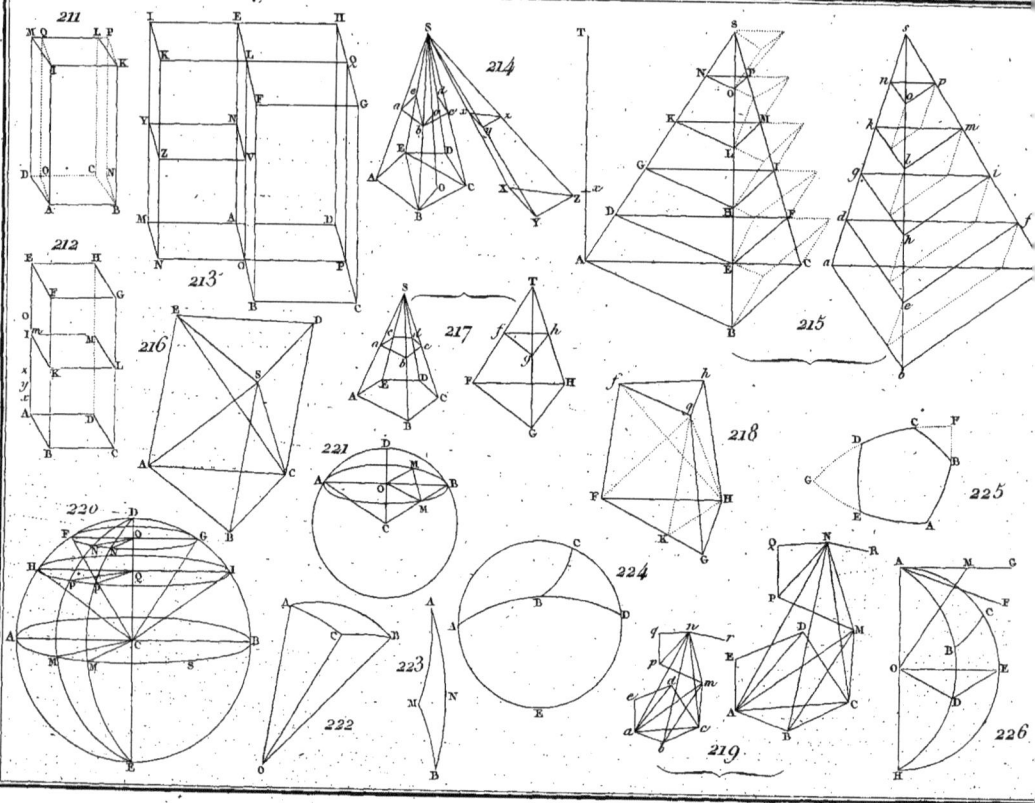

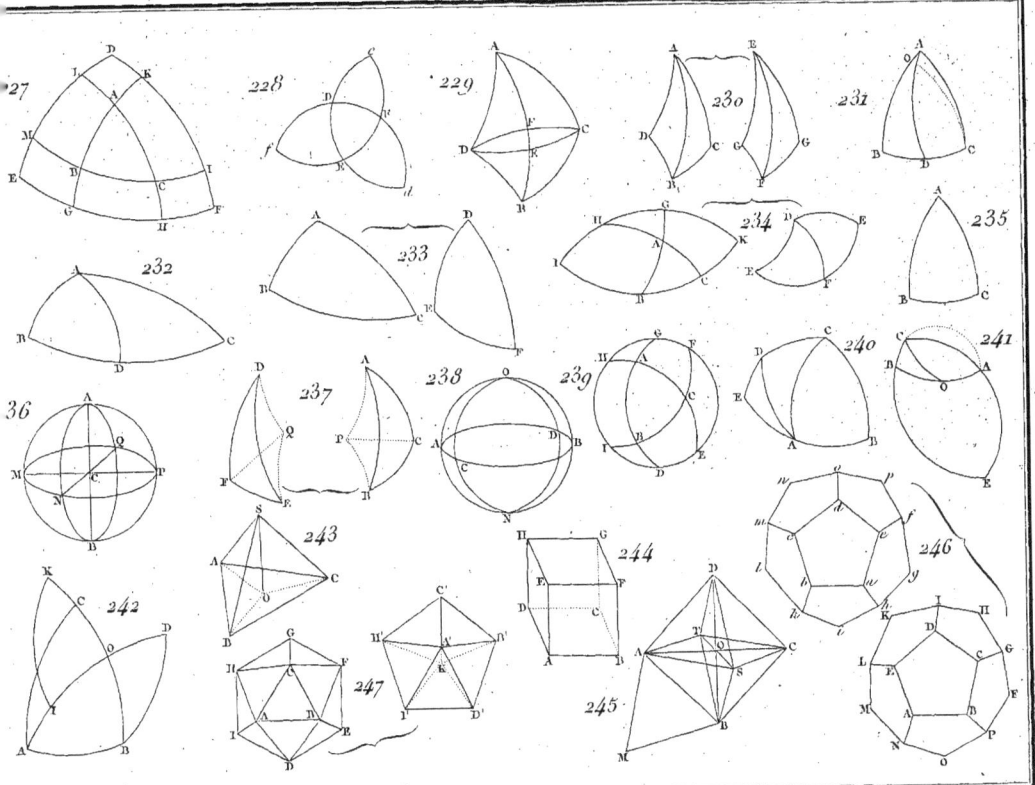

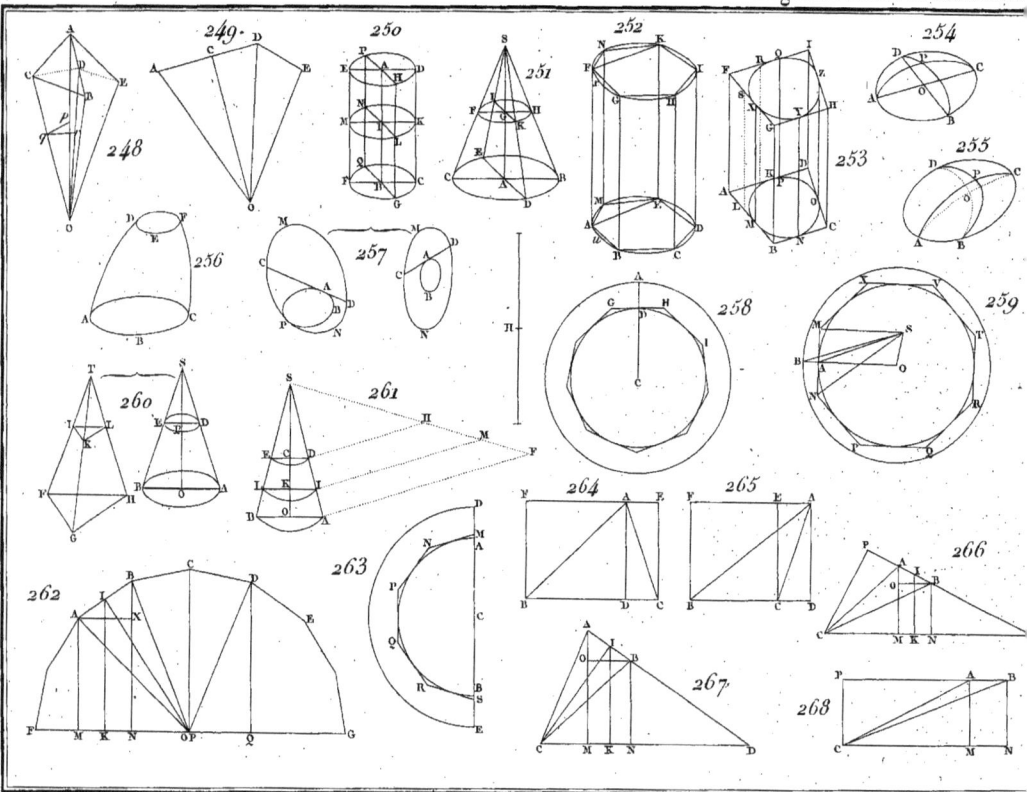

248

249.

250

251

252

253

254

255

256

257

258

259

260

261

262

263

264

265

266

267

268

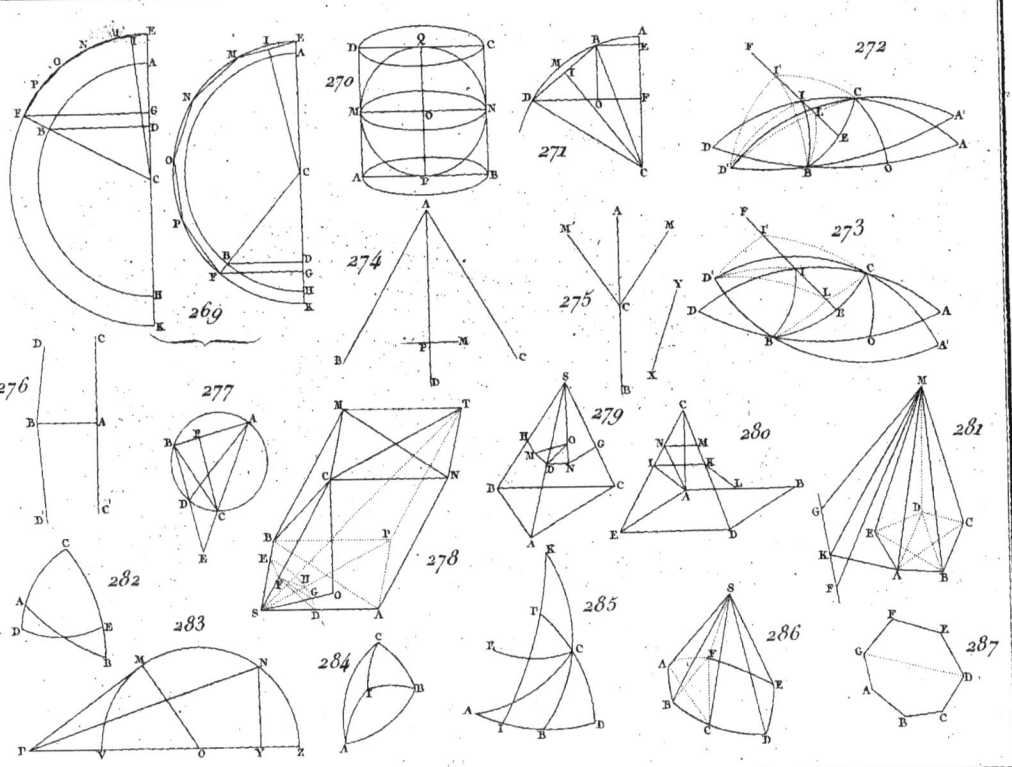

www.ingramcontent.com/pod-product-compliance
Lightning Source LLC
Chambersburg PA
CBHW031735210326
41599CB00018B/2586